MODERN TRAUMATIC
ORTHOPAEDICS

现代创伤
骨科学

主编　王韬

上海科学技术文献出版社
Shanghai Scientific and Technological Literature Press

图书在版编目（CIP）数据

现代创伤骨科学 / 王韬主编 . —上海：上海科学技术文献
出版社 ,2022
　ISBN 978-7-5439-8589-6

　Ⅰ . ①现… 　Ⅱ . ①王… 　Ⅲ . ①骨损伤—诊疗 　Ⅳ .
① R683

中国版本图书馆 CIP 数据核字 (2022) 第 105249 号

组稿编辑：张 　树
责任编辑：王 　珺
封面设计：留白文化

现代创伤骨科学
XIANDAI CHUANGSHANG GUKEXUE
主编 　王 　韬
出版发行：上海科学技术文献出版社
地 　　址：上海市长乐路 746 号
邮政编码：200040
经 　　销：全国新华书店
印 　　刷：商务印书馆上海印刷有限公司
开 　　本：720mm×1000mm 　1/16
印 　　张：35
字 　　数：568 000
版 　　次：2022 年 5 月第 1 版 　2022 年 5 月第 1 次印刷
书 　　号：ISBN 978-7-5439-8589-6
定 　　价：138.00 元
http://www.sstlp.com

编委名单

主编

王　韬（同济大学附属东方医院）

副主编

陆耀刚（上海市浦东新区周浦医院）

李　旭（上海市第七人民医院）

韩庆辉（同济大学附属东方医院）

邵　钦（同济大学附属东方医院）

编　委（按姓氏拼音排序）

甘　迪（同济大学附属东方医院）

高志光（同济大学附属东方医院）

龚冲丞（同济大学附属东方医院）

华　炯（上海市浦东新区浦南医院）

李海蒙（上海市普陀区中心医院）

刘　杰（上海长航医院）

刘　芳（同济大学附属东方医院）

李立仁（同济大学附属东方医院）

李群峰（上海市第七人民医院）

厉国定（上海市浦东新区人民医院）

刘　粤（上海市浦东新区公利医院）

沈　奕（上海交通大学医学院附属仁济医院）

滕　跃（上海市浦东新区浦南医院）

王　瀚（同济大学附属东方医院）

王明辉（上海市浦东新区周浦医院）

吴　韦（同济大学附属东方医院）

徐敬德（上海市浦东新区医疗急救中心）

徐盛明（上海市中医药大学附属曙光医院）

袁　锋（上海市第六人民医院）

张春芳（上海市浦东新区医疗急救中心）

张程远（上海市第六人民医院）

张　俊（上海市浦东新区人民医院）

朱建华（上海市浦东新区周浦医院）

郑伟阳（同济大学附属东方医院）

主编介绍

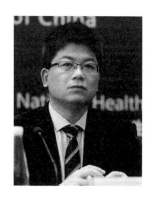

王韬，骨科主任医师、教授、博导，上海领军人才。从事创伤骨科医教研工作25年，曾长期工作于上海市第六人民医院骨科，担任急诊部主任、创伤中心常务副主任。人才引进至上海市东方医院后，担任国家临床重点专科学科急诊医学部常务副主任、急诊创伤外科主任。先后担任中国医师协会急救复苏专委会常委，兼创伤骨科与多发伤学组副组长；中华预防医学会灾难预防医学分会秘书长；上海市浦东新区医学会创伤专委会主任委员。

专注于创伤骨科的理论发展与实践创新。不仅提出完整的创伤一体化救治定义，即：以挽救生命为目的、以设立专门的创伤综合救治决策部门为手段、以绿色通道建设为核心、以损伤控制为关键技术、多学科联动的危重症创伤救治体系，并原创"院前、急诊、重症联合值班、共同首诊、创伤外科临床决策"的多学科协作决策机制，建成创伤小组这一创伤骨科救治领域新的组织模式。倡导全过程创伤综合防治体系建设，在创伤无痛病房、老年创伤营养干预、创伤预防与自救互救等方面均做出了有益探索。

累计发表论文超过100篇，包括国际权威期刊《柳叶刀》（影响因子44.002）、《英国医学杂志》子刊（ESI前1%高被引论文）。曾获得全国创新争先奖状、国家科技进步奖二等奖、上海市科技进步奖一等奖，是"中国科协成立60周年百名科学家、百名基层科技工作者座谈会"正式代表，首届"国之名医"。

前　言

　　创伤是人类的第五大死因，却是45岁以下人群的头号杀手。我国人口基数大，经济建设、工农业生产如火如荼，人民收入增长的同时，机动车数量也跃居全球第一位，各类机械损伤、交通事故伤的数量非常庞大，创伤的结局除死亡外还可能会留有残疾、丧失劳动能力等，大量社会建设的有生力量因创伤而损失，令人实在惋惜。

　　以往，提到创伤骨科人们就会认为是处理骨折、关节脱位和手外伤的骨科学分支学科。但是处理创伤患者时遇到的往往不是孤立的骨科问题，因为患者是一个整体，创伤还会累及运动系统以外的部分，包括神经系统、消化系统、呼吸系统、循环系统等等。创伤骨科医生在处理创伤患者时需要做通盘考虑，充分认识到抢救生命是首要目的。

　　本书提出创伤一体化救治定义：以挽救生命为目的、以设立专门创伤综合救治决策部门为手段、以绿色通道建设为核心、以损伤控制为关键技术、贯穿院前、急诊与重症的多学科联动危重症创伤救治体系。遵循损伤控制的原则，以"挽救生命—保全肢体—恢复功能"为优先顺序开展创伤骨科的治疗，是对传统创伤骨科内涵的升华。

　　本书从现代创伤救治理念的介绍开始，探讨创伤救治体系、危重创伤救治、创伤护理、创伤心理、创伤营养支持、创伤康复、创伤预防等问题，力争推动专业医生建立创伤救治的整体观，对创伤疾病有一个全局意识，这是本书的一大特色。针对骨科损伤疾病的诊断和治疗，本书按照损伤部位有序地进行展开讨论，让读者了解到现代创伤骨科诊疗最前沿技术。

　　本书既有对现代骨科学各种理论和技术的总结，也有对创伤救治的理论创新，是创伤骨科学及相关专业人员系统性了解创伤救治的参考书和工具书。

上海市东方医院急诊创伤外科

王 韬

2022年8月

目　录

第一章

现代创伤救治的理念

第一节 现代创伤骨科学的起源和进展

一、创伤骨科学的发展史

现代术语骨科源于旧词orthopedia，即巴黎大学医学教授尼古拉斯·安德里1741年出版的一本书的书名，其中术语orthopedia来源于希腊语：orthos，意思是"笔直，没有畸形的"，paidos，意思是"孩子"。这表明了儿科损伤和畸形在该领域的发展中的重要性。为了更加形象，安德里的书中还描绘了一棵弯曲的小树，附在一根笔直而强壮的棍子上，这已经成为骨科手术的普遍象征，并强调了关于矫正青少年畸形的意义。

虽然骨科相关术语的历史相对较新，但骨科的相关理论及实践是一门古老的艺术。骨科现在是一个快速发展的医学领域，在亚专业的划分上越来越详细，包括创伤、修复、关节、脊柱、关节镜、儿童骨科等，在相关的基础科学研究和临床研究中的取得了不断的进展。

1. 古代创伤骨科

虽然目前的证据有限，但创伤骨科的相关实践可以追溯到原始人。化石证据中的骨科病理学表明，在原始时代就存在因骨折和外伤进行的截肢操作，其中，关于骨折的治疗，化石中还可以观察到工整对齐的裂缝，部分标本存在骨质生长的表现。由于新石器时代已发生了诸如环切术和粗截肢等手术，因此说明远古人类开发了用于治疗骨科疾病的相关技术。

之后的人类文明还开发了管理骨科损伤的创造性方法。例如，在公元前2000—前700年左右的印第安人制作了生皮夹板用于骨折的固定。一些南澳大利亚部落制作黏土夹板用于骨折的治疗，其干燥后与现在的熟石膏夹板十分类似。此外，有证据表明许多部落都将整骨或减骨作为一种职业，凸显了早期文明中创伤骨科技术的重要性。

2. 祖国医学及创伤骨科

祖国医学起源于原始人在生产活动中同伤病斗争的经验，是在同巫术斗争和疾病诊治的经验中逐渐发展起来的，在医学逐渐发展的过程中，巫术逐渐与医术被区分开来，医学逐渐开始科学化。

其中明确关于创伤骨科的相关描述是中医中的"正骨"的说法，最早有明确定义的时间可以追溯到公元四世纪，中国医家葛洪在《肘后方》提出应用竹板固定治疗骨折。在元朝，正骨是一门整治骨关节损伤所致的肢体变形并使其恢复原位的学科。其中"正"字在此为动词。元代以正骨专长的医学家危亦林在其《世医得效方》卷十八设有"正骨兼金镞科"以专门论述骨关节损伤及金刃所伤疾病之脉因证治。《医宗金鉴·正骨心法要诀》指出："今之正骨科，即古跌打损伤之证也。"此外，元代官方医疗制度中设有"正骨兼金镞科"。据记载，在15世纪，我国正骨医师在麻沸散麻醉下，对骨折进行了切开复位，并且用银丝缝合治疗骨折。

3. 古埃及的创伤骨科

古埃及人也发现使用夹板治疗骨折的做法。例如，近代考古发现了古埃及赫斯特时期的夹板标本，包括约公元前300年的固定大腿和前臂骨折的夹板标本。此外，在木乃伊身上发现了应用亚麻布包裹着的用竹子和芦苇垫制成夹板的情况。在古埃及墓中出土的公元前2830年的雕刻中显示，古埃及文明已开始使用拐杖进行辅助骨折后的康复治疗。

埃德温·史密斯纸莎草纸是现存关于古埃及医学技术使用情况记录的最早和最重要的医学文献。这份文件被认为是由著名的古埃及医生、占星家、建筑师和政治家编写的，专门对疾病和治疗进行了分类。目前认为，这份医疗文件是最古老的外科教科书。关于创伤骨科的相关描述，其记载了脊柱或椎体损伤，锁骨骨折等骨折的相关治疗。同时，该文献中还提到并讨论了"ryt"，目前认为它指的是骨髓炎的脓性分泌物。

文中还有大量关于创伤骨科的诊疗技术的描述，例如关于肱骨骨折的复位与治疗方案："关于在患者的上臂折断后的治疗说明：医者应该将患者的肩膀展开，以伸展牵引他的上臂，直到断点回复至它的正确的位置。之后应该为他制作两块亚麻布夹板，其中一块敷在他的手臂内侧，另一块在他的手臂下侧。"可见这本古老的文献已在有条不紊且一丝不苟地记载了部分骨折从诊断到医疗决策再到治疗的医疗实践的一些要点。

4. 古希腊和古罗马的创伤骨科

古希腊文明被认为是第一个系统地将科学方法应用于医学的文明。古希腊最著名的医学作品是公元前430年到公元前330年之间编撰的希波克拉底语录。它以医学之父希波克拉底（公元前460年至公元前370年）的名字命名，其中包含了创伤骨科领域的相关文字记载。其中，希波克拉底对牵引和反牵引的原理有着深刻的理解，尤其是涉及与肌肉骨骼系统有关的原理。例如，文中讨论了肩关节脱位的症状，并描述了各种复位手法。事实上，希波克拉底的方法现在仍然用于部分肩关节前脱位的复位治疗。此外，希波克拉底也描述了马蹄内翻足畸形的矫正，以及感染性开放性骨折的治疗等治疗方法。同时，希波克拉底还描述了骨折的治疗、牵引原理以及畸形愈合的影响。例如，希波克拉底表示："上肢骨折导致的缩短，可能可以得到一定的代偿，对患者功能的影响不是太大，但如果下肢骨折出现明显的短缩，会导致患者残疾。"

在古罗马时期，盖伦医生描述了肌肉骨骼和神经系统。他曾在古罗马担任角斗士，如今，他被认为是运动医学之父。他还创造了脊柱侧弯、后凸和前凸等术语来表示希波克拉底首次描述的脊柱畸形。此外，据记载，在古罗马时期，还进行了截肢手术，并开发了原始假肢。

5. 中世纪的创伤骨科

在罗马帝国灭亡后的一千年里，医学研究进展相对较少。这种发展停滞主要是由早期基督教会禁止思想和观察自由，以及禁止人体解剖和解剖学研究导致的。

欧洲第一所医学院于9世纪在意大利的萨勒诺成立。但其主要为学生提供迂腐的教学。后来，博洛尼亚大学成为首批提供动手外科培训的学术机构之一。盖德丘利亚克被认为是中世纪最著名的外科医生，他是手术伦理原则和手术实践的领导者，在创伤骨科的诊疗上有着深刻的研究，例如，关于股骨骨折的治疗，他认为："在使用夹板固定后，可以把大量铅作为重物固定在脚上，小心地将支撑重物的绳索通过一个小滑轮，这样它就会在水平方向上拉动腿"。他的方法与现代股骨骨折的非手术治疗非常相似，并强调了牵引的重要性，和希波克拉底的描述有异曲同工之妙。

6. 文艺复兴和现代的创伤骨科

16世纪前，大多数医学理论依然深受希波克拉底的影响，直到文艺复兴的到来，解剖学的研究取得了重大的进展，特别是由于莱昂纳多·达·芬奇等伟大艺术家的贡献卓越。下表中详细列出了当时世界各地骨科领域的杰出人物，以及他们的贡献。他们的发现为现代骨科领域奠定了坚实的基础。

表 1　文艺复兴时期骨科领域的学者及贡献

学　　　者	国　籍　及　贡　献
安布罗斯·帕雷（1510—1590）	法国外科之父，他发明了包括止血带在内的各种手术器械和镊子
珀西瓦尔·波特（1714—1788）	英国外科医生，描述 Pott 骨折和 Pott 病（脊柱结核）
威廉·赫伯登（1710—1801）	英国外科医生，描述了赫伯登结节，常见于骨关节炎
让-安德烈·维内尔（1740—1791）	日内瓦医生，创立了第一家骨科医院，被认为是骨科之父
乔瓦尼·巴蒂斯塔·蒙特吉亚（1762—1815）	意大利病理学家，描述了 Monteggia 骨折
亚伯拉罕·科尔斯（1773—1843）	爱尔兰外科医生，描述了科尔斯骨折
纪尧姆·杜普伊特伦（1777—1835）	法国外科医生，描述了手掌筋膜挛缩（Dupuytren 挛缩）
约翰·瑞亚·巴顿（1794—1871）	美国外科医生，描述了巴顿骨折
安东尼乌斯·马蒂森（1805—1878）	荷兰外科医生，发明了巴黎石膏
让-马丁·夏科（1825—1893）	法国神经学家，描述了夏科关节病
西奥多·科赫（1841—1917）	德国外科医生，描述了髋关节的后外侧入路

（续表）

学　　　者	国　籍　及　贡　献
詹姆斯·佩吉特（1814—1899）	英国外科医生，描述了畸形骨炎，现通常称为佩吉特氏症骨病
理查德·冯·沃尔克曼（1830—1889）	德国外科医生，描述了肌肉的缺血性挛缩（Volkmann挛缩）
哈罗德·贝内特（1837—1907）	爱尔兰外科医生，描述了Bennett骨折
休·托马斯（1834—1891）	英国骨科之父，设计了各种新技术和矫形器械，开发了髋关节屈曲挛缩试验（Thomas征）
弗里茨德奎尔万（1868—1940）	瑞士外科医生，描述了狭窄性腱鞘炎
威廉·康拉德·伦琴（1845—1923）	德国物理学家，发现了X射线

7. 近现代的创伤骨科

20世纪以来，创伤骨科快速发展的推进力主要来源于感染控制和新技术开发及引入。例如，威廉·康拉德·伦琴于1895年发现的X射线提高了创伤骨科的诊断能力和疾病的管理能力：从骨折的诊治，延伸到创伤后股骨头缺血性坏死的诊治，再到创伤性关节炎的诊治。1942年，奥斯汀·摩尔进行了第一例金属髋关节置换术。脊柱外科也迎来了迅速发展，例如罗素·希布斯描述了纽约骨科医院的脊柱融合技术。世界大战成为创伤骨科发展的催化剂，开放性伤口和截肢的治疗、内固定装置的应用和伤口护理都越来越受到关注。

8. 小结

尽管创伤骨科专业化相对较新，但创伤骨科的实践有着悠久的历史，可追溯到原始人的古老实践。随着时间的推移，该领域在骨科病理生理和疾病的手术和非手术治疗方面取得了重大进展。各个文明在这一领域的发展中发挥了重要作用，值得注意的是，自这些古代文明时代以来，有几种治疗方法一直沿用至今。今天的创伤骨科已经不仅仅局限于常见骨折的诊疗，也更加重视对于创伤的一体化诊治，重视创伤重症的治疗，关注营养支持，康复治疗，人文关怀等诸多方面，也不断地将各种新技术、新理念引入创伤骨科领域，将学科的发展带到了一个新的高度。

对于创伤骨科的医者和学生而言，了解该领域的起源并欣赏其逐步发展的过程具有重要意义。随着当今社会越来越重视康复结果和医疗保健成本，创伤骨科作为一个内涵逐渐丰富，技术逐渐多样化的领域，其未来的发展不可估量。

二、现代创伤骨科学的国内外研究进展

随着我国工业化程度的不断提高，现代化建设的不断深入，道路交通伤、高处坠落伤，机械相关损伤等高能量、高暴力损伤日益增多，严重威胁着人民的生命安全。此外，由于我国人口老龄化进一步加剧，老年人口高龄化趋势日益明显，2021年5月11日，第七次全国人口普查结果显示，中国60岁及以上人口为26 402万人，占18.70%，其中，65岁及以上人口为19 064万人，占13.50%，其中80岁及以上高龄老人正以每年5%的速度增加，以高龄、多病、全身耐受差为特点的老年人低暴力骨折亦逐年增多。

随着我国全面进入小康社会，人民生活水平的不断提高，对于生活质量的追求也越来越高，由现代化和老龄化带来的创伤疾病谱改变，不断冲击着原有的医疗卫生资源配置，对于诊疗效果和康复效果的要求也越来越高，不断促进现有的医疗卫生的服务方向和服务理念的更新与发展，给我国的创伤骨科医师带来了前所未有的发展机遇与严峻挑战。

近30年以来，随着医学科学及相关学科整体的进步，临床医学技术突飞猛进，多学科的交叉联系日益紧密和各种新技术在医学上的应用和普及，现代创伤骨科学取得了非常大的发展，智能化、微创化、个体化、精准化将成为未来创伤骨科的重要发展方向。人文关怀也得到了前所未有的重视，尤其体现在微创与损伤控制理念的提出与发展，植入材料的革新与发展，电子信息技术的应用与普及，快速康复理念的引入与实践等。本节将对国际创伤骨科领域临床最新进展及发展趋势作归总分析，旨在跟踪学科前沿，不断汲取国际最先进的创伤骨科治疗理念和先进技术，以期提升我国创伤骨科的诊疗水平。

1. 微创与损伤控制理念

（1）微创技术与BO理念

近年来，随着微创技术的发展以及对骨折愈合生物学环境认识的不断深入，骨折治疗从原来强调解剖复位、坚强固定达到一期愈合的生物力学观点，逐渐演

变为保护骨折局部血运、间接复位的生物学内固定（BO）理念，强调微创技术的运用和保护骨折端局部血运的重要性。锁定接骨板、解剖锁定接骨板以及可减少接骨板与骨接触面积的点接触锁定加压接骨板和有限接触加压接骨板已逐步走进大家的视野，髓内固定系统已逐步受到大家的青睐，目前大部分长骨骨折和髋部骨折均可以通过经皮的方式置入髓内钉。解剖锁定接骨板允许直接经皮插入而不过多考虑骨的形状和接骨板塑形，可有效减少软组织损伤和骨膜剥离、保护骨断端血供；同时采用桥接固定使骨折端相对稳定，为骨折二期愈合提供了良好的生物学环境，完全符合BO理念，而髓内钉固定本身就是BO理论的实践。

（2）关节镜技术的发展与应用

关节镜技术是近现代随着科技发展而逐渐发展起来的一门技术，实用的关节镜于20世纪50年代在东京递信病院由渡边正毅等医师开发出来，并且逐渐在全世界范围推广开来，成为创伤骨科微创治疗的一大利器。

传统的创伤骨科手术讲究大切口、清晰暴露、达到完美的解剖复位，但往往大切口的切开复位软组织损伤重，血运破坏严重，不仅不利于骨折的愈合，而且常适得其反，出现一些原本可以减轻或避免的问题，如关节粘连、僵硬疼痛、功能障碍、瘢痕挛缩、影响美观等。近年来，治疗观念不断更新，关节周围骨折治疗以有限切开、直接或间接复位、生物学固定作为新的方向。

目前关节镜技术已成熟的应用于临床，对治疗肩、膝、踝、肘、腕等关节周围骨折起到了很好的辅助作用。在常规处理骨折的同时，关节镜可以作为创伤骨科医生眼睛的延伸，进一步从更深的层次，更精准的判断关节面的复位情况，于直视下进行复位及固定，相较于传统的应用触觉或依赖于C臂机透视判断具有极大的优势。同时，应用关节镜技术，可以对于关节内的软组织损伤进行进一步的修复，甚至做到骨与软组织一期同步修复，如应用膝关节镜可以在胫骨平台骨折手术中一期修复膝关节的韧带和半月板损伤，可以极大地减少多次手术给患者带来的痛苦，促进患者早日康复，提高生活质量。

（3）损伤控制理念

损伤控制这个词最早由美国海军提出，其主要思想是舰艇受到攻击后如何把伤害控制在最小范围并保持战斗力。损伤控制最初被急诊医学用来指导救治严重创伤、大出血患者；随后，损伤控制性外科手段被用于救治严重多发伤患者，该理念认为，在严重创伤的早期，采用简单外科手术进行损伤控制性治疗，可以挽救原本认为无法挽救的危重患者，经过众多学者医师的总结与归纳，最终形成了损伤控制外科（DCS）理念。

自20世纪90年代起，DCS理念得到了进一步的重视，得到了迅速发展，在创伤骨科中的应用也越来越广泛，其目的是早期行简单、快速、有效的骨折临时固定，待生命体征平稳后再行二期确定性处理，尽量减少及避免因不当手术所带来的二次打击。其具体实施步骤包括：① 控制出血，彻底清创，不稳定骨折的早期临时固定；② 送至重症监护病房（ICU），纠正低体温、低血容量和凝血功能障碍以达到稳定状态；③ 一旦患者病情稳定，则进行骨折的最终固定（如接骨板、髓内针等）。

1）DCS黄金1小时

据报道，骨折大出血的黄金救治时间为伤后1小时内，每延误3分钟，患者死亡率就增加1%，因此创伤早期的诊疗十分关键。黄金1小时最早由美国马里兰大学休克创伤中心创始人Cowley提出，即伤后1 h是挽救生命、减少致残的"黄金时间"，其目的是对创伤患者进行快速有效的复苏，最终缩短损伤至手术的时间，其治疗主要包括抗休克、积极控制出血及骨折的临时固定。

近年来，在原有理念的基础上，结合临床实践，黄金1小时泛指在手术室里的创伤患者出现生理极限，即低体温、酸中毒和凝血障碍三联症之前的一段时间。由于严重创伤的预后是由患者的生理极限所决定的，而不是靠外科手术进行解剖关系的恢复所决定的，因而需要力争在患者生理功能发生不可逆损害之前进行复苏和一期简易手术，以最大可能挽救患者的生命。

2）二期确定性手术时机的选择

严重创伤后的任何重大手术操作均被视为"二次打击"，可能导致机体发生炎症反应、纤维蛋白溶解和凝血异常，可加重患者的病情，故计划性再手术时机非常重要。目前关于二期确定性手术的时机，观点尚未完全统一，认为在一期手术后的24小时至4天内均可，应具体情况具体分析，不能因为损伤控制而延误患者手术时机，在病情稳定时尽早进行二期确定性手术，甚至有时候可以在充分保证循环的基础上一期进行终极固定治疗，如脊柱骨折、髋部骨折等。

2. 植入材料的革新与发展

早在15世纪，我国正骨医师在麻沸散麻醉下，进行骨折的切开复位，用银丝作为内植物进行缝合固定骨折。19世纪，西医采用动物骨或象牙制成的器材作内固定治疗骨折。随着工业化的进程、X射线的发现以及材料学、医学科学的迅猛发展，各种类型的金属内固定器材如钢板、螺钉、髓内钉等广泛应用于临床。

（1）植入材料设计理念的革新

近年来，随着对骨折愈合生物学环境认识的不断深入，骨折的治疗理念逐渐发展成为保护骨折局部血运、间接复位的生物学内固定。在新型内植物的设计上，逐渐重视BO理念的要求，不断革新、创造和研制用于骨折的新型内植物系统。

1）微创钉板系统

钢板作为最常用的骨内固定和修补器材之一，几乎适用于任何部位的骨折。因钢板往往放置在骨的一侧，为了使得骨折断端能够得到压应力，钢板会选择放置在骨的张力侧。由于大多数钢板的刚度远大于骨组织的刚度，因此钢板往往承受更多的载荷，而骨组织因得不到足够的力学刺激会造成骨折断端骨质吸收，这种现象叫作"应力遮挡"，其结果会造成延迟愈合或者骨不连，有的还会使螺钉拔出造成内固定失效。骨与钢板之间力的传导是依靠螺钉实现的，骨折对位不良以及不恰当的钢板放置和螺钉置入会造成这些部件的应力集中效应，进一步造成金属疲劳断裂使内固定失效。钢板与骨面的紧密接触可以减小钢板对软组织造成的容积效应，但势必会对骨皮质血运产生影响。

基于先进的BO理念，现已研发了一系列新型内植物，较早期的内固定有着明显的创新和改进，锁定接骨板、解剖锁定接骨板以及可减少接骨板与骨接触面积的点接触锁定加压接骨板和有限接触加压接骨板逐渐出现在人们的视野中。锁定接骨板由于螺钉与接骨板之间存在角度稳定界面，放置接骨板时可以完全不与骨发生接触，所以它们在生物力学角度被看作是内固定架。鉴于锁定接骨板在生物力学的先天优势，可以为骨质疏松性骨折、粉碎性骨折及关节周围骨折提供更稳定的固定。与传统非锁定固定相比，锁定加压接骨板（LCP）的锁定螺钉增加了额外的稳定性，这也进一步推动了微创骨折固定技术的应用。解剖锁定接骨板允许直接经皮插入而不过多考虑骨的形状和接骨板塑形，可有效减少软组织损伤和骨膜剥离、保护骨断端血供；同时采用桥接固定使骨折端相对稳定，为骨折二期愈合提供了良好的生物学环境。

2）髓内固定系统

目前大部分长骨骨折和髋部骨折均可以通过经皮的方式置入髓内钉。尤其是股骨近端髓内钉系统，常见的有Gamma Ⅲ髓内钉、PFN等，以优越的生物力学特性、微创的手术入路，已逐步替代DHS等髓外固定系统，成为治疗不稳定股骨粗隆间骨折的主流术式。而胫骨髓内钉、肱骨髓内钉等技术也日趋成熟，逐渐应用于相应的骨干骨折中，成为传统的钢板内固定之外又一选择。而腓骨髓内钉、掌指骨髓内固定系统亦有学者进行了相关的尝试。

（2）植入材料种类的发展

早期的内植物材料以不锈钢为主，随着材料科学与医学的发展，生物材料因其良好的综合力学性能及优异的生物相容性，现已广泛应用于创伤骨科领域，在疾病的诊断治疗、创伤的修复替换或诱导再生等方面应用广泛。当前，常见植入物材料包括生物陶瓷、不锈钢、钛、镁、钴合金、医用超高分子量聚乙烯材料等。钛是一种重要的金属元素，密度接近人体硬组织，且其生物相容性、耐腐蚀性和抗疲劳性能优于不锈钢材料、钴合金材料，是目前最佳的金属医用材料之一，钛合金在骨科领域的应用越来越广泛，新型的钛合金材料也在不断地尝试中。作为骨科常用植入物材料，钛及钛合金依然存在许多金属材料本身不可避免的不足，比如："应力遮挡"效应，强度较低、表面耐磨性能较差等。用聚乙醇酸（0SM）和聚乳酸（0KM）等制成的可吸收内植物已在临床上使用。目前常见的是各种可生物降解的螺钉，但因其强度和刚度较低，尚不能做成接骨板。尽管近年来内植物的发展突飞猛进，但由于临床要求的不断提高以及现有内植物的不可回避的缺陷，仍需要开发高性能的生物医用材料来满足创伤骨科临床应用需求。

3.电子信息技术的应用与普及

近年来，电子信息技术的飞速发展为创伤骨科疾病的临床诊疗和基础研究提供了新的手段，其与传统骨科互相融合、互相促进、互相影响，逐渐形成具有时代特征的现代信息化创伤骨科。目前，电子信息技术已融入创伤骨科的方方面面，包括医学影像处理与三维建模技术、计算机辅助设计与制造技术、虚拟仿真与混合现实技术、机器人导航与手术辅助技术等。

（1）医学影像处理与三维建模技术

影像学检查为骨折的正确诊断及分型提供了重要依据，传统诊断主要基于X线片、CT断层扫描及术中透视等二维图像技术，目前CT附台可以进行三维重建操作，但对于复杂骨折及伴有血管神经损伤或临近脏器的多发伤而言，难以全面掌握骨折部位解剖关系而形成立体概念。而应用一些专业的计算机软件，如Mimics，导入原始图像，可以进行骨折块及周围组织的三维空间重建，并可以根据需要进行编辑，相较于影像科附台具有更强的功能和更高的可操作性，可直观地显示复杂骨折的实际情况，为复杂骨折的准确诊断和精确治疗提供良好的参考依据。同时，还可以应用软件进行有限元分析，从而计算局部受力情况、分析受伤机制、比较不同术式及固定物的力学特性等，为创伤骨科的基础研究提供理论基础。

（2）计算机辅助设计与制造技术

目前临床上创伤骨科常用的植入材料主要用于应对常见的骨折类型，解剖形态也是根据欧美人种进行制作，对于国人而言，尤其是部分罕见的创伤而言，应用并不完美。随着医学相关工业的发展，计算机辅助设计与制造技术已可以为患者量身定做合适尺寸和形态的植入材料。在应用Mimics进行重建后，可以应用CAD等软件进行植入材料的3D打印，为创伤骨科的个体化治疗提供了新的思路，为部分疑难复杂的创伤骨折治疗提供了新的手段。

（3）虚拟仿真与混合现实技术

传统的手术规划往往只通过术前的影像学检查进行，通过对X-RAY，CT和MRI的解读进行术前准备，这对于手术医生的临床经验要求较高，对于部分复杂创伤的评估帮助有限。而随着虚拟手术仿真系统与混合现实技术的应用，创伤骨科医师可在术前全面了解手术全过程，通过术前规划及手术模拟操作，最终达到缩短手术时间，提高手术准确性、可靠性和安全性的效果。

（4）机器人导航与手术辅助技术

传统的骨折复位操作与术者经验关系重大，存在复位精准度不高、术中透视辐射剂量大、复位信息及状态缺乏定量化、手术时间长等不足，而且手动复位的效果很难精确达到术前的规划位置，在复位完成后进行临时固定也可能存在困难。随着计算机技术和机器人技术的发展，基于医学影像引导的机器人导航与手术辅助复位技术已被引入创伤骨折复位操作。机器人具有自主操作、抗辐射等特点，可有效提高复位精度，降低射线对医患双方的辐射，因而在骨折复位中受到广泛重视。但目前机器人种类较为单一，可以应用的骨折类型存在一定的限制且价格昂贵，限制了机器人的广泛使用。随着对机器人性能的评价指标体系和评价手段的不断发展和标准化，骨折复位机器人也将日趋完善，将出现性价比更高的机器人，从而进一步促进机器人在创伤骨科临床的应用和推广。

4. 快速康复理念

快速康复外科（FTS）是近年来在欧美等国家逐渐兴起的一种新的理念，旨在对围手术期患者实施有循证医学证据的优化措施，这一理念最早是2001年由丹麦Kehlet医生提出，是对现有医学的优化完善和补充，从根本上缓解患者的焦虑及痛苦，缩短住院时间。FTS已受到国内外众多学者的广泛关注并已进行应用尝试。FTS在创伤骨科围手术期的实践，能有效减轻应激水平，减少术后并发症、疼痛程度，加快患者康复，尽早恢复和提高患者的生活治疗。这些优点决定了FTS在创伤骨科有着很大的应用前景，也是未来创伤骨科围手术期发展的趋势与方向。

（1）快速康复外科的概念

FTS是指术前、术中及术后应用各种循证的方法以降低手术应激及并发症的发生率，加速患者术后的康复。它并不是一门独立的学科，其内容包含了多个学科领域，包括外科学、麻醉学、营养学、康复医学、护理学以及心理学等。具体包括最新的微创技术、麻醉方法、术后镇痛、术后早期肠内营养、早期下床活动、积极康复锻炼及心理护理等。相比于传统方案，FTS具有以下特点：① 更关注患者心理状态。② 不主张常规行术前肠道准备。③ 术前无须严格禁食6—8 h。④ 提倡多模式围手术期镇痛。⑤ 避免围手术期过量补液。⑥ 不主张常规放置引流管、尿管等，如因病情需要放置后，应尽早去除。⑦ 术后可早期进食、早期下床活动等。通过这些措施的开展，消除患者术后疼痛、紧张的心理，最终促进患者早日康复。

（2）FTS在创伤骨科中运用的必要性

创伤骨科手术具有创伤较大（包括二次损伤），康复时间较长，术后可能的并发症较多等特点。而FTS的应用，促进患者早期进行功能锻炼，对于患者心理、生理的恢复都具有重大意义，可以减少创伤骨折的并发症，促进肢体功能的恢复，可以极大地提高患者的生活质量。目前FTS在髋关节置换等大手术方面应用较多，已有一定成效，对于其他创伤骨折手术的应用也在不断尝试。

（3）多模式超前镇痛

创伤骨科患者创伤后和围手术期的疼痛，是导致患者就医体验差、功能康复慢、生活质量低的重要原因之一。以往临床采取的镇痛方案差异性很大，多采用患者静脉自控为主的镇痛方式，其镇痛效果不佳，且费用昂贵，恶心、呕吐、消化道溃疡出血等并发症多。因此，更为安全高效的镇痛模式对创伤骨科患者的诊疗和康复具有积极意义。近年来，超前镇痛作为新型的镇痛模式受到创伤骨科领域关注：通过镇痛药的预先干预，减少和防止围手术期伤害性刺激所致的中枢敏化，从而对围手术期疼痛起到有效缓解作用。研究发现将多药联合超前镇痛方法应用于创伤骨科手术围手术期，除能够提高镇痛、镇静效果外，还可降低术后镇痛药使用量，减少镇痛药物并发症的发生，加快患者术后康复。

第二节　创伤的流行病学

一、创伤流行病学的概念

流行病学是研究人群中疾病、健康状态和事件在人群中分布、影响和决定因素，用于预防和控制疾病、增进健康的对策和措施的科学。epidemiology一词来源于epidemic，希波克拉底用过该词，而epidemiologia则出现于1802年Madrid西班牙疾病流行史一书中。其概念基本内涵包含四个方面内容：① 研究对象：具有某种特征的人群；② 研究内容：各种疾病、健康状态和事件；③ 重点：研究疾病、健康状态和事件分布、影响和决定因素；④ 落脚点：预防控制疾病、促进健康、提供决策依据。

创伤流行病学则是研究人群中创伤事件及其导致疾患在人群中的分布、影响和决定因素，以期为科学地制订创伤的预防和干预措施、建立科学的诊疗规范提供依据，从而预防和降低创伤带来的危害，指导医生进行疾病的预防、诊疗及保健工作，并且使医疗行政部门了解疾病谱的变化，为制定相应的法规政策、应急预案等提供参考，最大限度地提高人们的生命、健康质量，并减少财产损失的一门科学。

二、创伤流行病学的国内外研究进展

1. 创伤发病的总体趋势

随着城市化、工业化、机动化及人口老龄化的发展，创伤发病率明显升高，且严重创伤患者有增多的趋势，需急诊复位、手术的患者比例增加，其中以交通伤最为明显，交通伤的发生率、死亡率及致残率居高不下，已成为世界性的社会及公共卫生领域中的重大问题之一。

2. 创伤原因

多数研究的结果显示，我国创伤病因以交通事故相关创伤占比最大，其主要原因为生产力的大力发展，国民收入提高，私家车数量明显增多，新驾驶员数量也大幅增加，但技术不熟练和经验不足，再加上道路建设相对落后，人们缺乏现代交通观念和交通安全意识，交通法制观念淡薄等。其次主要为跌倒、坠落伤及机器绞伤，某些地区运动伤也位于致伤原因前列。

对于单纯的手外伤，则以职业性损伤为主，占比超过50%，其次为家庭生活伤。对于某些特殊人群，其创伤原因也有所不同，例如儿童的主要创伤原因为摔伤，其次是交通伤，烧伤；而老人则主要是跌倒伤。对于严重创伤，则以交通事故伤为主，其中又以非机动车与机动车碰撞为主，其次为机动车与机动车碰撞。

3. 创伤的年龄分布

不同年龄人群发生创伤的风险不同。统计分析表明，中青年是创伤人群的主体。其中20—30岁、30—40岁创伤的发生率分别超过40%、20%，合计占比超过60%以上，这主要与中青年参与社会活动、户外活动较多有关。而严重创伤患者主要集中在20—49岁这个年龄段。

儿童创伤发生的高峰年龄段为1—3岁，占儿童（≤14岁）的一半以上。1—2岁与2—3岁为发病高峰年龄段，发病率分别为36.02%、18.89%，其中男女比例为2.32∶1，这可能与男孩比较好动、好奇心强、行为相对比较鲁莽有关。儿童创伤在农村和城市的发病率的比例为3.34∶1，这与农村儿童家庭居住环境较差、防护设施少、父母文化程度低、安全意识不够及缺乏健康教育的普及有关。相对于城市而言，农村导致残疾的风险要大，其中又以交通伤致残风险最高。

4. 创伤的性别分布

在不同的年龄阶段，男、女创伤风险不同。对于中青年，男性创伤的发病率明显高于女性（约2.5—3.5：1），严重创伤患者中，男女差异也十分明显（3.4：1）。在44—58岁年龄段时，男女创伤发病率趋于相等。而在59岁以上的人群中，男性创伤发病率低于女性（0.45：1），这可能与60岁以上女性绝大部分已绝经，骨质疏松性骨折的发生风险高于男性有关。

5. 创伤的时间分布

不同地区、不同医院，创伤发生的时间分布也有差异，这主要与当地的气候条件、生活习惯及社会因素等有关。如杭州1、2、7、8、9、12月份较其他月份创伤发生较多，而天津的创伤则主要集中在4、5、9、10月份。在每天的不同时间段创伤发生概率也不同，其中10：01—12：00和16：01—22：00是高发时段；而22：01—2：00的创伤发生则主要集中在21—30岁年龄段男性身上，主要原因是此时间段年轻男性外出的概率最大。

6. 受伤部位分布

据统计分析，创伤部位以颅脑最多（32.04%），其次为四肢（32.02%）。在创伤患者中，单发伤约占81.8%，多发伤占18.2%。多发性骨折多发生于青壮年，交通伤、坠落伤是其主要致伤原因，这主要与青壮年参与社会活动和工作的频度有关。而老年人受伤部位则以脊柱、前臂及髋部为主。

7. 职业特点及学历分布

创伤患者中以工人、学生、商业服务人员所占比例最多，分别达到20.5%、20.4%、13.3%。而且在文化程度上也存在明显差异，文化程度越高，伤情越轻；不同文化程度，创伤的发生率也不同，其中以高中、中专所占比例最高，为30%，大专以上所占比例最低，为4.1%。

8. 创伤的死亡率

高能量创伤已成为世界范围内18—44岁年龄段人群的第一位的死亡原因。死亡患者中男女比例为4.7：1，平均年龄为32.3岁，20—29岁和30—39岁2个年龄段占病例总数的72.52%。死亡患者中死因以交通创伤最多，占比超过50%以上；其次为坠落伤，且以多发伤为主，平均创伤部位为2.6个。创伤患者中，颅脑损伤为首位死亡原因，其次为失血性休克，其中重型颅脑损伤在脑外伤患者中发生率高、损伤重，其病死率和致残率居高不下，总病死率一直保持在30%—50%。

第三节 灾难创伤的定义和特点

一、灾难创伤的定义

世界卫生组织（World Health Organization，WHO）定义任何可引起设备破坏经济严重损失、人员伤亡、健康状况及卫生服务条件恶化的事件，当其破坏力超过发生地区所能承载的限度、不得不向该地区以外的地区寻求援助时，称为灾难。

21世纪以来，全球范围内自然灾害、事故灾难频发。我国也是全球灾难发生较为严重的国家之一。灾难越来越成为给人类生产、生活带来严重影响的难以对抗的因素，是人类共同面对的世界性难题。2003年急性呼吸综合征（SARS）迅速席卷全国，作为重大突发公共卫生事件，非典疫情暴露出了我国公共卫生体系的诸多不足。此后，我国逐步强化公共卫生体系建设。2008年四川汶川大地震致6.9万人遇难，37.4万人受伤；2010年青海玉树地震2千余人遇难，1.2万人受伤；甘肃舟曲特大泥石流1千余人遇难，累计门诊治疗2千余人。

经历过众多灾难事件，灾难医学在我国正在被不同领域专家学者提出。灾难医学研究的是灾难发生前后的预防、准备、医学救援、防疫、疾病诊治以及心理干预等一系列问题，即为公共卫生体系建设提供理论和学科基础，又有较强的实践性，为公共卫生领域提供实践支持。在灾难医学领域的创伤部分统称为灾难创伤，它是灾难医学中最贴近临床的科目，又直接关系到伤残率和致死率的重要环节。

灾难创伤是当今世界各国普遍面临的一个新的重大卫生问题。灾难创伤通常是由快速、突然且不可预期的事件（包括自然灾害、事故灾难、突发公共卫生事件、社会安全事件）造成的大批量人员、不同程度的伤害，包括躯体和心理的创伤。灾难创伤通常受伤程度严重，常涉及多脏器、多系统，需要院前急救、急诊、骨科、普外、ICU等多部门多学科联合，进行科学规范的一体化救治。目前，我国灾难创伤救治不成体系，灾难现场、院前抢救总体不规范、院前院内救治联动不足，信息交换延迟，院内缺乏创伤专科团队和规范救治流程。灾难创伤是属于特殊的创伤学科，在我国创伤一体化的学科建设刚刚起步，方兴未艾。

鉴于灾难现场的复杂性，灾难创伤救治需要快速有效的检伤分类。

1. 目的：合理使用有限的现场医疗资源，充分发挥有限医疗资源的作用；短时间内对伤员进行初步评估，确定救治和转运的先后顺序。初步评估一旦筛选出危及生命的严重多发伤，必须立即现场展开抢救。现场救治伤员数目及其严重程度超过接受能力时，需以"挽救生命"为第一目的，遵循"先重后轻、先急后缓，对极危重伤员进行期待处置"的原则对伤员进行检伤分类。检伤分类是一个动态的和持续的过程，随着医疗资源的补充，需要不断的再次分类评估，对于伤情过于危重，生存机会渺茫的伤员进行救治。同时对有明显的传染病患者要隔离。伤员数目及其损伤程度未超过救治能力时，重点要确定每个伤员所需要的治疗措施和处理优先顺序。

2. 方法：① START分类法（用于青春期之后的人群）和Jump START分类法（用于青春期之前的人群），是简明检伤分类和快速急救系统的简称，属于模糊定性法，精准度不高。强调的是快速评估，对黄色和绿色伤员一定要二次评估。适用于大规模伤亡事件现场短时间内大批伤员的初步检伤，由最先到达的急救人员对伤员进行快速辨别及分类。② SALT检伤分类法，检伤分类时间更短，分诊假阳性率和假阴性率低于其他分类法，适用所有灾害事件，并适用于成人和儿童。③ PHI评分法即院前指数法，灵敏度与特异度最高，用数据定量评分，评分过程相对复杂、费时。

3. 等级：检伤分类的4种等级，在我国统一使用，也是目前国际通行的分类等级：① 红色：重伤（危及生命的损伤，包括需要立即手术和加强监护的头胸腹部损伤）；② 黄色：中度伤（需要手术和特殊处理，但可延迟进行）；③ 绿色：轻伤，没有危及生命的损伤；④ 黑色：死亡和明显致命无可挽救。

4.转运次序：对灾难创伤患者的现场转运也是根据分类等级进行的，最优先转运的是红色标识伤患；其次是黄色标识伤患；再次是绿色标识伤患；最后是黑色标识伤患。

以地震灾难为例，地震可导致大量人员伤亡，但由于地震的强度不同，形式不同，地理地貌不同，地面建筑和人员密集度不同，伤亡发生率不同，创伤情况更是复杂多样。

1.针对地震中困压人员救援。科学救援的基本原则：就多原则，指先救援困压人员多而集中的地点；就近原则，指先救援距离近处的困压人员；就易原则，指先救援容易救出的人员；就轻原则，指先救援轻伤和年轻人员，增强救援力量；同时兼顾特殊人群，如孕妇、儿童、老人等。

2.针对震区伤员紧急规范救治。对大批量灾难创伤伤员，通过快速有效的检伤分类，筛选出红、黄、绿、黑四类患者，经行紧急规范救治，并妥善转移和后送。震区伤员紧急救治包括开放气道及维持通气、止血包扎及稳定循环、早期液体复苏、固定及转运。对窒息患者，早期气道开放和呼吸维持；对大出血者，紧急止血包扎，尤其要强调活动性出血的止血；对骨折患者稳妥包扎固定；创伤性休克的早期液体复苏；挤压伤和创伤创面优化处理，特别要重视较长时间埋压伤员的病理生理变化及其治疗的特殊性。汶川和玉树地震中挤压综合征致残率致死率高，早期容易漏诊误诊。天津大学灾难医学研究院团队曾深入研究"挤压综合征"问题，发现了"获救死亡"现象：如果伤员压在废墟下不救还能存活一段时间，一旦救出未采取科学预防措施，很快就会死亡。天津大学灾难医学研究院团队成员发现主要因素是对大量肌肉组织的挤压，一旦解压后，大量坏死组织快速入血，造成高钾血症、急性肾损伤等，引发心脏骤停。

限制性液体复苏是灾难现场救治的重要手段。在灾难事件中救治严重创伤、大量失血伤患时，早期积极控制致命性大出血，进行限制性液体复苏，暂时稳定生命体征即可，防止大量失血引起低体温、代谢性酸中毒、凝血功能障碍"死亡三联征"的出现。限制性复苏，即通过限制液体输入量，控制血压在较低范围内，以保证重要器官灌注。建议对未控制出血前将收缩压控制在80—90 mmHg，直至控制出血后再进行充分复苏[1]。限制性液体复苏治疗共识在国内医学界也得到专家学者认可和临床应用。

二、灾难创伤的特点

灾难事件通常发生突然，伤患成批量出现，伤情复杂多样，给医学救援带来重大挑战。灾难创伤有共性和规律性，其中骨外伤、颅脑外伤、脏器损伤、创伤性休克等较多常见；也有个性及特殊性，如枪伤、烧烫伤、震爆伤、化学中毒等。把握共性，同时强化个性的处理。如火灾早期因烟雾吸入，容易忽略吸入性气道损伤，引发急性喉头水肿造成窒息问题，以及化学性物质、放射性物质因爆炸引起的大范围中毒和震爆伤等。因此，完善灾难医学理论体系建设，细化各灾难事件应急流程，畅通各部门的联合协作，科学救治、分秒必争以降低灾难创伤的死亡率和伤残率。

1. 随机性、突发性强。灾难事件通常突发性、随机性强，在一定区域内，造成人员伤害、财产损失、生态环境破坏等，具有严重破坏性。

2. 损伤机制复杂，多种伤情并发，复合伤、多发伤发生率高。一人多伤，一伤多处，多类并存，诊断治疗难度大。伤情变化快、进展迅速，致残率、致死率高。如，在化工厂爆炸中的伤员既有多种致伤因子所引起，机械性创伤、物理性损伤、化学物质损伤以及生物学损伤多种致伤因子中有两种以上原因造成的复合伤。同时也伴有单一致伤因子如机械性创伤所引起的躯体多部位或腹部多种脏器同时损伤的多发伤。多发伤与复合伤词意不同，治疗方法及处理后果也有很大差别。多发伤虽然较一种脏器或一个部位的损伤严重，但是它是一种致伤因子引起，处理较为容易，后果较好。复合伤不仅伤情严重而且性质复杂，处理上很困难，治疗预后也较差。

3. 常伴发灾难创伤后心理应激反应，应积极干预。在灾难医学中，灾难造成的心理创伤为创伤后应激障碍（post traumatic stress disorder，PTSD）[2] 又称延迟性心因性反应，是一种由于受到非同寻常的威胁性或者灾难性事件所引发的强烈的无助感、恐惧感或厌恶感等严重异常的精神反应，属延迟出现和长期持续的心身疾病。其特征为创伤或灾难性事件后长期存在的焦虑反应。应尽早给予心理应激干预，有文献研究显示，心理危机干预黄金时间是灾难事件发生后的24到72小时。由于灾难事件波及面广、牵涉人员众多，心理干预对象不能仅限于灾难的幸存者，还应包括灾难的救助者、照顾者、目击者和受灾者的家属与亲友等其他灾难见证人。干预方法有认知行为干预、压力和情绪管理、药物治疗，以及青少年等特殊人群的干预。大部分反应随着时间的推移都会渐渐减弱，一般在一个月后至少70%的灾民可以重新回到正常的生活中。良好的社会支持能极大缓解心理压力，使其产生被理解感和被支持感，改变社会认知，提升自我，从而缓解各种心理应激反应。另外，还须建立各级心理干预机构，给予长期后续心理支持。

参考文献：

［1］ 尹英超，张瑞鹏，李石伦，等.血流动力学不稳定骨盆骨折的指南解读及诊疗现状分析［D］.河北医科大学学报，第40卷第1期，2019，1：4-6.
［2］ 邓明昱.创伤后应激障碍的临床研究新进展（DSM-5新标准）［J］.中国健康心理学杂志，2016，24（5）：641-649.

第四节 创伤救治的组织和网络

一、院前创伤救治的组织和网络

随着工业、建筑、交通运输业的发展，创伤正日益成为现代社会的第一大公害。据统计，全球每年死于创伤的人数高达500万，在中国，每年创伤死亡人数高达70万[1]。能否高效率、高质量地抢救各类创伤患者，是一个国家或地区医疗技术及相应管理水平的具体表现。城市创伤救治强调的"黄金1小时"理念是对于严重创伤患者，如果在伤后1小时内接受有效的救治，能极大降低死亡率和致残率。只有对院前创伤救治网络的运行机制进行深入研究，才能实现创伤救治的"分级管理科学化、网络运行规范化、技术标准国际化、救治系统一体化"。

1. 院前创伤救治组织与网络的运行现状

目前许多发达国家都已建立了成熟的创伤急救医疗服务体系，美国、英国、欧盟、日本等国家的急救管理由政府最高卫生行政部门、最高长官直接负责，急救管理网络体系层次分明、监督有力、资金到位，指挥调动的权限有保障。在美国，急救体系按照划区负责和区间合作协调的原则，全国划分成300余个急救医疗服务区，每个地区都有一个主管部门负责协调，接受急救服务公司的拨款[2]。美国外科医师学院（ACS）创伤委员会（ACSCOT）与美国医师学院（ACEP）负责创伤急救水平的改进，各州负责创伤体系的建设，将创伤中心分为4级，提供不同层次的创伤急救服务，做到在最短时间内将患者转送至创伤中心。在法国，急救医疗服务体系（ASMU）由国家统一规划和管理，急救调度中心根据情况命令监护型救护车出动，随车医生负责现场的初始治疗和运送，"就地急救"，即利用移动ICU的优势，将医生、医院送至患者身边，在现场对患者进行充分的复苏和稳定，然后转送指定医院负责收治患者的科室。在日本，急救医疗服务是完全公共资金支持的服务，患者不需要支付救护车费用。

近年来，在各方努力下，我国的院前创伤救治网络体系正逐步完善，国内一些城市的院前急救体系形成了各自的特色。北京、上海的院前创伤急救模式相同，均设有一个急救中心，各区建有分站，一般分站设在协作医院内或附近，协作医院大多是区中心医院。广州为独立指挥调度型，他们建立了全市统一的急救通讯指挥中心，院前从业人员和救护车辆不隶属于中心。苏州和南宁调度指挥中心隶属于城市应急联动中心，可缩短突发事件的急救反应时间。重庆是以市内的一所综合性的大医院为依托建立的急救中心，它隶属于医院，由120报警中心、院前救护系统、急诊科、服务部和病区专科治疗组成绿色通道。

2. 院前创伤救治网络体系类型

自改革开放至今，我国的院前创伤救治网络体系发展为"独立型""依托型""综合型"三种主要类型，急救中心的指挥调度系统已经逐步完善，能力建设、发展规模、技术含量均有不同程度提高。

独立型创伤救治网络体系：网络管理和体系的运行均是独立的，对院前急救中心的内部资源如车辆、设备、其他物资等均独立管理和调配，财务独立核算，自负盈亏。按照其责任区辐射面积和规模大小可分为二级网络和三级网络，在急救中心接到任务后按照就近的原则将创伤患者送到具备救治能力的医院，这样的模式具有专业化程度高、指挥调度灵活、执行力高等优势。

依托型创伤救治网络体系：是依托综合实力较强的综合性医院建立创伤急救中心，由医院负责管理一切医疗资源的调配和管理工作，一般较多用于乡镇和小型城市等不发达地区。由于该体系为单一医院管理而缺乏第三方部门的介入，导致急救辐射半径过大，创伤患者转运时间较长，社会协助力量少，在面对较大的创伤性灾难时往往无法应付。

综合型创伤救治网络体系：是建立在卫生行政部门直属的急救中心基础上，急救中心是独立于其他医院的组织，从接任务到送达医院的全过程均由急救中心负责。急救中心对整个网络体系中的医疗资源统筹规划，统一调配，有利于根据实际情况制定最佳的急救方式，可覆盖面积大，响应速度快，指挥灵活、专业程度高，并且财政上实行政府拨款、独立核算的制度，因此资金充足，有利于持续发展。

3. 院前创伤救治网络体系的优化

由于创伤存在病情复杂、发展迅速、病死率高等特点，因此一旦急救措施不及时或不合理，会造成患者病情恶化甚至死亡。院前急救是创伤救治体系中的重要环节，对患者的预后有明显影响。可通过改进网络覆盖、更新设备、人员培训等方法优化院前创伤救治网络体系，从而提升院前救治成功率、缩短患者转运时间，最终降低创伤患者的致死率和致残率。

改进网络覆盖：将社区纳入创伤救治网络中，拓宽急救网络的覆盖范围，以急救中心为核心、以社区医院为辐射的急救网络将极大发挥社区医生的作用，一旦发生创伤性事件，社区医生将接到指令并在第一时间出现在现场进行急救处置。

更新设备及人员培训：定期更新院前创伤救治设备包括转运设备（如车辆、船舶、直升机等）、医疗仪器、急救药品等。在通信技术方面，建立一体化急救网络信息及远程监控，现场救护人员通过便携式设备向医院发起视频通讯请求、传输抢救现场情形，专家通过监视器共享医疗数据，远程会诊，指导现场救护人员进行抢救。制定标准化院前创伤急救标准，所有院前急救医师统一招聘、统一培训，定期参加基础生命支持（BLS）、高级心血管生命支持（ACLS）、国际创伤生命支持（ITLS）、国家灾难生命支持（NDLS）、中国创伤救治（CTCT）等课程培训。

二、院内创伤救治的组织和网络

大量研究表明，创伤患者存在三个死亡高峰，分别是受伤即刻、受伤后6—8小时及伤后数天至数周。其中伤后1小时是救治的关键时间窗，被称为创伤救治的"黄金1小时"。现场急救、转运、院内抢救、手术、监护、康复均为创伤生存链的重要构成，有效的院内创伤救治网络是患者得以最终有效治疗的关键。在院内进行多发伤的诊治时，有效的资源整理及管理比单纯的技术提升更为重要。

1. 院内创伤救治组织和网络的现有模式

分科分段式：分科指由急诊科根据伤情邀请相关专科会诊处理各部位损伤，分段指在时间节点上急诊科、专科手术和重症监护等分属不同科室，这一模式为大多数综合性医院采用。其结果往往是救治时间拖延，重局部轻整体，专科医师通常只关注专科情况而忽略由创伤造成的全身情况不稳定，甚至出现严重漏诊等后果。尤其在面对复杂创伤患者时，更是难以决策或决策失误，丧失最佳救治时间。

整体一段式：由专业化的创伤外科或急诊外科负责创伤患者的院内早期救治，包括手术和监护，对多发伤救治、复苏性的手术具有明显优势，近年来取得较快发展。成立由创伤外科、重症医学科、麻醉科等专科医护组成的创伤小组，可极大提升院内创伤救治效率。创伤小组人数可根据医疗单位实际情况确定，一般5至15人不等，其中一人担任组长，负责创伤患者救治的协调和决策。该模式可以让各专业医师和护士同时进行快速病情评估和复苏，缩短诊治时间，提高患者生存率。研究表明，团队成员之间的任务水平分配减少了从受伤到关键干预的时间，确保更有经验的医务人员的早期动员和参与，最终改善患者的预后。

2. 院内创伤救治网络构建成效

国内一些综合性医院在院内创伤救治网络的构建上以取得一定成效。如同济大学附属东方医院在国内首先提出并创建了"创伤救治一体化"模式，实现院前院内信息一体化、创伤外科列编、人员多能一专、结构设备人员一体化、内外科一体化、手术及危重病ICU一体化，通过基于损失控制外科策略的多发伤救治模式进行创伤救治，取得了良好效果，极大提升了多发伤的救治成功率[3]。

参考文献：

[1] 刘国辉，刘旭光.创伤救治的模式转变——创伤患者区域协同急救网络体系的建立［J］.

中华急诊医学杂志，2015，24（05）：470-472.

[2] Pozner CN, Zane R, Nelson SJ, et al. International EMS Systems: The United States: past, present, and future [J]. Resuscitation, 2003, 60(3): 239-244.

[3] 唐伦先，刘中民，孙贵新，等.基于损伤控制策略的严重多发伤救治模型的临床应用研究 [J].中华急诊医学杂志，2019（08）：962-965.

第二章

创伤一体化救治

第一节　创伤一体化救治的概念、发展历程和意义

一、创伤一体化救治的概念

创伤一体化救治的概念是随着处理严重创伤患者救治所面临的独特挑战而逐步发展形成的。由于同时面临多种任务、病情复杂和时间紧迫，必须要拥有一支有明确领导和各自职责的专业化团队，以快速作出决定，最优化、充分地应用医院资源，达到救治严重创伤患者的目的[1]。高效的创伤救治体系应该包括抢救及转运伤者的院前急救人员，完善的院前院内信息沟通平台，经验丰富的院内创伤救治小组指挥人员，经过创伤专门培训的创伤急救人员，院内创伤抢救区域及医疗设备，创伤病房和创伤重症监护室以及创伤康复和随访等配套设施。只有合理的协调创伤救治的各个环节，才能够提高创伤救治水平，降低创伤患者致死率及致残率。

因此我们将创伤一体化救治定义为：以挽救生命为目的的，以设立专门的创伤综合救治决策部门为手段的，以绿色通道建设为核心的，以损伤控制为关键技术的，贯穿院前、急诊与重症的多学科联动的危重症创伤救治体系。

二、创伤一体化救治发展历程及研究进展

欧美发达国家开始于二十世纪六七十年代的创伤救治体系和创伤中心建设显著提升了严重创伤的救治效率和救治成功率[2]。1978年改革开放，王正国、陈维庭、蔡汝滨等以敏锐的眼光捕捉到欧美发达国家创伤外科的发展经验和在国内

建立创伤外科的机遇，相继在重庆和北京建立了创伤救治专科。1985年第三军医大学大坪医院创伤科建立，同期意大利政府按照当时发达国家最先进的急救理念培养创伤救治专业骨干、投入最先进的医疗设备援建中国重庆、北京两大现代化急救中心。1987年10月重庆市急救医疗中心创伤科成立，1988年3月北京急救中心创伤科成立，至此，形成了我国首批独立建制的三大"创伤外科"及院内创伤救治体系，开启了我国现代创伤急救医学新纪元。1990年武汉同济医院创伤外科成立，2006年北京大学交通医学中心成立，至2017年发展成为北京大学人民医院创伤医学中心。浙江大学第二医院（1994年）、陕西省人民医院（1994年）、上海市东方医院（2000年）、上海市第一人民医院（2007年）、山东大学齐鲁医院（2008年）等也相继建立了以急诊外科为代表的创伤救治专科。这些代表性医院为提高严重创伤、特别是严重多发伤的救治成功率，发挥了很好的引领示范作用。1987年中华医学会外科学分会创伤学组在重庆成立，黎鳌任组长，召开了"全国首届创伤学术会议"。1990年黎鳌、王正国等牵头成立了中华医学会创伤学分会，确立了我国创伤外科的学术和学科地位。在王正国、付小兵等的积极倡议和支持下，2014年成立了中国医师协会创伤外科医师分会。2016年"中国创伤救治联盟"成立，创伤学术交流更是蓬勃发展，创伤救治专业人才培养、救治规范的建立、区域性创伤救治体系和医院创伤医学中心的推进促进了创伤外科进一步发展繁荣[3]。

　　创伤医学经过多年的发展，"创伤一体化救治"的概念逐渐被各个医疗单位所接受，创伤救治研究也取得了显著进展，主要体现在：（1）创伤救治从传统的专科救治模式向"一体化救治"模式转变。创伤救治是一个系统性过程，从创伤到损伤控制手术到确定性手术再到康复治疗，涉及院前，抢救室和创伤病房，各个环节跨度较大，容易出现脱节，而"一体化救治"模式可以避免各个环节相互推诿，最大程度提高救治效率；（2）创伤流行病学的发展。通过对创伤流行病学的研究显示，创伤具有可预防性，根据不同创伤机制及流行病学特征，制定有针对性的创伤预防措施，可以减少创伤病死率，还可以为提高创伤救治水平及公共卫生政策的制定提供客观依据。例如，国内某大型创伤中心对其近些年6 889例住院创伤患者的流行病学特征进行了统计分析[4]。结果显示，创伤事件最高发于21—60岁年龄组，每日创伤事件的发生时间主要集中在8—11

时及13—20时这两段时间，这一时间特征基本与社会生产活动的时间相符合；（3）"大数据"时代的创伤诊断和治疗。我国大数据时代下的创伤医学尚处于起步阶段，国家层面创伤数据库的建设亟待加强，而加强创伤大数据的挖掘、存储、分析与利用，一方面可以寻找到潜藏在创伤患者临床数据后的有用信息，及时进行预防和治疗；另一方面，创伤数据库的建立可以为相关政策的制定提供依据。

三、创伤一体化救治的意义

改革开放以来，我国创伤急救技术和水平不断提高，但严重创伤患者的致死率、致残率远远高于世界发达国家，究其原因，不是救治技术的差别，而是缺少完善有效的创伤救治体系[5]。专科主导的多学科会诊模式迄今为止仍在大多数医院实行，临床救治效果仍存在极大的不足。缺少真正的创伤外科医生、医生的整体救治理念匮乏、专科间会诊拖沓等等屡见不鲜，更有许多医院，创伤患者的收治没有统一、规范的制度，收治专科以可见的重伤为依据，往往因为多学科的会诊、转科或伤病救治的矛盾而丧失最佳的救治时机。更有甚者，因为专科的伤情不重，而各科相互推诿，导致严重的后果。而由急诊创伤外科主导的"创伤一体化救治"模式有利于弥补和改进过去多种创伤急救模式的缺陷；有利于完善创伤急救网络，体现"黄金1小时"的价值；有利于建立和完善创伤急救的快速反应机制；有利于加强创伤的基础与临床研究；有利于创伤外科从"通科型"向"专业化"转变和专科医师规范性培养；有利于院内资源的合理配置和应急调动，完善重症监护治疗；有利于损伤控制外科的推广和实施，成为严重多发伤救治的灵魂[6]。因此我们认为"创伤一体化"救治模式可以有效地构建一个针对性强、各专科集成程度高、反应迅速高效的创伤救治体系，有效解决专科会诊模式下创伤救治的各种弊端，从而最大限度降低创伤患者的病死率、伤残率。

第二节 院前院内一体化

一、院前院内一体化的创伤救治评分

创伤评分是将生理指标、解剖指数和诊断名称等作为参数予以量化和权重处理，计算出分值以显示患者全面伤情的严重程度，以帮助临床工作者判断伤情严重程度，对正确诊断、指导治疗及判断预后具有重要的现实意义。1952年DeHaven首先提出损伤评分法后[7]，引起人们的注意，加快了对这一问题的研究。20世纪70年代初陆续提出了各种不同的评分方法，共同原则是"多参数量化"描述伤势并预测伤员结局，已经成为美国外科学院评价创伤医疗的一个指标。经过多年的发展，已经有超过50个创伤评分系统，广泛应用于院前急救、急诊室、重症监护室的创伤患者之中，对于创伤院前及院内救治具有重要意义。

创伤评分系统根据其时效性又可以分为院前评分及院内评分。

创伤院前评分可用于快速评分、早期识别急危重症创伤患者，通过创伤评分系统对伤员进行检伤分类，有效协助院前急救人员作出恰当的判断，将伤员转送到合适的医疗机构，保证每个伤员得到及时合理的救治，是救治工作有条不紊地进行和加速伤员救治过程的一项重要措施。常用的院前评分主要有以下几种，创伤评分（trauma score，TS）、修正创伤评分（revised trauma score，RTS）、循环、呼吸、胸腹、运动和语言（circulation，respiration，abdomen，motor and speech，CRAMS）评分，院前分类指数（prehospital index，PHI）、创伤指数（trauma index，TI）[3]，其中以RTS评分应用更加广泛，RTS取消了TS评分中呼吸幅度以及毛细血管充盈度的观察，仅保留了3个变量用于指导院前伤员分类。包括呼吸频率、收缩压、格拉斯哥昏迷评分（GCS）分值。总分 > 11分为轻伤，总分 < 11分为重伤，RTS提高了对伤势的正确判断率[8]。不同的院前创伤评分系统系统对创伤急救人员在不同方面提供了帮助。创伤评分系统最重要的功能是医疗急救队或急救中心可以衡量抢救的效果。

创伤院内评分系统相较于院前评分系统可以更全面地对创伤患者进行评估。主要有以下几种，简明创伤评分（AIS）、创伤严重评分（ISS）、新创伤严重评分（NISS）、创伤与损伤严重度评分（TRISS）、POSSUM与P-POSSUM评分系统、老年创伤患者身体状况评分法（HEOTP）等评分方法，临床中以ISS评分应用较多。ISS评分是以AIS评分为依据，把人体按6个区域来进行划分。当身体有多发伤时，ISS值是通过多发伤3个最严重损伤部位的AIS分值的平方和得出的，作为整体创伤严重度的指标，该值越高，则表明所遭受的损伤越严重。不足之处在于该评分法未考虑生理因素，仅从解剖角度出发进行，因此重型颅脑伤评分较低[8]。但需要意识到，所有的创伤评分系统都具有其局限性，并不能完全评估患者的伤情及预后。患者生存状态同时与其已患病情况相关，而这些情况并不在创伤评分系统的范畴之内。例如：肾功能不全患者，可能只是轻度肌酐升高，也可能需要血液透析，其预后与本身肾功能情况密切相关；患者同时存在糖尿病、高血压病等慢性疾病，对创伤评分系统结果存在混杂因素。因此，很难判断死亡是由基础疾病引起的，还是潜在的可避免死亡。

创伤评分学尚处于刚刚起步阶段，创伤评分体系的构建还需要完善，评分方法需要拓展、创新和完善，探索和发展的空间巨大。现有的创伤评分主要聚焦于创伤严重程度的评估、伤后生死结局和部分功能的评估方面。在创伤诊治过程中，不仅需要对损伤严重程度进行评估，同样需要对患者整体和各种器官组织的损伤、功能状况、心理障碍、康复程度、生存品质、救治管理与效率、诊治技术与方案效果等进行评价。对于创伤临床诊治水平持续提高的核心——创伤救治规范和救治品质的持续改进和提升，创伤评分更是实施科学评估的科学手段，也是不断研究和完善创伤救治规范的重要技术与工具之一。因此，需要进一步完善创伤评分的体系，创新创伤评分的方法与平台，包括创伤评分的精准化和专科化，使创伤评分能更为客观、准确、高效地揭示创伤的特点与属性、诊治的优劣与长短，总结经验与教训，寻找创伤防治研究的方向与突破点，完善创伤救治规范流程与技术，促进创伤循证医学和精准诊治的发展[9]。

二、院前院内一体化的组织管理

目前，我国尚无标准的创伤诊疗流程。对于创伤救治仍然存在很多亟待改进、优化的方面，主要表现为以下几个方面：创伤各地区、医院管理模式不统一；创伤患者的院前院内信息不对称；科室之间协调不畅；急救设施不配套；创伤救治人员水平参差不齐。其中最重要的一点就是各地区、各医院尚无统一的创伤救治流程标准，从而导致多年来我国创伤救治流程复杂多样，同时也造成创伤救治的医疗纠纷高发。针对以上问题，我们建议建立院前-院内创伤一体化诊治流程，具体措施如下：① 建立创伤预警机制，院前院内信息无缝衔接。急救人员第一时间对创伤患者进行抢救，向就近创伤救治中心发出创伤预警，同时通过院前-院内信息联动系统将患者信息传输至院内，创伤救治团队启动准备接诊。② 建立院内危重症创伤复苏单元。院内创伤救治团队就位，移动抢救床、床旁呼吸机、困难气道管理车（包括器官插管、气管切开包等）、抢救药品车、全套血检验、床旁X线检查设备、床旁超声（FAST）、快速输血泵、除颤仪、负压吸引器等就位，对危重症患者进行床旁抢救。创伤救治团队一边救治一边听取120急救员汇报病史，由ICU医生负责在2—4 min内完成床旁FAST超声评估，主要是腹部4个部位（肝肾隐窝、剑突下、脾肾区、膀胱后间隙）确定腹腔内是否出血及心包有无填塞。放射技师同时行X线片检查胸部或骨盆。如生命体征不稳定则开通多条输液通路进行液体复苏，如生命体征稳定则行CT扫描（包括头颈、胸腹、骨盆等部位）。③ 建立多学科合作的创伤救治团队，创伤救治团队应包括第一时间就位的抢救医生（我院创伤小组常规配备为骨科及普外科副主任以上医师各1人，主治及住院医师2—3人，急诊内科医师1人，ICU医师1人）和抢救室护士（2—3人）以及相应的专科医生（心胸外科、神经外科、泌尿外科等）。④ 建立贯穿全流程的创伤康复及随访体系。创伤患者的康复应贯穿治疗的全过程，对于患者并发症的预防、功能的恢复以及回归社会都具有重大意义。⑤ 设立创伤救治质量控制小组。由创伤科及ICU高年资副主任以上医师成立创伤救治质量控制小组，每例、每周、每月对创伤患者的救治进行质量点评，对于提升医疗治疗量，优化治疗流程都具有积极的正反馈作用。⑥ 建立创伤数据库。建立全国范围内的创伤数据库（参考肿瘤、传染病传报系统），对于地区乃至全国创伤患者分布、类型、疗效、预后等进行统计分析、整合，用以提高我国创伤患者救治水平，对平衡各地区创伤救治能力具有重大意义。

三、院前院内一体化的诊治原则

创伤一体化救治经过多年的发展，其相关基础研究、救治体系和组织管理水平有了较大的进步，但是严重创伤患者往往伤情复杂，常伴有多部位功能损害，失血性休克，凝血功能障碍等问题，如何进一步提高严重创伤的救治率，除了要求创伤外科医生具有丰富的病理生理知识外还需要掌握创伤一体化诊治的相关原则。

（1）救治流程一体化原则。创伤救治包括院前、抢救室和创伤病房三个部分，不管是院前的基本创伤生命支持，还是院内的高级创伤生命支持和ICU的延长创伤生命支持，三者紧密相连，不可分割，对于严重创伤患者应该充分发挥创伤救治一体化的整体优势。在这种观念的指导下，使院前救治-院内接诊、复苏-损伤控制手术-确定性治疗成为连续不断、相互衔接的过程，从而尽可能减少科室间推诿、漏诊以及患者归属问题，提高患者救治成功率。

（2）创伤救治"黄金一小时"原则。据统计，约75%—95%的致死性交通伤伤员死于院前，这类伤员如能得到及时救治，约1/3可免于死亡。致死性创伤的死亡时间和死因：① 伤后1小时内死亡，约占50%以上。死因多为颅脑伤、高位脊髓伤、心脏、主动脉等大血管破裂、呼吸道阻塞等。② 伤后2—4小时死亡，约占30%以上，死因多为脑、胸、腹内血管或实质脏器破裂、严重多发伤、严重骨折等引起的大出血。③ 伤后1—4周死亡，约占20%以内，死因多为感染、脓毒性休克和多脏器功能障碍综合征（MODS）等[10]。大量临床实践表明，创伤发生后"黄金1小时"内患者若能得到及时、有效的救治，不仅能大幅度减少创伤患者的早期死亡，也能明显降低创伤后脓毒症和感染发生率，将明显提高患者生存率和减少并发症；反之，病死率将大大提高。

（3）"损伤控制"理念积极应用于危重创伤患者。"损伤控制外科"（DCS）这一概念的出现是由于美国在20世纪80年代腹部穿透性创伤患者的增加而出现的。由系统性的3个阶段组成，用以阻断由失血引起的致命性的一系列级联事件。在创伤极端状态下，机体存在代谢性酸中毒、低体温和凝血功能障碍，三者相互影响，形成"致命三联症"，严重影响严重创伤的救治效果。损伤控制外科的基本策略包括：初始简化手术、ICU复苏和确定性手术，其关键环节是在ICU内进行脏器功能的动态监测和支持。损伤控制外科注重整体的抢救治疗，视外科手术为整体复苏的一个有效部分。根据伤员的生理耐受程度，及时救治致命的恶性循环，最大限度地减少机体内环境的紊乱。损伤控制外科的合理应用能有效地降低严重创伤患者的病死率。该理论的提出与临床应用是创伤救治发展过程的一个飞跃[6]。

（4）个体化救治流程的应用。严重创伤往往涉及多部位损伤，而顺序合理与否是抢救能否成功的关键，因此必须根据每个伤者的具体伤情合理制定救治方案[11]。通常的原则是先治疗致命性损伤，后治疗其他损伤；先治疗头胸腹部损伤，再治疗脊柱四肢等部位损伤；颅脑外伤合并胸腹部外伤均需手术治疗时，可同时分组上台手术；胸腹部损伤合并其他部位损伤时，优先处理胸腹部穿透伤及开放伤；存在腹腔实质性脏器及大血管损伤时，抗休克同时积极剖腹探查；对于合并四肢及脊柱骨折的患者，在治疗其他致命性损伤时，先行外固定治疗。

第三节　多学科救治一体化

一、多学科救治一体化的组织管理

20世纪英国提出了多学科综合治疗（Multi-disciplinary treatment，MDT）的概念，将"能够独立为患者做出诊断和治疗决策的不同学科专家聚在一起形成的团队"定义为MDT[12]。

MDT通过整合医疗资源，联动各个学科专家，形成创伤诊疗团队，使传统个体经验医疗转变为多学科协作决策，充分体现了"以患者为中心"的现代医疗理念，是目前我国医疗机构探索与发展的新方向。对于患者而言，可以得到精准化、个体化的诊断和治疗，缩短诊断和治疗时间，改善就医体验[13]；对于医师而言，可以打破学科专业界限，为不同学科提供了学术交流和临床合作的平台，有助于提升医师综合能力；对于医院而言，有助于适宜新技术的推广应用和诊疗模式的优化，强化学科优势和科研创新，充分整合利用医疗资源，持续提高医院专业水平，促进多学科交叉发展[14]。传统会诊制度虽然也有多个不同科室专家对同一患者进行诊治，但多科专家不在同一时间熟悉病情，相互之间缺乏沟通交流，对患者缺乏整体把握，导致协作间存在盲区，所提供诊疗意见仅能作为主治医师的参考，严重削弱了诊疗的效能，最终的诊疗方案仍由主诊医师依据自身学科背景确定[15]。

"创伤一体化"模式的构架下设创伤专科，并成立急危重症创伤小组，创伤小组每组固定搭配4—5人，由骨科及普外科两名副主任医师以上医师及2—3名主治及住院医师共同值班，骨科医师担任组长，同时急诊内科及ICU值班医师协同备班。在120发出危重症创伤预警后，创伤小组启动，患者信息即可实时接入院内创伤救援信息平台，值班医师可实时对患者的救治进行远程指导。在120到达医院之前，创伤救治团队的骨科、普外科、ICU及急诊内科医生已在抢救室等候接诊。对于合并颌面部、颅脑、胸部等部位损伤的患者，第一时间通知相应科室二线值班医师进行急会诊，同时创伤救治团队在创伤救治组长的指挥下对危及生命的损伤进行急诊处理，以稳定生命体征、损伤控制性急诊手术为主。待生命体征平稳后转运至创伤病房或ICU病房，制定复苏、器官支持及分期确定性手术计划。危重症创伤患者往往涉及多器官、多系统损伤，多学科救治应成为危重创伤救治的标配和常态，规范化的多学科诊治的组织和流程标准可以切实提高危重症创伤救治成功率。

二、多学科救治一体化的诊治原则

严重创伤往往涉及多器官、多系统，需要在"黄金时间"内高效联合院前急救与生命支持、急诊创伤医学、危重症监护和外科各亚专科进行科学、规范的MDT救治，在挽救生命的前提下，尽可能多地修复损伤的器官。因此，MDT必须贯穿于创伤救治的整个过程。在紧急救治阶段，对于危及生命的疑难多发伤，应由多学科协同进行检伤分类、伤情评估、损伤控制性手术或确定性手术。请专科医师会诊后再收入专科进行手术，反而会耽误抢救时间。组建成立急诊创伤MDT，每天均有骨科和普外科两个专业方向的医师共同值班，高年资副主任医师以上担任组长，对于严重创伤患者，预检启动创伤救治小组，创伤救治团队同时到达抢救室床旁对伤者进行评估并给出处理意见，首次MDT在抢救室床旁即可完成。在创伤病房或重症监护阶段，应由MDT专家根据相应的检查结果协同进行二次伤情评估，制定复苏、器官支持及分期确定性手术计划，决定手术时机，拟定初步手术方案，包括手术顺序、手术人员、切口选择等，MDT专家决定是否参与急诊手术，检验科、影像科、输血科、麻醉科、重症医学科医师主动、全程参与。考虑到转科、甚至乘坐电梯可能耽误救治时间，我们将重症监护室的创伤抢救工作，尤其是术前准备工作前移至抢救室，进一步简化流程、节约时间。将创伤患者的术前检查、备血等工作全部一站式完成。在创伤恢复阶段，应根据创伤患者的病情需求，针对性地组织相关MDT进行系统评估，制订个性化的康复计划，提升患者的预后生活质量。还应建立创伤数据库并根据需要组织随访，以定期向MDT成员反馈治疗疗效和预后情况，为治疗方案的评估积累临床依据。

第四节　绿色通道与流程再造

一、绿色通道的概念

急诊绿色通道是指急、重、危伤病患者被送到医院急诊科后，在接诊、检查、治疗、手术及住院等环节上实施的一套便捷、有效、安全、规范的急救服务。急诊绿色通道体现了患者最集中、病情最严重、病种最复杂、救治时间最紧迫、突发事件最多、抢救和管理任务最重的特点，工作涉及医院多个相关科室和职能部门，是一个由多部门多学科相互配合协作的医疗服务体系[16、17]。畅通的急诊绿色通道是救治危重症患者最有效的保障。急诊绿色通道遵循"时间第一、生命至上"的理念，以抢救生命为原则，实行优先抢救、优先检查和优先住院，执行"先诊疗、后交费"的模式，为患者提供一条"生命绿色通道"。畅通急诊绿色通道，可以大大缩短患者从到达急诊就诊到入院治疗所用的时间，降低患者死亡率，提高患者救治效率和家属满意度[18]。

急诊创伤绿色通道是指医院为危重创伤患者提供的接诊、分诊、检查、诊断、抢救全程医疗服务的特殊途径，以挽救生命为目的的先诊疗后付费体系，使急危重症创伤患者能够得到及时、规范、高效、周到的诊疗服务。

二、绿色通道的流程再造

急诊外科是医院创伤救治的首诊场所，也是社会医疗服务体系的重要组成部分，承担来院急诊创伤患者的紧急诊疗服务。而急诊创伤患者的抢救成功率也是一个医院急诊抢救能力的重要体现，因此加强急诊创伤救治管理是现代医院建设和发展的客观要求。而急诊创伤绿色通道作为一个医院创伤救治水平的体现，其具有患者最集中、病情最严重、病种最复杂、救治时间最紧迫、突发事件最多、抢救和管理任务最重等特点，工作涉及医院多个相关科室和职能部门，是一个由多部门多学科相互配合协作的医疗服务系统。

目前，各大医院都十分重视急诊创伤绿色通道的建设，而畅通的急诊创伤绿色通道是救治危重症创伤患者最有效的保障，能够快速有效地对多发伤患者进行救治，缩短患者在急诊的抢救时间，是提高抢救成功率的关键。创伤一体化救治制度的完善和流程的优化包括系统的绿色通道管理制度、急诊创伤患者预检分诊制度、创伤外科统一首诊负责制等，通过对原有抢救区域及抢救流程进行再造：（1）抢救室预留创伤抢救床位，随时为严重创伤患者抢救做好准备。（2）重新设计创伤患者预检分诊标识，根据患者病情准确分到红、黄、绿区，并在腕带、病历、床牌等处标明颜色和编号，便于各临床与医技科室进行识别。（3）所有严重创伤患者采用先诊疗后付费制度，从而做到无家属、无身份、无支付能力的"三无"患者也能得到及时救治。（4）优化创伤患者检查及检验流程，就诊系统中设置严重创伤患者一键式检查及检验组套，所有严重创伤患者急诊CT及采血优先。（5）创伤抢救小组值班制度，创伤抢救小组在接到预检创伤预警电话后第一时间到达抢救室待命，做到医生等患者，而不是患者等医生。（6）设立创伤病房及创伤重症监护室，使创伤患者快速收治进入病房及监护室，从而缩短救治环节衔接时间。

规范、科学、系统地建设、管理急诊创伤绿色通道，充分体现急诊急救"快速、急救、高效、优质"的内涵，提高急诊创伤救治的时效性和有效性，使患者真正得到最及时、最有效、最安全的救护是绿色通道建设工作中的一项极为重要的内容。而对于急诊创伤绿色通道的流程再造则可以最大限度的缩短抢救室以及院内诊治时间、提高创伤抢救成功率、降低死亡率与致残率和病员满意率，取得显著的社会效益和经济效益。因此创伤绿色通道的流程再造十分可行和必要，对"创伤一体化救治"意义重大，值得推广。

参考文献：

［1］孙贵新，刘中民.创伤救治的概念及进展［J］.灾害医学与救援（电子版），2014，3（02）：70-73.

［2］Trunkey DD. The emerging crisis in trauma care: a history and definition of the problem［J］. Clin Neurosurg, 2007, 54: 200-205.

［3］都定元，王建柏.中国创伤外科发展现状与展望［J］.创伤外科杂志，2018，20（03）：161-165.

［4］程少文，吕传柱，彭磊，袁伟，陈晓松.大数据时代下我国的创伤精准医学［J］.医学研究杂志，2017，46（09）：5-7.

［5］孙海晨.创伤急救体系：我们的差距［J］.中华创伤杂志，2013，29（1）：1-2.

［6］孙贵新，李钦传，李增春，陈国庭，刘中民.急诊创伤一体化救治模式的经验与探讨［J］.灾害医学与救援（电子版），2016，5（01）：23-27.

［7］陈维庭.医院内创伤严重度评分法：AIS-ISS法［J］.中华创伤杂志，1994，10（1）：44-46.

［8］郭小微，李开南.创伤评分的研究进展［J］.中国骨与关节损伤杂志，2013，28（04）：399-400.

［9］周继红.创伤评分学简介［J］.伤害医学（电子版），2018，7（04）：4-9.

［10］王正国.创伤研究进展［J］.临床外科杂志，2007（11）：727-730.

［11］张连阳.多发伤的致伤机制与紧急救治原则［J］.中华创伤杂志，2009（02）：97-99.

［12］Neoptolemos JP. Pancreatic cancer- a major health problem requiring centralization and multi-disciplinary team- work for improved results［J］. Dig Liver Dis, 2002, 34(10): 692-695.

［13］李波，陈诚，陈元发，等.多学科协作模式在严重胸部创伤救治中的应用体会［J］.四川医学，2019，40（3）：298-301.

［14］高扬，邵雨辰，苏明珠，等.癌症患者的多学科团队协作诊疗模式研究进展［J］.中国医院管理，2019，39（3）：34-37.

［15］杨舒珺，王楠，朱长举.急诊创伤中心多学科综合治疗建设现状［J］.中国实用内科杂志，2021，41（03）：190-193.DOI：10.19538/j.nk2021030104.

［16］WANG H, WANG YM, SHU Y. Discussing on Important parts 0f unimpeded emergency green channel［J］. Jilin Medical Jounial, 2011: 32(8): 1585. Chinese

［17］YANG XY, IIN ZF, ZHAO L, et a1. Instruction for developing emergency green channel in secondary and tertiary hospitals［J］. Chinese Journal 0f Critical Care Medicine, 2003, 23(5): 333. Chinese

［18］王锦泓，胡星，梁昱，陈慧，王栋.畅通急诊绿色通道的思考与探索［J］.中国现代医学杂志，2014，24（22）：108-110.

| 第三章 |

危重症创伤的管理

第一节　救治理念

一、危重症创伤的定义及特点

危重症创伤（critically ill trauma，CIT）指的是对肢体或者生命安全形成威胁的一种创伤，或者经多发伤创伤严重度评分（injury severity score，ISS）在16分及以上的一种创伤，或者经部位简明损伤定级标准评分（abbreviated injury scale，AIS）在3分或以上[1]。多种原因都可能导致危重症创伤，其中较为常见的原因包括高处坠落伤、交通事故伤、跌伤、撞伤等，其中交通事故伤是导致危重症创伤的最主要原因[2]。危重症创伤属于急诊科常见病症，具有病情重、进展快、并发症多、死亡率高等特点，给患者的生命安全构成极大的威胁[3]。危重症创伤患者常常伴有失血性休克、呼吸衰竭等严重并发症，增加了急救工作的难度，提高了急救的风险性和危险性，故临床加强危重症创伤患者的急救治疗是非常有必要的，可有效为患者赢得抢救时间，改善患者的预后[4]。

二、危重症创伤的救治原则

创伤在急诊室中占比很高，虽然随着各类针对创伤治疗技术的提出以及人们对创伤重视度的提高，危重创伤患者救治率得以提升，但在我国创伤死亡率仍居高难下。危重症创伤患者病情急骤且多变，呼吸、循环、代谢及中枢神经等多个系统功能遭到严重损害，急诊室是创伤患者集中的抢救场所，救治过程中合理有效的急救流程与手术护理是提高抢救效率与危重症创伤患者生存率的关键措施之一[5]。危重创伤手术存在无法估测的不确定危险因素，如何提高患者抢救成功率是急诊科医护人员一直探索的[6]。创建科学、规范手术室护理配合急救流程对确保手术顺利进行与提高抢救效率有着积极的作用。采用标准化抢救流程能够快速响应急救，争分夺秒，赢得抢救最佳时机，从而提高抢救成功率。

创伤不同于一般疾病，尤其是多发伤，其发生突然，致伤因素复杂，病情危重，且涉及全身多脏器、多系统和多部位，对救治时间和专业都有很高的要求，救治中常有延误处理、漏诊、并发症发生率高、死亡率高等情况发生。临床实践中，严重多发伤患者存在三个死亡高峰[7]：第一死亡高峰为创伤发生后数分钟，约占45%，第二死亡高峰发生在伤后6—8小时内，约占总死亡率的35%，第三死亡高峰为后期死亡，见于伤后数天至数周，约占20%。由此可见速度是多发伤救治的"灵魂"，结合目前国内实际院前急救转运水平，通常的第二高峰时期多是进行院内救治的时间。所谓多发伤的"黄金时间"[8]是指从创伤到获得确定性治疗的时间，理想要求在1小时以内给予确定性处理或损伤控制外科处理，有望使这部分患者死亡率下降到10%。每一例严重创伤都是高能量冲击超过人体系统承受能力的结果，都是潜在的多发伤伤员。急救成功的关键是将"现场抢救、院前转运、急诊复苏和紧急手术"等众多环节控制在"黄金时间"内[9]。

创伤救治时常常需要多专科会诊支持，从而导致时效性差，甚至出现"马拉松"式会诊。各科医生往往只考虑本专科出现的问题，按照自己专科的思路及技术特长处理患者，不能从整体角度考虑问题，甚至影响或延误了其他专科急需处理的问题，以上现象在运行依赖型或半依赖型急诊科模式的医疗机构较为常见。

根据伤情需求，在最短时间内集中最具优势的必需资源，以能够完成及时有效的救治为导向。严重创伤救治需要多学科队伍，但多学科人员聚集在复苏单元不等同于创伤小组到位，简单的人员集合只能算是群体而非团队，需要真正实现从创伤Group到创伤Team的进化。有专家总结了中国创伤救治模式及演变历程，分别是分科救治+会诊制的初级阶段；多学科会诊（MDT）模式的中级阶段；创伤外科一体化救治的高级阶段。虽然这种分类有些片面和绝对，但我们认为创伤救治的这种客观规律决定了必须由多学科人员构成创伤救治小组，只有长期、固定的多学科人员才能弥补相互间专业知识和技能上的不足，才能满足严重创伤救治的需求。故由多学科医师组成的团队全程负责严重创伤的急诊复苏、紧急手术、重症监护治疗、稳定后的确定性手术。院内整体化救治，已经成为严重创伤急救的新标准模式，尤其是伴随致命性三联征的严重创伤患者[10]。

参考文献：

[1]凌洪.探讨创伤患者的死亡危险因素及临床救治措施［J］.中国急救医学，2016，36（z1）：159-160.

[2]尹其翔，梁亚鹏，刘志帧.多发伤急诊死亡危险因素及死因分析［J］.临床急诊杂志，2015，16（8）：591-593.

[3]Shang Y, Guo C, Zhang D.Modified enhanced recovery after surgery protocols are beneficial for postoperative recovery for patients undergoing emergency surgery for obstructive colorectal cancer: A propensity score matching analysis［J］. Medicine, 2018, 97(39): S111-S112.

[4]刘涵，陈翔宇，黄崧，等.乌司他丁对严重多发伤患者早期炎症及T淋巴细胞免疫反应的影响及其临床价值［J］.第三军医大学学报，2019，41（17）：1666-1671.

[5]Ardehali SH, Fatemi A, Rezaei SF, et al. The Effects of Open and Closed Suction Methods on Occurrence of Ventilator Associated Pneumonia; a Comparative Study. Pubmed, 2020, 8: 8.

[6]林芳荣，卢宗君，王忠玲，等.口咽通气管吸痰法在住院危重肺部感染患者中的应用效果研究.中华医院感染学杂志，2019，29：3498-3501.

[7]Hadfield RJ, Pa MJ, Manara AR. Late deaths in multiple trauma patients receiving intensive care［J］. Resusci— tation, 2001, 49(3): 279-281.

[8]London JA, Battistella FD. Is there a relationship between trauma center volume and mortalitylJ J. J Trauma, 2003, 54(1): 16-24.

[9]张连阳.努力提高多发伤救治速度［J］.中华创伤杂志，2007，23（4）：241-243.

[10]张连阳.整体观念是创伤救治的基石.中国医药科学，2011，1（10）：9-10.

第二节　重症监护

一、危重症创伤的重症监护原则

作为高级生命支持的创伤重症监护单元（Trauma Intesive Care Unit，TICU），在一体化创伤救治模式下对严重多发伤急诊规范化救治具有举足轻重的地位。TICU是创伤救治强有力的后盾和保证。每个一体化救治小组中均配备一名重症专科医师固定在TICU，负责本小组重症多发患者急诊抢救和手术处理后的监护治疗，且本组组长、专科手术医生仍可实施全程化、多系统连续的监测和管理，尽早采取切实有效的措施预防和治疗并发症，为严重多发伤的整体救治提供了重要保障。一系列数据表明，在实行创伤救治监护一体化模式下，因MODS导致死亡比例内外科综合TICU收治模式较实行传统的分科室救治下降约20%，说明正是通过及时有效的生命支持，才能最大限度减轻创伤及手术对患者造成的双重打击[1]。

二、并发症的处理

危重症创伤患者治疗过程中可以出现各种各样的并发症，给治疗带来困难，如何有效和及时地处理这些并发症，可以大大提高救治成功率。最常见的并发症有：

1.休克

休克是机体对有效循环血量锐减的反应。组织器官血液灌流不足可引起代谢障碍和细胞损害病理过程。整个病理过程中的"缺血"和"缺氧"是最关键性病因，其结果是全身性细胞缺血缺氧病理生理改变。决定休克最终治疗效果的重要策略是尽早纠正细胞缺血缺氧的病理生理改变。如何恢复细胞正常结构和功能方面的研究已较深入，但迄今还没有得到确切有效的特殊治疗方法。因此，目前对休克的治疗主要在掌握病情演变，集中精力预防，尽可能纠正低血容量、败血症、心脏抑制、呼吸功能不全、中枢神经系统功能不全、肾功能衰竭、肝功能衰竭和血液系统功能障碍等。

创伤与失血程度不能以血压作为唯一的判断依据，需结合体征及必要的检查，进行全面分析和评估。老年、小儿、体质虚弱、代偿机能差的患者，失血虽不多，但也可出现严重症状；反之，体格健壮的年轻患者，失血量虽大，但严重症状的出现可能较晚或不明显。

失血量的粗略估计：① 创伤后的失血量一般无法精确计算，一般讲，症状和体征可粗略反映失血程度；② 失血量与创伤程度和损伤部位有关，开放性损伤较闭合性损伤容易估计，例如一只手面积的体表外伤或一拳大的深部损伤，其失血量可按血容量的10%（约500 ml）计算；③ 肝、脾破裂，大血管损伤，骨盆骨折，股骨骨折、广泛皮肤撕脱伤等均存在大量失血。

创伤性休克早期的最突出问题是血容量不足，是导致全身性紊乱的基础。因此，早期复苏的基本目标是快速恢复有效循环血容量，保证组织供氧，以防止低血压所诱发的脑缺氧、心搏骤停和肾功能衰竭。抢救之初常规快速输注乳酸钠林格溶液（平衡盐液）1000—2 000 ml，既补充血容量，又恢复细胞外液容量，其价值是：① 每1 000 ml平衡盐液中含HCO_3^- 28 mmol（相当于5%碳酸氢钠液47 ml），既治疗低血钠，又纠正酸中毒；② 补充平衡盐液可稀释血液，降低血黏稠度，改善微循环。血液稀释的适宜指标是血细胞压积（Hct）保持30%左右，这样最有利于改善氧输送、保护重要脏器功能、预防肾功能衰竭；③ 血源困难时，按每失血1 ml输入平衡盐液3 ml，对多数患者可望获得短暂的良好扩容反应。当血流动力转稳定，脉搏恢复至正常范围，CVP达0.8—1.2 kPa（11—16 cmH_2O），尿量达1 ml/kg/h时，表示输液已充足，血容量已初步恢复；④ 由于平衡盐液不能久留于血管内，输入后约有66%—80%很快渗入组织间隙，因此对平衡盐液的输用量应有适当的限制，超大量输注将引起低蛋白血症、间质性水肿，可引起呼吸困难和高动力型心力衰竭等并发症。如果患者对快速输液的反应不明显，特别在周围循环衰竭或抢救之初失血量已超过总血容量20%者，应在快速输注平衡盐液的基础上，再输注全血或红细胞，使Hct恢复到35%左右、Hb保持120 g/L左右为理想。待输血后再予纠正酸碱失衡，否则休克不易控制。此外，经快速补充血容量使尿量达到平均30 ml/h以后，应考虑补充适量氯化钾以治疗低血钾。

严重创伤抢救中常需要大量输血，但可能因之带来一系列严重并发症，需重视预防和监测：① 出现凝血功能障碍时，应给予成分输血、冰冻血浆、纤维蛋白原和血小板等血液制品；② 出现电解质和酸碱进一步失衡时，需定时监测生化检验，重点注意血清钠和血清钾的变化。应激反应可致儿茶酚胺大量释放，促使患者伴存低血钾，而在大量输血后又可使血钾急剧升高达到高血钾状态，故需及时监测和重点防治；③ 大量输血可能引起低钙血症和枸橼酸钠中毒，但一般只在输血速度超过100 ml/min时才会发生，为预防计可于每输入1 000 ml库血后输注10%葡萄糖酸钙5—10 ml。

出血性休克同时伴有低血钠，当大量输注平衡盐液后可能进一步稀释血清钠。当血清钠降至120 mmol/L以下时患者可出现精神失常、惊厥样发作、偏瘫或陷入昏迷状态。如果情况严重，可静脉输注高张盐水，常用3%氯化钠溶液按10 ml/kg计量，也可用5%氯化钠溶液按6 ml/kg计量，将总量分为三份，第一小时输用1/3量，根据临床征象和血清钠再测定值，决定是否输用第二个1/3量和第三个1/3量。高张氯化钠溶液的浓度不应超过5%，补充速度不超过100 mmol/L，或5%溶液 < 1—2 ml/min（15—30滴/min）。5%氯化钠高张溶液的补充总量（ml）也可用下列公式计算：

$$男性患者 = [142-患者血清钠（mmol/L）] \times 体重（kg）\times 0.7$$
$$女性患者 = [142-患者血清钠（mmol/L）] \times 体重（kg）\times 0.596$$

上列公式中，142为血清钠正常值（mmol/L），计算出的总量也要分3次酌情输注。抢救危重创伤患者需常规监测血气分析，具有治疗指导作用：① pH值是判断循环状态的良好指标之一。如果pH值下降，$PaCO_2$正常或偏低，可诊断为循环血容量不足，提示低血容量引起组织低灌注，存在代谢性酸中毒。但应该指出，休克早期的这种代谢性酸中毒不必常规输用碳酸氢钠，因在输液治疗有效时一般都可被机体自动纠正；② 由于呼吸的代偿作用，在创伤初期只有1/3患者的pH值降低，而其余2/3患者的pH值仍可保持正常或增高，如果先予补充碱性液，将会导致氧离合曲线左移，组织氧合功能进一步受损，低血钙程度加重，都不利于心功能的维护。因此，只有在输液治疗和通气满意的情况下，如果血气分析确证严重酸中毒（pH < 7.2），才有使用碱性液纠酸的指征。此外，对晚期或严重出血性休克并存的严重代谢性酸中毒，也需要补充碱性液纠酸。

2. 凝血障碍和DIC

虽经全面治疗而仍然处于持续低血压的患者较容易发生凝血障碍，此与该类患者常已经存在大量失血、隐性出血、血气胸、心包填塞、进行性颅内出血、低氧血症、高碳酸血症、代谢性酸中毒、低钙血症、脂肪栓、低体温以及大量输血副反应等不利因素有密切关系。术中一旦出现凝血功能障碍，死亡率可高达77%，故应加强全面预防。

3. 心律失常和心功能不全

除上述引起DIC的因素影响外，主要与患者的体温下降有关，尤易见于老年患者。体温下降系体表暴露、休克、大量输注冷溶液和冷血、机体产热量减小、体温调节中枢失灵以及血管调节中枢功能低下所致。严重低体温可引起寒战、氧耗量增加，并易导致心律失常和心肌收缩力减弱。

4. 急性呼吸功能衰竭

患者如果出现进行性呼吸困难，提示已并发急性呼吸窘迫综合征（ARDS）。大多数创伤患者都伴有呼吸异常，表现为低氧血症和过度通气，如果再有大量输血、大面积组织破坏、感染、脂肪栓、氧中毒、吸入性肺炎和DIC等因素，则极易导致ARDS的形成。ARDS的病死率甚高，可达50%以上，占所有外伤后期死亡总数的1/3，故应重视认真预防，早期诊断和及时治疗。

5. 急性肾功能衰竭

严重外伤后极易并发肾功能衰竭，常见的诱因有：失血造成血容量不足和低氧血症；软组织挤压伤引起肌红蛋白增高；麻醉手术对肾灌注和肾小球滤过率的影响；抗利尿激素（ADH）和醛固酮的分泌使肾小管再吸收增加；抗生素的应用；伴存肾、膀胱、尿道复合外伤等。急性肾功能衰竭表现为少尿或无尿，病死率可达50%—90%。初期肾功能衰竭一般尚属可逆性，对创伤性休克给予迅速有效处理，肾衰的发生率可明显下降。早期可出现多尿性肾功能衰竭，并非少见，但预后较无尿性肾衰稍好。出现少尿时应首先排除血容量不足，同时应避免不恰当地使用利尿药，否则可能进一步加重低血容量和肾功能衰竭。

6. 感染和多器官功能衰竭

休克后除肺和肾功能衰竭外，常合并肝功能及其他器官或系统功能损害。因肝动脉血流降低可发生肝小叶中心缺血性坏死，再加继发感染因素，肝功能衰竭将加速发展。因血肿吸收和大量输血促使胆红素增加，术后可出现明显黄疸。外伤后死亡发生于术后几天或几星期内者，称为后期死亡，约占所有外伤死亡总数的1/5，其中80%死于创伤感染后多器官功能衰竭。

参考文献：

[1] 赵文飚，殷建伟，刘鸿翔，等.严重多发伤一体化急诊救治的效果 [J].中华创伤杂志，2011，27（1）：36.

第三节 手术时机

一、麻醉处理原则

对危重创伤患者施行手术和麻醉，存在相当大的危险性，这与严重创伤的病理生理改变可以显著影响患者对手术麻醉耐受性有关。为减轻危险程度，要求术前了解病情，尽可能做好充分准备，力求重建内环境稳定。

术前是否做到充分准备，决定着手术的成败。但实际情况是术前无充裕的准备时间，且对全部病情特别是以往疾病史和当前各重要器官功能状态，无法得到详尽全面的资料。因此，手术医师和麻醉医师只能凭借有限的临床物理检查结果，以及临床经验去推断和处理复杂病情，有时往往会使手术麻醉医师陷于被动局面，尤其对一些突如而来的病情骤变，缺乏应变措施。对这类病例处理妥当与否，主要与手术医师和麻醉医师掌握的创伤病理生理、药理知识和临床经验等因素有着密切的关系。麻醉医师对骤发险情，尤其需要有充分的思想、技术和物质准备，且在手术前需将麻醉危险程度如实地向有关领导、手术者及患者亲属交代清楚。

对危重创伤患者的麻醉处理包括3个阶段：即术前紧急处理、术中麻醉处理、术后复苏室及ICU工作。麻醉原则是：① 首先了解危重病情的病理生理变化；② 其次是掌握恰当的紧急治疗方法，尤其是心、肺复苏，休克防治，急性肾功能衰竭和急性呼吸窘迫综合征（ARDS）预防等紧急处理；③ 根据病情选择最适宜的麻醉方法和药物，防止对血流动力、呼吸产生额外的不利影响；④ 预防和治疗术中及术后并发症。由于病情的严重程度各不一致，麻醉处理的难度也不相同。

危重创伤的部位各异，其所产生的病理生理改变也不同，但共同点都是"休克"：① 严重创伤引起急性内、外出血，可致有效循环血容量锐减，当失血量超过总血容量20%时，可致低血容量休克；② 继发水、电解质及酸碱失衡，再加创口细菌毒素释放，可致低容量休克合并感染性休克；③ 急性胸部外伤因张力性气胸、心包填塞、心脏大血管受压等原因，可导致通气障碍、循环干扰、缺氧和 CO_2 蓄积，患者往往在短时间内陷入严重休克、昏迷，并猝死于缺氧性心室纤颤；④ 急性颅脑外伤因颅内压持续升高，发展为脑疝可猝死于呼吸循环功能急性衰竭。

危重创伤患者的病理生理改变主要包括：① 机体得不到必需的氧供和其他物质；② 机体应激反应促使氧耗骤增，进一步加重氧供需失衡；③ 交感活动和儿茶酚胺释放骤增，促使全身动静脉血管收缩、心肌收缩力增强、心率增快、血液重新分布，目的在促使血液从肾脏和其他内脏器官转移至心脏和脑等生命器官，以维持生命中枢血流灌注。但血液重新分布的另一方面后果是：① 肾脏严重缺血，可致肾小管坏死和肾功能不全；② 脾脏长时间缺血，可致网状内皮系统功能不全；③ 消化系统缺血，首先是肠黏膜屏障功能损伤，肠腔细菌弥出肠壁和毒素吸收，由于缺血的肝脏不能有效处理肠壁吸收的毒素，可暴发全身性毒血症；④ 细菌毒素可致血管内皮损伤，促发弥漫性血管内凝血（DIC）和血管通透性增高，后者又可进一步加重低血容量休克，最终导致细胞结构改变和功能障碍，生命重要器官功能完全丧失，休克达到不可回逆程度。

麻醉前对危重创伤患者施行恰当的急救，是提高麻醉手术安全性的重要环节；在有效的急救措施基础上，需考虑立即开始麻醉手术。如果过分强调术前完善无瑕的准备，有可能因丧失手术时机反而导致严重后果。急救内容包括：① 呼吸道紧急处理：不少急症创伤患者可并存呼吸道梗阻，因严重缺氧可能在几分钟内猝死。因此，对气道异常情况必须提高警惕，采取紧急处理。② 意识丧失、深度昏迷：患者极易出现舌根后垂，需立即取头后仰并托起下颌位，或放置咽喉通气道，必要时施行气管内插管，以确保气道通畅和供氧。③ 呕吐物、异物、血液误吸：可引起急性气道阻塞，需及时吸除，必要时施行气管内插管吸引，紧急时需施行气管切开吸引，并预防再次反流误吸。④ 颌面口腔复杂外伤、双侧下颌骨骨折可致软组织肿胀、出血、缺损，或颈椎骨折患者，施行气管内插管可能遇到困难，操作应轻巧谨慎，以防止软组织再损伤，或骨折端和颈椎移位再损伤，最好采用纤维支气管镜或纤维喉镜插管。如果因气管变位、水肿而无法插管者，应及时气管切开插管，气道阻塞紧急情况时可先用粗针头作环甲膜穿刺供氧。颅内高压者应采用过度通气措施以降低颅内压。气道梗阻虽已经解除，但缺氧情况仍未见改善者，必须考虑存在其他潜在诱因，如血气胸、心包填塞、心脏直接损伤及严重脑外伤等，应立即采取胸腔闭式引流、心包穿刺等紧急处理；胸部外伤致气管断裂、食管破裂、肺撕裂伤、大血管损伤时，应首先作胸腔闭式引流，并急行开胸探查手术。$PaO_2 \leq 8$ kPa 或 $SpO_2 \leq 90\%$ 是氧治疗的指征。通过提高吸入气体氧浓度（FiO_2）可使 PaO_2 增高到 10.7 kPa（80 mmHg）以上、SpO_2 达 96% 以上。如果鼻导管吸氧或面罩吸氧都不能使 SpO_2 提高至 96% 时，可用 PEEP 通气以求改善缺氧。但应指出，在严重休克状态下 SpO_2 监测的实际价值极为有限。只有在血压提升和微循环改善的情况下，SpO_2 与 PaO_2 之间才有正相关性。

抢救危重创伤患者需常规监测血气分析，具有治疗指导作用。① pH 值是判断循环状态的良好指标之一。如果 pH 值下降，$PaCO_2$ 正常或偏低，可诊断为循环血容量不足，提示低血容量引起组织低灌注，存在代谢性酸中毒。但应该指出，休克早期的这种代谢性酸中毒不必常规输用碳酸氢钠，因在输液治疗有效时一般都可被机体自动纠正；② 由于呼吸的代偿作用，在创伤初期只有 1/3 患者的 pH 值降低，而其余 2/3 患者的 pH 值仍可保持正常或增高，如果先予补充碱性液，将会导致氧离合曲线左移，组织氧合功能进一步受损，低血钙程度加重，都不利于心功能的维护。因此，只有在输液治疗和通气满意的情况下，如果血气分析确证严重酸中毒（pH < 7.2），才有使用碱性液纠酸的指征。此外，对晚期或严重出血性休克并存的严重代谢性酸中毒，也需要补充碱性液纠酸。

术前尽可能在有限的时间内改善或纠正患者的全身情况，但在严重创伤出血时往往不可能做到，例如出血速度超过 150 ml/min 者，在 20 min 内就可丧失总血容量的 50% 以上，患者就会死亡；出血量在 30—150 ml/min 持续 30 min 时也有生命危险；即使出血速度 < 30 ml/min 但持续 1 小时以上者，也可危及生命。因此，在活动大量出血的危急情况下，只有及时手术止血才是挽回患者生命的唯一机会，此时不必强调抗休克和补充血容量，应采取一边积极抗休克治疗、一边抓紧时间开始麻醉和手术，尽管风险极大，但仍应遵循上述原则，以防延误手术时机。

对危重创伤患者的麻醉抉择，取决于：① 患者当时全身状况；② 创伤部位、范围和程度；③ 拟施手术的方式；④ 麻醉药和麻醉方法对当时病情的适应与禁忌，例如腰麻禁用于休克低血容量患者，氯胺酮不用于颅脑外伤、颌面口鼻咽喉腔外伤患者等；⑤ 麻醉医师的处理经验和理论知识水平。

麻醉诱导期容易发生两种危象：① 静脉诱导药注入后容易出现血压进一步骤降，并诱发心搏骤停。因此，对任何低血容量、低心排血量、组织灌注不足和休克的患者，在使用任何静脉麻醉药时必须持极慎重的态度，先考虑是否存在相对或绝对禁忌问题；② 创伤患者几乎无例外地存在"饱胃"，因此在诱导期需严防呕吐、误吸、窒息意外。对病情虽严重而神志反应仍然存在的患者，可酌情采用下列方法之一完成气管内插管术：① 仅在供氧和肌松药下完成插管；② 仅在静注芬太尼 4—6 μg/kg 和琥珀胆碱 2 mg/kg 下完成插管；③ 插管后待血压稳定时再追加安定或咪达唑仑 0.05—0.2 mg/kg 以促使患者入睡和记忆消失。

对反应极迟钝或神志已消失的垂危患者，气管插管往往不需要使用任何麻醉药，或在少量表面麻醉下就能够顺利完成。对颈椎外伤者施行气管插管，需做到尽量减少颈部移动，以防脊髓进一步受损，最好选用纤维光束喉镜插管。对声门或口咽部复杂外伤患者，不能采用静脉快速诱导插管，可采用异氟醚吸入麻醉慢诱导后完成气管插管，或直接做气管造口插管。

对心脏病而心功能仍正常的患者，安定或咪达唑仑可使左室舒张末压、心室壁张力和心肌耗氧量均降低，其作用类似硝普钠。因此，对严重低血容量伴心血管功能不稳定的创伤患者，可考虑选用小剂量安定或咪达唑仑施行诱导麻醉。

氯胺酮对循环系呈双重作用，既升高血压和增快心率，又抑制左室心肌和血管平滑肌而导致血压下降。对循环系统功能正常的患者，其作用以血压升高和心率增快为主；但用于严重低血容量休克患者，则不仅不使血压上升，相反因心肌耗氧量增加而加重心肌缺氧，因此容易导致心律失常和低血压，甚至心搏骤停。因此，氯胺酮禁用于危重创伤患者的麻醉诱导，尤其对颅脑外伤、高血压及心功能损害患者应绝对避用。动物实验证明，氯胺酮抑制心肌的程度几乎与硫喷妥钠的抑制程度相等。

硫喷妥钠绝对禁用于低血容量休克等危重患者，极易导致血压骤降而突发心搏骤停。但可以谨慎使用于血容量已恢复正常和循环功能稳定的患者，剂量必须减少，注射速度必须缓慢，使心肌和血管平滑肌抑制作用降低到最低程度。

其他药物　① 依托咪酯可能引起肌阵挛和抑制肾上腺皮质功能，不适用于创伤危重患者；② 异丙酚的呼吸循环抑制作用与硫喷妥钠相似，容易引起低血压，对于危重创伤患者，或需极慎重的使用；③ 英诺佛（氟哌啶、芬太尼合剂）具有扩张周围血管作用，增加组织灌注，改善微循环，可考虑用于休克或危重患者，但剂量必须减小，注速也需缓慢，同时进行适当扩容，密切监测血压变化。

创伤后24小时以内的患者可以使用肌松药，但存在两方面缺点：① 因肌束颤缩可引起眼内压、颅内压和胃内压增高；② 因肌束颤缩可使肌肉内钾离子向血浆中释放，引起高血钾而导致心律失常，尤其对严重创伤后10—30天的患者，因已并存高血钾和电解质紊乱，以及全身消耗和营养不良，使用琥珀胆碱后发生心搏骤停的概率显著增高。

潘库溴铵具有轻度心率增快和心排血量增加的作用，无组胺释放，容易维持血压稳定，故较适用于休克患者。

维库溴铵不释放组胺，对颅内压和循环功能影响较小，可用其0.25 mg/kg在1—1.5 min内注毕后插管。

阿曲库铵有少量组胺释放，但仍适用。

其他肌松药如三碘季胺酚因全部经肾排泄，不适用于危重创伤患者；箭毒因释放组胺，也禁忌使用。

低血容量危重患者可采用阿片类药-O_2-肌松药维持麻醉，因吗啡和哌替啶均有组胺释放作用，故宜选用芬太尼。芬太尼对心功能差的危重患者能提供良好的镇痛作用，血流动力学影响轻微，故较适用，但芬太尼具有扩张周围静脉血管的作用，因此初始剂量应控制在2—10 μg/kg。如果患者能耐受此初始剂量，维持麻醉中可按需每隔20—40 min单次追加25—50 μg静脉注射。手术全程的芬太尼最大总用量不宜超过25—50 μg/kg。需指出，大剂量使用芬太尼的手术后患者必然出现长时间的呼吸抑制，需要使用机械通气，一直持续至呼吸恢复正常为止，必要时可用纳洛酮0.1—0.4 mg静脉注射以拮抗呼吸抑制。在芬太尼全凭静脉麻醉中，患者有可能出现"术中知晓"不良反应，必要时可辅用小剂量安定、咪达唑仑或氟哌啶以求解除。

安氟醚和异氟醚吸入浓度增高可出现心肌抑制和心排血量减少等副作用，尤以安氟醚为显著。因此，安氟醚只适用于血流动力学稳定的患者；异氟醚低浓度吸入则适用于绝大多数危重创伤患者。低浓度安氟醚或异氟醚维持麻醉均宜同时吸用1:1 N_2O-O_2-肌松药。

多数危重创伤患者于术毕期，全身情况一般都有一定的改善，但仍需密切监测和治疗，待血流动力、呼吸、神志、血气、电解质、尿量等指标达到稳定状态以后，方可考虑停用机械呼吸，并拔除气管导管；如果情况不稳定，则应保留机械通气并送ICU继续密切监测治疗。

局麻或神经阻滞麻醉较适用于四肢外伤患者，取其麻醉范围局限、全身影响小、无须气管内插管和用药等优点。但对创伤范围大、失血量多、血容量明显不足的复合创伤危重患者，显然不适用。

椎管内麻醉在众多脊神经根阻滞的同时，交感神经纤维也广泛阻滞，由此可引起外周血管扩张，进一步加重低血压或休克程度，因此椎管内麻醉应列为危重创伤患者的禁忌症，尤以蛛网膜下腔阻滞应列为绝对禁忌症。但经补充血容量已达到相对正常的患者，如果创伤部位仅局限于下肢或会阴区，可慎重选用低平面硬脊膜外阻滞麻醉，可能发挥其减少术中出血和防止术后深静脉栓塞的优点。

二、损伤控制外科技术

创伤控制性手术是指针对严重创伤的患者，改变以往的早期就进行确定性手术的策略，而采取分期手术的方法，首先以快捷、简单的操作，快速明确止血及控制污染，维护患者的生理机制，控制伤情的进一步恶化，使遭受严重创伤的患者获得复苏的时间和机会，然后再进行完整、合理的手术或分期手术。一般采取填塞、直接外科止血和局部止血等措施，以尽早控制腹腔内出血。对于有出血性休克的骨盆环断裂的患者，应立即采取闭合和稳定骨盆环的措施，对于已经采取稳定骨盆环的措施而血流动力学持续不稳定的患者，则必须尽早进行腹膜外填塞、血管造影栓塞和（或）外科手术止血。对于实质性脏器损伤导致的静脉或中度动脉出血，可联合应用局部止血药物和填塞或其他外科止血措施。

传统观点认为创伤患者需要立即修复所有的创伤，但手术会带来进一步的生理学紊乱，最终部分患者发展成为低体温、创伤性凝血病和代谢性酸中毒，这三者联合起来被称为"致死三联征"或"创伤死亡三角"，死亡率明显高于缺乏这些生理学紊乱的患者。针对"创伤死亡三角"人们提出了损伤控制的概念，主要指立即外科控制出血和污染，而不实施确切修复手术。

随着近年来对创伤救治的认识加深，损伤控制进一步完善，提出了损伤控制复苏（damage control resuscitation，DCR）的概念，是针对伴有活动性出血的严重创伤患者的一种复苏策略，主要内容包括允许性低血压、止血复苏以及创伤控制手术。DCR最大的特点是其主要目标在于早期的创伤性凝血病治疗——止血复苏。止血复苏是指尽可能早地使用血液及血液制品作为主要复苏液体，治疗已有的创伤性凝血病，减少晶体液使用，防止继发的稀释性凝血病发生。DCR的理论在很大程度上是基于近年对创伤性凝血病发生机制认识的不断深化而形成并不断完善的。

1. 允许性低血压

允许性低血压指在除脑损伤外的创伤患者实施延迟或限制性补液策略，限制收缩压在80—90 mmHg左右，使终末器官灌注在一定时限内维持再次优水平，直至外科有效控制出血前，以防止已经止血的部位再次出血。早期积极液体复苏及延迟的积极液体复苏对机体都不利，积极复苏将导致细胞水肿，脏器功能损害，具体表现为肺水肿、稀释性凝血病、心室功能障碍、麻痹性肠梗阻等。但对于严重颅脑损伤的失血性休克患者（GCS ≤ 8），则需将平均动脉压维持在 ≥ 80 mmHg。

2. 创伤性凝血病

创伤性凝血病是指由于大出血及组织损伤后激活凝血、纤溶、抗凝途径，在创伤早期出现的急性凝血功能紊乱。传统的观点认为创伤性凝血病是由于凝血因子丢失、稀释以及功能障碍所致的一种低凝状态，但近年来人们对创伤性凝血病的认识发生了巨大的变化，目前认为：组织损伤、休克、血液稀释、低体温、酸中毒和炎性反应等均与创伤性凝血病密切相关。

组织损伤本身的严重程度与创伤性凝血病病情密切相关，ISS在16—24之间，创伤性凝血病发生率为26%，ISS在25—49时，发生率为42%，而当ISS > 50时，发生率高达70%。休克所导致的组织低灌注被视作急性创伤性凝血病的原发驱动因素。创伤救治中输液所致的血液稀释已是引发创伤性凝血病的关键因素之一，大量输注的晶体或胶体液不仅可导致血液稀释，损害血凝块形成的时间与强度，还因胶体补充过多可能直接影响凝血块的形成和稳定性。大量输入浓缩红细胞虽可提高血红蛋白浓度，但也同样导致凝血因子的稀释，降低凝血功能。创伤患者由于环境暴露、骨骼肌产热减少和输注低温液体会导致低体温，体温在34℃时就可以产生具有临床意义的凝血酶活性降低和血小板功能抑制，当核心体温低于32℃时，死亡率则明显增加。酸中毒直接损害凝血酶的活性，而炎性反应通过凝血系统与免疫系统之间的"交互作用"对凝血系统产生影响，不同程度促进了创伤性凝血病的发生。

1994年，英国国家输血服务中心与美国病理学家学会制定的急性创伤性凝血病诊断标准为：PT > 18秒，或APTT > 60秒，或TT > 15秒。在创伤患者中，PT异常比APTT异常更常见，但APTT异常预测预后的特异性更好。上述实验室检查通常需要20—60 min，不能及时反映活动性出血患者的真实状况。通常的凝血指标只反映凝血初始阶段的功能，并不能提供血小板功能、血栓强度、纤溶活性等信息，且这些体外试验的温度、pH、血小板水平与体内环境不同，也不能真实反映体内的凝血功能。血栓弹力图（thromboe1astography，TEG）、旋转血栓弹力测量（rotation thromboelastometry，ROTEM）等黏弹性止血分析技术可以全程反映全血的凝血和纤溶水平，还可以在床旁实施。在一些以纤溶亢进为主要特征的疾病，如产科出血、复杂心血管手术和严重创伤等，TEM可能会对止血复苏提供很重要的信息。由于创伤性凝血病患者多数需要大量输血治疗，早期快速高效的评价创伤性凝血病的高危因素，评估大量输血的风险，并及时给予合理的输血治疗，有助于最终提高生存率。患者入院时的基本参数如心率、收缩压、BE、Hb、FAST筛查结果等都是较好的预警指标。

2013欧洲严重创伤出血及凝血病管理指南的推荐建议，尽早地监测并维持凝血功能正常；建议将目标血红蛋白（Hb）水平维持在70—90 g/dl；大量输血时，建议血浆与红细胞的输注比率至少为1：2；如果出血明显且血栓弹力图表现为功能性纤维蛋白原缺乏或血浆纤维蛋白原水平低于1.5—2.0 g/L，建议输注纤维蛋白原浓缩物或冷沉淀物；建议输注血小板，以维持其计数大于50×10^9/L；对于创伤出血或有明显出血危险的患者，建议尽早给予氨甲环酸。

在大量输血期间，建议监测钙离子浓度，并将其维持在正常范围内；若采取常规措施积极控制出血后仍然持续存在大出血且伴创伤性凝血病，建议使用重组活化凝血因子Ⅶ（rFⅦa）。基于大出血创伤患者丢失一份全血即应该补充一份全血的考虑，大量输血时血浆：红细胞：血小板的比例理论上应该1：1：1。美军数据显示，接受新鲜全血及全血输血量都与良好预后独立相关，但限于目前多数国家难以获取全血，可以利用现有血液成分按照1：1：1输注"重组全血"。补充血液制品的同时还要注意纠正和预防低体温，积极纠正代谢性酸中毒。

3. 创伤控制性手术

创伤控制性手术是指针对严重创伤的患者，改变以往的早期就进行确定性手术的策略，而采取分期手术的方法，首先以快捷、简单的操作，快速明确止血及控制污染，维护患者的生理机制，控制伤情的进一步恶化，使遭受严重创伤的患者获得复苏的时间和机会，然后再进行完整、合理的手术或分期手术。一般采取填塞、直接外科止血和局部止血等措施，以尽早控制腹腔内出血。对于有出血性休克的骨盆环断裂的患者，应立即采取闭合和稳定骨盆环的措施，对于已经采取稳定骨盆环的措施而血流动力学持续不稳定的患者，则必须尽早进行腹膜外填塞、血管造影栓塞和（或）外科手术止血。对于实质性脏器损伤导致的静脉或中度动脉出血，可联合应用局部止血药物和填塞或其他外科止血措施。

第四节　创伤小组的管理模式

一、创伤小组的概念

多发伤多见于意外事故，是由单一机械因素致使两个或以上解剖部位，出现的严重损伤。该类损伤患者大都起病骤急，病情复杂，导致机体内环境紊乱从而引起一系列的系统功能障碍，具有极高的病死率。传统抢救模式是由多个科室简单拼凑而成，各科室之间易出现配合不到位的情况[1]，耽误抢救时间。

多学科创伤小组的创立和实施，有效地缩短了患者急诊科停留时间，缩短了诊断和确定性治疗的时间，同时减少了漏诊和早期死亡的发生，对于严重创伤患者的治疗具有重要的临床意义。

骨科创伤小组的组长由骨科主任或副主任担任。骨科创伤小组分4部分：外科医生部分、内科医生部分、骨科护理部分、手术护理部分。① 外科医生部分主要包括3名骨科医生，每一名骨科医生带领两名其他外科的医生，每位外科医生带领实习医生1名；② 内科医生部分主要包括3名内科主治医师以上职称的医师，每一名内科主治医师带领2名内科住院医师，每位内科医生带领实习医生1名；③ 骨科护理部分由骨科护士长带领骨科护士8名，每位骨科护士带领2名内科护士，每位护士带领实习护士1名；④ 手术护理部分由手术室护士长带领手术室护士6名，每位手术室护士带领2名外科护士（最好曾经在手术室工作过或轮转过），每位护士带领实习护士1名。两个骨科创伤小组共需要的骨科医生、护士、手术室护士，一般的三级综合医院均具备[2]。

骨科创伤小组组长的职责是统一管理整个小组，为每一位患者首诊及确定治疗方案，将治疗方案交由外科医生或内科医生执行，除非有重大的或疑难手术，组长一般不参加手术。在骨科医生的带领下，外科医生主要完成骨科手术，清创缝合，内科医生主要完成患者基本信息和病史的采集，执行组长的指令，严密观察手术后和非手术患者的病情及换药等。骨科护理部分的护士主要是完成手术后和非手术患者的护理，包括输液、肌注、护理记录书写、巡视患者等。手术护理部分的护士主要是完成手术中的洗手、巡回等护理。

二、创伤小组的管理流程

伤员到医院后，首先由骨科创伤小组组长查看患者，确定手术与否，再向外科医生或内科医生交代治疗方案，由他们具体执行，如果内外科医生在执行过程中发现问题，及时向组长汇报。外科医生将手术后的患者交与内外科医生观察和进行非手术治疗，并交代观察要点。内科医生对手术后和非手术患者进行治疗和观察，如患者出现较大的病情变化，则应及时向组长反映，以便及时处理，尤其是非手术患者病情变化，可能需要及手术时，应立即报告组长，让组长确定有无手术指征，如应该手术，则交外科医生手术。骨科护理部分的护士和手术护理部分的护士主要执行医生的医嘱，如有问题，及时向医生汇报。地震中的很多患者是复合伤，需要外科医生之间、内科医生之间、内外科医生之间的协同处理，因为骨科创伤小组的成员来自不同的科室，很多问题可以在创伤小组内部得到解决，如小组内部不能解决，则由组长决定请会诊的科室。另外，就是休息的问题，由于伤员太多，除骨科医生外，其他医护人员12 h一班，而组长和骨科医生只能抽空休息[2]。

一体化救治团队特点总结如下：① 无缝对接：固定组团，轮流备班；由以往急诊大厅联系相关外科科室，挨个请求支援，科室再寻找值班医生的传统模式转变为急诊外科医生直接呼叫小组组长，救治小组全体到位的新型模式。② 资源优化：协同作战，床位共通；由以往按患者病情缓急程度，安排科室床位，造成一部分病区患者扎堆，一部分空闲的传统模式转变为按值班小组接收患者，创伤中心楼内病区只要有空床都可接收患者的新型模式。③ 职能明确：多科会诊，全程负责；由急诊医生个人判断病情，请相关科室医生会诊，易出现漏诊及发生责任不明等情况的传统模式转变为一体化创伤团队组内讨论，团队协作，强调生存链与创伤救治连续体理念的新型模式。

参考文献：

［1］ 赵资坚，蔡史健，张荣臻，等.严重骨盆骨折伴多发伤院前院内一体化损伤控制救治模式的建立及临床应用［J］.中国骨与关节损伤杂志.2015，30（6）：561-565.
［2］ 杜小波.地震后灾区医院骨科创伤小组成员、功能及流程分析［J］.四川医学，2008，29（10）：1441-1442.

| 第四章 |

创伤的营养支持与康复

第一节　创伤的营养支持原则

创伤的营养支持应该贯彻个体化原则，根据代谢反应变化特点，适时调整营养支持方案，持续营养状态检测，从而达到营养补充（营养素供给）与营养治疗（代谢调节、免疫调理）的双重目的。

一、正确理解营养状况对创伤修复的作用

在临床中，创伤、感染与手术都会增加机体的分解代谢，增加机体对蛋白质及热量的需求。儿茶酚胺类激素、糖皮质激素、炎症相关的细胞因子、乳酸、花生四烯酸衍生物、急性期反应蛋白等这些物质会促进肝糖原分解、糖酵解、糖异生、同时促进蛋白质与脂肪的分解，从而使机体处于较高的代谢水平状态。在较高代谢水平状态下，机体对于能量与蛋白质的需求大于日常状态，从而使得患者营养不良发生的概率提高。而营养不良会抑制成纤维母细胞增殖、减少胶原合成，进而影响创面的组织愈合。营养不良也会使淋巴计数下降、补体水平降低、补体介导的细菌的调理作用下降、中性粒细胞及巨噬细胞的功能下降，免疫应答也会受到影响。此外，由于机体的分解代谢增加，可能出现器官功能异常、康复时间延长、并发症发生概率增加，甚至增加病死率[1]。

创伤对胃肠黏膜屏障也会产生影响，正常胃肠道存在由胃肠黏膜、黏蛋白、固有菌丛、胃肠道动力和胃酸构成的胃肠黏膜屏障，具有防止胃肠道细菌

移位和毒素扩散的作用。中枢神经系统的损伤也必将影响下丘脑功能，进一步通过神经内分泌途径影响胃肠血流动力学和胃肠动力学，由此导致胃肠缺血和麻痹；此外，肠道是应激反应的中心器官之一。严重创伤应激的患者，可致肠黏膜屏障功能的损害，黏膜通透性增高，导致肠道细菌移位，从而易发生肠源性感染，甚至引发多器官功能衰竭。这些均影响营养成分消化和吸收，使得营养状况进一步恶化，同时营养状况进一步恶化也将影响胃肠黏膜结构和屏障功能[2]。

对于创伤患者来说，初期治疗的重点仍是清创、引流、控制感染、骨折固定等。待创伤所导致的炎症反应开始减退时，营养支持才开始显示其意义。虽如此，早期的营养支持仍然非常重要。充足的营养可以保持机体免疫力处于正常水平，同时也可以降低分解代谢对机体造成的损耗、减少并发症的发生、改善预后[3]。对围手术期的患者来说，围手术期的营养不良状态会抑制机体免疫反应，给病原体附着固定于内固定物表面或在人体组织内部增殖制造机会，从而增大手术后感染发生的可能。营养支持可以提高机体对创伤的耐受力，预防感染，促进愈合，而早期营养支持能显著改善内脏的血液灌流、降低创伤后应激与高代谢反应，缓冲胃酸、保护胃黏膜，并可预防"肠源性感染"。临床营养护理的成败一定程度上决定着创伤后患者疾病康复。

二、如何评估创伤患者营养状况

在实施营养支持之前，有必要对患者的营养状况进行评估。营养状况的评估包括评估患者的热量、蛋白质、微量元素和维生素的摄入状况。患者的体重、皮下脂肪分布、体重指数均与患者营养状态相关联。蛋白质营养状况最灵敏的评判标准仍是检验指标，包括人血白蛋白含量、尿素氮平衡、前白蛋白含量、转铁蛋白含量。特别是前白蛋白较白蛋白而言半衰期更短，可以反映短期内的蛋白质营养甚至能量状况[4]。对于创伤患者而言，创伤发生后两周的前白蛋白水平与肠内营养的能量摄取呈正相关性。除上述检验指标外，尿素氮总量也可用于评估氮平衡，从而评估患者每日所需蛋白量。对于实际的能量消耗，间接测热法是金标准。该方法所测量的是机体所消耗的氧气体积、产生的二氧化碳体积。使用这一方法时往往需要为患者插管，并利用呼吸机来保证患者呼出及呼入的空气不与大气相通，故此方法适应证有限，普遍应用于重症患者[5]。

三、依据创伤后不同时期对营养支持的时机选择

创伤后机体依次出现消落期、起涨期、恢复期，营养支持也应根据上述时相特征进行动态调整。

1. 消落期：核心工作是复苏，不是营养支持。但生命体征不稳定时在进行必要的风险评估的基础上也要给予适当的营养支持。

2. 起涨期：进行营养支持的最佳时期，需同时强调代谢调节。处于起涨期的机体，一方面炎症反应过激，另一方面免疫反应过抑。此时营养素的选择要围绕抑制过激的炎症反应和刺激过低的免疫反应进行，免疫调理及代谢调节同时发挥作用。起涨期营养支持的基本原则是：

在时机上早期营养支持优于后期营养支持，如能在创伤后24小时内进行更好。

在途径上首选肠内营养，不足部分由肠外营养补充[6]。

在配方上遵循四高一低原则，即高热量、高脂肪、高蛋白、高维生素（水溶性）、低糖。创伤后热量需要量高于生理需要量，创伤越重，热量需求越多，热量计算应考虑应激系数，最低应该满足目标需求量的70%；不主张低热量，防止能量负债；不提倡超高热量，防止增加代谢负担。提高非蛋白质热量中脂肪热量的比例并保持在30%—50%，降低葡萄糖热量比例，增加omega3多不饱和脂肪酸，减少omega6多不饱和脂肪酸，二者比例一般可为1：2—1：8；增加中链脂肪酸，减少长链脂肪酸，二者比例一般为1：1；增加支链氨基酸，减少芳香族氨基酸，前者占总氨基酸量可为33%—45%。

3. 恢复期：机体进入恢复期，蛋白质合成增加，此时营养支持的原则应该是"一高、二低、三防"。"一高"即高蛋白质，提高氮、热量比值，为创伤修复提供底物；"二低"即低热量、低脂肪，适当降低总热量及脂肪的供给，此时的热量需求不再计算应激系数，热量供给量低于起涨期，并将非蛋白质热量中的脂肪热量比例降低至正常水平（25%）。"三防"即防止呼吸商大于1.0，防止脂肪大量合成，防止体质量增加过快。创伤患者出院后的"大补"实不足取，此时增加的体质量全部为脂肪。营养支持途径以肠内为主，不足部分经肠外途径补充。

四、合适的营养支持处方

一个理想的创伤患者营养支持处方应兼顾营养补充与代谢调节，对静态方案进行动态调整；因人而异、因伤而异、因时而异；应该促使患者维持能量及蛋白质平衡，调节代谢反应，抑制细胞因子如IL-1、IL-6、TNF等诱导的过激炎症反应，改善免疫功能、促进创伤修复。基本要求为四个需要量：液体量、热量、蛋白质量、微量营养素量；三个比例：糖/脂肪功能比、氮/热量比、葡萄糖/胰岛素比；二个选择：脂肪酸制剂、氨基酸制剂；一个原则是个体化原则。根据患者不同的创伤类型、部位、严重程度、代谢反应时相、创伤治疗反应以及并发症的具体情况，计算并随时调整营养支持的液体、热蛋白质及微量营养素供给量，制定糖/脂肪功能比、氮/热量比、葡萄糖/胰岛素比，选择合适的脂肪乳剂及氨基酸制剂。在创伤的起涨期，中长链脂肪酸可能比长链脂肪酸更具优势，omega3多不饱和脂肪酸具有更好地抑制炎症反应、改善免疫功能的作用；支链氨基酸有助于防止肌肉分解、改善肝功能，谷氨酰胺、精氨酸等免疫营养素可以更好地调节免疫功能，早期使用肠内营养更有利于改善肠道屏障功能，如口服水解蛋白等短肽类肠内营养剂能够被很好吸收，可促进恢复氮平衡[7]。

五、营养支持注意点

创伤后营养支持过程中，通常由早期的肠内外并用的混合营养逐步过渡至单一的肠内营养。过渡至单一肠内营养后，应注意患者三个方面的表现，一是上消化道症状，有无呕心呕吐；二是腹部症状有无腹胀、腹痛；三即消化道症状有无腹泻、便秘。同时肠内营养支持时也要注意把握好尺度，需秉承速度上先慢后快、温度上要控制在35—42℃，营养液浓度上不能太浓或太稀，等渗为佳，补充的量随耐受程度的变化逐步增加的原则。

参考文献：

1. Tangvik RJ, Tell GS, Eisman JA, et al. The nutritional strategy: four questions predict morbidity, mortality and health care costs [J]. Clin Nutr. 2014 Aug; 33(4): 634-641.
2. Patel J J, Codner P. Controversies in Critical Care Nutrition Support [J]. Crit Care Clin. 2016

Apr; 32(2): 173-189.

3. 方建明，张惠忠，黄建新.全胃切除术后采用不同营养支持方法对患者整体恢复效果的比较研究［J］.浙江创伤外科.2015，12（06）：1129-1132.

4. Goost H, Vidakovic E, Deborre C, et, a1. Malnutrition in geriatric trauma patients: Screening methods in comparison［J］. Technol Health Care. 2016 Mar 14; 24(2): 225-239.

5. Bahat G, Tufan F, Tufan A, et a1. The ESPEN guidelines on enteral nutrition-Geriattics: Need for its promotion in practice［J］. Karan MA. Clin Nutr. 2016 May; 35(4): 985.

6. Dizdar O S, Baspsnar O, Kocer D, et a1. Nutritional Risk, Mieronutrient Statusand Clinical Outcomes: A Prospective Observational Study in all Infectious Disease Clinic［J］. Nutrients. 2016 Feb 29; 8(3): 124.

7. 张彩运，雷敏，冯东娟，等.不同程度创伤患者营养风险筛查分析［J］.河北医药，2014，36（20）：3071-3073.

第二节　加速康复外科在创伤救治中的应用

加速康复外科最初由丹麦外科医生 Henrik Kehlet 在20世纪90年代提出，随后由2001年成立的 ERAS（enhanced recovery after surgery）协会不断优化和完善[1]。ERAS是通过多模式、多学科的方式，在围手术期采用一系列经循证医学证实的有效的优化处理措施，以减轻患者治疗过程中生理和心理方面的应激，其根本目的是让患者平稳地渡过围手术期并促进其早期恢复正常机能。在这一诊疗过程中将伴随减少围手术期并发症、缩短住院时间、降低再入院风险和死亡风险，以及节省医疗开支等方面的优势。ERAS并不是一个固定的操作流程，而是在发展过程中持续地优化门诊评估、术前准备、术中管理和术后康复等各个诊治环节中的操作方案，并不断地检验临床效果[2]。因为ERAS是在其核心理念上逐步拓展开来的操作流程，所以可以观察到在不同的诊疗中心之间存在操作流程的差异，但最终可以达到相似的结果，因此，实现各中心自身ERAS流程的一致性是这一理念成功实施的关键，这需要标准化的内部操作流程，而标准化流程的依从性越好，则患者的预后越好。ERAS理念的实施涉及多个学科共同参与和规范化管理，而对于高龄的患者群体，制定个体化的ERAS方案也已提上日程，切忌机械和教条化地理解ERAS理念及各种优化措施。迄今为止，ERAS国际协会已经颁布了十余部指南，从早期的直结肠手术到目前的胃肠和妇科肿瘤手术。

ERAS引入中国虽有十多年时间，属于起步稍晚，但近几年在国内也已经得到了相当的重视并获得了快速发展。2015年我国成立了中华医学会加速康复外科学协作组，至此，ERAS在我国进入发展与推广的快车道。近几年，不同的专业学会单独或者联合推出了多部ERAS的中国专家共识。这极大提升了中国医务人员对ERAS的认知，成为近期专业学术会议上最为热门的主题之一。一些医疗机构也开始尝试将ERAS理念应用到临床，有些医院甚至直接成立了加速康复外科病房[3]。

对于一些特定专业，其加速康复外科一般都是成熟的、相对固定的一种临床方案或流程，即便在不同国家，区别也应该不大。但各国国情毕竟不同，特别是我国医疗资源、患者情况、围手术期处理策略以及卫生体系与西方存在较大差异，那么确保ERAS理念规范执行就显得特别重要。事实上，即便是在ERAS发源地的欧洲，ERAS的执行状况也不容乐观。调查显示，在欧洲国家仅有约三分之一的医院在应用ERAS的理念，其中阻碍其广泛开展的主要原因是传统习俗和理念。而且，即便是执行ERAS方案的医院，执行状况同样也不容乐观。一项有关ERAS执行状况与患者病情发展的数据显示，在ERAS方案的实施初期，各项要素执行率尚可，但也不是百分之百，随之是执行率的逐渐降低，研究后期，由于ERAS要素中的若干要素，如术前口服碳水化合物，硬膜外镇痛、保温、术中使用血管活性药物、减少阿片类药物用量等，能得到强调，才导致了整体执行率的上升。此外，调查还显示，ERAS执行状况越好，患者的住院天数越短。研究还发现，ERAS执行状况在后几年得以显著改善的重要原因，是医院指定了专门人员来负责协调ERAS要素在各个阶段、各个部门的实施。因此，提高ERAS执行率的关键是对医务人员的定期宣教培训和在个阶段由专职人员来监督执行。其他的措施，还有特定病房、专业化的麻醉医生，医院由专门人士来主导或者至少协调ERAS理念的更新、培训、督导和考核。对于那些促进或者阻碍ERAS实施的部门和个人和那些特别难以推行的要素，都应该予以分析和讨论[4]。

从ERAS概念来看，围术期优化处理措施，即ERAS各个要素，应该覆盖外科患者经历手术的全部过程。也就是说，现有的各专业之间"碎片化"的医疗服务在ERAS的要求下可能并不适应，如何倡导规范常态无缝隙连接的ERAS围术期服务是一个必须要面对的问题。以ERAS理念下的疼痛管理为例，应该强调预防性镇痛和多模式镇痛，这既贯穿了患者接受手术治疗的全过程，又需要麻醉与外科的通力合作。目前从国内医疗实践来看，外科医生与麻醉医生一般都更加关注自己的专业问题，各专业之间缺乏通畅有效的交流渠道。麻醉医生在手术前常规访视患者，进行风险评估的状况优化，但是患者的外科疾病和合并内科问题有时难以得到兼顾。即便进入手术环节，麻醉医生也可能对手术重要步骤了解不够，对手术风险估计不足，准备不充分。在另一方面，外科医生则可能一味要求麻醉医生提供更加利于手术的条件而忽视患者合并的心肺疾病，从而最终酿成不良事件。此外，即便对于一些已经将外科病区命名为"加速康复外科病房"的医院，外科与麻醉科依旧缺乏 ERAS 所需要的无缝隙专业交流合作。这种围手术期的不连贯的医疗服务，广泛存在于世界各国的医院，因此，医院行政管理部门职能显得十分重要，来协调与督导实施 ERAS 围手术期策略中多学科的交流及配合。

近年来，由于我国经济的快速发展，因车祸、工伤事故等原因导致的创伤骨折的患者呈逐年上升趋势。创伤骨科多采用复位内固定手术进行治疗，但骨折愈合慢，患者需长期卧床制动，住院周期长。在此期间，患者多表现出多种不良情绪，对后期恢复治疗的依从性下降，且长期卧床导致深静脉血栓、坠积性肺炎等并发症的发生率随之增高。ERAS 时基于常规护理模式进行精细优化，通过围术期进行针对性护理措施干预，能有效促进术后恢复，预防并发症发生。应用 ERAS 模式的病患在围术期、各时段疼痛评分及疼痛缓解时间上、护理后的生活质量及心理状态评分、并发症总发生率，护理满意度均优于普通护理模式护理的患者。通过术前健康宣教取得患者及家属护理配合，可提高其疾病认知度，改善不良心理状态，评估患者机体状态，尽早为手术作出相应优化措施，可减少术中不良情况发生，提前备好手术器械及药物，可有效缩短手术时间，术中为患者提供恒温环境，并严格控制输液量，可减少术中应激反应，降低出血量，术后早期胃肠评估给予渐进式进食，可刺激肠胃功能，促进术后恢复，缩短排气时间。采用预防性镇痛与多模式个体化镇痛方案，能有效降低术后不同时段患者疼痛度，缩短疼痛缓解时间，为术后下床活动和功能训练提供可能性，同时尽量减少阿片类镇痛药物使用，可避免胃肠麻痹，根据患者自身情况制定专属训练方案并尽早实施，能促进全身血液循环，对伤口愈合和骨折恢复起积极作用，针对可能出现的并发症及早采取相应预防措施，能有效控制术后并发症发生率[5]。

可见采用ERAS模式能有效改善创伤患者围术期指标，降低术后疼痛程度，预防并发症的发生，提高患者的生活质量及护理满意度。

在一些欧美国家甚至是在国家政府层面主导ERAS理念的推广及实践。在我国，这一重要的外科理念正逐渐获得我国主管部门的重视。由中华医学会肠外肠内营养学分会、中国医师协会麻醉学医师分会、中华医学会骨科学分会关节外科学组以及中国加速康复外科专家组，已经先后分别颁布了各自专业ERAS专家共识（非指南）。但是这几部国内专家共识所基于的文献资料主要来源于国外文章，缺乏多中心的随机临床研究。各个要素的推荐力度和执行程度都有待提高，这些国际指南的本土化是一个需要解决的问题。尽管手术医师（也包括麻醉医师）对这些推荐有所了解，但在实际的临床工作中，多数医务人员对此还是持保留态度，并没有完全将此付诸临床实践。此外，我国外科患者的诊疗模式是患者住院后才能进行术前检查，ERAS出院标准与传统治疗并无区别，一般都需要满足患者无痛、停止静脉输液、可自由行走、恢复半流饮食和主观愿意等条件。然而，针对早期出院的安全顾虑，ERAS强调了院后随访。ERAS方案一般要求出院后七天内由专人电话随访，并且为患者留下医务人员的联系方式，以方便患者有问题时可以咨询及可以通过绿色通道获得住院治疗，使患者可以安心出院。国内的基层医疗保障水平和双向转诊工作仍待提高，这就造成了部分患者术后早期出院后在当地医院再住院的现象。因此，实现ERAS在中国的真正落地，不仅医务人员和患者要转变观念，卫生行政部门政策上要予以引导，整个医疗保障体系要加强建设，最终才能实现ERAS真正落到实处，实现本土化。

参考文献：

1. 周士进.创伤性骨折患者实施早期康复治疗的价值研究［J］.中国实用医药，2019，14（10）：188-189.

2. 刘飞.探讨功能训练康复护理模式对下肢创伤骨折患者术后膝关节僵硬的临床效果［J］.中国伤残医学，2020，28（21）：50-51.

3. 张莉莉.骨创伤患者术后康复功能锻炼及护理方法和效果.中国伤残医学，2017，25（15）：94-96.

4. MCLEOD R S, AARTS M A, CHUNG F, et a1. Development of an enhanced recovery after

surgery guideline and implementation strategy based on the Knowledge—to—action cycle［J］．Ann Surg, 2015, 262(6): 1016−1025.

5. NELSON G, ALTMAN A D, NICK A, et al. Guidelines for pre, and intra-operative care in gynecologic oncology surgery: Enhanced Recovery After Surgery (ERAS) Society recommendations-Part［J］. Gynecologic Oncology, 2016(140): 313−322.

| 第五章 |

创伤护理与人文关怀

第一节　创伤护理的概念与发展

一、概念

创伤是指各种因素造成个体生理或心理的损害，往往发生在个人经历身体伤害、死亡威胁或性侵犯等无法预防和阻止的事件时[1]。研究显示[2]，创伤与机体的心理健康存在密切联系，经历过复杂性创伤的人群往往会出现心理问题，如创伤后应激障碍、抑郁和自杀等。

随着现代交通运输的迅速发展及我国城市化进程的不断推展，各种创伤的发病率逐年增加，已成为一种社会性疾病，成为导致青壮年死亡的首位原因，给社会和家庭造成严重损失。对创伤患者进行科学护理管理，以确保各项救治护理措施得以及时有效落实是降低致残率和病死率的关键，创伤护理在创伤患者早期急救、损伤控制、休克复苏、并发症防治以及康复等方面发挥着重要作用。

二、发展

创伤护理理论和实践的进步促进了创伤护理专业的诞生和发展。美国创伤护理经过了早期战争环境下创伤护理经验积累阶段，20世纪六七十年代创伤高级护理实践萌芽和拓展阶段，以及20世纪80年代至今创伤护理学术组织和护理教育的规范化发展阶段，目前在创伤专科护士培养、创伤护理教育、专业学术发展等方面均比较成熟。

近年来创伤护理研究人员开始较多地关注管理研究，随着一体化急救模式的提出及抢救流程的构建，创伤护理走向程序化发展。

1. 一体化模式的构建可以准确、及时、有效地对创伤作出反应。一体化急救模式的建立可以使院前急救反应时间、检伤分类时间、按区分流时间明显缩短，急诊救治满意度、严重创伤患者救治成功率明显提高[3]。

2. 链式流程管理是急诊抢救的优化和创新，可以将各项护理急救技术进行优化整合，在最短时间内完成数倍于平常的抢救工作任务，充分体现链式抢救流程在抢救中的时效性[4]。

我国急救服务网络与情报系统尚处于起步阶段，前瞻性、系统性、标准化程度较低，有待各级政府广泛重视，加大投入，统一规划加快建立以城市为基本单位的信息网络，优化服务与信息传递流程，为及时有效救治创伤患者提供保证；同时护理人员应更加关注创伤患者心理，强调早期全程积极处理创伤疼痛及其所致的影响，以提高其各项治疗复健措施的依从性，最大限度地促进创伤患者的康复。

近些年随着我国经济与文化的发展，对创伤人群的关注点也由疾病症状转移到产生症状的背景。并根据护理对象的世界观、价值观、宗教信仰、生活习惯实施跨文化护理模式。

参考文献：

［1］ LEVINE S. VARCOE C.BROWNE A J. "We went as a team closer to the truth"：lmpacts of interprofessional education on trauma and violence informed care for staff in primary care set tings［J］. J Interpr of Care. 2020. 29(13): 1–9.

［2］ 赵月元，张爱华.我国创伤后成长研究的文献计量分析［J］.护理学杂志，2015，30（16）：107-109.

［3］ 陈巧玲，卢爱金，卢平丽.突发群体伤患者的一体化急救护理管理［J］.中华护理杂志，2008，49（5）：5.

［4］ 赵亚卓，赵雪生，李冰，等.创伤链式抢救流程在急救护理中的运用［J］.解放军护理杂志，2006，23（5A）：13-15.

第二节 创伤护理的要点

创伤是由于机械因素造成的人体组织或器官的破坏。随着社会的发展，创伤已经成为青少年人群第一死因，严重影响了社会生产力和社会经济的发展。具有变化快、发病急以及病情严重的特点，有非常高的致死率。所以，如何提高创伤护理的治愈成功率和救治水平，是我们面对的艰巨任务[1]。

一、创伤外科患者院前急救护理

1. 院前创伤评分

在院前急救中，最主要的是进行伤情评估分类，分清轻重缓急，进行分级救治。

（1）评分方法：主要采取创伤指数评分法对患者进行评分，该评分法是用于事故现场针对病情分类的简便方法，通过从患者损伤部位、症状、呼吸状态、循环及意识状态等各指标，对生命权重加以量化评分，根据分值评估患者伤情严重程度，最后制定相应急救与护理措施。

（2）评分内容：接诊患者后，及时根据性别、姓名、年龄、受伤位置及类型、出血情况、脉搏、血压、意识和呼吸状态给予打分，分数范围5—37分，其中0—9分为轻度损伤、10—16分为重度伤、17—20分为严重伤、21—28分为极其严重损伤、≥29分则表示80%左右的患者将在7天内死亡，总分越高表明患者伤情越严重[5]。

2. 预见性护理

（1）静脉输液通道的快速建立

由于创伤患者的失血情况比较严重，在进行治疗的过程中，护理人员需要快速帮助患者建立静脉输液的通道，若患者出现昏厥、休克的情况，需要马上为患者进行输血，为患者补充充足的血容量，改善患者身体的循环代谢情况。

（2）呼吸道护理

由于创伤骨科多发伤患者的肺部容易受到损伤，进而导致患者的呼吸受到一定的影响，因此护理人员需要帮助患者清除呼吸道中的分泌物，确保患者的呼吸通畅。

（3）病情观察

1）胸部伤为主的护理观察要点　肋骨节段性多发骨折：体征明显，常发生反常呼吸，每多一条肋骨骨折，胸腔脏器伤的发生率可增加10%；注意观察呼吸运动时有无胸廓塌陷等；患者取半卧位；持续低流量给氧；血气胸：给予胸腔闭式引流护理，注意观察引流液的色、质、量；闭合损伤：用肋骨固定带固定，止痛，有利于呼吸。

2）颅脑伤为主的护理观察要点　伤员的意识是清楚还是昏迷是判断伤情严重程度的重要指标，密切观察并记录患者意识、瞳孔、生命体征及肢体运动情况。重型颅脑创伤患者均存在不同程度的意识障碍，通过观察患者是否转入躁动或由躁动转入嗜睡，判断病情是否恶化及早处理。瞳孔是反映颅脑变化的窗户，密切观察可以及时发现颅内压增高危象，典型的脑疝瞳孔改变为伤后一段时间一侧瞳孔一过性缩小或双侧瞳孔进行性散大，对光反应迟钝或消失，如伴有对侧肢体瘫痪，意识障碍加重，则进一步提示脑疝形成。应及时快速滴注20%甘露醇+地塞米松5—10 mg，同时通知医生。但应与其他损伤相鉴别，脑疝时瞳孔不等大，对光反应迟钝或消失；颅神经损伤后立即一侧瞳孔散大，一般不伴有意识障碍，通过观察瞳孔及时发现及时处理。

3）腹部创伤为主伤员的护理观察要点　密切监测生命体征、中心静脉压、氧分压及心电图变化等。判断休克程度，一看：看面色、黏膜、皮肤颜色及发绀程度；二摸：摸脉搏，摸肢体温度；三测：测血压。尽量采用床旁B超、床旁摄片，减少搬动；密切注意腹部体征，注意有无腹部压痛、腹肌紧张、反跳痛、腹胀、肠鸣音减弱或消失等情况。给予留置导尿，观察每小时尿量、颜色及性状，记录每小时出入量，判断循环血量及血容量补充情况，尽快补足血容量，为手术创造条件。

（4）心理护理

由于患者在进行治疗时，会出现恐慌、焦虑的负面心理，因此，护理人员需要用稳定的工作状态来安抚患者慌张的内心，通过沟通交流来为患者建立治愈的信心。在治疗期间，患者如果有疑问，护理人员需要耐心地进行解答，帮助患者消除不良的心理状态。

二、创伤外科患者院内的护理

1. **病情观察** 严密监测患者生命体征与病情变化。常见护理问题有：焦虑、恐惧，躯体移动障碍，营养失调，疼痛，体温过高或者过低，体液过多，组织灌注量不足，气体交换受限，是否有皮肤受损的危险。护理时存在的护理风险还是比较多的，主要的就是患者在来的时候往往发病比较急，伤势的面积比较大，病情变化发展快，且比较复杂，再加上护理人员的水平也是参差不齐的，在对待工作的责任心上也是每个人各异等，这些都是护理时存在的风险，为患者的有效治疗埋下了隐患。

2. **心理护理** 入院后的心理护理需更细致，要增强对患者的以人为本的理念的贯彻，加强对患者的人文关怀，微笑服务，护士应运用非语言手段，用从容镇静的态度、熟练的技术、整洁的仪表、稳重的姿态，给患者以信任和安全感，同时要同情关心患者家属，主动与其交流，力争减轻家属的心理负担，取得理解和支持，使得患者的心情开朗愉快。对截（指）肢或器官组织无法挽留的手术患者，应根据患者的心理耐受情况，对有充分心理准备或意志坚强者可实事求是地讲明病情；对心理耐受性差或对手术结果毫无思想准备者应暂时予以保密。对患者产生的退缩和抑郁心理，护士应给予关心和安抚，必要时进行心理治疗等。

3. **风险评估** 护士需对患者临床资料进行详细收集，对患者病情进行充分了解，对患者体征进行观察并积极主动与患者沟通，耐心倾听患者主诉，对患者心理状态及疼痛程度进行了解，合理制定治疗方案。分析患者病案时需有机结合既往骨科护理经验，对患者治疗期间存在的安全风险进行了解，找寻护理期间不足，对并发症发生风险进行准确评估，为患者实施针对性预见性护理[4]。

4. **术前护理** 严密观察病情变化；卧床休息，少搬动患者，谨慎使用止痛剂；禁食，按医嘱积极补充血容量，防治休克；应用抗生素防治感染等。对患者及其家属进行术前健康教育，告知患者保持正确的体位、早期配合功能锻炼及康复训练的重要性以及手术的必要性；讲解手术的方式方法、大概的手术时程、手术的效果及可能出现的并发症、危险以及相应的预防措施，积极配合术前准备、手术及术后的治疗护理与康复。在搬运患者的时候，保持健侧靠近床边，运送车及床的另一边各站2—3人，另安排1人负责牵引扶托患肢，同时用力将患者移至运送车、手术台或病床上。若患者可配合，可嘱患者健膝屈曲用脚蹬床面，抬起腰臀部，然后移动上身，将患者逐渐至运送车、手术台或病床上，同样要有专人负责牵引扶托患肢；合理摆放患者麻醉体位，取患者健侧卧位，准备好2个软枕，在患者侧卧前，安排1人牵引肢体，缓慢移动患者躯体，使躯体和牵引肢体保持一致同时翻动，避免二次伤害[5]。

5. 术后护理　做好患者手术后的病情动态观察，根据病情及时采取正确的体位，做好各种引流管的护理，重视术后患者的营养及用药效果观察，加强患者术后的基础护理，认真做好交接班，手术时间较长的患者还应了解有无从手术室带入压疮、血压、脉搏、呼吸情况，并动态观察血压、脉搏、呼吸的变化。同时注意患者的瞳孔及神经系统功能的变化。术后回室早期根据麻醉的性质采取不同的卧位，以后根据不同的手术给予恰当的体位。做好各种引流管的护理。保证病室空气新鲜，温湿度适宜，保持床单元整洁、舒适，还要做好上下班交接工作[2][3]。

6. 疼痛护理

（1）疼痛评估　在患者收治入院时对其进行疼痛评估，并做好相关护理记录。入院后定时对患者进行疼痛评估，在必要时给予患者心理疏导或遵医嘱予以药物治疗。患者病情变化时及时进行疼痛评估，若创伤处出现剧烈疼痛需立即告知医生进行处理。

（2）环境护理　在患者住院期间，护士应为患者营造干净、整洁、温度适宜的病房环境。此外，为保证患者的正常休息，还要取得家属的理解，减少探望时间。

（3）心理干预　受疼痛的影响，患者的心理和情绪会发生一定的变化，这时，护士要根据患者的实际情况予以心理疏导，指导患者分散注意力的方法，给予患者人文关怀，必要时遵医嘱给予止痛药物进行干预。

（4）健康教育　为消除患者与家属对疾病的恐惧感，增强他们的治疗信心，护士还要在病房内实施健康宣教，即讲解与创伤相关的知识，介绍治疗方法及医疗团队等。此外，还要在病房内张贴疼痛尺与日常注意事项。

7. 压疮预防护理

（1）预防局部皮肤长期受压　由于创伤骨折患者术后需要长时间地卧床休息，并且伤口出现疼痛症状，从而导致患者很难翻身或者不愿意翻身，如果护理人员未对其进行有效的护理干预，将会引发压疮现象。对于该类患者通常的护理方法是每隔2 h翻身1次，取右斜或者左斜45°，腋部与上臂前伸成30°，屈膝屈髋两腿分开，并且在两膝之间垫上软枕，这样可以有效地预防骨隆突处皮肤相互受压。除此之外，护理人员还要在双侧肩胛骨、枕骨、腰部、双膝、骶尾部、双侧足下垫软枕，而且每隔2 h移开软枕原位，对于出现发红的部位不要实施按摩，从而避免对相应组织的破损。

（2）减少剪力和摩擦力　护理人员在帮助创伤骨折患者进行翻身动作时，尽可能地避免出现拉、拖、推等动作，应该在确保患者离开床位之后再进行适当的移动，同时还要求保持轴向一体翻身。

（3）防止潮湿　对于创伤骨折患者，护理人员要尽量地鼓励他们适应床上卧位大小便，如果不能得到很好的效果，也可以考虑留置尿管，并对尿液进行及时清理，选用吸水的衬垫和勤换床单，从而保持床单、皮肤干洁，尤其要对阴囊处皮肤的干燥情况给予高度地重视。除此之外，还要加强对排汗过多和伤口引流导致的皮肤潮湿现象，这样可以大大降低患者出现压疮症状。

（4）改善营养状况　护理人员要求创伤骨折患者进行有效的术后营养状况评估工作，并且指导患者尽可能食用一些高蛋白、高热量、高纤维素的食物，以确保患者高代谢状态的需求，从而有效地降低压疮并发症的出现。对于择期进行手术的患者，应该严格按照要求进行术前禁食禁水处理，通常在术前6 h可以食用一些比较清淡的食物，术前2 h可以饮用清淡的液体，这样可以有效地避免患者由于手术时间过长而引发口渴感、饥饿感等。除此之外，长时间的禁食禁水还可以导致患者出现低血糖、低血压、低体温等生理病理变化，这样的条件不利于患者手术的进行和术后康复工作。

三、创伤外科患者的康复护理

1. 围手术期心理康复护理　术后患者大多因伤口疼痛或对康复锻炼的认知水平较低，从而忽略术后康复锻炼。护士长、责任护士应多巡视、多关心、多交流，讲解相关专科知识，转移患者注意力，使患者了解部分康复知识，拉近护患之间的距离，建立彼此之间的信任。使患者从心理上信赖护士，为术后康复训练打好基础，积极配合治疗。

2. 术后肢体功能康复

（1）早期康复 术后在加强病情观察和心理康复的同时，肢体康复应在临床处理的早期开始介入。若长期固定不动则会导致肌肉萎缩、关节内粘连、关节僵硬等。护士要积极宣教，告知康复训练的重要性和必要性。患者术后回科给予舒适体位，抬高患肢，略高于心脏水平，患肢下衬软枕，以有利于静脉回流促进消肿。术后前期要认真评估，教会患者做一些简单有效的功能锻炼。如：麻醉清醒后（一般6小时）就可指导患者进行远端指（趾）关节屈伸运动。主动活动与被动活动相辅。术后第一天，可指导患者做肌肉收缩运动、踝泵运动、主动握拳伸指、肘屈伸等。早期进行功能锻炼既可以促进局部的血液循环，使新生的血管得以较快的生长，又可以通过肌肉等长收缩运动保持骨端的良好接触。但要注意，开始活动量要控制在患者接受的轻微疼痛为止，不可急于求成。

（2）后期康复 后期康复应主动活动和被动活动仍要并行，遵循循序渐进的原则，在前期锻炼的基础上扩大活动范围和力量。积极采用恰当的仪器及设备进行协助。

（3）出院康复 为了保持康复的持续性和有效性，在患者出院前责任护士就应做好出院康复指导及注意事项宣教，不能淡化或中断康复训练，必要时建立护患联系卡，定期随访，以免前功尽弃，延长康复时间。

参考文献：

［1］耿莉.创伤骨科多发伤患者的护理要点分析［J］.临床护理，2019，6（11）：242.

［2］梁春萍.创伤外科的护理风险及其措施分析［J］.当代医学，2013.1.092.

［3］黄小兰.创伤外科的护理风险及对策［J］.中国误诊学杂志，2007.17.072.

［4］秦红连.预见性护理指引在骨科护理中的应用［J］.中国实用医药，2019.1.14：166.

［5］黄莉，左江南，杨凤.危重创伤骨折患者的术前护理干预效果［J］.实用临床医学，2016，17（2）.

［6］张艳红，王娜.基于院前创伤评分下的预见护理在急诊创伤骨折患者中的应用［J］.齐鲁护理杂志，2021，27（4）.

第三节　创伤患者常见的心理问题及干预措施

一、创伤后应激障碍的概念

创伤后应激障碍指对亲身经历的或目击的导致或可能导致自己或他人死亡或严重躯体伤害的意外事件或严重创伤的强烈反应，是一种延迟或延长的焦虑性反应。

1980年《精神障碍诊断和统计手册》第3版（DSM-Ⅲ）将精神创伤后应激障碍列为一个正式诊断名称用，这一概念在国内职业卫生领域首次出现是1993年，詹承烈在《劳动卫生学》第三版中将其归类为"过度心理紧张有关疾病"。它以反复发生闯入性的创伤性体验重现（病理性重现）、梦境、持续的警觉性增高、回避、对创伤性经历的选择性遗忘及对未来失去信心为主要症状表现。少数患者可有人格改变或有神经症病史等附加因素。

二、症状

女性多于男性，创伤后应激障碍的临床表现有三组核心症状：

创伤性再体验症状。主要表现为患者思维、记忆或梦中反复不自主地涌现与创伤有关的情境和内容，也可出现严重的触景生情反应。

回避麻木的症状。主要表现为患者长期和持续性地极力回避与创伤经历有关的事情或情景，拒绝参加有关的活动。

警觉性增高症状。主要表现为过度警觉，惊跳反应增强，伴有注意力不集中，激惹性增高及焦虑情绪。

PTSD的主要症状包括做噩梦、性格大变、情感解离、麻木感（情感上的禁欲或疏离感）、失眠、逃避会引发创伤回忆的事物、易怒、过度警觉、失忆和易受惊吓。具体表现为没有办法融入社会个人角色，情绪沮丧，过分的敏感，同时伴随失眠、焦虑、易怒跟攻击行为，如果不妥善地消除这些隐患，它会伴随终身，给人造成持久的精神上的痛苦。

可能会造成这些症状的经历包括：孩童时期遭受身体或心理上的虐待、幼年时被抛弃、经历性侵害、暴力攻击、经历战争、打斗（常称为战斗应激反应）、严重的车祸、意外事件、自然灾难，如地震、海啸、目睹亲人、恋人等关系亲近者的突然死亡、校园霸凌、职场霸凌等。

三、分型

1. 紧张恐惧型　近代免疫学的研究已肯定，紧张刺激或情绪可通过下丘脑及由它控制的分泌的激素所影响，使免疫功能下降，胸腺退化，影响淋巴细胞的成熟，抑制抗体反应，从而使免疫系统功能被抑制，降低机体的抗病能力。老年骨折急性发病，缺乏思想准备，加上疼痛折磨，患者紧张不安，对疾病缺乏认识，大多认为要"赔上老命"了，但强烈的求生欲，把希望寄托在医护人员身上，并十分注意医护人员的言行举止，千方百计想获得与疾病有关的信息。对此，护理人员应持"急患者所急、想患者所想"的态度，给患者一种被重视的感觉，取得患者的信任，耐心解答患者提出的各种问题，亲切解释疾病特点和治疗程序及各种疾病的良好预后，让患者先稳定情绪，以良好的心境接受治疗，使得患者减轻和解除紧张恐惧心理和陌生感。例如某女性患者90岁，因摔倒而致股骨颈骨折生怕躺倒后再也不能爬起，患者表现很紧张，对已成的事实很恐惧。护理人员通过与患者的交谈，耐心安慰老人"年纪大不要紧，只要积极配合治疗，也是能站起来的"还拿来热毛巾给她擦去眼泪和汗水，并给她讲解了应用正确的康复方法能达到的最佳预后，温柔的话语和亲和的举动大大地减轻了她紧张恐惧心理，树立了她恢复健康的信心，使其心情平和地接受牵引治疗，预后良好。

2. 多疑自卑型　大多数老人都有漫长的学习、工作、生活经历，人老最容易回忆往事，希望能得到别人的尊重、了解、关心和同情。发生骨折，往往会产生自卑感，认为骨折后长期卧床会使自己在社会、家庭中的地位也随之下降，有的老人独自住院，子女事务繁忙，疏于探望，就会产生被家人遗弃的感觉。还有的老人因为性格孤僻，不愿与人交往，往往会对室友、陪客，甚至医护人员产生猜疑和不信任感，严重影响了其在院期间的治疗和康复。如某女性患者90岁，因髌骨骨折入院，女儿在外地工作，恰因小孩发烧住院，未能按期前来探望，她就觉得很孤独，很自卑，认为"人老珠黄"，连子女也对其心不在焉。护理人员通过耐心倾听她对往事的"唠叨"，对现在安享天伦之乐的期望，同时让护士多下病房与患者接近，在生活上也尽量多加照顾，让患者体会到医护人员是真正关心、体贴和同情她的，是可以信赖的。时间一长，该患者就把护士们看成了自己的女儿，一有事就"小陈""小杨"地喊上帮忙，完全消除了先前的孤独和自卑感。

3. 焦虑不安型　骨折患者大多需要长期卧床，如果经济不富裕，患者对疾病预后就显得焦虑不安，怕给家庭带来负担（造成家庭欠款、连累子女误工甚至影响家庭和睦等），遂产生焦虑不安、事事顾忌、不知所措等症状。对此类希望尽快出院的患者，给予温暖和同情支持措施十分有用。护理人员态度要诚恳，给予患者同情和理解，先允许患者表达自己的感情，了解其焦虑不安的原因所在，并要保守患者秘密，为其讲解健康和金钱的关系，使其减少顾虑，必要时可走出医院，争取社会、家庭、病友的支持，用亲切的话语、实际的行动，增添老人心理上的安全感，消除焦虑不安的情绪，真正建立起抵御疾病的信心。

4. 悲观抑郁型　老年骨折患者中，有少数属于"悲观抑郁型"，这些患者平时大多有慢性病，再加上骨折，患者更加悲观消极，有时拒绝治疗，甚至产生轻生念头。这就要求护理人员有一双"慧眼"随时发现、及时处理，使他们能够改变原有的心理状态。例如帮助患者矫正认知曲解，调整其不合理的自动性思维，帮助患者分析疾病转归、愈后的有利因素，通过解释诱导使患者看到治疗中的点滴效果。向患者讲解情绪与疾病的关系，指出良好的情绪和坚强的意志有利于疾病向好的方面转归。多给予患者以积极的暗示，介绍危重患者中战胜病魔的事例，唤起患者的希望和信心，振奋精神与疾病斗争。化消极情绪为积极情绪，使免疫系统功能增强，从而促进康复。

5. 心理稳定型　在老年骨折患者中，少数属于"心理稳定型"的患者，他们人生阅历丰富，生活态度积极乐观，对于此类患者，护理人员在治疗原则和患者心理承受能力允许的情况下，可向患者介绍诊断、治疗、检查的情况及护理计划的制定与实施，使其积极主动地配合医护人员手术、治疗、康复等，同时，护理人员可用他们树立榜样，从而积极影响其他患者。

四、常用的心理干预疗法

首先，目前对于PTSD的临床研究表明，心理治疗的效果要优于药物治疗。在心理治疗中，脱敏疗法是经过反复临床验证的被推荐的治疗方法。在心理专业人员的帮助下，回忆较为轻微的创伤性记忆场景开始。引导患者的身心逐步适应这种创伤性记忆的反应，然后循序渐进，引导患者逐步回忆越来越强烈的创伤性经历。

这类方法包括延长暴露治疗，叙事脱敏治疗等等。通过在安全的环境中反复体验创伤相关的内容，逐步降低心理生理的唤起水平来减轻他们的症状。所以，如果有人出现了上述PTSD的症状，首先可以寻求可以开展脱敏治疗的专业心理咨询师进行一对一的心理咨询。

1. 认知疗法

① 应对技巧训练：适用于焦虑的患者。主要让患者在想象过程中不断递增恐怖事件，以学会调节和处置焦虑。② 隐匿示范：适用于恐怖的患者。基本原理是想象演练靶行为，让患者预先了解事情的结果和训练其情感反应，以产生对应激情境的适应能力。

2. 放松疗法

放松疗法分为放松训练和音乐疗法，适用于紧张性焦虑的患者。

（1）放松训练：根据患者受伤部位嘱其采取适宜放松体位，闭上双眼，听指令依次对身体除受伤部位外各部分肌肉先收紧再放松。

（2）音乐疗法：根据"异质原理"及患者的文化程度和欣赏水平，准备不同类型、不同种类的音乐。

3. 应用森田心理疗法理论——顺应人生学

适用于强迫思维、焦虑、抑郁的患者。帮助患者分析事故前后心理过程，鼓励患者接受外观改变的事实，并维持正向身体心向。

4. 支持疗法：适用于紧张、绝望的患者

医生根据掌握的患者的资料，向患者进行分析，结合解释、安慰、鼓励、保证、暗示等方法，使患者改变对挫折的看法，做生活的强者。

5. 生物反馈疗法：适用于紧张应激的患者

借助于生物反馈仪进行放松训练，让患者回忆放松的体会和总结经验，学会在脱离仪器的条件下也能放松。

6. 自我心理锻炼

对思维过程异常，心理冲突反复者，应用Mechenbaum的自我训练理论，让患者提出心理暗示语，警告自己冷静，还会有好的方法解决，不能自我伤害，相信一切只是过程，一切都会过去，还有新的生活可以重新开始。

此外，出院康复指导亦是不容轻视的一项内容，围绕让其重返社会及恢复自信心方面，制定不同的心理康复计划，使其向正常人那样，不仅生活能自理，还要能走向社会，成为自食其力的劳动者。

五、心理干预目标

1. 恐惧感消失，主动配合治疗。

2. 焦虑减轻。

3. 脱离抑郁，保持情绪稳定。

4. 住院期间能获得有效的情感支持。

5. 面对现实，树立正确人生观。

6. 预防和控制创伤后应激障碍。

六、干预措施

1. 心理干预的基本要求

（1）医护人员所应具备的基本素质

1）高尚的医德修养：对患者热情和蔼，认真负责，要耐心听取患者对身患疾病的苦恼和要求，有针对性地做好思想工作，在治疗中医护人员必须注意自己的言行举止，避免不良刺激。

2）良好的心理素质：以自己良好的心理素质去感动他人，并增强患者的信任感和安全感，及战胜疾病的信心。

3）深厚的治疗理论知识：及时正确地解答患者对于自己疾病的疑问，让他们解除思想顾虑，对未来抱有美好希望，积极配合治疗。

4）一定的心理学知识和相关培训：才能深入了解患者的心理状态，及针对患者的各种心理问题及时采取相应的心理疏导。

（2）病房所应达到的条件如室温保持在28—30℃，湿度60%—70%，室内保持清洁、整齐、卫生、通风好，常规紫外线和过氧乙酸空气消毒，有条件时备电视机、录音机，让患者看看电视和听听音乐，以分散患者的注意力，减轻一定的痛苦。室内可放置少许鲜花，使患者心情舒畅，精神愉快。

2. 基本的心理干预措施

（1）建立良好的医患关系：Granberg认为，建立患者与医护人员间强有力的信任关系，是最有效的治疗和预防创伤后应激障碍综合征的措施。给患者以语言和非语言性的安慰，使患者在了解病情的基础上，理解和配合治疗。同时鼓励患者诉说心中的感受，使其精神上得到放松，解除紧张恐惧心理。

（2）建立良好的社会支持系统：良好的社会支持系统可以缓解应激事件对患者情绪的影响，预防和降低不良情绪的发生。

第六章

创伤的预防与自救互救

现实生活中，无论是突发急症，还是意外伤害的发生，都会威胁到人的生命安全。紧急关头，如果您恰巧成为目击者，在道义上理应施以援手，主动承担第一救助者的职责；抑或自身不幸陷于危难境地，出于求生本能，更应积极实施自救措施。此时您的决策和行动将发挥重要作用。若您曾学习过相关急救知识，接受过基本的急救技能培训，则可在专业急救人员到达前，从容应对突发状况，及时开展自救互救，最大限度地降低伤残，挽救生命。

创伤现场有效地自救互救，可使伤员的存活率提高15%，伤员的伤死率可从40%降低到20%。各类创伤发生后由急救机构实施院前急救客观存在一定的反应时间，不能将早期抢救创伤急危重症伤员单纯寄托于急救机构。有数据表明，97%创伤事件发生后是"第一目击者"先于急救机构人员到达现场。就以上海为例，虽已建立全国范围内最大的院前急救体系，但其院前急救平均反应时间也要12分钟左右，相对于创伤伤员"白金十分钟"概念来讲，由伤员本人与"第一目击者"开展自救互救也尤为关键。

第一节　创伤的预防措施、计划和公共卫生模式

创伤事故复杂多变，预防创伤需要一系列的预防措施，在事故发生链条的不同节点发挥作用。预防措施主要是控制能量的释放，或增加人体的承受程度。预防策略分为主动和被动两类。被动策略不需要人的参与，如自动洒水系统和汽车

安全气囊。被动措施效果较佳，因为不需要人下意识地做出动作就可以得到保护。被动措施往往需要技术和成本的投入，还可能需要立法和执法的配合，在推行上可能会有难度。主动策略需要被保护者的合作才能奏效，如扣上安全带、安装儿童安全座椅、戴上安全头盔等。

一、交通损伤

常见碰撞、翻车、坠车、爆炸、起火等因素造成人体损伤。

不管在什么情况下驾驶员应该谨慎驾驶，遵守交通规则，遵循安全第一原则。驾驶员不仅自己应该系好安全带还得督促乘客系好安全带。安全带可以起到一个很好的保护作用，例如在紧急刹车时，惯性向前冲击，身体会发生撞击；但如果系有安全带，就会被固定在座位上，受到的伤害就比较小。如当车子侧翻的时候，可以找到车子里面坚硬的物体，打破车玻璃，然后爬出来。因为这时候车子有可能着火，有可能随时发生爆炸，所以在清醒的时候要尽快撤离车祸现场。在高速路上出现交通事故的时候，也应该尽快地从车子里面安全撤离到安全地带。因为高速路车速都很快，后面来车有可能来不及反应就撞上前面发生交通事故的车子，从而造成二次伤害，要学会根据情况确保自己不在车祸中受到伤害。

二、户外运动

进行篮球、足球、登山徒步等运动时，都必须根据不同的运动项目，采取相应的防护措施；训练中要做好专门准备活动，提升训练装备及护具质量和舒适度，优化体能和身体素质训练，重视易伤部位训练，合理安排运动负荷，加强自我保护。同时要加强医务监督与运动场地的监督管理，做好万全准备。

三、地震损伤

地震躲藏时应立即蹲下，并尽量蜷缩身体，利用坚硬的写字台、桌子的空间，或身体紧贴内部承重墙作为掩护，然后一手捂住口鼻，另一手抓牢固定物体，即"伏地、遮挡、手抓牢"。如果附近没有写字台或桌子，应尽量将头向胸靠拢，闭口，双手交叉放在颈后，保护头部和颈部，蹲伏在房间的角落。如果睡觉时发生地震，应该抓紧枕头保护头部，然后滚下床，抱头下蹲。当然，如果条件允许的话，则应该迅速移动到事先找好的家中藏身地，在墙边蹲下，利用承重墙、坚固的家具或厕所等小空间形成的"三角区"，更有效地躲避垮塌物体对人体的伤害。在户外发生地震时，应选择开阔地点蹲下，不要随便返回室内；避开人多的地方；避开楼房、水塔、立交桥等建筑物；远离电线杆、路灯、广告牌等危险物、悬挂物；避开狭窄街道、危墙等场所；如果正在开车，应立即把车停在路边；如果在野外，要避开山脚、陡崖等，以防山崩、泥石流；在海边，要尽快向远离海岸线的地方转移，以避免可能发生的海啸。

四、制定创伤预防计划

是为了改变创伤高危人群的认知、态度及行为。仅仅依靠宣传教育、分发科普资料，并不足以达成预防创伤的目的。创伤预防的措施必须足以影响社会的态度，最重要的是改变人们的行为，并最终养成良好的习惯。防伤计划任重道远，但却并非遥不可及。

五、公共卫生模式

公共卫生模式就是联合多个领域、多个行业如流行病、医疗、公共卫生、社区服务、财政及司法，以社区为基础，通过数据监测、识别风险因素、评估预防措施、落实执行等步骤来达成预防创伤的目标。

1. 数据监测　是在社区内收集数据的过程。数据资料来源包括创伤死亡数据、住院及出院统计数据、医疗记录、创伤登记资料、警方报告、院前救治、医保支付等。

2. 识别风险因素　有时风险因素显而易见，如在致命性车祸中发现司机曾经酗酒；而有时风险因素需要反复甄别才能确定。院前急救人员在创伤事故的现场可识别引发事故的真正风险因素，在现场有更多的机会与伤员沟通，更熟悉事故发生的环境，因此其对信息的掌握更准确、更具体。院前急救人员应将相关信息提供给院内急诊医生，或及时进行总结分析。

3. 采取适当的防范措施　对创伤预防策略优化和完善，制定可行性的工作方案，运用教育、执法或技术设计策略，使落实执行富有成效。

4. 评估创伤预防的成效　重点分析社会人群的态度、技巧和判断力是否发生改变，行为上的转变是否降低了创伤的危害程度。

实践证明，在社区范围内，通过多方努力，可以识别创伤问题的"伤员类型、创伤种类、事故地点、时间和原因"。公共卫生模式可以有效地控制创伤的发生，降低创伤的危害程度，减少创伤导致的经济损失。

第二节　创伤的自救互救

2016年11月1日，上海市正式实施《上海市急救医疗服务条例》（以下简称《条例》），俗称"好人法"。《条例》中所指的社会急救，是指在突发急症或者意外受伤现场，社会组织和个人采用心肺复苏、止血包扎、固定搬运等基础操作，及时救护伤者，减少伤害的活动或者行为。

《条例》中明确规定，市民发现需要急救的患者，应当立即拨打120急救电话（全书简称120），可以在医疗急救指挥调度人员的指导下开展紧急救助，也可以根据现场情况开展紧急救助，为急救提供便利。鼓励具备急救技能的市民，对急危重患者实施紧急现场救护。在配置有自动体外除颤仪（AED）等急救器械的场所，经过培训的人员可以使用自动体外除颤仪等急救器械进行紧急现场救护。紧急现场救护行为受法律保护，对患者造成损害的，依法不承担法律责任。鼓励社会组织通过商业保险、奖励等形式，支持和引导市民参与紧急现场救护。

急救的目的在于维持生命、减缓痛苦、防止伤病情况恶化、促进康复。在任何情形下，任何人都可以开始急救，同时包括自救。在事发现场对伤病员进行救治的人员称为"现场施救人员"。由此可见，伤病员的命运在瞬间被掌握在现场施救人员的手中，如得到及时而恰当的急救可增加脱险的机会。

一、现场救治的原则

接到出警电话，现场安全评估就已开始，接警人员应根据现场伤患提供的信息大致评估事件性质。在到达事故现场下车前必须隔窗观望，首先对现场环境安全情况再次进行快速评估，确保环境安全后进入现场了解现场事故类型、伤员创伤类型及机制、伤员人数，是否需要增援等，并准确判断事故性质。救治原则是让伤势最重的伤员最先得到救治。优先次序为：可能导致死亡的严重创伤，可能导致肢体残障的创伤，其他非致命性或非伤残性创伤。若同时出现大量伤员，救治原则为尽量多地挽救伤员。

1. 现场评估

在试图接近任何事故现场前，救助人员必须首先考虑自身安全。同时，必须确认现场安全，才能开展救援工作。未接受过培训的人员不应自行尝试救援。一旦在救助过程中负伤，不但不能对伤员进行施救，反而会增加伤员的数量，同时也削弱救援能力。在高速公路发生车祸时，救助车辆应停泊在事故车辆的后面，使用反光三脚架示警，避免后面驶来车辆的无意碰撞。伤员通常都有外部出血，由于没有办法判断伤病员是否具有潜在传染性，应采取适当的防护措施，如对血液或体液进行适当的隔离尤为重要。如果不慎沾染了血液或体液应立即用肥皂和水冲洗，或者使用消毒液。脱去手套后，也应该用清水和肥皂洗手。除了救助人员的安全，伤员的安全也必须加以考虑。一般来说，应首先把身处险境的伤员转移到安全地带，然后再开始评估和施救。在凶杀现场，行凶者可能依然在现场逗留，可能再次施暴，对伤员、救助人员或其他人造成伤害。如果怀疑现场存在某种风险或威胁，应该立即撤离现场。

2. 患者评估

对患者的伤情进行评估是正确救治的起始。首先确定伤员呼吸、循环和意识的基本状态，迅速评估伤员是否存在生命危险，然后再根据伤情实施必要的抢救措施。亚当斯·考利医生提出了"黄金1小时"的创伤救治概念，他认为伤员受伤后至获得相应处理的时间间隔的长短对救治效果具有极其重要的影响。如果时间间隔 > 1小时，则伤员的生存机会急剧下降。救助人员需在现场迅速判断伤员的伤情，并做必需的挽救生命的救治处理，同时呼叫专业急救人员，将伤员转运到有救治能力的创伤中心。现场快速寻找出危及生命的伤情、做出重要的干预措施和转运策略，随时发现患者病情变化、核对伤情和干预措施。

（1）靠近患者时，面向患者靠近（从而避免患者转颈、抬头看的动作），建立对患者的总体印象。判断患者的年龄、性别、体重、面容表情、体位、动作，以及是否有严重活动性大出血。如果存在后者这种情况，处理患者的顺序为C—

A—B—C（Compress，Airway，Breathing，Circulation），第一个C代表要先处理危及生命的大出血。

（2）评估患者意识水平，评估广泛受伤机制，进行脊柱运动限制，同时评估患者意识水平（表1）。任何低于A（清醒）的患者都需要在快速创伤检查时寻找导致意识变化的原因。

表 1 意识状态分级（AVPU）

A—警醒（清醒、位置感明确、服从指令）
V—对声音刺激有反应（意识模糊或意识不清，但对声音刺激有反应）
P—对疼痛有反应（意识不清、但对疼痛刺激或抚摸有反应）
U—无反应（无呕吐和咳嗽反射）

（3）评估气道，若患者无法说话或意识不清，评估气道是否存在气道阻塞（窒息、鼾声、气过水声、哮鸣音），需要立刻尝试开放气道或根据情况使用高级气道。

（4）评估呼吸，通过看、听、感觉来判断患者的呼吸（频率、节律、力度、对称性），呼吸过快的患者都应给予高流量吸氧，将患者的脉搏氧饱和度维持在95%更合适；有条件监测呼气末二氧化碳（ETCO$_2$），维持在35—45 mmHg。

（5）评估循环，院前救援人员先要评估有活动性大出血情况的患者是否得到控制。多数的出血都可以通过使用敷料直接压迫止血法止血，同时检查桡动脉的频率和质量，注意过慢（＜60次/分），过快（＞120次/分）情况，判断是否细弱、规律。判断皮肤颜色、温度及毛细血管充盈时间（CRT）。皮肤苍白、湿冷、意识水平下降都是灌注减少（休克）早期有效的评估线索。

1）有意识患者：

检查两侧桡动脉，能触及桡动脉收缩压在80 mmHg左右。

触不到桡动脉则检查肱动脉，能触及肱动脉收缩压在70 mmHg左右。

2）无意识患者：

触摸颈动脉，触摸时间10秒内，能触及颈动脉收缩压在60 mmHg以上。

3）评估周围循环：

观察肤色（是否苍白、发绀或异常）、触摸末端肢体（是否湿冷）、检查末梢循环再充盈时间（CRT）是否超过2秒。

（6）快速创伤检查是一个寻找各种致命威胁的简要查体。评估患者面部头部出血、畸形、肿胀，压痛；暴露颈部、颈静脉怒张、气管移位、颈部压痛；检查胸部伤口、反常运动、听诊双肺呼吸音和心音、触诊压痛、捻发音；检查腹部伤口、组织外溢、膨隆、压痛、肌紧张；触诊骨盆、压痛和稳定性；耻骨压痛；检查上下肢，判断出血、畸形、肿胀、压痛；检查背部出血、畸形、肿胀、压痛。

（7）SAMPLE病史　在对患者进行初步评估的同时，团队中急救辅助人员或者院前急救医生应采集SAMPLE病史（表2），旁观者不一定能伴随转运患者至医院，他们提供的信息也很重要；很多在现场意识清晰的患者到达医院时已经意识不清。院前急救人员不仅是见证现场的人，还可能是唯一了解现场情况及患者病史的人。

表2　SAMPLE 病史

S—症状
A—过敏史
M—用药史
P—既往病史（其他疾病）
L—最近一次进食史（最近一次吃的东西）
E—事件经过（发生了什么事情）

（8）关键性治疗及转运　在完成初始检查及快速创伤检查后，可以判断出伤情程度。关键性急救措施在现场进行，大多数非救命性处置可以在转运途中进行。

1）关键性急救措施包括控制严重外出血、打开并保持气道通畅（位置、清理、吸引、必要时插管）、辅助通气、吸氧、呼吸末二氧化碳监测、封闭开放性气胸、固定连枷胸，减压治疗张力性气胸、稳定插入性异物、脊柱运动限制等。

2）非救命性处置如夹板固定、绷带包扎、输液等。

（9）院内创伤中心的医疗指导　高能量损伤的重症患者应尽快通知创伤中

心，告知受伤机制、伤势、主诉及体征、采取的措施、预计到达时间；一体化建设的创伤中心能采集现场和救护车转运途中的救治图片和实时视频，指导急救并提前做好后续院内准备，上车即入院。

二、现场救治的技能

创伤急救技能包括脱困、通气、止血、包扎、固定和搬运，可降低伤员的伤残程度。遇到出血、骨折的伤病员，现场救护人员应保持镇静，在做好自我保护的前提下，迅速检查伤情，根据现场可利用的条件正确采取自救互救措施，及时呼叫110和120。救护人员在救治过程中，应严密观察伤病员的生命体征（如意识、呼吸、心跳），避免增加伤员的损伤及痛苦。

1. 脱困

在交通、爆炸、触电、中毒、溺水、施工事故及火灾、地震等灾难事件中，致伤环境常存在危险因素，需将伤员尽快转移脱离危险环境，以避免对伤员造成再次伤害，同时也是为了保护施救人员的安全。此类伤员若伴有脊柱脊髓损伤，不恰当的脱困措施有可能加重损伤程度，甚至造成伤残或死亡。危险的情况包括火情、触电、建筑物坍塌、爆炸物品、危险品、环境过冷或过热、来往车辆、洪水等。若怀疑可能存在骨盆或脊椎损伤，则不移动伤病员尤为重要。若环境不存在危险因素，则无须移动伤员，可耐心等待专业急救人员的到达，并密切观察伤员。将伤员转移到安全的地点时防止发生二次损伤。

2. 通气

最常见的致命性损伤是机体组织缺氧。在缺氧的状态下，机体组织产生的能量不能满足机体的需要。无法维持氧合作用和有效换气将导致继发性脑损伤，使初始的脑部创伤更加恶化。确保气道畅通、维持氧合作用和给予辅助呼吸，可使大脑和身体重要器官获得氧气供应，减轻对脑部的损害并改善预后。因此，在创伤抢救过程中气道管理极其重要。施救人员应迅速检查伤员气道，确保气道畅通，避免发生气道梗阻的危险。

（1）仰头抬颏法　这是开放气道最常用的方法。将伤员取仰卧位，施救人员位于伤员头部一侧，一手放在伤员前额，另一手的食指及中指指尖对齐，置于下颏的骨性部分（注意避免压到颏下软组织，以免阻塞气道），向后、向下用力压前额，同时抬起下颌，使头部充分后仰，使下颌角与耳垂的连线与地面垂直，使气道开放。上抬力度以使牙关接近合拢，但口腔不完全闭合为宜。

（2）推举下颌法 若头、颈、面部受伤伤员的气道受阻，宜采取推举下颌法开放气道。施救人员应先将伤员的颈椎维持在正中线位置，在畅通气道过程中基本保持伤员头颈部不发生移动。舌头肌肉连接于下颌，可随下颌一起向前移动，将两手拇指分别放在伤员的颧骨位置，同时用食指和中指置于下颌，将下颌前推，使舌体离开下咽，确保气道开放。

除非能够肯定伤员没有颈椎受伤，施救人员一般应将所有严重创伤伤员当作疑似颈椎受伤进行处理，大幅度地移动颈椎可能加重伤员的神经损伤。这里强调的不是限制急救人员开放气道操作，而是强调在开放气道的过程中应注意保护伤员的颈椎，避免不必要的移动。

3. 止血

现场止血术是针对外出血利用简易物品、器械和手法技巧等，给予紧急处置，其重要之处在于尽快达到止血目的保障生命体征稳定。

（1）指压法：是现场止血中最快速方法。具体是沿人体主要动脉的体表走向，用拇指压住出血血管的上方（近心端），使血管被压闭住后血流中断。此法快速、有效，但不能持久。因此它是一种为其他止血方法赢得准备时间的临时性措施。

（2）直接压迫止血法：适用于任何伤口，方法是将洁净的敷料或毛巾等直接覆压在伤口上止血。若此法无效，再改用其他方法。

（3）加压包扎止血法：对于损伤面积较大，肌肉断端出血等可采用此方法。具体是将敷料或棉垫覆盖伤口，再用绷带缠绕加压包扎。但伤口内有碎骨片时禁用此法，以免加重损伤。

（4）填塞止血法：用无菌敷料填入伤口内外加大块敷料加压包扎，用于大腿根、腋窝、肩部等处难以加压的大出血。

（5）止血带止血法：用于四肢动脉出血。

1）使用正规止血带。

2）上止血带部位为伤口的近心端，止血带下面放衬垫。

3）止血带上的松紧以能达到止血效果为宜。

4）上止血带后必须记录时间做标记，并与接诊医生做好交接。建议上止血带的患者应在其额头上做标记，特别是发生群体事件伤员多时，避免接诊医生疏漏。

5）若无正规止血带，可采用绞紧止血法。将三角巾折成三指宽条，宽条在相应上止血带的部位缠二圈后打一双环结，将一小棒插入其中一孔，旋转达到绞紧止血效果后，将小棒插入另一孔内限制住绞紧效果。

（6）止血注意事项

1）止血只是现场自救互救的一个组成部分。在各个事发现场，紧急救护各有侧重，均应以维持伤员生命体征稳定为目标。

2）在进行头颈部、四肢的止血处置之前，应先抬高出血部位至心脏水平以上，以增加静脉回流，减少出血量。

3）绝大多数伤口压迫包扎后可止血。大血管出血，在伤口近心端扎止血带，记录开始上止血带的时间。止血带的总体时间限定原则，比较一致的观点超过5个小时后远端肢体难以存活。因此我们建议止血带的使用时间以1小时为宜，最多不超过3小时。

4）应注意无论伤口大小都不宜外敷药物止血。

4. 包扎

（1）伤口包扎不是单指在现场用敷料对伤员的伤口进行简单的覆盖处理，而是在现场急救过程中对于损伤部位进行完整、科学处置的重要环节。正确的包扎可达到固定敷料、压迫止血、减少污染、减轻肿胀、减缓疼痛，以及制动与支撑患肢，利于固定和搬运，最终促进伤口的尽快愈合。

（2）在现场应根据伤口部位、深度、出血情况，有无其他伴随症状等综合判断结合现场能获得的包扎材料来决定适宜的包扎方式。

（3）注意事项

1）当头部伤口出现脑组织膨出时，应先将盐水纱布覆盖于脑组织表面，再将类似换药碗器皿扣于其上，最后再行包扎固定。

2）胸部伤口在现场无论伤口大小均用敷料盖住后包扎固定。

3）腹部伤口出现腹腔内容物脱出时应先将盐水纱布覆盖于内容物表面，再将类似换药碗器皿扣于其上包扎固定。如出现肠管破裂，可用血管钳将裂口夹住，再按上述步骤处理。严禁回纳。

4）四肢伤口伴有骨折断端外露突出时，不要试图进行复位，这样只会造成继发性损伤，加重感染。正确的方法应是先将盐水纱布包裹残端，再行包扎固定。在包扎过程中，尽可能不改变肢体原来的姿态。

5）遇到异物插入的伤口，不可拔出异物。应用环形垫支撑异物，再用绷带固定，尽快送院处理。运送途中应尽量避免移动，小心护送。

5. 固定

可减轻疼痛刺激，防止与避免再出血和损伤。固定分为广义固定和狭义固定。狭义固定即一般骨折固定，四肢骨折固定骨盆固定等；广义固定是指为避免在转运过程中二次损伤将伤员用固定带和担架车固定在行驶救护车车厢内。

6. 搬运

一般来说，如果现场环境安全，救护伤员应尽量在现场进行，在救护车到来之前，为挽救生命、防止伤病恶化争取时间。只有在现场环境不安全，或是受局部环境条件限制，无法实施救护时，才可搬运伤员。搬运和护送伤员应根据急救员和伤员的情况，以及现场条件采取安全和适当的措施。

（1）搬运护送目的是使伤员尽快脱离危险区。

现场潜在的危险因素有：

1）可能发生起火、爆炸或有较浓的烟雾。

2）有电击伤的可能。

3）有害物质出现泄漏。

4）自然灾害可能随时发生。

5）交通事故现场有过往车辆。

6）建筑物有倒塌的可能。

7）环境过冷或过热。

8）其他未知的危险因素。

（2）改变伤员所处的环境以利抢救。

现场难以实施救护措施的环境有：

1）伤员所处的地点狭窄。

2）伤员被困在狭小空间内（如汽车车厢内）。

3）伤员所处位置妨碍对其他伤员的救护。

4）需要将伤员搬运至硬的平面进行心肺复苏。

5）安全转送医院进一步治疗。

（3）搬运护送原则

1）搬运应有利于伤员的安全和进一步救治。

2）搬运前应做必要的伤病处理（如止血、包扎、固定）。

3）根据伤员的情况和现场条件选择适当的搬运方法。

4）搬运前应做必要的准备。

5）搬运护送中应保证伤员安全，防止发生二次损伤。

6）注意伤员伤病变化，及时采取救护措施。

（4）常用的搬运方法有徒手搬运和使用器材搬运。应根据伤员伤病情况和运送距离远近而选择适当的搬运方法。徒手搬运法适用于伤病较轻、无骨折、转运路程较近的伤员；使用器材搬运适用于伤病较重，不宜徒手搬运，且转运路程较远的伤员。

1）徒手搬运　对于伤情较轻、无骨折、无脊柱损伤的伤员，可采取徒手搬运。对于单侧下肢有轻伤但无骨折、在协助下能够行走的伤员，可扶持其转移。对于老弱或年幼、体型较小、体重较轻、上肢没有受伤或仅有轻伤，没有骨折的伤员，可背负或抱持其转移。对于无法行走、体型较大、体重较重的伤员，可拖曳其衣物或将其置于床单上拖行转移。空间狭窄或有浓烟的环境下，若伤员上肢没有受伤或仅有轻伤，救助者可骑跨于伤员躯干两侧，使伤员双手环扣救助者脖颈，救助者双手着地或用一只手保护伤员头颈部，使伤员头、颈、肩部离地，拖带伤员转移。特别注意此法不适用于可能有脊柱损伤的伤员。救助人员较多时，可采用轿杠式、椅托式将伤员转移。上下楼梯时，可借助椅子转移伤员。

2）担架搬运　对于伤情危重、有骨折或怀疑有脊柱脊髓损伤的伤员，则应借助器械搬运，避免加重损伤。凡怀疑有脊柱脊髓损伤的伤员，应使其脊柱保持正常生理曲线，切忌使脊柱过伸、过屈。在确保伤员脊柱不受旋转外力的情况下，三人同时用手将其平抬平放至木板上，人少时可采用滚动法。将伤员整体转动并转移至硬质木板上时可检查伤员背部，触诊伤员脊柱，判断有无触痛或变形。

救助者从下蹲到站起时，头颈和腰背部应挺直，尽量靠近伤员，用大腿的力量站起。避免弯腰，防止腰背部扭伤。从站立到行走时，脚步要稳，双手抓牢，防止跌倒及滑落伤员。

参考文献：

1. ［美］约翰·E.坎贝尔，罗伊·L.艾尔森.国际创伤生命支持教程（原书第8版（中文翻译版）第2章）［M］.北京：科学出版社，2018.
2. 徐惠梁，王家瑜主编.实用现场急救手册［M］.上海：复旦大学出版社，2016.
3. 贾大成主编.救护车到来前，你能做什么？［M］.南京：江苏文艺出版社，2016.
4. 田建广，朱勤忠主编.救在一瞬间［M］.上海：复旦大学出版社，2018.

| 第七章 |

创伤骨科救治技术进展

第一节 DSA

一、基本概念

数字减影血管造影（digital subtraction angiography，DSA）是通过电子计算机进行辅助成像的血管造影方法，是20世纪70年代以来应用于临床的一种崭新的X线检查新技术。在注入造影剂之前，首先进行第一次成像，并用计算机将图像转换成数字信号储存起来。注入造影剂后，再次成像并转换成数字信号。两次数字相减，消除相同的信号，得到一个只有造影剂的血管图像。根据将造影剂注入动脉或静脉而分为动脉DSA（intraarterial DSA，IADSA）和静脉DSA（intravenous DSA，IVDSA）两种。

二、技术进展及临床应用

在骨科领域DSA主要应用于肿瘤血供的阻断和辅助治疗及血管损伤的诊断、治疗。

1. 骨与软组织肿瘤的动脉栓塞治疗

对骨与软组织肿瘤患者术前行DSA造影及供养动脉栓塞，可使肿瘤发生不同程度的坏死、液化和囊变，减少术中出血，缩短手术时间，是一种有价值的术前辅助性治疗方法。

2.急性血管损伤的诊断及栓塞治疗

四肢挤压伤、闭合性骨折、骨盆骨折等导致的血管损伤，严重时会导致失血性休克、肢体远端缺血性坏死。早期行DSA检查可明确诊断，发现损伤的血管，及时行栓塞或血管修复治疗。对于术后持续性出血导致的失血性休克，也可通过DSA找到出血的小动脉，及时行栓塞治疗。

如图7-1、7-2，患者全髋关节置换术后切口持续渗血，血压难以维持，急诊行DSA造影提示动脉破裂，可见造影剂进入血肿处，予以明胶海绵栓塞后再

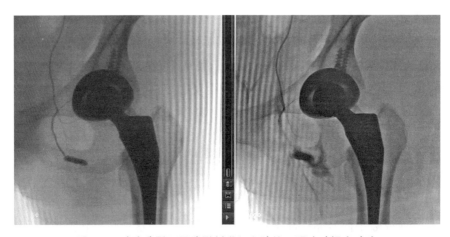

图7-1　动脉造影可见造影剂进入血肿处，明确破损小动脉

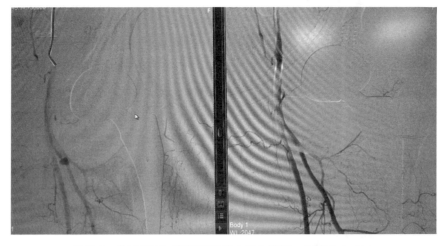

图7-2　栓塞后可见造影剂局限未发生渗漏，表明止血成功

次造影发现无渗漏，患者血压逐渐回升，生命体征平稳，予以输血支持后次日精神状态良好。

3. 颈动脉狭窄的血管内介入治疗

颈动脉支架成形术（carotid artery stenting，CAS）是目前较为成熟的血管内介入治疗方式之一，其首先通过DSA评价血管情况，再通过血管内技术操作置入支架，是一种较为新兴的治疗手段。1977年CAS被首次应用于治疗颈动脉狭窄疾病，它具有较短的操作时间、较短的术后恢复时间、较少的痛苦与创伤、更低的麻醉要求和更低的心肺并发症并且疗效高的优点，因此受到更多的医生和患者的青睐。尤其对于颈动脉内膜剥脱手术高危的患者，其应用前景更被看好。但它与颈动脉内膜剥脱术（Carotid Endarterectomy，CEA）相比到底谁在颈动脉狭窄的治疗中更具有优势仍有争论。

4. 出血性脑血管病的介入治疗

（1）经血管内栓塞治疗颅内动脉瘤：自发性蛛网膜下腔出血（subarachnoid hemorrhage，SAH）是常见的出血性脑血管病。自发性SAH的年发病率为5—20/10万，国内6省市的调查为4/10万，其患病率为31/10万。自发性SAH的原因据认为60%—70%为颅内动脉瘤破裂出血所致，第一次破裂出血的早期死亡率高达36—40%，并且以后再次出血的死亡率更高。如果发现动脉瘤，多主张应尽早栓塞之（如不适合栓塞，可手术夹闭）。目的在于尽早地消除再出血的危险，也有利于进行腰穿或以其他方式来引流蛛网膜下腔的血，处理可能发生的血管痉挛和脑积水等一系列SAH后的临床问题。采用电解可脱式铂金弹簧圈（guglielmi detachable coil，GDC）来栓塞治疗颅内动脉瘤，在国外已有12年的历史，在国内也有5年的时间，疗效肯定可靠，创伤微小，治疗安全性好，已成为与外科手术夹闭动脉瘤相媲美的临床主要治疗方法之一。相比较而言，经血管内栓塞治疗动脉瘤更适合于一般条件差，不能耐受手术的患者。国内近3年多来三维脑血管造影机的使用，可以从空间任意角度观察动脉瘤，使动脉瘤栓塞治疗更加彻底和安全。

目前，在国外采用液态栓塞剂栓塞动脉瘤开始进入临床；在国内采用瘤颈重塑技术和支架+GDC栓塞治疗宽颈动脉瘤逐渐开展；新的改进的弹簧圈也在研究和使用。相信，这些有助于难治类型动脉瘤的治疗，降低治疗费用，进一步提高疗效。最近，动脉瘤栓塞和手术治疗的国际大宗病例的临床随机对照研究的初步报告显示，栓塞病例组患者的生存质量高于外科手术组。

（2）DSA疗法治疗其他出血性脑血管病：颈动脉海绵窦瘘首选经血管内栓塞治疗疗效显著，已是公认的事实；脑硬膜动静脉瘘手术复杂困难，栓塞治疗则有着独特的功效和良好的效果。脑动静脉畸形的栓塞治疗也是其主要的治疗方法之一。需要考虑的是，如果患者不是以出血起病，血管畸形团较大难以彻底栓塞，其内部中没有导致出血的危险结构（如动脉瘤、大的高流量的动静脉瘘等），则不一定要将畸形团完全祛除，只要做到能缓解症状（如头痛、癫痫等），继续观察也是一种治疗选择。此外，介入栓塞治疗在各型脊髓血管畸形的治疗当中，也占有不可替代的重要地位。

与内科药物治疗相比，DSA介入疗法能够直接到达病变部位进行治疗，使病变显现的清楚可及，治疗结果明了易于判定；与外科手术相比，介入疗法创伤微小，使许多过去由于高龄和伴有其他脏器或系统异常的不能耐受手术的患者得以治疗，也使一些过去不能手术的或手术十分危险的病变得以治疗。

第二节　CTA

一、基本概念

CT血管成像（CT-angiography，CTA）是在CT扫描基础上实施的一种增强扫描方式，通过将对比剂注入患者静脉可将血管组织和结构进行清晰的显示，通过对获得的图像进行三维重建，将皮肤、肌肉、骨骼等影响临床检查的结构进行去除，从而清晰的显示三维血管结构及内脏结构提升血管类疾病的检出效果。目前CTA检查已在各种头颈部、中枢神经以及心脏大血管疾病、外周性血管疾病中广泛应用，均取得了较好的临床应用价值。随着CT设备及技术的不断发展，其密度分辨率及空间分辨率都得到了很大的提高，且具备强大的三维后处理功能，能够将血管通过三维图像模式清晰显示出来，且可进行任意方位旋转展示血管病变的位置、形态等独特的优势。多层螺旋CT（multi-slice CT，MSCT）

较以往应用的单层螺旋CT扫描，具有时间短、层厚薄、连续扫描范围长等特点，近年来随着256层螺旋CT以及双源CT的相继出现，使多层螺旋CT血管造影（multi-slice CT angiography，MSCTA）在血管疾病诊断中应用的更加广泛，且对疾病的诊断率显著提高。其优势体现在以下几个方面：① 时间分辨率和空间分辨率有了空前的提高，可以在各个方向高速采集数据，配合强大的后处理工作站，使疾病诊断的准确性得到明显的提高。② 分辨率更佳，高速扫描保证了对比剂的团注效果，尽可能地拉开了所要显示的血管与不需要显示的结构之间的密度差，保证了后处理重建的效果。受邻近骨影像的干扰一直是困扰多层螺旋CT的问题。近年来新出现的双源CT，利用数字减影去骨CT血管成像（digital subtract ion bone removal CT angiography，DS-BR-CTA）和双能量直接减去骨影像CTA（dual nergy CTA，DE-CTA），能够有效地去除骨的干扰。

二、技术进展及临床应用

1. 急性创伤后判断血管损伤程度

在骨盆骨折中术前行CTA检查可明确是否存在血管损伤，减少术中不必要的出血，缩短手术时间，如术前发现有血管损伤，可行DSA栓塞以减少术中出血。在四肢骨折中如怀疑伴有血管损伤，CTA检查可明确诊断，指导进一步治疗方案，帮助判断预后。

2. 四肢血管病变的诊断

CTA可清晰显示血管的走行和管腔直径，对四肢血管病变导致的动脉狭窄、静脉血栓有很好的诊断作用，对于糖尿病患者由于血管病变需要截肢时，CTA检查可帮助确定截肢平面，避免由于截肢平面过低导致残端血运差愈合不良的情况。

3. 在动脉瘤诊治中的应用

动脉瘤破裂是引起蛛网膜下腔出血的最常见的原因，临床上蛛网膜下腔出血后患者的症状较重，致死、致残率较高，且容易发生再出血，预后较差。24 h内颅内动脉瘤再出血率约为3%—4%，再出血死亡率高达50%。目前数字剪影技术（digital subtraction angiography，DSA）检查仍然是诊断颅内动脉瘤的金标准，尤其是三维DSA（3D–DSA）的出现，对颅内微小动脉瘤的检出率是其他影像学检查方法所无法比拟的。但因其为有创性、费用高且有并发症的特点，限制了其在临床上的广泛应用，且不能作为常规的方法诊断颅内动脉瘤。

MSCTA是一种相对无创、快捷的检查方法，尤其是256层螺旋CT的出现，不仅明显缩短了检查时间，提高了动脉瘤的诊断及其在术后随访中的应用价值。能够显示更微小的动脉瘤及动脉瘤的瘤颈，并测量瘤颈的宽度，对于动脉瘤的治疗有重要的意义。目前，MSCTA能够检测出直径 < 3 mm 的颅内动脉瘤，且对于瘤颈的显示已经由直径 6 mm 降低至 2 mm。邻近颅骨的动脉瘤是CTA诊断的相对弱点，近年来双源CT利用DS-BR-CTA和DE-CTA技术，能够更清晰地显示颈内动脉虹吸段动脉瘤，显著提高了动脉瘤的检出率，其准确率堪与DSA媲美。

MSCTA在颅内动脉瘤的术后随访中也发挥了重要的作用。术后动脉瘤是否完全闭塞，瘤颈有无残留，载瘤动脉是否通畅，是评价手术治疗效果的重要依据。MSCTA可以作为术后随访的首选方法。

4. 在脑动静脉畸形诊断中的应用

颅内动静脉畸形（arteriovenous malformation，AVM）居脑血管先天性病变首位，是胚胎发育过程中脑血管形成发生变异所致。它是由供血动脉、畸形血管团及引流静脉组成。因存在动静脉的直接交通，血流由动脉直接流入静脉，阻力减小，血流量大，使动脉管壁变薄，内膜增生，弹性消失；静脉因纤维性变或玻璃样变而增厚。这种病理改变在颅内压升高的情况下，极易导致脑出血，致死、致残率较高。而显示更细小的供血动脉，明确引流静脉的形态及走行，以及发现邻近颅骨的畸形血管团是各种影像学检查的目标。MSCTA在动脉期即可同时显示供血动脉、畸形血管团和回流静脉。因其具有高分辨率、立体感强、显示较细小血管、任意角度旋转观察等特点，能够很好地显示畸形血管团内部结构及周围空间结构，使楔形分布的畸形血管团的大小范围、空间位置、供血来源及与周围组织间的解剖关系一目了然。MSCTA通过静脉注入造影剂，可同时显示颅内供血系统，便于整体观察颅内血供及病变所在，在这方面优于选择性动脉造影的DSA检查。通过整体观察病变的结构及范围，有助于制定合理的治疗方案，减少手术的盲目性和创伤性，补充了DSA检查。MSCTA技术诊断AVM具有无创、实用、可行、有效的优点，值得临床推广。

5. 在急性脑梗死诊治中的应用

近年来，随着医学影像学技术的快速发展，螺旋CT一站式检查可以同时进行CTA和CT脑功能灌注（CT perfusion，CTP）的检查。CTP可以在急性脑梗死患者的超急性期甚至"梗死前期"发现脑组织血流动力学变化情况，发现具体病灶，有效证实脑缺血半暗带存在及范围，提示临床早期溶栓，挽救存活的脑组织。"时间就是大脑"的概念正逐渐被"影像就是大脑"所替代。头颈部的CTA，可准确显示颈内动脉系统、椎基底动脉系统及脑动脉系统血管的形态及管腔变化，了解相应病灶的责任血管，明确血管狭窄的部位、程度，辅助定位溶栓或取栓治疗的靶血管。帮助临床选择适合治疗方式拯救存活脑组织。对脑梗死的早期诊断、指导最佳治疗和观察疗效有重要价值，大大降低了急性期缺血性脑血管病的致死率和致残率，具有广泛的临床应用前景。

第三节　PRP

一、基本概念

PRP技术，platelet rich plasma，中文全称为富血小板血浆技术，来自自体血浆的提取物，它是通过自体全血离心后获得，简单地说就是抽取自体全血，置于专用的离心管中离心后，弃去上清液，其下层就是含丰富血小板的血浆，即PRP。这类血浆中除了含有血小板成分，还含有多种生长因子，注射后可以引发组织再生，如刺激干细胞增生、分化，促进胶原、透明质酸等细胞外基质成分合成。且由于其来自自体血浆，无排异反应，具有使用安全的特点。

二、技术进展及临床应用

1. 肌腱病变与韧带扭伤的治疗

肌腱病变是一类以肌腱胶原、组织完整性、稳定性及力量的慢性缺失为主要特点的肌腱退行性病变。肌腱病变并非一种炎性状态，在组织切片中缺乏炎性细胞。造成该病变的原因是多方面的，而年龄、损伤、重复性压力、神经、血管及激素可能均是诱因。而肌腱病变随着年纪的增长几乎无处不在。

基础研究及动物学实验均支持PRP在肌腱病变治疗方面的应用。实验研究显示了其对肌腱细胞增殖、胶原蛋白沉积和内源性生长因子的作用。动物手术损伤模型研究中PRP也已取得了非常理想的结果。有报道称PRP在顽固性网球肘和跖腱膜炎方面治疗效果良好。在韧带扭伤的治疗上可改善疼痛、提高治愈率和移植质量，减少恢复时间。

2. 肌肉拉伤的治疗

肌肉拉伤后的疼痛是非常常见的功能性疼痛，特别是在运动员中。肌肉组织血供丰富，通过一般治疗与常规护理，比韧带损伤的恢复时间快大约8倍。如果亚急性或慢性状态继续发展，可以考虑PRP治疗。也可用于治疗骨化性肌炎。

3. 骨性关节炎的治疗

关节炎（OA）是透明软骨的慢性退行性病变。关节炎发病率高，疼痛剧烈且花费高。研究显示应用PRP治疗关节炎普遍观察到很好的结果。PRP的作用是否通过局部的旁分泌因子减轻疼痛，或是通过新的透明或纤维软骨的形成，或两者的结合，或者两者都不是，目前尚不明了。动物模型研究显示，PRP治疗亦可显著改善半月板、关节盂唇和强迫性神经官能症诱导缺陷等疾病的愈合效率。

4. 骨不连的治疗

一般临床上把超过9个月未愈合的骨折称为骨不连。导致骨不连的因素较多，有慢性感染、局部血供破坏、骨折端不稳定、自身基础疾病等。治疗骨不连的方法较多，主要原则为去除病因，改善局部血供，全身支持治疗等。由于骨不连的形成多数比较复杂，因此骨不连的治疗也较困难。目前有关于PRP成功治疗骨不连的相关报道，由于PRP无副反应，安全性高，其可以作为治疗方案之一。目前也应用于脊柱和关节融合手术中，以提高术后骨融合。

第四节　无痛技术

一、基本概念

疼痛是许多疾病常见或主要的症状，不仅给患者带来极大痛苦，而且还对中枢神经、循环、呼吸、内分泌、消化和自主神经系统造成不良影响，随着医学的发展，疼痛治疗现已发展成为一门独立的学科—疼痛诊疗学。关于"骨科无痛技术"相关内容，主要包括以下几个方面：椎管内镇痛技术；周围神经阻滞技术；手术切口周围局部浸润麻醉或关节囊内应用镇痛药物；镇痛药物的使用和非药物方法的围术期镇痛。

二、技术进展及临床应用

1. 椎管内镇痛技术，主要用于腹部和下肢手术的术后镇痛。常用的为硬膜外置管，微泵持续泵入止痛药物，具有镇痛效果好、副反应小等特点。

2. 周围神经阻滞技术，包括埋管长时间镇痛治疗、超声引导下神经阻滞等。

3. 手术切口周围局部浸润麻醉或关节囊内应用镇痛药物。

手术结束前予以皮下注射布比卡因可有效缓解术后切口痛；膝关节手术后予以关节内注射吗啡复合制剂可有效减缓术后疼痛。

4. 镇痛药物的使用（阿片类、非甾体类、其他等）。

术后镇痛泵的应用已较为普遍，但镇痛泵内止痛药物的配比目前没有统一标准，由麻醉医师根据患者情况及医师用药习惯个体化配置，镇痛效果因人而异，呕吐、眩晕等副反应的发生率较高。术后补液常规也会应用非甾体类镇痛药物，止痛效果跟手术部位，手术方式，患者体质等有关，个体差异较大，临床上术后完全无痛感的患者小于10%。近年快速康复理念提出术前预防性应用非甾体类镇痛药物，即术前12小时应用一剂镇痛药，可有效改善术后疼痛。

5. 非药物方法的围术期镇痛。如四肢手术术后冰袋物理降温；术后抬高患肢及弹力绷带加压固定，中医穴位贴辅助镇痛等。

第五节　数字化技术

一、基本概念

数字骨科是将计算机数字技术与骨科临床相结合的一门交叉学科，即通过计算机进行辅助的数字处理和图像处理，来解决骨科基础与临床中的实际问题。数字骨科技术主要包括以下几个方面：骨科有限元分析；骨科三维重建技术；骨科虚拟现实；增强现实和混合现实技术；骨科增材制造技术（3D打印技术）；计算机辅助设计与计算机辅助制造技术；计算机辅助骨科导航手术；骨科机器人技术；骨科远程手术。随着数字骨科的飞速发展，使创伤骨科诊疗操作朝着个性化、智能化、微创化方向发展。

二、技术进展及临床应用

近10年来，数字化技术已在我国创伤骨科领域得到了快速的发展，涉及各个亚学科领域，特别是3D打印技术更是形成了一股"创伤骨科3D热"，目前创伤骨科的生物力学的有限元分析、3D打印模型、计算机辅助拟手术、导航模型、导航技术及骨科机器人等在创伤骨科中得到广泛应用。

1. 3D打印模型术前评估和3D打印定制植入物的应用

术前通过对3D骨骼模型学习解剖、模拟复位练习、预弯钢板、螺钉预放置，甚至术前可以打印出更加符合正常生物力学以及骨骼匹配度更高的钢板及螺钉。创伤骨科中的复杂骨折特别是骨盆髋臼骨折、胫骨平台骨折和部分髋部骨折均选择性地开展了3D打印。近年来3D打印植入物已应用于复杂骨折，但3D打印价格、定制时间、制作材料选择等因素限制了其在创伤骨科手术中的使用。随着材料学的进步，生物活性材料可能应用于3D打印，提供了骨结构和生物活性，这为临床上修补骨缺损提供了更好地选择。

2. 计算机辅助模拟手术

创伤骨科医生多基于影像学资料来分析判断其骨折特点，绝大多数分析判断及抉择很抽象，决定手术入路、内置物的选择及放置，对骨折复位、内置物放置位置及螺钉方向、长度和角度没有在影像平台上进行模拟实践操作，无精确的术前设计，没有精确的复位标准，治疗具有不确定性。"一站式"计算机辅助术前计划（computer assisted preoperative planning，CAPP）系统能对骨块的分布、移位有细致的了解，为精准实施手术提供依据。有学者提出基于CT原始DICOM的CAPP系统是术前计划重要的发展方向，可将手术计划在术中得以精确实现。此类技术已经在骨科创伤取得良好的疗效，尤其适用于复杂关节周围骨折。

3. 计算机导航骨科手术（Computer aided orthopaedic surgery，CAOS）在创伤骨科中的应用

由于近年迅猛发展的图像处理技术和导航示踪手段的改进，为CAOS创伤骨科的应用带来新的机遇。相关研究表明，创伤骨科正在成为CAOS临床应用的热点，计算机辅助导航骨科手术及医用机器人技术会显著提高创伤骨科的治疗效果，使手术更微创、更精确、更安全。CAOS手术共同的标准操作步骤大致如下：在手术区域骨骼安装动态参考坐标，以利于术中跟踪目标、获取图像，并传输至图像处理工作站。校准图像，正确配准，便于光学系统跟踪。按照规划好的术中位置，在获取的术区图像上跟踪定位手术工具。骨科医生明确了上述标准、适应证、操作程序，就能够顺利开展手术。目前比较认同的适宜应用于CAOS的临床手术有：骨盆后环骨折及骶髂螺钉内固定、骨盆前环和髂骨骨折、髋臼骨折、股骨颈及转子间骨折、髓内钉手术及长骨及骨盆截骨术等。

4. 骨科机器人技术

近年来，机器人技术快速发展，与骨科相互融合，逐渐形成了骨科机器人技术。目前，应用于创伤骨科的机器人按其在手术中的功能分为定位机器人和复位机器人。定位机器人可显示骨通道同瞄准器位置的三维动画，主要应用于股骨近端骨折、骨盆骨折及髋臼骨折等骨折手术。骨科手术机器人导航下可提高髓内钉内固定治疗股骨转子间骨折手术的精准度，术后髋关节功能恢复好，是进行转子间骨折复位髓内钉内固定手术较为理想的方法。在骨科手术机器人导航下进行骨折内固定手术可获取准确的手术路径和手术精准度，减小手术伤害。

5. 骨科人工智能技术

人工智能系统对医学影像的识别效率高，而且人工智能系统可以发现人眼不可见的微小图像，增加了诊断精确性，使创伤骨科疾病的漏诊率及误诊率下降。人工智能系统能够不断学习和自我完善，能够模拟医生的临床诊断思维，然后拟定相关的治疗方案。人工智能在骨科机器人上的应用，使得自动化骨科机器人成为可能。

参考文献：

[１] 邓明.DSA技术的新进展［J］.影像技术，2014，26（06）：42-43.

［2］李明利.多层螺旋CT血管成像技术临床应用进展［J］.国外医学（临床放射学分册），2003（04）：255-258.

［3］M Ferrari et al. A new technique for hemodilution, preparation of autologous platelet-rich plasma and intraoperative blood salvage in cardiacsurgery. Int J Artif Organs. 1987 Jan; 10(1): 47-50.

［4］Mishra and Pavelko. Treatment of chronic elbow tendinosis with buffered platelet-rich plasma. Am J Sports Med. 10(10): 1-5, 2006.

［5］Graziani et al. The in vitro effect of different PRP concentrations on osteoblasts and fibroblasts. Clin Oral Implants Res. 2006 Apr; 17(2): 212-9.

［6］Tidball JG & Wehling-Henricks M. Macrophages promote musclemembrane repair and muscle fibre growth and regeneration during modified muscleloading in mice in vivo. J Physiol. 2007. Jan 1; 578(Pt 1): 327-36. Epub2006 Oct 12.

［7］Dohan et al. Classification of platelet concentrates: from pureplatelet-rich plasma (P-PRP) to leucocyte- and platelet-rich fibrin (L-PRF).2009. Trends in Biotechnology. 27(3): 158-67.

［8］Joav Merrick. Pain Management: Recent International Research［M］.Nova Science Publishers, Inc.: 2022-01-17.

［9］裴国献.开展数字骨科技术提升骨科诊治水平［J］.中华创伤骨科杂志，2017，19（4）：277-278.

［10］陆声，辛欣，黄文华，等.3D打印骨科手术导板的临床应用进展［J］.南方医科大学学报，2020，40（8）：1220-1224.

［11］韩庆辉，张毅杰，陈雁西，等.计算机辅助治疗AO C型桡骨远端骨折［J］.中华创伤杂志，2016，32（11）：980-985.

［12］赵猛，江勇，徐圣康.数字骨科技术在创伤骨科的应用及前景［J］.临床外科杂志，2020（4）：307-309.

［13］翟志凯，张国梁.计算机辅助技术在骨科手术中的应用进展［J］.机器人外科学杂志（中英文），2021，2（6）：485-491.

［14］Yanxi Chen, Xiaoyang Jia, Minfei Qiang, Kun Zhang, Song Chen. Computer-Assisted Virtual Surgical Technology Versus Three-Dimensional Printing Technology in Preoperative Planning for Displaced Three and Four-Part Fractures of the Proximal End of the Humerus［J］.The Journal of Bone and Joint Surgery. American Volume, 2018, 100/A(22): 1960-1968.

第八章

特殊原因创伤

第一节　地震伤

一、地震伤的特点

地震是一种在极短时间内即可导致大量人员伤亡、财产损失，并容易引发序贯损害的严重自然损害，地震伤的特点如下：

1. 多为压砸伤和挤压伤

因突发坍塌的钢筋水泥、巨石瓦砾撞击及久压造成，伤员数量大、伤情复杂，涉及面广，抢救任务重。

2. 多发伤比例大

重伤员均存在1个以上致命伤，其中四肢和脊椎骨折及软组织损伤占半数以上。

3. 休克多，变化快

疼痛刺激、内脏出血、肢体骨折、缺水脱水等均可导致伤员休克，若合并有颅腔、胸腔和腹腔损伤时，伤情明显加重，且半数以上伤员存在低氧症。

4. 内环境严重失衡

地震中久压的伤员因长久无法进食进水导致能量缺乏、负氮平衡，低氧血症、组织脱水、水电解质紊乱、高钾血症、代谢性酸中毒在伤员中普遍存在。此外，神经-内分泌自我调节机能失控，机体处于严重的内环境失衡状态。

5. 感染率高

掩埋时间越长，创面伤口越多，感染的机会越大，可合并厌氧菌感染。伤员存在的全身炎症反应综合征（SAIRS），机体免疫功能下降、易感性骤增，可通过污染的创面伤口、肠道细菌移位和侵入性导管等多种途径感染。

6. 挤压综合征发生率高

挤压综合征发病率约占2.4%—5%，是地震伤最常见的死因之一。主要因组织严重挤压，缺血坏死，致横纹肌溶解，产生的大量肌红蛋白堵塞肾小管，加之已存在的严重休克，使肾灌注不良，引发急性肾衰[1]。

7. 抢救难度大、伤员获救相对滞后

地震后，除掩埋不深的伤员有机会在第一时间获救外，其余被倒塌建筑物掩埋的伤员很难得到及时抢救。因事发突然，伤员众多，灾情复杂，给救援带来极大困难，倒塌的钢筋水泥常需要大型起重机、大吊车协助移除，绝非人背肩扛所能奏效。道路桥梁的破坏，山体滑坡、泥石流、倒塌建筑物的阻挡，直接影响到救援人员及抢救物品器械的及时到达。通信联络的中断，水、电、气的中断也直接妨碍抢救工作的开展。

8. 致残、死亡率高

早期多因机体的严重毁损、脑挫裂伤脑干伤、窒息、心脏大血管伤、高位脊髓伤死亡。数分钟至数小时多因呼吸循环衰竭及不能制止的大出血休克死亡。晚期常因严重感染、呼吸循环衰竭、多发器官功能衰竭、全身衰竭等原因死亡。

二、地震伤的现场急救

1. 寻找伤员本着"先救后找、先多后少、先易后难、科学搬运"的原则。

先救治已发现的伤员，后寻找可能存在的伤员；先寻找人口聚集的地方，如学校、会议室、礼堂、居民楼、生活区，后寻找人员较少去的地方；先解救容易解脱的伤员，后解救处理难度很大的伤员，在有限的资源下救出更多伤员。因上吨重的钢筋水泥的重压对任何一位伤员来说都是致命的，早脱离一分钟就多一分希望。地震后因现场抢救条件简陋，人力物力时间十分有限，应避免造成"没希望的没希望，有希望的也没了希望"的尴尬局面[2]。

2. 抢救过程应遵循"救命第一，保存器官、肢体第二，维护功能第三"的原则。

2008年的汶川地震救援中，多次出现伤员被巨大水泥板压住，肢体因长时间被压砸缺血坏死，短时间内既无法搬走巨大水泥板，坏死的肢体又无存活的情况。为了挽救伤员生命，只有通过截肢把伤员解救出来。埋压时间与抢救存活率的关系如下：＜3小时，存活率为90％；＜24小时，存活率为81.0％；＜48小时，存活率为36.7％；＜72小时，存活率为33.7％；＜96小时，存活率19.0为％；＜120小时，存活率为7.4％。

3. 做到科学搬运。

通过移开压在伤员身上的重物，把伤员"托"运出来，切忌生拉硬扯，或用1人抬头1人抬脚的办法搬动伤员，这样会加重伤员的脊髓损伤，造成永久性截瘫。可应用硬质担架或木板搬运，疑有颈椎骨折应加用颈托，疑骨盆骨折的可采用铲式担架。

4. 应掌握现场止血包扎及骨折固定技术。

救援人员在灾难现场对伤员进行快速伤情评估，发现活动性出血应及时止血，通过各类包扎技术、止血带技术进行止血，也可局部使用止血药物进行止血。对四肢骨折选择夹板固定，骨盆骨折选择骨盆固定带固定，做到先固定再搬运。

三、地震伤的院内急救

地震伤发生后1小时内的处理是决定伤员预后的关键时刻，要集中精力，全力以赴复苏挽救生命，抢救中要明确诊断，伤情平稳后再根据伤情进行专科治疗。

首先，按照患者的病情进行分类，需要立即处理的情况包括：颌面严重毁损，不稳定下颌骨折，血块、痰液、碎骨折片阻塞气道，需及时解除窒息；按压包扎制止大出血；解除心脏压塞；封闭开放性气胸和引流张力性气胸；对颅脑伤要边补液边脱水利尿，降低颅压；颈椎骨折或脱位；开放性腹腔损伤。其次，需优先处理的情况有：腹部脏器伤；血管伤；严重挤压伤；开放性骨折、关节伤和严重软组织开放伤；合并休克。无休克的软组织创伤，无筋膜间室综合征的四肢软组织损伤和骨折，可以行走的没有器质损伤的伤员都可以延迟处理。若存在几处损伤时，优先处理危及生命的损伤，如同时存在严重颅脑伤和闭合性股骨干骨折，优先处理颅脑伤、去骨瓣减压、血肿清除，闭合性股骨干骨折待伤情稳定后再择期手术。若同时存在严重颅脑伤和肝脾破裂、失血性休克，伤情危险度相似，则脑外科与普通外科分组同台处理。胸腹联合伤，可同台分组行剖胸剖腹术。多数情况下，胸腔无大血管伤、仅有肺挫裂伤及血气胸，应做胸腔闭式引流，伤情不能得到控制，再考虑剖胸探查。

创伤性休克是地震伤早期致死的重要原因之一。由于伤员被持久掩埋，得不到应有的液体，加之创面大、部位多、范围广、脏器破坏严重、血管断裂、创面外渗（全血为主）、血管通透性改变、血浆大量外渗（血浆为主）等情况，出现有效血容量严重丢失，休克发生率居高不下。治疗上应立即补液扩容抗休克。严重缺水伤员第1天补液总量以100—150 ml×体重（kg）为妥，若按60 kg体重计，即6 000—9 000 ml/d，补液速度250—375 ml/h。第二日再根据伤员的体液亏盈情况酌情补充。对于轻伤员，主要以四肢骨折为主，无重要器官损害，丢液不明显，尿量充裕，应鼓励伤员口服液体，总入量2 000—2 400 ml/d为宜[4]。较重伤员，有脏器损害，但不严重；有肺挫伤，但呼吸频率、氧合尚好；有心率增加，但血压正常，有肾功能不全，但尿量≥0.5 ml/（h·kg）；有躁动不安，精神恐惧，但神志清、无器质性病灶等。如无胃肠道疾病，应鼓励伤员口服液体为主，不足之量输液补充。补液种类以生理盐水平衡液为主，辅以胶体[5]。

地震伤中，急性肾功能衰竭是重要的院内死因。常见急性肾衰原因包括低血压、低灌注，肾缺血；严重感染时毒素引起的损伤；不注重扩容补液改善微循环，而是盲目的应用升压药，加重肾血管的收缩痉挛；有害代谢产物的损害，如挤压综合征后产生的肌红蛋白等。挤压导致肌肉坏死后，大量酸性物质释出，加之肾功能障碍，导致代谢性酸中毒，非蛋白氮，尿素氮同时迅速高升。临床上可观察到伤员神志不清、恶心、呕吐、烦躁不安或嗜睡，深大呼吸等酸中毒、尿毒症的一系列表现。要注意肾功能监测，纠正酸中毒，必要时血液滤过治疗。

对于合并肺损伤的患者，要确保呼吸道通畅，充分供氧。如果单纯面罩给氧不能改善氧供，则应果断行气管插管或气管切开，必要时行呼吸机支持。

伤员的心理康复治疗也是重要的院内治疗部分，要向受灾人员提供精神、心理卫生方面帮助，因为地震不仅造成人员伤亡，同时也带有心灵的创伤，而且在身经地震劫难的人群中，在心理上、精神上可能留下深深的创伤。向受到心理和精神创伤的人们提供帮助是十分必要的[6]。

参考文献：

[1] 许树云.汶川地震初期地震伤伤员来院特点分析［J］.中华急诊医学杂志，2008，17

（7），678-680.

[2] 江南，陈蜀岚，杨兴祥，等.地震伤后20例气性坏疽患者伤口细菌分布［J］.中华内科杂志，2008，47（9），715-717.

[3] 蒋俊威，罗忠纯，龚民，等.地震伤中挤压综合征是否切开减张的体会［J］.中华创伤杂志，2010，26（2），156-157.

[4] 周玉波，曾俊，胡卫建.地震伤并发挤压综合征的救治分析［J］.中华急诊医学杂志，2008，17（10），1016-1018.

[5] 邓丽静，康焰，王波，等.地震伤患者急性呼吸窘迫综合征临床资料分析［J］.中华内科杂志，2008，47（9），718-720.

[6] 康鹏德，裴福兴，屠重棋，等.汶川地震伤致挤压综合征合并肾功能衰竭患者的救治［J］.中华外科杂志，2008，46（24），1862-1864.

第二节　交通伤

一、交通伤的特点

交通事故伤患者在临床中较为常见，近年来，随着交通运输业的飞速发展，交通事故的发生率具有明显升高的趋势。据相关数据统计，我国每年因交通事故死亡的患者约10万人，伤者过百万，大多为青壮年，社会生产力的影响远高于其他疾病。交通事故的发生具有突发性、地点位置不确定的特点，患者的伤势较重，具有较高的死亡率致残率。

交通事故人员创伤由运动的车辆和人之间交互作用而形成，其中最多见和最典型的是撞击伤，创伤的性质以挫伤、撕裂伤、碾压伤和闭合性骨折最为多见。常常受到人为因素如疲劳驾驶，驾驶经验不足，驾驶习惯不良；车辆因素如车速，车内部件等；环境因素如路面的弯曲程度，是否雨雪天气等影响。

不同状况的交通事故下人员伤情的特点也各有差异，具体如下：

1.机动车内人员伤情特点

道路交通事故创伤中，司机与前排乘坐人员受伤发生率高于后排人员。机动车内人员受伤的基本机理是惯性作用所致，在车辆被撞击的瞬间，由于车辆的突然减速，司乘人员受惯性作用撞向车前部，甚至经前窗抛出而受伤。就受伤部位而言，司机较多发生头面部、上肢、其次是胸部、脊柱和股部的损伤；乘客较多发生锁骨和肱骨的损伤。

翻车事故时，乘客可被抛出致摔伤、减速伤、创伤性窒息、砸伤等；发生车辆追尾事故时，乘客可受挥鞭伤，出现颈髓、颅内损伤等；困在车内的乘客经多次抛投、撞击、挤压，造成严重多发伤。

2. 摩托车驾驶员的伤情特点

摩托车驾驶员在驾车行驶时，上半身基本上没有保护，易受伤。在乘客座位上的人员，多数是在撞击时被抛出而致摔伤。摩托车创伤致死者中80%的摩托车驾驶员和90%的摩托车搭乘人员死于头颈部创伤，高于汽车内的发生率。受伤者中，驾驶员以四肢伤多见，搭乘者以头颈伤为主，而其他部位伤较少见。

3. 自行车人的伤情特点

一般说，自行车速较慢，冲击力不大，因自身因素发生的创伤多较轻。当机动车与其相撞而发生创伤时，骑自行车人被撞倒，如头部先着地，则造成颅脑伤，其次是上肢和下肢损伤。或继发碾压伤，或在受第二次撞击造成腹部内脏损伤。无论自行车和何物相撞，当自行车把突然撞击腹部（常为左季肋部）时，受力点产生的压强足以造成腹腔脏器的破裂性损伤和腹膜后血肿，故称为"自行车把综合征"。根据上海早年数据统计，自行车与自行车相撞时下肢伤和上肢伤最多，分别占38.5%和35%，其次为胸部伤和头部伤，分别占9.5%和8.8%；自行车与机动车相撞时，骑车人常发生的损伤部位依次为头部28.2%，下肢22.2%和上肢21%。

4. 行人的伤情特点

在道路交通事故创伤中，行人的受伤多是由机动车辆撞伤，其受伤的作用力一是撞击力，二是摔伤或碾压。再者，行人因受撞击时所处的位置不同和车辆类型不同，伤情特点各异。小车正面撞击行人，直接碰撞行人的下肢或腰部，碰撞点在人体重心之下，行人常被弹至车体上方，碰撞到挡风玻璃、车顶而致伤，继而摔至地面，可发生头颅或软组织损伤，如有汽车驶过又可遭受碾压；若侧面撞击，先被抛出，后遭另外车辆碾压。大型车辆撞击，碰撞点在头部或胸腹部，即常在人体重心之上，故多出现离心性旋转，即倒向车辆开动的方向，着地时易造成两手、两膝和头面部损伤。根据187例行人致死损伤统计，以头部伤最多，颈部伤和胸部伤其次，其余各部伤较少。

根据创伤的性质，交通伤可以分为开放性创伤和闭合性创伤这两类，通常开放性创伤是更容易被发现和诊断，而闭合性创伤是需要动态观察和反复评估，避免遗漏重要伤情，具体如下：

1. 开放性创伤

在交通事故人员创伤中按受伤机制不同一般可分为擦伤、撕裂伤、切割伤和刺伤。

（1）擦伤：是创伤中最轻的一种，是皮肤的浅表损伤，通常仅有受伤皮肤表面擦痕，有少数点状出血或渗血、渗液。

（2）撕裂伤：是由钝性暴力作用于人体造成皮肤和皮下组织的撕裂，多由行驶车辆的拖拉、碾挫所致。伤口呈碎裂状，创缘多不规则，污染多较严重。

（3）切割伤：为锐利物体切开体表所致，如破碎的玻璃、断裂的金属材料，塑料材料等，伤口创缘较整齐，伤口大小及深浅不一，严重者可伤及深部的血管、神经、肌肉，甚至脏器，出血较多。

（4）刺伤：由尖细的锐性物体刺入体内所致，刺伤的伤口多较小，但较深，有时会伤及内脏器官。

2. 闭合性创伤

闭合性损伤按受伤机制和表现形式的不同通常分为挫伤、挤压伤、扭伤、冲击伤和震荡伤。

（1）挫伤：系钝性暴力或重物打击所致的皮下软组织的损伤，多因车辆碰撞、颠覆、坠落造成，主要表现为伤部肿胀、皮下瘀血，严重者可有肌纤维的撕裂和深部形成血肿。如果作用力的方向为螺旋方向称为捻挫，其损伤更为严重。

（2）挤压伤：肢体或躯干大面积的、长时间的受到外部重物的挤压或固定体位的自压所造成的肌肉组织损伤。局部出现严重水肿，血管内可发生血栓形成，组织细胞可发生变性坏死，可发生挤压综合征。挤压伤与挫伤相似，但受力更大，接触面积大，受压时间长。对人体伤害较挫伤更重。

（3）扭伤：是关节部位一侧受到过大的牵张力，相关的韧带超过其正常活动范围而造成的损伤。关节可能会出现一过性的半脱位和韧带纤维部分撕裂，并有内出血、局部肿胀、皮肤青紫和活动障碍。严重的扭伤可伤及肌肉及肌腱，以至发生关节软骨损伤、骨撕脱等。

（4）震荡伤：是头部或身体某些部位受到钝力打击，造成暂时性的意识丧失或功能障碍，无明显的器质性改变。如脑震荡、脊髓震荡、视网膜震荡等。

（5）关节脱位和半脱位：不匀称的暴力作用于关节所致。按骨骼完全脱离或部分脱离关节面分为：关节脱位和半脱位。暴力同时造成关节囊损伤，重者复位后易复发。

（6）闭合型骨折：骨组织受到强暴力作用造成部分或全部断裂。虽然体表没有伤口，但有时造成邻近的神经血管损伤。

（7）闭合性内脏伤：人体受暴力损伤，体表完好无损但能量传入体内造成伤害。如头部受伤时，出现颅内出血、脑挫伤；腹部受撞击时，肝、脾破裂；汽车乘员的安全带伤时，出现内脏出血、脊柱骨折等。

此外，在道路交通事故中除机械性创伤外还可能发生由车辆损毁引发的火灾、爆炸、落水等所致的烧伤、冲击伤、溺水等损伤，其损伤的情况视部位、程度而不同。

二、交通伤的现场救治

院前急救属于交通事故伤救治的重要环节，该环节的反应速度、工作质量与患者的安危具有直接的联系[1]。交通创伤发生后，医疗救助的第一件事就是到达交通事故现场后的现场救治，现场救治是否及时妥善，直接关系到伤员的生命安全。正确而及时的评估伤情，对伤员进行检诊，随后给予压迫止血，伤口包扎，骨折的初步固定，适当的搬运和护送等，虽然措施简单，却可大大减轻患者的痛苦，预防和减少并发症，降低致残率和死亡率。根据报告上海交通创伤致死中，医院前死亡约占2/3。东北某地区的报告，现场死亡约占1/2，途中死亡约占1/4，急诊室和住院期死亡占1/4。因此，交通创伤的现场救治就显得格外重要。

现场救治的基本原则是先救命后治伤，到达现场后医务人员的主要注意力应首先集中在可造成伤员死亡的危险上，进一步详细的检诊可安排在这些危险因素排除后，为了最快的获得呼吸和心血管等主要生命体征，医生可俯身，头靠近伤员，用耳朵听伤员的呼吸，了解有无通气不良，眼看口唇有无苍白和发绀，颈静脉有无怒张，胸廓起伏度及运动是否对称，手摸伤员的桡动脉，测脉搏是否快速细弱，同时询问伤情，探测伤员的神志，这样在几十秒内即可大概了解伤员的病情危急程度及威胁伤员的主要危险是什么。

进行体检时，原则上尽量少移动伤员身体，尤其对不能确定病情的伤员，移动时有可能加重伤情，首先进行生命体征的观察，测量体温，呼吸，血压的变化，确定伤员的意识状态，其次观察伤员的一般情况，如皮肤损伤，言语表达的能力、四肢活动的状况，伤员对伤情或症状的耐受程度，接着应用基本体格检查方法对伤员依次从头、颈部、脊柱、胸腹、四肢进行检查。

通过检查，通常可根据病情的严重程度将伤员分为四类。红色：病情严重危及生命者（呼吸障碍，不受控制的严重出血，严重头部创伤，胸部破裂及连枷胸，严重休克，严重基础疾病等）；黄色：严重但暂无生命危险者（颈椎以下的脊柱受创，中度失血，头部受伤但意识清醒，多处骨折）；绿色：受伤较轻，可行走者（骨折或其他轻微伤）；黑色：死亡者（明显死亡人士，无呼吸或脉搏超过20分钟），遇到伤员数量大，伤情复杂，危重伤员过多时，这样的分类方法可大大提高救治的效率。

而当患者的生命体征初步评估平稳后，还有以下几个原则：

1. "先复后固"原则：即遇到有心跳呼吸又有骨折者，应先进行心肺复苏，直至心跳呼吸恢复后，再进行固定骨折的原则。

2. "先止后包"原则：是指遇到有大出血又有创口时，首先立即用指压、止血带或药物等止血方法止血，接着再消毒创口进行包扎的原则。

3. "先重后轻"原则：指遇到垂危的和较轻的伤病员时，应先抢救危重者，后抢救轻伤员

4. "先救后运"原则：过去的急救是"抬起就跑"的办法，这一概念在国际范围内已基本被"暂等并稳定伤情"的思想所代替，也就是说急救人员要在现场为即将转运的伤员做心肺脑复苏，打开气道，控制大出血，固定骨折，止痛等重要而有价值的工作，然后再转运，而且在途中不能停顿抢救措施，并要继续观察病情变化，这样可以减轻伤员的痛苦减少并发症，提高抢救成功率。

严重多发伤的早期处理，应包括现场急救、运送、复苏、抗休克、重要器官的专科处理等一系列措施。通过现场和运送途中抢救的伤员，到达急诊科后是否能救治成功，很大程度上取决于急救工作是否立刻开始和针对性是否强，而不是

依靠某一专科，因为不论哪个部位伤和伤情多么复杂，能立即威胁生命的主要还是下列两种情况：（1）呼吸道阻塞或呼吸功能紊乱，引起呼吸功能衰竭和心跳，呼吸骤停；（2）大出血和休克造成循环功能衰竭。因此早期急救的重点是清理呼吸道，复苏，给氧，补液输血，止住活动性出血以及紧急闭合开放性胸部伤或固定多发性肋骨骨折造成的胸壁异常活动。伤员到达医院后，首先接触伤员的医护人员必须毫不犹豫的立即开始抢救，非但不能使现场和救护车中已经开始的急救中断，而且要给予针对性的生命支持疗法，有关专科的处理则应在抢救的同时，或在抢救的基础上迅速组织人力，协同进行。

三、交通创伤的院内救治

院内救治是创伤救治系统的第二个阶段，是对交通创伤伤员进行决定性治疗的地方，这一阶段的成败与是否及时，不仅对挽救生命起着关键作用，而且对病程的长短及预后的好坏有重要作用。这一阶段主要由急诊科，监护室和手术室这三个重要环节组成。

1. 创伤小组在交通伤院内救治中的作用

由于严重创伤的伤情常常涉及多系统、多器官，这就要求多学科共同救治，以明确患者的病情及治疗措施。目前，临床多采用传统的多科会诊分科救治模式，但这一定程度上耽误了救治的黄金时间，同时易造成漏诊，增加并发症的发生，导致致死致残率升高[2]。因此，对于严重创伤患者如何高效、科学地进行救治，成为困扰外科临床医师的焦点问题。1994年，国际会议上出现"白金10 min"的观点，它是在创伤急救"黄金1 h"的基础上提出的一个新概念，围绕"白金10 min"，在急诊科内应该加强创伤小组（Trauma team）的组织建设。国内外许多案例报道危重创伤患者在不同等级的医疗机构得到了出色的救治，还有呼吸心跳停止的患者被"起死回生"的多个个案报道，但这些结果往往是某个技术高超的个体偶然而为的。创伤小组的成立是使创伤急救脱离个人能力的局限而上升成为一个集体能力、提高抢救水平的关键。而在小组内如何运用成熟的抢救技术，合理地组织抢救，在抢救早期缩短稳定生命指征的时间，进而减少后期并发症和预防多器官功能不全综合征，最终提高生存率，依然是创伤救治的重点关注难题。

目前我国急诊收治创伤患者中，严重多发伤、复合伤约占40%左右。部分伤员在到达急诊科时就已经出现低温、酸中毒和凝血功能障碍等并发症。经急诊抢救成功进入ICU的患者也需要解决休克、感染或多器官功能障碍综合征等诸多难题。目前在以内科为主导的急诊科，遇到此类患者采取的模式是立即呼叫各个临床专科会诊。经过专科医生逐一会诊、逐级请示后，按照哪个系统伤情最重收治哪个专科的原则进一步处理。这一机制的弊端是显而易见的：（1）专科逐一会诊、逐级请示耽误了宝贵的时间，真正在"黄金一小时"内接受确定性手术的可能性很小；（2）虽然有首诊负责制的制度，但是在专科逐一会诊模式下，往往出现推诿患者现象；（3）部分专科医生对创伤救治没有兴趣、急救知识老化，导致急救水平不高。如何缩短创伤患者急救时间，提高院内急救水平，协调各学科在收治创伤患者方面的矛盾，成为综合性医院急诊科亟待解决的问题。

创伤小组机制的根本的优势在于：（1）通过建立创伤小组启动标准，使首诊医生、护士可以在第一时间识别严重创伤患者，大大缩短了创伤患者从进入急诊科到接受有组织的抢救之间的时间。（2）创伤小组成员在救治创伤患者过程中，通过反复实践锻炼，进一步积累了经验，使创伤患者术前诊断和术前准备的效率提高、救治水平得以提高。（3）通过授权创伤小组组长或副组长更多指挥权利，使首诊医生可以直接呼叫高年资专科医生，缩短确定性手术前的准备时间。使在"黄金1 h"内接受手术成为可能。

创伤小组的建立一般可采用多学科创伤小组模式救治。具体内容包括：实施院前创伤患者提前通知制度，建立创伤小组和创伤呼叫手机短信平台，制定创伤呼叫激活标准。创伤小组的基本成员包括普通外科医生1名、急诊外科医生1名、麻醉科医生1名、急诊科护士3—5名、放射技师1名。根据病情随时呼叫脑外科、胸外科、骨科、烧伤科、ICU医生加入创伤小组。启动标准为：（1）明显烦躁的创伤患者；（2）收缩压 < 90 mmHg；（3）呼吸频率 < 10次/分或 > 29次/分；（4）颈、躯干锐器伤；（5）连枷胸；（6）大血管损伤；（7）两处以上的近侧长骨骨折；（8）不稳定骨盆骨折；（9）车祸中时从汽车内抛出者，事故车辆出现翻滚者，同车其他乘客有死亡者；（10）被卡于车内，营救时间 > 20 min车祸中行人被撞飞或在路面翻滚；（11）高处坠落 > 6 m [2-5]。创伤小组启动思路是一种扳机式的触发标准，即医生或护士在与创伤患者接触的第一时间，凭借简短病史询问和初级的创伤评估结果，决定是否需要创伤小组成员到急诊科组织抢救下作。因此，并非每一个创伤小组处理的患者都是严重的外伤。很多时候，创伤小组启动后，经过进一步的创伤评估，确定患者伤情不严重后，创伤小组启动解除，患者仍交由急诊值班医生处理。

创伤小组的创立和实施，有效地缩短了患者急诊科停留时间，缩短了诊断和确定性治疗的时间，同时减少了漏诊和早期死亡的发生，对于严重创伤患者的治疗具有重要的临床意义。

2. 交通伤的影像学检查

结合影像学检查能够更加准确的明确伤员病情，为诊疗计划提供更完善的证据支持。当伤员到达影像科后，对急诊医师申请的检查部位和疑有损伤的部位，应尽快完成各种检查，以达到临床早期诊断和治疗的目的。对危重患者，应在全身情况许可，生命体征稳定后方可进行影像检查。

（1）颅脑损伤：病情稳定者应尽快进行X线平片，及CT检查。以了解颅骨反脑实质脑干等损伤情况。

（2）脊柱与脊髓损伤：颈椎损伤较胸腰椎更为重要，一旦合并脊髓损伤，常引起高位截瘫，威胁患者生命，据文献报告，颈椎损伤约50%合并脊髓损伤，死亡率15%左右。颈椎和胸、腰椎的X线平片是检查脊柱椎体骨折、脱位的首要方法，常规须摄正侧位及双斜位片，如怀疑有寰枢椎骨折及半脱位时，应加拍张口位片，如合并脊髓损伤，则应根据临床体征及X线平片，确定脊髓损伤的平面，行进一步的CT或MRI检查，了解椎体骨折、外伤性椎间盘脱出及椎管内情况。

（3）胸部损伤：胸部立位X线平片应作为常规检查。有条件者胸部CT也应作为常规检查，以便更好地观察胸部损伤所致的血气胸及肺实质损伤，据文献报告胸部CT对气胸、血胸诊断的敏感性可达100%，而对肺实质损伤的敏感性也高于胸部平片。

（4）腹部损伤：对于创伤后腹痛或腹痛进行性加剧患者首选腹部CT检查。对创伤性昏迷，血压不稳定，有明显的腹部压痛、叩击痛或疑有腹部移动性浊音者，B超应用为首选检查，以除外腹腔实质性脏器的损伤及腹腔积血等。

（5）四肢骨折和骨盆骨折应作常规X线摄片检查，以了解有无骨折及骨折的类型。

3. 交通伤的外科手术

急诊科紧急手术是危重创伤抢救的发展趋势，在一些严重的多发伤病员的抢救中，抢救性外科手术是决定性的治疗措施，必须分秒必争，时间上不允许病员向病房转送。近年来，许多文献报道，对急诊科就手术的优缺点给予重新评价时指出：急诊科紧急手术是一种救命措施，是急诊科抢救工作的发展趋势，可以为伤员赢得宝贵时间，降低死亡率。而急救手术可一般分为以下几种：

（1）一般急救手术：包括气管切开术，环甲膜切开术，环甲膜穿刺术，静脉切开术，中心静脉置管术。

（2）急诊清创术：包括一般清创术，五官撕裂伤缝合术，颌面部软组织清创术，颈部伤清创术，开放性气胸清创缝合术，开放性骨折清创术，腹部伤口清创缝合术等

（3）诊断性急诊手术：包括胸腔穿刺术，心包穿刺术，腹腔穿刺术及腹腔灌洗术，诊断性导尿术等

（4）探查性急诊手术：包括剖胸探查，剖腹探查，腹膜后血肿探查术等

（5）其他常见急诊手术：如开胸心脏挤压、浮动胸壁手术等。

针对不同的伤情需要及时采取相对应的急救手术对交通伤员的救治起着重要作用。Baker对心肺及大血管等创伤168例在急诊室作急诊开胸术，总存活率为19.6%[3]，华积德报道50例急诊剖腹术救治腹部骨盆部危重创伤，治愈率为38%[4]。解放军总医院急诊科通过多年的临床实践，总结出急诊科紧急手术的适应证如下：严重颅脑损伤，一侧或双侧瞳孔散大者；胸腹部内脏损伤大出血，经抢救后血压不升或升后复降者；心脏外伤，心包填塞；有骨盆粉碎性骨折，伴有多发伤，不能搬动，腹膜后血肿逐渐增大，重度休克，需要紧急手术止血者。严重多发伤，抢救中突然心搏骤停，胸外心脏按压无效，需要开胸按压者。

损伤控制性手术（damage control surgery，DCS）由Stone于1983年首先提出。损伤控制一词最早源于美国海军，意思是指一艘轮船承受损害和维持完整性的能力。创伤早期不仅需要有效治疗原发损伤，同时还要积极预防继发性损伤。在创伤外科学的发展中，对严重多发伤早期实行简单的外科手术以控制出血和污染，转重症监护室复苏治疗，当患者生理条件允许时再施行确定性手术，从而衍生了损伤控制外科的概念[5]。大量的临床资料证实应用DCS技术可以有效地降

低严重创伤的死亡率[6-9]。王一镗[10]研究认为，当严重多发伤患者生理潜能临近或已达极限，虽然技术上能达到创伤一期修复和重建，但生理潜能临近耗竭，全身麻醉和外科的过度干预会进一步加重创伤反应，做大而复杂的外科手术则超过伤员生理潜能极限，必须采取DCS处理模式。经DSC治疗的严重交通伤患者其救治成功率明显提升，达到84.38%（27/32），而采用传统救治方案救治的严重交通伤患者的救治成功率为59.46%（22/37），这也证明了DCS技术在交通伤治疗中的有效性[11]。

DCS被概述为五个临床阶段：阶段1是根据损伤特征和病理生理识别危重创伤患者；阶段2是控制出血和感染的简化手术，以简单、迅速的临时措施来止血和控制污染，快速关闭伤口，避免进一步损伤；阶段3是在手术过程中对患者参数进行动态评估；阶段4是在ICU改善血流动力学并纠正酸中毒、低体温和凝血障碍，进行生理恢复和重要器官支持，包括复温、纠正凝血障碍、呼吸机通气支持、纠正酸中毒及全面体格检查避免漏诊；阶段5是在患者稳定后进行最终的外科修复[12]，于ICU复苏至3周内分1次或多次完成手术。

总之，损伤控制外科技术的提出和应用，对处理严重交通伤的患者提供了一种较好的临床策略，可有效降低交通伤的死亡率和伤残率，提高救治成功率，值得在临床中推广。

4. 交通伤的康复

在交通创伤中，康复医学的主要适应证是颅脑损伤，脊髓损伤，骨关节损伤，手外伤，周围神经损伤，烧伤等的后期康复，以及其他各种交通创伤引起的并发症的治疗。康复治疗对伤员"提高功能，全面康复，重返社会"大有帮助。通过运动疗法、物理疗法、中西医结合康复疗法等可以起到保持伤员关节的活动度，促进创伤局部的血液循环，促进骨折愈合，消散局部炎症、促进伤口、溃疡愈合的作用。随着"生物-心理-社会"医学模式的转变，治疗由以"疾病"为中心，转变为以"患者"为中心，提高手术安全性和患者满意度是每个创伤外科医师努力的方向。

快速康复外科（ERAS）概念最早由普外科引入，近年来在交通伤的救治中得以广泛开展和应用。快速康复外科理念的中心思想是提升围手术期患者恢复水平，针对医疗环节中不足之处，进行优化和补充，在缓解患者负面情绪的同时，缩短治疗时间。诊断交通伤的手术治疗具备多变性和复杂性的特点，常伴有不同程度的并发症，快速康复外科理念可以有效减少并发症，减轻应激水平，促进患者康复。

参考文献：

［1］蒋捷，严治，张田恬，等.注重交通伤院前信息化三级救援体系的构建［J］.中华卫生应急电子杂志，2018，4（3）：137-140.

［2］姚元章，孙士锦，谭浩，等.严重创伤院内急救的时效性探讨［J］.创伤外科杂志，2011，13（2）：103-106.

［3］Baker CC, Thormas AN, Trunkey DD.The role of emergency room thoracotomy in Traoma. J Trauma 1980; 20(10): 848-855.

［4］华积德等.急诊室剖腹救治腹部骨盆危重病例报告（附50例）体会［J］.实用外科杂志，1990，11：46.

［5］Stone HH, Strum PR, Mullins RJ. Management of the major coagulopathy with on set during laparotomy［J］. Ann Surg, 2003, 197(5): 532-535.

［6］李莉，李伟强，杨济匡.89例行人交通伤特点分析［J］.中华外科杂志，2003，19（8）：490.

［7］王正国.道路交通伤的现状和未来［J］.创伤外科杂志，2011，13（3）：193-196.

［8］Stone HH, Strum PR, Mullins RJ. Management of the major coagulopathy with on set during laparotomy［J］. Ann Surg, 2003, 197(5): 532-535.

［9］Kushlmoto S, Miyauchi M, Yokota H, et al.Damage control surgery and open abdom1nal management: recent advances and our approach［J］. J Nippon Med Sci, 2009, 76(6): 280-290.

［10］李宁.外科新理念——损伤控制性手术［J］.中国实用外科杂志，2007，27（1）：28-32.

［11］陈仿.损伤控制外科技术在严重腹部创伤急救中的临床应用分析［J］.中国现代医学杂志，2010，20（15）：2376-2378.

［12］Benz D, Balogh ZJ. Damage control surgery: current state and future directions［J］. Curr Opin Crit Care, 2017, 23(6): 491-497.

第三节　火器伤

一、火器伤的分类

火器是指借由爆炸燃烧时产生大量气体从而将投射物投出的一类工具，由火器造成的人体损伤统称火器伤[1]，2016年美国国家创伤数据库（national trauma data bank，NTDB）年度报告数据显示：861 888位创伤调查对象中，火器伤导致的年度致伤人数为36 325人，其中死亡人数为5 557人，火器伤致死率（15.3%）远高于跌伤的致死率（4.37%）和交通伤的致死率（4.62%）。

火器伤按发生地点可分为平时火器伤和战时火器伤两类。战时火器伤多为高速高能型损伤（投射物初速大于762米/秒），致伤物造成的人体组织损伤范围远大于原发伤道，同时，由于战时的作战环境和战场卫生救治条件均较差，患者易出现严重的伤口污染。平时火器伤常为短管，小口径的武器造成的相对较低能量损伤（投射物初速小于460米/秒），原发伤道以外的组织损伤范围较小[2]。近年来，随着枪支在现代社会中流通速度的加快，平时火器伤在人群中的发生概率在不断上升，其造成的危害也越来越引起人们的重视，2015年全球与枪支相关的袭击事件导致死亡数量约为173,100人，占所有人际暴力死亡总量的42.4%[3]。

和平年代火器伤比较少见，往往发生在狩猎、公安执勤或军人训练时。不同于一般的创伤，火器伤具有其独特的损伤特点，主要表现为局部皮肤软组织毁损严重、难以准确判断坏死组织范围、易发生感染、残存异物与弹片穿过机体热灼伤而导致迟发性出血等，其治疗十分困难，而且有一定的特殊性，治疗不当往往最终导致截肢，甚至危及生命。

火器伤的伤情复杂，常采用与伤部、伤型、伤因等相结合的方法来进行分类，以判断伤情的严重程度和指导后续治疗。

1. 人体分部划分法

依据人体解剖生理关系把人体分为若干部位，包括颅脑、颌面颈部、胸部、腹部、骨盆、脊柱及上下肢，依据这些部位进行伤情分类。

（1）颅脑伤：依据颅脑完整性可分为颅脑未破损伤和颅脑破损伤。颅脑破损伤包括颅内出血、脑挫裂伤等情况，危及生命，需紧急救治。

（2）颌面颈部：颌面部的表面解剖划分为自鼻根起向两侧沿眼眶上缘上边至耳前、颞下颌关节处，沿下颌骨下缘相接的联合处。颈的表面分界线为自胸骨柄上缘正中点沿锁骨上缘向两侧伸延，与前后腋线点延长线相交，沿斜方肌的上缘向内侧相接于第七颈椎棘突。颌面颈部为人体的特殊感觉器官、呼吸、饮食、语言等重要机能所在部位，伤后可造成一种或几种器官，如脑、眼、耳、鼻通气和消化功能障碍，窒息常立即威胁生命，需紧急救治。

（3）胸部：上述颈部分界线以下，自胸骨剑突起，沿两侧肋骨下缘相遇于第十二胸椎棘突以上，胸廓框架和胸腔内负压，维持着呼吸和循环机能，胸部伤员按重伤员救治。

（4）腹部：胸部下分界以下，自耻骨联合沿腹股沟韧带到髂前上棘，沿髂脊上缘向侧后方。腹腔内实质性脏器损伤致腹腔内大出血，胃肠脏器破裂造成腹膜炎，都可危及生命，均应尽早尽快手术处理。

（5）骨盆部：上方与腹部分界，下交界线自尾骨下的一点，沿臀下皱劈向外侧延伸到髋关节，向前至髂前上棘。骨性骨盆保护盆腔内泌尿生殖器官，骨盆部伤易发生二便功能障碍和盆腔内污染，骨盆骨折合并血管损伤可发生大出血，不易控制，应尽早清创止血，必要时结扎髂内动脉。

（6）脊柱、脊髓部：脊髓损伤将形成不同平面和不同程度的截瘫，造成终身残疾。

（7）上肢：为人体工作和生活的重要器官，救治时要取功能位，以便恢复和发挥最大功能。

（8）下肢：治疗重点应放在恢复支持身体重量和行动能力上。

2. 按受伤类型分类

依据伤后体表损伤完整与否，分为闭合伤和开放伤，火器伤均属于开放伤。依据火器伤的伤道形态分为：贯通伤、盲管伤、切线伤和反跳伤。现代战伤的特点，弹片伤比例明显增加，盲管伤多于贯通伤。

3. 依据致伤原因或致伤物分类

可分为火药武器、燃烧武器伤、核武器复合伤、化学武器伤和生物武器伤等。另外，在丛林作战中可发生刺伤，在气候严寒、环境恶劣情况下可发生冻伤，在特殊野战环境下可发生动物咬伤。

4. 依据受伤的严重程度分类

（1）轻伤：没有重要脏器，生命器官的损伤，伤情不影响作战能力，也不影响生活能力，经救治后可迅速自愈归队。

（2）中等伤：伤情较重，致伤员失去战斗能力，伤愈后失去生活自理能力者，例如创伤性截肢。

（3）重伤：所致重要部位、重要脏器伤，常危及生命，经抢救治疗后严重残疾，无生活能力者。

5.依据伤员的紧急程度分类

（1）伤情紧急需要立即治疗的伤员：如呼吸道有机械堵塞，呼吸困难，有开放性气胸，面部或呼吸道有烧伤的伤员，有严重的腹腔内脏器伤，出血或大量软组织伤，骨折合并有休克者。

（2）伤情紧急但可以延迟治疗或优先后送的伤员：例如疑似胃肠穿孔伤但并没有合并休克；胸部伤但没有呼吸困难；闭合性颅脑伤意识正在逐渐消失中；较大面积的软组织伤；开放性骨关节伤或闭合性骨折或脱位等。

（3）伤员只有小面积软组织伤：单纯骨折和关节脱位；手部伤；没有呼吸障碍的胸部伤；面头部伤。

（4）伤员伤情危重，不能承受后送运输，以致没有活命希望的极重伤员。

二、火器伤的治疗原则

火器伤患者救治信息分析显示，患者院前时间均大于3小时，半数以上患者的院前时间超过24小时。在实际火器伤救援中，大部分严重创伤患者的死亡发生在事故现场救治早期。有研究证实，严重创伤患者若能在1小时内接受确定性的医疗救治，可有效改善预后。而院前时间的延长会对患者的预后产生不良影响，受伤时长超过3小时则患者的死亡风险和严重并发症的发生率会明显提高[4]。2016年度美国国家创伤数据库报告显示，美国火器伤患者的院前时间中位数为36分钟。这说明，目前国内火器伤救援在时效性的控制上还需加强，如根据医疗机构的地域分布规划最优救护半径；时刻保持急救应急车道的顺畅；针对危重伤患者实施空中转运；提高院前救治和院内救治的衔接顺畅程度等，紧抓创伤救治"黄金"1小时。

在中国，平民持枪是非法的行为，故火器伤并不像在欧美、印度等国家一样普遍发生，国内对于火器伤的研究也多为个例[5]。火器伤患者的并发症主要为失血性休克和意识障碍。休克是火器伤患者尤其是腹部火器患者的常见合并伤[6-7]。实质性脏器损伤继发出血是火器患者发生失血性休克的主要原因，及时手术剖腹探查伤情、控制威胁生命的出血和积极抗休克治疗对于挽救患者生命至关重要。另外，创伤性脑损伤、低氧血症、颅内高压等是发生意识障碍患者的常见伤情，也是导致患者死亡和残疾的高危因素[8-9]。对于发生意识障碍或颅脑损伤的火器伤患者，医务人员应该及早利用格拉斯哥昏迷分级（GCS）评估以明确患者昏迷情况，密切监测病情，一旦发现重度昏迷者，积极进行药物或手术干预，防止继发性脑损伤。

"一切火器伤都是污染的"是火器伤外科学的传统共识，城市中平时火器伤的伤口污染程度较轻，且优质卫生资源丰富，火器伤患者可以获得良好救治。值得注意的是，贯通伤、盲管伤等是火器伤的常见伤类，其造成的火器伤肠道内经常聚积有大量失活或坏死的组织、血块、异物和污染的细菌。此时，早期清创、充分减压和引流仍是火器伤患者治疗的关键环节。医务人员应在早期急救室救治中对火器伤患者进行合理清创和保护创面，密切关注是否有感染存在。另外，由于火器伤患者的创面常较大，早期预防性使用抗生素和有效控制院内细菌感染的发生与传播（如重视和提高医务人员的手卫生、坚持有创性诊疗措施的无菌化操作规范、保证医疗场所内部环境的干净卫生等）也是改善患者预后的重要因素[10]。针对火器伤患者，尤其是多发伤火器患者，医疗救治的时效性和准确性尤为重要，医务人员应该在治疗早期采用多学科综合病情评估的手段，如采用CRASHPLAH方案（包括心脏、呼吸、腹部、脊柱、头颅、骨盆、四肢、动脉和神经九个方面）全面检查多发伤患者伤情，防止隐匿性损伤被忽视，减少漏诊和误诊，尤其是关注呼吸停止、心脏骤停、急性肾功能衰竭、急性呼吸障碍综合征等急性并发症的预防和治疗，这对于降低多发伤火器伤患者的死亡风险有重要意义。

头部是火器伤的高发创伤部位，尤以眼部损伤的发生比例最高，约半数的火器伤都会发生异物残留，骨内或软组织内出现异物存留（金属片、碎石块、牙或骨碎片、泥沙等）是火器伤的常见伤情。由火药作动力发射或引爆的投射物穿入人体内后，因骨头或软组织的阻挡，致使投射物方向发生改变或速度变慢，最终因能量耗尽而存留于人体内，形成只有入口而无出口的盲管伤。鉴于进入人体内的异物存留可能引发异物的游走栓塞、金属中毒、继发感染、生理功能障碍等不良后果[11]。医务人员应该及早利用辅助检查设备（X线、CT等）明确伤口和伤道内的具体情况，及时给予患者相应的清创术和异物摘除术。

火器伤患者的伤情分析显示，皮肤软组织损伤、骨折和骨关节损伤以及中枢神经系统损伤是火器伤的常见伤情。相对于单一伤，多发伤火器伤患者中骨折和骨关节损伤、肢体断离伤以及脏器损伤的发生比例均较高，其重伤和危重伤所占比例也更高。由于造成火器伤的弹头或弹片常有较大的冲击力量，冲力形成的瞬时空腔，使伤道及其周围组织产生严重损伤，故多发伤火器伤患者的伤情常严重复杂、病情恶化迅速，一旦出现救援延迟，患者无法及时得到治疗干预，极易在创伤早期就死亡。

伤员的救治是工作的中心和重点，是提高伤员治愈率、减轻伤残率和伤死率的关键环节，火器伤的治疗原则包括：及时、合理、全面的诊治；先救后治，先急后缓，先重后轻；严密观察，随时抢救；突出危重伤员救治；做好伤员的多学科救治管理；注重后期康复治疗。

1. 及时，合理，全面的诊治

伤员在进入医院后，医生应详细阅读伤票、野战病历和门诊记录，认真询问伤情。在完成一般检查后，均应及时更换敷料，检查伤口，必要时应探查伤道，并根据受伤时体位进一步判断伤情，以免造成漏诊误治。现代战争火器伤中炸伤伤员较多，每名伤员不止一处伤口，据某分部统计926名伤员资料，伤口共有4,964处，每名伤员平均有5.4处伤口，有时炸伤伤员伤口虽然不大，但伤及重要脏器时，可造成严重后果。如昆明总医院曾收治一名炸伤伤员，伤后一周转入院，皮肤伤口很小，但食管被弹片贯通，早期表现不典型，诊断非常困难，最后发生纵隔脓肿、化脓性心包炎、腹腔脓肿、腹膜炎等严重并发症，危及伤员生命。因此，切忌以伤口大小来判断伤情轻重。验伤前，还应做好有关细菌培养准备，因为火器伤都有细菌污染或感染，以便为后续抗感染治疗提供依据。

2. 先救后治，先急后缓，先重后轻

伤员入院后手术治疗应遵循先救后治，先急后缓，先重后轻的原则进行，把好危重症伤员手术关，提高手术成功率，减少手术次数。对气性坏疽等特殊感染伤员的手术，应在专设手术间进行，所使用过的器械、用具、房间及车辆等应进行严格消毒，用过的敷料应予统一回收焚烧，避免造成院内交叉感染。

3. 严密观察，随时抢救

在伤员住院治疗过程中，要密切注意继发性出血，脂肪栓塞，DIC，ARDS等严重并发症的发生，要严密观察并做好抢救准备。一旦发生，要不失时机地及时给予紧急救治。医技科室要主动面向临床、服务于临床，保证药品、输注液体和氧气等物资供应，尤其要注意血液的供应，伤员多有不同程度的失血，及时输注全血对救治危重火器伤伤员极为必要。

4. 突出危重伤员救治

危重伤员是指有生命危险，不及时救治将导致死亡或严重残疾的伤员，危重伤员救治水平的高低，不仅关系到伤员的生命，而且对提高火器伤救治水平，保证部队战斗力有重大影响，因此医院对危重伤员的救治管理应严密组织，分秒必争，全力以赴，协同作战。危重伤员在到达医院后应立即收住急救中心或ICU病房，实施24小时监护，成立危重伤员抢救小组，集中多专科专家联合救治，及时和定期会诊讨论，制定各种伤情恶化时的抢救预案，如大出血，窒息，休克，急性肾衰，呼吸窘迫综合征，弥漫性血管内凝血，多器官功能衰竭等。因危重伤员多需长期卧床，所以护理工作多重点是防治褥疮，应经常擦洗并保持伤员皮肤干燥，清洁，受压部位加海绵，棉花圈或气垫，定期翻身，按摩并按照规定做好护理工作。

5. 做好伤员的多学科救治管理

由于现代战争中炸伤伤员较多，伤员伤部多非单独一处，即使是枪弹伤，亦可造成多器官损伤，或多部位伤，而随着医学科学的发展，医学专科越分越细，形成各管一段的局面，全面处理火器伤的能力均显不足。因此，对伤员的救治应强调和组织好多科协同，联合诊治。除成立多专科联合抢救组对危重伤员施治外，大量的平素工作是科间会诊，各科室应树立全院一盘棋的观念，严格遵守会诊制度，指派有经验的主治医师以上人员，及时前往邀请科室会诊，在认真阅读病历，仔细检查的基础上，准确书写会诊意见，提出可行的诊治意见，需转科救治的伤员要及时转科，不得以任何理由推诿，以免耽误伤员救治。此外，医院也可定期组织有关专家成立多专科联合诊疗组，集中时间对各种伤员进行普遍检诊查房，对疑难伤员进行诊疗讨论，集中各专家经验，避免误诊漏诊，提高诊治水平。

6. 注重后期康复治疗

伤员的后期康复治疗对减少畸形，减轻伤残程度，恢复功能有重要意义，应本着对伤员负责的精神，针对伤员情况，结合医院设备和技术条件，积极组织好伤员后期康复治疗。伤员对康复容易产生两种倾向，一是急于求成，要求过高；二是心灰意冷，消极放弃。因此要首先对伤员进行强有力、确有成效的思想工作，并加强心理治疗和护理，使伤员正确对待现实，树立自尊，自强精神和战胜伤痛、伤残的勇气，接受康复治疗，坚持长期功能锻炼，做到伤而不残、残而不废。新技术、新材料、新工艺开辟了医学科学功能外科学新领域，显微外科技术、人工器官、组织和器官的移植与再造等医学科学新技术的发展，为火器伤伤员后期康复治疗展示了广阔前景。医疗矫正器的装配对一些火器伤伤员是必要的，如假眼、义肢、助听器等不但能给伤员工作和生活带来方便，而且对心理平衡也会起到积极作用。但医疗矫正器等选择和安装，一是掌握型号，二是掌握好安装时间，不宜过急，这是因为伤残组织要有一个定型的时间，如伤肢残端的消肿与瘢痕软化，一般需要在伤愈6个月后，结合实践情况进行处理可获得良好疗效。

参考文献：

［1］李兵仓.现代火器伤研究概览［J］.临床外科杂志，2007，15（11）：792-793.

［2］昌耘冰，尹庆水.不同初期外科处理方法治疗平时四肢火器伤的应用和比较［J］.中国现代医学杂志，2002，12（1）：44-46.

［3］Mortality G, Collaborators COD. Global, regional, and national age sex specific all cause and cause specific mortality for 240 causes of death, 1990—2013: a systematic analysis for the Global Burden of Disease Study 2013［J］. Lancet 2015, 385(9963): 117-171.

［4］Lapostolle F, Borron S W, Gere C, et a1. Victims of fall from height. Study of 287 patients and determination of clinical prognostic factors［J］. AnnalesFranaises Danesthesie Et De Reanimation 2004. 23(7): 689-693.

［5］黄耀添，马平，侯黎升，等.火器性四肢动脉伤［J］.中华骨科杂志，1997（2）：110-112.

［6］周正东，陈训如，卫仕臣.281例腹部火器伤的诊治［J］.中华创伤杂志，2000，16（6）：373-375.

［7］田志强，赵东海，李全岳，等.腹部火器伤131例I临床救治分析（附9例尸检资料）［J］.中国伤残医学，2009，17（6）：11-13.

［8］Poyry T, Luoto TM, Kataja A, et a1. Acute assessment of brain injuries in ground—level falls［J］. Journal of Head Trauma Rehabilitation, 2013, 28(2): 89-97.

［9］惠纪元.11 937例急性颅脑创伤患者的预后因素分析［D］.上海：上海交通大学，2015：40-70.

［10］汪月忠，叶志弘，同俏静，等.院内感染控制和预防的精细化管理［J］.中华医院管理杂志，2012，28（3）：234-236.

［11］赵彬，李兵仓.火器伤后遗留的金属异物对人体危害的研究进展［J］.解放军医学杂志，2002，27（12）：1123-1124.

第四节　挤压伤

一、定义及病因

挤压伤主要见于地震，在日常生活中则多见于交通事故、工矿灾难、建筑物倒塌等，随着灾难现场救援水平的提高，越来越多的患者能从创伤直接打击中存活，但幸存者即将面临第二个死亡高峰—挤压综合征。挤压综合征（crush syndrome）是指由于挤压伤致使肌肉长时间受压，组织缺血缺氧，肌细胞和皮下组织变性、坏死、崩解，肌红蛋白、钾及组织细胞变性坏死产生的毒性或致炎物质大量释放，在伤肢解除外部压力后，通过已恢复的血液循环进入体内，加重了创伤后机体的全身性炎症反应，导致以酸中毒、高血钾、低血容量休克、急性肾功能衰竭、全身炎症反应及脓毒症为主要表现的一种综合征。资料显示，地震伤员中有2%—5%会发生挤压综合征，严重挤压时挤压综合征发生率可达10.5%，若不积极抢救，病死率高达40%—100%[1]。

2011年国际搜索与救援咨询团在挤压综合征的治疗指南中做出如下定义：挤压伤是指四肢、躯干等肌肉丰富的部位遭受重物长时间挤压后造成的肌肉机械损伤或缺血损伤。严重者在解除挤压后可导致以肌红蛋白尿、高血钾、酸中毒和急性肾功能衰竭为特点的威胁生命的并发症，即挤压综合征。由此可见，前者是挤压对肌肉造成的单纯、直接伤害，而后者是肌细胞损伤在压力解除后导致的一系列全身反应。

二、临床表现

1. 全身表现

挤压伤解除挤压后，可出现全身代谢及内环境平衡紊乱，这也是急性肾功能衰竭（acute renal failure，ARF）的表现，与ARF之间是一个相互促进的过程。主要表现为中毒症状、全身无力、紧张、食欲下降、恶心、呕吐、腹胀、腹痛。由于血容量突然减少，可能发生血压下降，收缩压70—80 mmHg，心率快，脉细弱，体温偏低。随着病情的发展，发生意识障碍：有的躁动不安，意识恍惚，或呈现兴奋状态；有的表情淡漠、少语、或呈现嗜睡状态，严重者可致昏迷。皮肤潮凉、苍白，睑结膜呈贫血样，眼窝塌陷，口渴。末梢循环差，唇指（趾）发绀，甲床血流减缓。如果临床医师掉以轻心，对病情估计不足，缺乏持续、细致的临床观察和及时有效的诊断、治疗措施，患者可因酸、碱代谢和水电解质紊乱，突发心脏停搏[2]。

2. 肌红蛋白尿

出现在挤压伤后早期，是挤压综合征发病机制中的关键环节。肌红蛋白尿呈深褐色或者红棕色，尿中肌红蛋白（myohemoglobin，Mb）浓度在解除挤压12小时达到高峰，一般持续12—24小时，部分患者同时伴有肾区胀痛。一般肌红蛋白尿与肢体肿胀程度和发生ARF的可能性成正比，但临床肌红蛋白尿患者不一定都发生ARF，亦可见短暂肌红蛋白尿后发生ARF者。因此，对严重挤压伤患者应密切观察小便情况，注意每小时尿量、尿色、渗透压、pH值等。如果发现有深色或红棕色尿时，首先要与血尿和药物所致的色素鉴别。药物性色素尿潜血试验阴性，镜下无红细胞和色素管型，血尿镜下可见大量红细胞，一般无色素管型。肌红蛋白尿和血红蛋白尿都显示尿联苯胺试验阳性，可通过观察血清反应，或采用硫酸铵盐析法鉴别。此外，放射免疫测定、血细胞凝集反应、免疫扩散法和免疫电泳法等都可测出尿中的Mb。Mb释出后很快从肾脏排出，一般2天后尿液逐渐变清，Mb试验转为阴性。血Mb半衰期仅为1—3小时，6小时后从血液中完全消失，绝大部分由肾脏快速排泄，极少量由网状内皮系统清除，肾衰时Mb潴留，血浓度增高，故血Mb因波动大、干扰因素多对于诊断横纹肌溶解无直接临床意义。肾功能正常时肾脏对Mb排泄快，尿中浓度高，故尿Mb测定较血Mb特异性强，但尿Mb排泄受尿量和蛋白结合率影响，敏感性不高，故血尿Mb测定只能作为诊断横纹肌溶解的参考指标[3]。

3. 病理生理

挤压综合征的主要病理生理改变包括肌肉组织的直接损伤和缺血再灌注损伤两方面。持续的机械挤压力引起肌细胞和微血管损伤，低灌注导致肌细胞缺氧、水肿。如持续时间超过2.5 h，骨骼肌纤维即开始出现不可逆性坏死。组织缺氧还会引起细胞代谢异常、细胞膜完整性破坏，钾离子、乳酸、肌酸激酶及各种炎症介质和毒素被释放。当压迫解除后，缺血肢体恢复血供，大量液体滞留在骨筋膜室，一方面引起有效循环血量下降，造成低血容量性休克[4]；另一方面，血供恢复将启动缺血-再灌注损伤机制，造成细胞内钙超载，自由基、肌红蛋白等大量释放。当肌红蛋白进入血循环后，被肾小球滤过，在肾小管内形成管型，阻塞肾小管，导致近端肾小管上皮细胞损伤，严重时可致肾缺血性梗死。以上病理生理变化最终会导致低血容量休克、以高血钾为代表的电解质紊乱、代谢性酸中毒和恶性心律失常等急性后果，以及急性肾功能衰竭、凝血功能障碍、成人呼吸窘迫综合征和脓毒症等远期并发症。

三、诊断

挤压综合征的诊断应包括以下几点：

1. 病史和临床表现：伤后初期可无明显症状，随后肢体呈渐进性肿胀，皮肤紧张、发亮，出现红斑、水泡、瘀斑，硬而压痛明显；远端皮肤发白，皮温降低；血管搏动早期可触及；受累肌肉收缩无力，被动牵拉剧痛；关节活动受限，神经分布区域感觉减退。

2. 出现严重肌红蛋白尿，尿中出现蛋白、红细胞、白细胞及管型。

3. 持续少尿（＜400 ml/24 h）或无尿（＜100 ml/24 h）48 h小时以上[5]。

4. 血结果（Cr）和尿素氮（BUN）每日递增44.2 μmol/L和3.57 mmol/L；血钾每日以1 mmol/L上升，出现高血钾[6]。

5. 经补液及利尿剂激发试验排除肾前性少尿。

6. 脱水，创伤性休克、代谢性酸中毒等全身循环衰竭的临床表现。

7. 应进行中心静脉压、肺楔压和血气监测。

四、治疗原则

解除压迫前所有的救援设备及人员都应事先准备齐全，并制定一套系统的解压后治疗方案，保证减压过程及后续治疗有序进行，以免延误救治时间。解压过程中及之后必须对患者伤情进行再次评估，因为其有迅速恶化的可能。持续心电监护和血流动力学监测，积极处理高钾血症引起恶性心律失常等紧急状况。有观点支持解压前使用止血带能阻止减压后积聚于受损肌肉的大量毒素和炎症介质迅速扩散，减轻缺血再灌注损伤和全身炎症反应，但缺乏更多的临床证据。指南仅推荐止血带用于无法控制的动脉出血。挤压综合征是可以预防的，但在很多时候却未被认识和重视，进而导致了伤者的残疾，甚至死亡。因此要时刻意识到任何挤压伤都有发展为挤压综合征的潜在风险，特别是存在肌肉受累面积大、压迫时间长和受压程度重等情况时。最初，挤压伤的局部体征可能不明显，患者的生命体征也正常，之后才出现肢体肿胀、疼痛（是否存在及程度与受伤的严重程度不相关，反而可能在减压后得以减轻）、皮肤瘀斑、张力性水疱，不同程度的感觉和运动障碍，远端动脉搏动减弱或消失。全身表现主要为休克和肌红蛋白尿，休克特点是进展迅速，不易纠正；茶褐色的肌红蛋白尿多在肢体减压后 2 h 内出现。除了肢体挤压伤会导致挤压综合征，其他部位的挤压伤均各有特点，需注意排除可能致命的伤情，如胸部挤压伤需注意张力性气胸、活动性血胸、创伤性窒息、连枷胸等；腹部挤压伤要警惕腹腔高压综合征、脏器大出血等；骨盆挤压伤需注意骨盆是否稳定、有无活动性出血、腹膜后巨大血肿等。传统救援的观念是救出并转移伤者至能接受治疗的地方，然后才开始医疗处理，而对挤压综合征伤员则必须强调现场医疗处理。院前早期诊断和急救是降低患者死亡率及器官功能障碍发生率的关键，若等到器官已发生严重损害再进行干预已为时已晚。因此，挤压综合征的救治重点在于预防，而重中之重在于院前急救。

五、挤压伤的急救

首先仍按照经典的 ABCDE 原则对伤员进行初步评估，优先处理危及生命的紧急损伤。注意挤压伤易被忽略的情况，如合并其他脏器的明显损伤、意识障碍、闭合性损伤、初期肿胀不明显等。对于挤压伤伤情的快速评估主要从受压程度、受累肌肉的量、挤压时间、尿液颜色、心电图等方面开展。

早期大量补液是挤压综合征一切治疗措施的基础，目的是通过补偿淤积液体、改善微循环、稀释毒素及增加肾灌注来纠正休克，保护器官功能。需要注意的问题：第一，补液在解除压迫之前就要开始，现场快速建立静脉通道并补液至关重要；第二，对于老人、儿童、慢性重度营养不良者及有心衰等基础疾病者，需控制输液速度及总量；第三，利用便携式设备对电解质、细胞代谢、心电图、血流动力学等指标进行现场监护对指导补液有重要价值。补液途径首选静脉通道，静脉途径不可行时可考虑选择口服、鼻饲、骨髓输液及皮下输液等。

补液方案仍存在争议，指南倾向于选择温热、等张及不含钾的晶体液。在前 2h 内液体复苏量和速度，成人推荐以 0.9% 生理盐水 1—1.5 h 快速滴注，儿童推荐 15—20 mL /（kg·h）；随后成人液体复苏减少为 500 mL /h，儿童减少为 10 mL/（kg·h）[7]。对在伤后 6 h 内液体复苏量达到 3—6 L 的患者，应评估患者的基础生理情况、症状体征变化、尿量及尿色后再确定随后液体治疗的量和速度，避免容量负荷过重。8.4% 的碳酸氢钠加入半张盐水输注以碱化尿液，有助于缓解高钾血症、纠正酸中毒、清除阻塞肾小管的肌红蛋白管型，防止肾小管阻塞。5% 葡萄糖与生理盐水交替输入，可减少发生潜在的钠负荷过重可能。目前尚没有哪一种单一方案被证明最优，因此针对挤压征综合征患者需要根据具体情况制定个性化的综合补液方案。药物治疗主要包括抗感染、镇痛、纠正电解质紊乱（主要是高钾血症、低钙血症）等对症处理。但需注意的是由于肾脏损伤的存在，肾毒性药物的使用应尤其谨慎，如非甾体类消炎药（NSAIDs）就绝对禁用。

发生挤压伤肢体的骨筋膜室内压力由于缺血/再灌注损伤、肌肉水肿、出血等原因增高，可发展为急性骨筋膜室综合征。筋膜室切开减压在挤压综合征中的应用目前尚存在争议，欧洲指南并不推荐将骨筋膜室切开减压作为预防和治疗挤压综合征的基本措施，国内专家共识认为应在骨筋膜室综合征诊断明确（通常认为骨筋膜室压力持续 > 30 mmHg）的情况下方才实施切开减压。如果在可控的医院环境内骨筋膜室切开按惯例应早期执行甚至预防性执行，但是在灾难现场或资源有限的情况下，风险和并发症可能大于获利，此时行筋膜切开，伤者的即时和远期结局可能更差，包括伤口感染、反复出血、脓毒症和截肢。

甘露醇溶液快速静脉滴注以降低骨筋膜室压力被推荐作为非手术治疗。当然，若非手术治疗无效，或是出现肢体远端脉搏消失等紧急情况，则应尽早切开，避免不可逆的神经损害及肢端功能障碍。但随着负压封闭引流技术（Vacuum Sealing Drainage，VSD）的推广，早期现场筋膜切开的弊端似乎已可以克服。挤压综合征院内救治的核心是血液净化。如伤员出现严重高钾血症、急性肾功能衰竭和液体超负荷，血液透析治疗是挽救生命的主要措施。在血液透析出现之前，以挤压综合征为代表的创伤后急性肾功能衰竭患者的死亡率居高不下，达到84%—91%，而早期血液透析治疗可以显著降低此类患者的死亡率。因此。也有学者认为，血液净化不只限于治疗，也可以起预防作用。血液净化的主要模式有血液透析、腹膜透析或连续性血液净化，需根据伤情个性化选择[8]。

挤压综合征的早期治疗是降低死亡率和致残率的关键，但仍以补液、筋膜切开加VSD、血液滤过等对症处理为主，且目前国内外尚无一个公认合理的方案。虽然近年来，诸如高压氧、局部控温、载氧制剂、亚硝酸盐等新的用于挤压综合征的治疗手段也陆续被报道，但仍缺乏足够的证据支持。针对挤压综合征的病理生理过程的病因治疗可能是今后临床和基础研究的方向。

参考文献：

[1] 卢世璧.汶川地震挤压综合征患者肌肉挤压伤的特点[J].中华骨科杂志，2008，28（10），793-798.

[2] 康鹏德，屠重棋，黄富国，等.汶川地震所致肢体挤压伤及挤压综合征相关危险因素分析[J].中华骨科杂志，2008，28（10），799-802.

[3] 文蓉珠，关广聚，柳刚，等.挤压伤所致急性肾衰竭的救治[J].中华肾脏病杂志，2008，24（8），594-596.

[4] 王鑫.挤压伤-挤压综合征治疗的研究进展[J].中华灾害救援医学，2016，4（8），466-470.

[5] 王惠芳，王予彬.地震中挤压伤和软组织损伤的康复治疗[J].中华全科医师杂志，2013，12（6），409-410.

[6] 严政，於四军，刘惠亮.挤压综合征治疗的最新进展[J].中华临床医师杂志（电子版），2015，（15），2901-2906.

[7] 黎宁，彭阿钦.挤压综合征与早期干预的研究进展[J].中华创伤杂志，2009，25（6），569-571.

[8] 王昱，许峰.地震伤后挤压综合征的救治进展[J].中华儿科杂志，2009，47（5），352-354.

第九章

创伤骨科领域常见并发症

第一节　创伤休克

一、定义及病因

创伤伴随着人类社会发展的全过程。随着道路交通事故、工矿灾难、火灾等人为事故的增多，地震、海啸、泥石流等自然灾难的频频出现，创伤已成为危害国民健康的最主要问题之一。据 WHO 统计，全球约 10% 的死亡和 16% 的致残病例因创伤所致，同时创伤也是全球 40 岁以下人群的首要死因。美国每年有超过 6 万例患者死于创伤失血性休克，而全球范围则超过了 150 万例。随着现代化生产、生活不断向复杂化、高速化发展，严重创伤的发生率日益增多，创伤性休克的发生率也随之增高。创伤性休克是由于机体遭受剧烈暴力打击导致重要脏器损伤、大出血等情况，使有效循环血量锐减，微循环灌注不足；以及创伤后的剧烈疼痛、恐惧等多种因素综合形成的机体代偿失调的综合征。常见病因分为四类：交通事故伤；机器损伤；坠落伤；其他伤。

二、病理生理

创伤失血性休克的病理生理变化首先是血容量与血管容积的不匹配，造成外周组织灌注不足，从而引起微循环变化、氧代谢动力学异常、炎症反应、凝血障碍以及内脏器官的继发性损害。

1. 微循环变化

创伤失血性休克最根本的病理生理改变是失血所致的微循环功能障碍，尤其是重要脏器微循环改变。导致微循环功能障碍的主要机制包括：① 休克产生损伤相关分子模式，如热休克蛋白和高迁移率族蛋白1触发免疫应答及失控的炎症反应，引起血管内皮损伤、毛细血管渗漏、循环容量减少，最终导致组织灌注不足、细胞缺氧；② 内皮损伤引起凝血系统激活、微血栓形成阻塞毛细血管及血管舒缩功能障碍，加重组织缺血缺氧；③ 创伤所致持续或强烈的刺激影响神经内分泌功能，导致反射性血管舒缩功能紊乱，加剧微循环障碍。

2. 氧代谢动力学异常和细胞代谢改变

创伤失血性休克患者存在氧代谢动力学异常。氧代谢动力学异常即氧供应与氧消耗的不平衡，混合静脉血氧饱和度的降低反映了氧供应与氧消耗的不平衡，而血乳酸升高间接反映了微循环低氧及组织细胞缺氧。在此情况下细胞能量代谢（如糖、脂、蛋白）亦存在明显异常。如果休克得不到及时有效的纠正，皮肤和周围脏器血管长期持续痉挛，发生血液灌流不足，引起周围组织缺血、缺氧，组织代谢由有氧氧化变为无氧酵解，丙酮酸、乳酸等代谢产物积聚，使组织处于酸性环境。

3. 创伤性炎症反应与凝血障碍

创伤性炎症是由于创伤后组织损伤而激活补体系统、免疫细胞和其他基质细胞，引发局部组织的修复和全身的防御反应，其主要表现为炎症反应。当这种炎症反应失控或过度激活防御反应，机体将释放大量的细胞因子等炎症介质，而引起全身性炎症反应综合征（SIRS）。随着血流在微循环中淤滞缺氧严重，组织细胞损害，毛细血管通透性增加，血浆蛋白因而渗至血管外第三间隙，血液浓缩，黏性增大，凝血机制发生紊乱，甚至形成微血栓，进而导致弥散性血管内凝血（DIC）。

4. 内脏器官的继发性损害

创伤失血性休克发生全身炎症反应综合征（SIRS）较常见，并且是进一步造成MODS的重要病理生理基础。目前对MODS发生机制有以下假说：① 创伤后失控性炎症反应；② 缺血-再灌注损伤：创伤失血性休克及复苏引起的组织器官微循环缺血和再灌注过程，是MODS发生的基本环节，严重创伤引发休克，导致微循环障碍，如不及时恢复有效血容量，将可能出现MODS或死亡；③ 胃肠道屏障功能损害及细菌移位：创伤失血性休克可引起胃肠黏膜缺血，导致肠道黏膜屏障的破坏，继而发生肠道内毒素和细菌移位，引发脓毒症；④ 基因多态性：创伤后MODS的易感性和基因表达多态性相关，如与人类白细胞抗原-DR、白细胞介素-18、肿瘤坏死因子-α、γ-干扰素等基因表达相关。

三、临床表现

创伤性休克与患者损伤程度、出血量、损伤部位密切相关。代偿期表现：主要以液体丢失、容量血管收缩代偿为主要表现，包括：早期有皮肤和面色苍白，手足发冷，口渴，心动过速，精神紧张、焦虑，注意力不集中，烦躁，呼吸加快，尿量正常或减少等。此时期，血压可能正常甚至偏高。失代偿期表现：组织缺血进一步加重，可能出现神志淡漠、反应迟钝甚至昏迷；口唇、黏膜发绀，四肢湿冷，脉搏细数，血压下降，脉压明显缩小，少尿、无尿，皮肤花斑。此时期可以出现脏器功能障碍，特别是急性呼吸窘迫综合征（ARDS），甚至MODS。

	休克早期	休克中期	休克晚期
神志	清醒，紧张，兴奋或烦躁不安	神志清楚，表情淡漠，反应迟钝	神志不清甚至昏迷
脉搏	有力，脉率轻度加快	细速	细弱不清
呼吸	深快	浅促	呼吸困难，出现潮式呼吸
血压	正常或稍低，脉压差减小	降低，脉压差减小	血压下降明显，或测不到
皮肤	苍白或湿冷	发绀	全身皮肤黏膜发绀，花斑，四肢厥冷，冷汗
尿量	轻度减少	少尿或无尿	无尿
其他	口渴	干渴感	体温不升，发生DIC

四、诊断

创伤性休克的早期判断是最关键的环节：

1. 询问病史：了解患者或家属，创伤的性质、时间、损伤部位，严重程度、判断是否有内出血存在。

2. 密切观察临床症状变化：休克患者的诊断应遵循个体化原则，对创伤入院患者重点强调测血压，并在血压明显变化之前，观察患者的呼吸频率、心率快慢、神志改变是欣快还是淡漠，精神紧张，皮肤温度、潮湿度、尿量是否减少；收缩压是否轻度升高，对病情及患者的状态给予正确评估，尤其对平卧患者颈部收缩、萎缩、紧张应有科学正确分析，尽早对创伤性休克有早期认识，以便更早地采取救治措施，阻止休克进展到下一阶段。结合心率、血压、呼吸频率、尿量、神经系统症状等对创伤失血性休克程度进行分级。

分级	失血量/ml	失血量占血容量比例/%	心率/（次·min^{-1}）	血压	呼吸频率/（次·min^{-1}）	尿量/（ml·h^{-1}）	神经系统症状
I	< 750	< 15	< 100	正常	14—20	> 30	轻度焦虑
II	750—1 500	15—30	> 100	下降	20—30	20—30	中度焦虑
III	1 500—2 000	30—40	> 120	下降	30—40	5—15	焦虑、恍惚
IV	> 2 000	> 40	> 140	下降	> 40	无尿	恍惚、昏睡

3. 查体及辅助检查提供休克早期发生的依据：注意体征上的变化，颜面血色是否存在渐苍白，皮温是否存在上腹部压痛、腹肌紧张等内出血的体征，四肢是否有畸形、肿胀等骨折，可及时行腹部超声或X线检查或行腹腔穿刺是否抽出不凝血液。

五、治疗原则及进展

应遵循"抢救优于诊断，优先处理致命伤的原则"，即1. 尽早去除引起休克的原因；2. 尽快恢复有效循环血量，将前负荷调整至最佳水平；3. 纠正微循环障碍；4. 增进心脏功能；5. 恢复人体的正常代谢。

对创伤患者，应优先解除危及生命的情况，使伤情得到初步控制，然后进行后续处理，遵循"抢救生命第一，保护功能第二，先重后轻，先急后缓"的原则。对于创伤失血性休克患者，基本治疗措施包括控制出血、保持呼吸道通畅、液体复苏、止痛以及其他对症治疗，同时重视救治过程中的损伤控制复苏策略，如损伤控制外科、限制性液体复苏可允许性低血压、输血策略、预防创伤凝血病等。

创伤失血性休克的治疗可分为 4 期

第一期急救阶段：治疗目标为积极控制出血，最大限度维持生命体征平稳，保证血压、心输出量在正常或安全范围，实施抢救生命的策略；

第二期优化调整阶段：治疗目标为增加组织氧供，优化心输出量、混合静脉血氧饱和度及血乳酸水平；

第三期稳定阶段：治疗目标为防止器官功能障碍，即使在血流动力学稳定后仍应高度警惕；

第四期降阶梯治疗阶段：治疗目标为撤除血管活性药物，应用利尿剂或肾脏替代疗法调整容量，达到液体平衡，恢复内环境稳定。

1. 气道与呼吸管理，保持呼吸道通畅

有效的气道管理是创伤失血性休克患者院前呼吸支持治疗的前提和基础。徒手开放气道时，应注意患者有无颈椎损伤，现场急救时应首选徒手方法固定脊柱，用推举下颌法开放气道。如推举下颌法操作困难，不能有效通气，仍应改用仰头提颏法进行通气。有条件情况下，快速诱导麻醉插管是保证气道安全的确切方法。若快速诱导麻醉插管操作失败，立即通过基本的气道辅助通气手法和（或）通过声门上装置来维持气道通气，直到使用外科方法建立稳定的气道。

2. 循环通路建立与液体复苏

（1）循环通路选择 1）院前循环通路的选择：首选外周大静脉通路，如建立外周静脉通路失败，有条件应考虑骨髓腔内血管通路。对 < 16 岁的儿童患者，如预期建立外周静脉通路困难，应首选骨髓腔内血管通路。2）院内循环通路的选择：首选建立有效的外周静脉通路，并尽早建立中心静脉通道。若下腔静脉属支出血，如严重的骨盆骨折，应选择上肢通道或者锁骨下、颈内静脉通道。骨髓腔内血管通路也是可以同时考虑的重要选择。

（2）输血与液体治疗

创伤失血性休克患者通常出血量较大，及早进行快速输血维持血容量，改善微循环灌注，保证主要脏器的氧供。建议通过生理学指标（包括血流动力学状态、对即时容量复苏的反应情况）来启动大出血抢救预案。医疗机构应建立针对成人患者（≥16岁）和儿童患者（＜16岁）的紧急输血预案。针对存在活动性出血的患者，应首选固定比例的成分输血，并应尽快过渡到以实验室检查结果为指导的输血预案上。对于成人患者进行输血治疗时，血浆与红细胞的比例为1∶1。对于儿童患者，血浆与红细胞的比例仍为1∶1，但是要基于儿童的全身血容量进行计算。院前环境下无法获得成分血，对活动性出血的患者可应用等渗晶体液进行扩容治疗。在院内，对活动性出血的患者不建议使用晶体液补液，建议按照1∶1使用血浆和红细胞。输入晶体液会导致稀释性凝血病发生，提升血压使已形成的血凝块脱落进一步加重出血，血液黏稠度低不易形成新的血凝块，同时还增加了发生ARDS和MOF等并发症的风险。考虑对机体止血的不良影响，胶体也建议限制使用。

3. 控制出血

（1）敷料和止血带的应用

对于体表或表浅出血患者，可简单应用敷料压迫法控制外部出血。开放性四肢损伤存在危及生命的大出血，在外科手术前推荐使用止血带，应该标明使用时间。

（2）骨盆外固定带的应用

当骨盆受到高能量钝性损伤后怀疑存在活动性出血时，应使用特制的骨盆外固定带。只有当特制的骨盆外固定带不合适时，如对于体型较大的成年人或体型较小的儿童，才考虑使用临时骨盆外固定带。

（3）止血剂的应用

当创伤失血性休克患者存在或怀疑存在活动性出血时，应尽快静脉使用氨甲环酸，防治创伤性凝血病。首剂1 g（≥10 min），后续1 g输注至少持续8 h。如果创伤失血性休克患者受伤超过3 h，避免静脉应用氨甲环酸，除非有证据证明患者存在纤溶亢进。对于发生凝血病并发大出血者亦可在充分的凝血底物替代输注治疗后使用重组凝血因子-Ⅶ。

（4）逆转抗凝剂的作用

创伤失血性休克存在活动性出血的患者，若之前使用了影响凝血功能的药物，应快速逆转抗凝剂的作用。有活动性出血的严重创伤患者，应立即使用凝血酶原复合物等药物来逆转拮抗剂的作用。

4. 手术治疗和介入治疗

（1）损伤控制性手术和确定性手术

损伤控制性手术是指在救治严重创伤患者，尤其是在患者出现"致死三联征"（低体温、酸中毒和凝血功能障碍）、不能耐受长时间手术时，采用快捷、简单的操作及时控制伤情进一步恶化，使患者获得复苏时间，有机会再进行完整、合理的再次或分期手术。对于合并重度失血性休克、有持续出血和凝血病征象的严重创伤患者，推荐实施损伤控制性手术。其他需要实施损伤控制性手术的情况包括严重凝血病、低体温、酸中毒、难以处理的解剖损伤、操作耗时、同时合并腹部以外的严重创伤。对于血流力学稳定且不存在上述情况的患者，推荐实施确定性手术。如果体内还有大的出血未能控制，积极抗休克的同时建议早期积极手术止血。

（2）介入治疗

对盆腔动脉活动性出血，建议考虑介入治疗，除非需要立即进行开放性手术控制其他部位出血。对实质脏器（脾脏、肝脏或肾脏）动脉出血，也可考虑使用介入治疗的可行性。

5. 血管活性药与正性肌力药的使用

血管活性药物的应用一般应建立在液体复苏基础上，但对于危及生命的极度低血压（SBP < 50 mmHg），或经液体复苏后不能纠正的低血压，可在液体复苏的同时使用血管活性药物，以尽快提升平均动脉压至 60 mmHg 并恢复全身血液灌注。首选去甲肾上腺素，尽可能通过中心静脉通路输注。正性肌力药物可考虑在前负荷良好而心输出量仍不足时应用，首选多巴酚丁胺，静脉滴注速度根据症状、尿量等调整。磷酸二酯酶抑制剂具有强心和舒张血管的综合效应，可增强多巴酚丁胺的作用。当 β 肾上腺素能受体作用下调或患者近期应用 β 受体阻滞剂时，磷酸二酯酶抑制剂治疗可能有效。

6. 创伤失血性休克患者低体温的预防与处理

创伤失血性休克患者低体温发生率高达 10%—65%。低体温被认为是严重创伤患者预后不良的独立危险因素。因此，对创伤失血性休克患者，应尽量保温以减少持续的热量丢失。对于低体温的处理：对于体温 32℃—35℃的患者，建议通过提高环境温度、加温毯或者增加主动活动（如果病情允许）来提高核心温度；对于体温低于32℃的患者可以考虑加温输液,如仍无效可考虑通过体外膜肺(ECMO)治疗。

7. 疼痛管理

对于严重创伤患者,应选择适合其年龄、发育和认知功能的疼痛评估量表,定时进行疼痛评估。到达院内后继续使用与院前相同的疼痛评估量表进行疼痛评估。对于严重创伤患者,选择吗啡作为一线止痛剂静脉应用,并根据疼痛管理目标调整剂量。如静脉途径没有建立,可以考虑通过雾化吸入氯胺酮或二乙酰吗啡。氯胺酮为止痛的二线备选方案。使用吗啡止痛时,应严密监测防止发生呼吸抑制,除非已有呼吸支持措施。

8. 炎症控制

液体复苏治疗旨在恢复循环容量和组织灌注,但不能有效阻止炎症反应发生。应尽早开始抗炎治疗,阻断炎症级联反应,保护内皮细胞,降低血管通透性,改善微循环。因此,抗炎治疗可作为创伤失血性休克治疗选择之一,可选用乌司他丁、糖皮质激素等。乌司他丁可有效控制过度炎症反应,降低血液粒细胞弹性蛋白酶水平和CRP水平,显著改善脑氧代谢及微循环,降低多发伤患者住院天数、MODS发生率和病死率。

9. 心理干预

创伤患者本身就产生强烈心理反应,紧张恐惧痛苦等,因此要给予必要心理干预,以消除不安情绪,增加治疗信心及增加依从性配合治疗,危重患者还要陪护进行心理干预,正确理解病情,配合治疗保证抢救工作顺利进行,早使患者脱离危重状况。

参考文献:

[1] 王志伟,郑铭,王天兵.失血性休克致急性肺损伤/急性呼吸窘迫综合征机制的研究进展[J].中华创伤杂志,2020,36(10):944-949.

[2] Albreiki M, Voegeli D. Permissive hypotensive resuscitation in adult patients with traumatic haemorrhagic shock: a systematic review. Eur J Trauma Emerg Surg, 2018, 44(2): 191-202.

[3] Brohi K, Cohen MJ, Davenport RA. Acute coagulopathy of trauma: mechanism, identification and effect. Curr Opin Crit Care, 2007, 13(6): 680-685.

[4] Brohi K, Cohen MJ, Ganter MT, et al. Acute coagulopathy of trauma: hypoperfusion induces systemic anticoagulation and hyperfibrinolysis. J Trauma, 2008, 64(5): 1211-1217.

[5] Cannon JW. Hemorrhagic Shock. N Engl J Med, 2018, 378(4): 370-379.

［6］Cherkas D. Traumatic hemorrhagic shock: advances in fluid management. Emerg Med Pract, 2011, 13(11): 1−19.

［7］Dutton RP. Current concepts in hemorrhagic shock. Anesthesiol Clin, 2007, 25(1): 23−34.

［8］Hardaway RM. Traumatic shock. Mil Med, 2006, 171(4): 278−279.

［9］Kuo K, Palmer L. Pathophysiology of hemorrhagic shock. J Vet Emerg Crit Care (San Antonio). 2022, 32(S1): 22−31.

［10］Lord JM, Midwinter MJ, Chen YF, et al. The systemic immune response to trauma: an overview of pathophysiology and treatment. Lancet, 2014, 384(9952): 1455−1465.

［11］Moore K. The physiological response to hemorrhagic shock. J Emerg Nurs, 2014, 40(6): 629−631.

［12］Moore K. Managing hemorrhagic shock in trauma: are we still drowning patients in the field? J Emerg Nurs, 2011, 37(6): 594−596.

［13］Owattanapanich N, Chittawatanarat K, Benyakorn T, et al. Risks and benefits of hypotensive resuscitation in patients with traumatic hemorrhagic shock: a meta-analysis. Scand J Trauma Resusc Emerg Med, 2018, 26(1): 107.

［14］Pitotti C, David J. An evidence-based approach to nonoperative management of traumatic hemorrhagic shock in the emergency department. Emerg Med Pract, 2020, 22(11): 1−24.

［15］Spinella PC, Perkins JG, Cap AP. Lessons learned for the resuscitation of traumatic hemorrhagic shock. US Army Med Dep J, 2016, (2−16): 37−42.

［16］Tran A, Yates J, Lau A, et al. Permissive hypotension versus conventional resuscitation strategies in adult trauma patients with hemorrhagic shock: A systematic review and meta-analysis of randomized controlled trials. J Trauma Acute Care Surg, 2018, 84(5): 802−808.

［17］Tremoleda JL, Watts SA, Reynolds PS, et al. Modeling Acute Traumatic Hemorrhagic Shock Injury: Challenges and Guidelines for Preclinical Studies. Shock, 2017, 48(6): 610−623.

［18］Valparaiso AP, Vicente DA, Bograd BA, et al. Modeling acute traumatic injury. J Surg Res, 2015, 194(1): 220−232.

第二节 创伤感染

一、定义及病因

创伤感染指受伤以后，伤口因细菌、病毒、真菌、寄生虫等病原体侵入所引起的局部组织和全身性炎症反应。创伤后，由于皮肤屏障被破坏致使皮下组织直接暴露于污染环境，这就预示着感染有可能发生。所有伤口的活组织检查都证明有活细菌的存在，但并非都出现伤口感染。创伤患者的任何伤口是否发生感染取决于细菌的数量、细菌的毒力、伤口的微环境、机体的整体情况这四种主要因素相互作用的总和。

1. 细菌的数量：污染伤口的细菌数量是决定伤口感染是否发生的一个重要因素。已有研究表明每克组织的细菌量是预测感染发生的关键指标，105左右被认为是临床感染发生的临界阈值。

2. 细菌的毒力：由于不同种属细菌的毒力和致病性不同，感染的阈值自然也不完全相同；凝血酶阳性的金黄色葡萄球菌感染伤口所需的细菌量远较表皮葡萄球菌为少，低毒力的假单胞菌属或肠球菌等则需较大的量才能引起软组织感染，而化脓性链球菌或产生毒素的产气荚膜梭菌引起感染所需细菌量相对较少。

3. 伤口的微环境：微环境是影响伤口是否感染的一个重要因素。对于血运丰富的伤口，临床感染的发生率相对低些，因为伤口充足的氧供是预防继发感染的关键因素之一。对于伤口的血肿或游离血红蛋白，可为细菌提供较丰富的营养和铁离子；而细菌降解血红蛋白所产生的代谢终产物可能对白细胞具有毒性作用从而促进细菌的生长；另外坏死组织或外来异物往往是细菌的避难所，它们可以保护细菌，使之免受机体防御系统的监视和清除，最终使一个小小的污染变成感染。伤口的死腔往往有血清和血液积存，这是感染率增加的常见原因。

4. 机体的整体情况：创伤后机体抗病能力减弱，休克和缺氧及输血可导致机体的应激能力下降。在急性创伤患者中，低体温是十分常见的，这是影响感染发生率的重要因素之一。如果创伤前存在着急、慢性酒精中毒、营养不良或甾体类激素治疗，创伤发生后抵抗力会更加虚弱。

特别容易合并严重感染的软组织损伤是开放性骨折。创伤使骨骼折断、破坏覆盖在其表面上的皮肤，通常伴有严重组织破坏和血肿。外来异物常常进入伤口严重的骨折将会使骨片失去活性。由于上述因素以及创伤时细菌的污染，易致伤口感染。对于每个患者来说，被破坏的皮肤面积及伤口的污染程度是评估感染是否发生的重要因素。

二、病理生理

局部组织的破损成为致病菌入侵的门户。致病菌侵入组织并繁殖，产生多种酶与毒素，可以激活凝血、补体、激肽系统以及血小板和巨噬细胞等，导致炎症介质的生成，引起血管扩张与通透性增加，白细胞和吞噬细胞进入感染部位发挥吞噬作用，单核-吞噬细胞通过释放促炎症细胞因子协助炎症及吞噬过程。炎症反应的作用是使入侵微生物局限化并最终清除，同时局部组织出现红、肿、热、痛等炎症的特征性表现。部分炎症介质、细胞因子和细菌毒素等还可以进入血流，引起体温升高、血白细胞计数增加的全身反应。

三、临床表现

感染的伤口一般有炎症表现，伤口周围出现红晕和硬结，伤口有脓液排出时，表明感染的存在，如果伤口呈开放状态、表面有渗出物、并有脓液不断排出，感染更是不言而明。伤口周围的蜂窝织炎也较为常见。另外，伤口周边组织进行性坏死是感染的又一征象。

四、诊断

当出现伤口周围炎症表现、出现红晕和硬结、伤口呈开放状态且表面有渗出物或脓液排出、伤口周围蜂窝织炎、伤口周边组织进行性坏死时，表明存在感染。

如伤口出现持续性的剧烈疼痛，并伴随高热、白细胞升高者，应高度怀疑感染。在大多数患者，如覆盖在骨折表面的软组织有分泌物出现，提示存在深部感染的可能性。与其他伤口感染相同，开放性骨折感染的确诊是伤口深部有脓性分泌物排出。在临床上还可见到少部分患者伤口已完全闭合，因骨折未愈而明确感染，此部分患者多表现为已闭合的伤口裂开，有分泌物向外排出。

五、治疗原则及进展

清创和清洁伤口是预防感染的重要一环。清创原则是彻底去除坏死组织，仅保留有活力的新鲜组织，所有的软组织血肿均应移除并冲洗干净，同样必须清除伤口上的所有异物。一般来说，血液供应丰富的部位，特别是头颈、面部的刀伤、尖锐玻璃所致的伤口，在充分清创后应予一期缝合。但是，如果伤口污染或软组织损伤非常严重，或高冲击力所致的软组织挫伤或撕脱伤，应考虑到损伤部位有炎症存在，不进行一期缝合。

当创伤后感染发生时，处理原则是打开伤口、引流脓液、机械性清除伤口沉积的纤维蛋白和感染碎片，并对无活性的组织进行清创。轻微的创伤感染只进行引流即可，一般来说没有必要进行全身抗感染治疗，但出现蜂窝织炎或伤口周边进行性坏死时，一定要进行全身抗感染治疗。

开放性骨折感染的预防是迅速彻底地进行伤口冲洗和清创术。去除创伤局部所有的可能促进感染发生的附加因素，血肿、坏死组织及异物必须移除。当明确存在开放性骨折感染时，其治疗原则是坚持不懈的局部清创、冲洗和较长时间的全身抗生素治疗。坏死组织和外来异物的外科清创一直是治疗的重要组成部分。手术清除残留在伤口内的死骨碎片可能是最终解决感染的关键所在。在感染未被控制之前，取出感染的金属内固定物是必要的。全身应用抗生素也是非常重要的，但应根据细菌培养和药敏实验的结果选用抗生素。对于大多数患者，出院后长期口服抗生素是必要的。在极少数情况下，感染非常严重，不得不做截肢手术。

参考文献：

［1］闫柏刚.创伤感染的认识及防治策略［J］.创伤外科杂志，2019，21（8）：561-565.

［2］李鹏，韩小松，王世强，等.骨科创伤患者感染病原菌分布及耐药性分析［J］.中华医院感染学杂志，2017，27（21）：4957-4959+5033.

［3］姚咏明，祝筱梅.严重创伤感染及其并发症处理的若干对策［J］.中华创伤杂志，2015，31（3）：194-196.

［4］Alazawi W, Pirmadjid N, Lahiri R, et al. Inflammatory and Immune Responses to Surgery and Their Clinical Impact. Ann Surg, 2016, 264(1): 73-80.

［5］Ani C, Farshidpanah S, Bellinghausen Stewart A, et al. Variations in organism-specific severe sepsis mortality in the United States: 1999-2008. Crit Care Med, 2015, 43(1): 65-77.

［6］Caricato A, Montini L, Bello G, et al. Risk factors and outcome of Acinetobacter baumanii infection in severe trauma patients. Intensive Care Med. 2009, 35(11): 1964-1969.

［7］Cook GE, Markel DC, Ren W, et al. Infection in Orthopaedics. J Orthop Trauma, 2015, 29 Suppl 12: S19-S23.

［8］Lazarus HM, Fox J, Burke JP, et al. Trauma patient hospital-associated infections: risks and outcomes. J Trauma, 2005, 59(1): 188-194.

［9］Park JH, Choi SH, Yoon YH, et al. Risk factors for sepsis in Korean trauma patients. Eur J Trauma Emerg Surg, 2016, 42(4): 453-458.

［10］Petersen K, Waterman P. Prophylaxis and treatment of infections associated with penetrating traumatic injury. Expert Rev Anti Infect Ther, 2011, 9(1): 81-96.

[11] Ringdal KG, Skaga NO, Steen PA, et al. Classification of comorbidity in trauma: the reliability of pre-injury ASA physical status classification, Injury, 2013, 44(1): 29-35.

第三节　合并腹部闭合伤

一、概述

创伤常合并腹部损伤（abdominal injury），在战争和日常生活中均较常见。近年来，在院前急救、伤员运送复苏、监护及器官功能支持以及处理某些特殊脏器损伤方面取得的进展，使得腹部穿透伤的死亡率明显下降，但腹部创伤仍是对伤员生命的严重威胁。

机械性损伤的危险主要来自两个方面，即腹腔实质脏器或大血管损伤引起的大出血，以及空腔脏器破裂造成的腹腔感染。因此，早期正确的诊断和及时适当的处理，是降低此类损伤死亡率的关键。

1. 腹部损伤的分类

腹部损伤可分为开放伤和闭合伤两大类。开放伤按是否穿破腹膜而分为穿透伤和非穿透伤，前者多伴有腹内脏器损伤，后者偶因冲击而引起腹内脏器损伤。常见穿透伤有锐器刺伤、枪弹伤等。闭合伤腹膜未穿破，创伤可以仅累及腹壁，也可以累及腹腔内脏器。常见闭合伤有撞击伤、坠落伤、挤压伤、冲击伤等。

2. 腹部损伤的临床表现

腹部损伤的临床表现可从无明显症状体征到濒临死亡各种阶段，与受伤原因及伤情密切相关。最主要病理变化是腹腔内出血和腹膜炎。腹痛为最常见的症状。压痛、反跳痛、肌紧张、肠鸣音减弱或消失是最常见的腹部体征，前三者又称为腹膜刺激征。

实质器官如肝、脾、肾等或大血管损伤主要表现为腹腔内（或腹膜后）出血，患者以失血引起的各种症状为主，如面色苍白，心率增快、脉搏细弱、血压降低、脉压差变小等等。腹痛呈持续性，一般不很剧烈，腹膜刺激征不如空腔脏器破裂时严重，但若有消化液渗漏（如肝内外胆管损伤引起胆汁渗漏、胰腺损伤引起胰液渗漏等）刺激腹膜，可引起明显腹痛及腹膜刺激征。体征最明显处一般即是损伤所在。肩部放射痛提示肝（右）或脾（左）的损伤，此症状在头低位数分钟后尤为明显。肝、脾包膜下破裂或系膜、网膜内出血可表现为腹部包块。移动性浊音虽然是内出血的有力证据，却是晚期症状，对早期诊断帮助不大。肾脏损伤时可出现血尿。

空腔脏器如胃肠道、胆道等破裂主要表现为弥漫性腹膜炎。上消化道损伤时，溢出的消化液在很短时间内对腹膜的强烈刺激可引起剧烈腹痛、腹肌紧张、压痛、反跳痛等典型腹膜炎表现。下消化道破裂时漏出物引起的化学性刺激较轻，腹膜刺激征出现较晚，但造成的细菌性污染远较上消化道破裂时为重，可逐渐出现发热、腹胀等症状，严重时可引起感染性休克。胃、十二指肠或结肠破裂后可有肝浊音界缩小或消失。腹膜后十二指肠破裂的患者有时可出现睾丸疼痛、阴囊血肿和阴茎异常勃起等症状和体征。胃、十二指肠损伤可有呕血，直肠损伤常出现新鲜血便。

多发性损伤的临床表现则更为复杂，意识障碍的伤员往往不能提供腹部症状，体征也模糊不清，严重创伤引起创伤性或失血性休克可更引人注目从而掩盖了腹部损伤，造成诊断的延误，需特别引起重视。

3. 腹部损伤的诊断

采集病史、体格检查仍是腹部损伤的基本诊断方法。但由于创伤时情况千差万别，在紧急情况下，采集病史与体格检查往往在紧急处置的同时或穿插进行。

（1）采集病史

采集病史应详细完整，如伤员有意识障碍，需向现场目击者及护送人员询问。应详细了解受伤时间、地点、环境、受伤情况、伤情变化经过、急救措施等。

（2）体格检查

体格检查要仔细全面，避免遗漏，对重伤员首先要迅速作简单的全身检查，以便发现对生命构成威胁的伤情如气道梗阻、张力性气胸、大的外出血、大的开放性骨折等并立即给予相应的处理，然后在逐步对头、颈、胸、腹、四肢及脊柱进行全面检查，特别注意可能同时有一处以上内脏损伤，有些还可同时合并腹部以外损伤（如颅脑损伤、胸部损伤、脊柱四肢骨折等）。

（3）辅助检查

1）化验检查

血常规检查红细胞、血红蛋白与红细胞压积下降常提示有大量失血；白细胞及中性粒细胞升高常见于继发性感染，但机体对创伤的应激反应也可升高，需仔细鉴别。血尿淀粉酶升高提示胰腺损伤、胃肠道穿孔或腹膜后十二指肠破裂。泌尿系损伤常伴有血尿。

2）X线检查

X线检查能提供很有价值的资料，常用胸片、卧位腹平片，立位腹平片虽然更有意义，但不适用于重伤员。胸片及骨盆片显示骨折的存在提示可能有相关脏器损伤。腹腔游离气体提示胃肠道（主要是胃、十二指肠和结肠，少见于小肠）破裂，需注意穿透伤可将空气带入腹腔，须结合临床表现进行鉴别。腹膜后积气（可有典型的花斑状阴影）提示腹膜后十二指肠或结、直肠穿孔。腹腔内有大量积血时，仰卧位片可见小肠多浮动到腹部中央，肠间隙增大，充气的左、右结肠可与腹膜脂肪线分离。腹膜后血肿时，腰大肌影消失。胃右移、横结肠下移、胃大弯有锯齿形压迹（脾胃韧带内血肿）提示脾破裂。右膈升高、肝正常外形消失及右下胸肋骨骨折，提示有肝破裂的可能。左侧膈疝时多能见到胃泡或肠管突入胸腔。金属异物的部位与投射物的入口联系起来，有助于推测其在体内的轨迹以及可能伤及哪些脏器。胃肠道造影见造影剂从腔内溢出是穿孔或破裂的明证。选择性血管造影见动脉像的造影剂外漏、实质像的血管缺如及静脉像的早期充盈提示实质性脏器破裂。

3）B超检查（Ultrasonography）

B超检查对于肝、脾、胰、肾损伤诊断准确率大于80%，对腹腔积血准确率不亚于腹腔灌洗（＞90%）。B超检查无创、迅速、简便，且可在床旁与复苏同时进行，近年来已越来越多地取代有创且比较繁琐的诊断性腹腔灌洗，且经过简单培训的外科医生都能掌握此技术，对诊断尚未明确者及非手术治疗者可进行动态观察。缺点是对空腔脏器伤不敏感。

4）计算机断层摄影（Computed Tomography，CT）

CT影像比B超更精确，对检查者技术、经验依赖性不高，假阳性结果极少，若注入造影剂行增强CT扫描，可提高检查发现阳性率，近年来在创伤的诊断中价值越来越高。缺点是对设备要求高，需搬动患者和较为费时。

5）其他检查

其他检查，如磁共振成像（Magnetic Resonance Imaging，MRI）、核素扫描（radioisotope scanning）、数字减影血管造影（Digital Subtraction Angiography，DSA）等检查，对某些特殊部位的损伤有一定的诊断价值，但因其比CT更不易普及，应用较少。

6）特殊检查

① 腹腔穿刺（abdominal paracentesis）

怀疑有腹腔内出血或空腔脏器穿孔，可行腹腔穿刺，在床边即可进行，方便、快捷、经济、安全，准确率大于90%。穿刺点通常选择脐与髂前上棘连线中外1/3点或经脐水平线与腋前线交界点，也可根据实际情况选在腹部任何一个象限或下腹中线，但必须注意避开手术瘢痕、肿大的肝和脾、充盈的膀胱及腹直肌。骨盆骨折患者，穿刺点应选择脐平面以上，以免刺入腹膜后血肿而误诊为腹腔内出血。注意有无气体逸出，吸出物中有无血液、胆汁或肠内容物，并收集标本作常规、生化检查、细菌涂片及培养。如果穿得不凝血需考虑腹腔积血，如果穿得血液迅速凝固，则为针头误入血管的结果。只要操作正确，阳性结果即有诊断价值，阴性结果则不能完全排除内脏损伤，需要密切观察，必要时可变换部位再行穿刺，或间隔一段时间后重复检查。

严重胀气、大月份妊娠、因既往手术或炎症造成的腹腔内广泛粘连以及躁动不能合作者，不宜行腹腔穿刺。

② 诊断性腹腔灌洗（diagnostic peritoneal lavage）

诊断性腹腔灌洗选择脐下中线小切口或直接套管针穿刺，将一多侧孔塑料管置入腹腔20—30 cm，注入生理盐水1 000 ml，导管另一端连接无菌瓶并放低，借虹吸作用使液体缓缓流出。瓶中液体有下列情况之一即为阳性：a. 肉眼血性液；b. 有胆汁或肠内容物；c. 红细胞计数超过100×10^9/L；d. 白细胞计数超过0.5×10^9/L；e. 淀粉酶高于100索氏单位；f. 沉渣涂片找到细菌。

诊断性腹腔灌洗准确率高（＞90%），尤其对诊断空腔脏器破裂很有价值，早期诊断阳性率比腹腔穿刺高，还能进行连续观察而不必多处反复穿刺。但因操作繁琐，有创，存在较高医源性损伤风险等情况，加上B超进展迅速，近来越来越多医生倾向于使用床边B超代替诊断性腹腔穿刺。

③ 诊断性腹腔镜检查（diagnostic laparoscopy）

腹腔镜检查的诊断价值接近于剖腹探查术，而创伤比剖腹探查小得多，且可以完成很大一部分治疗性手术。对于不适合二氧化碳气腹及高腹压的伤员，可采用悬吊技术将腹壁提起，不用注气即可进行探查和简单的修补手术。

（4）诊断中需要注意的几点：

1）有无腹腔内脏损伤

开放伤因有明显伤口，一般都能得到及时的诊断和处理，在诊断中需注意：① 不能把伤道想象为连接入、出口的直线，入口或出口不在腹部仍有穿透腹腔、伤及脏器的可能。投射物常因阻力而改变运动方向，伤员在受伤瞬间的姿势动作也可对伤道的走行产生很大影响。② 未穿透腹膜的切线伤，也可因冲击效应而引起腹内脏器伤；③ 创口的部位比其大小更有诊断意义，伤口大小与伤情严重程度不成正比。

闭合伤的诊断相对困难，关键在于确定有无内脏损伤。腹膜刺激征是腹内脏器伤最重要的体征，但需与单纯腹壁挫伤相鉴别。腹壁挫伤的伤员在做腹肌收缩动作时疼痛明显加重，安静休息时疼痛减轻，而腹内脏器伤时疼痛与腹肌收缩关系不大，病情呈进行性加重。伤员有下列情况之一时，便应高度怀疑有腹内脏器损伤：① 早期休克。② 有持续性腹痛，伴恶心、呕吐等消化道症状，并有加重趋势。③ 有固定而明显的腹膜刺激征。④ 呕血、便血或尿血。⑤ 腹部移动性浊音阳性，直肠指检发现前壁有压痛或波动感，或退出指套有染血。特别需要注意的是，在多发伤中，遇到全身情况不好而难以用腹部以外部位创伤来解释者，都应想到腹部损伤的可能。

2）鉴别何种脏器受伤

鉴别何种脏器损伤对术前准备、手术切口选择和预估术中处理有很大帮助。钝性打击更容易造成实质性脏器损伤，锐器可造成空腔及实质性脏器以及大血管损伤。中腹部由前向后的暴力由于脊柱碾压，可造成小肠、横结肠、十二指肠及胰腺损伤甚至断裂。突然加速或减速的剪切撕拉，可造成脏器相对固定的部位损伤，如空肠的起始段和回肠末段，以及实质器官的韧带附着处。下胸部肋骨骨折容易伤及肝、脾、膈肌。骨盆骨折可合并直肠、膀胱、尿道的损伤。

不论是哪一种情况，在诊断和治疗中都应注意避免漏诊，否则必将导致严重后果。在整个诊疗过程中提高警惕和保持全局观是避免这种错误的关键。

4.腹部损伤的处理

腹部损伤常常只是全身多发性损伤的一个部分，不应把腹部损伤作为孤立的、局部的病变来处理，必须从整体出发，通盘考虑，合理安排处理创伤所带来的各种问题的顺序，方能取得良好效果。心肺复苏是第一位的，其次是要迅速控制大的外出血，处理开放性或张力性气胸。要尽快控制休克，紧急处理进展迅速的颅脑外伤。除此之外，腹部创伤的救治就应当放在优先的地位，因为腹腔内大出血可直接威胁生命，空腔脏器破裂会引起严重腹腔感染。

（1）腹部损伤若只累及腹壁，按照一般伤口处理原则进行。

（2）密切观察

若暂时不能明确有无腹部内脏损伤而生命体征尚稳定的患者，可以严密观察病情变化，期间反复检查伤情的变化，应包括：1）生命体征监测。2）30分钟左右检查一次腹部体征，注意腹部体征变化情况。3）定期复测血常规，了解有无活动失血。4）必要时可重复进行诊断性腹腔穿刺或灌洗。要特别注意：1）不随便搬动伤者，以免加重伤情。2）诊断不明不随意使用麻醉类止痛剂，以免掩盖伤情。3）禁饮食。观察应与以下处理同时进行：1）积极补充血容量，抗休克治疗。2）经验性使用广谱抗生素以预防或治疗腹腔感染。3）疑有空腔脏器破裂或有明显腹胀时行胃肠减压。

（3）剖腹探查

若腹部损伤后出现以下情况，应剖腹探查：1）有明确的腹膜刺激征出现。2）有腹腔游离气体。3）腹腔穿刺或灌洗发现胆汁污染或肠内容物。4）消化道出血。5）严重血尿。6）持续低血压而难以用腹部以外的原因解释。

观察期间患者出现以下情况也需考虑剖腹探查：1）腹部体征进行性加重或范围扩大。2）肠鸣音消失或腹胀明显加重。3）全身情况有恶化趋势，如口渴加重、烦躁不安、脉率增快或体温上升等。4）红细胞计数、血红蛋白、红细胞压积进行性下降。5）血压转为不稳定，积极救治休克而情况不见好转或继续恶化者。

（4）决定手术后尽快完成术前准备：1）建立通畅的输液通道，抗休克治疗。2）配血。3）留置胃管尿管。4）合理使用抗生素，选择合理配伍，兼顾需氧和厌氧两类细菌。5）完善传染病（如肝炎、HIV检测）等。6）完善手术谈话，注意风险把控。

（5）麻醉的选择

一般选择气管插管全身麻醉，麻醉效果理想，不影响患者呼吸，并可以防止手术中发生误吸。注意若患者合并胸部外伤，需注意防止正压呼吸时可发生危险的张力性气胸，必要时术前放置胸腔闭式引流。

（6）切口的选择

切口要根据受伤部位、探查需要，以及手术医生的习惯来选择，要保证可彻底探查腹腔内所有部位，并能快速开腹，创伤小，关腹容易，术后切口并发症发生率低等。通常选用腹部正中切口，优点是进腹迅速，出血少，可根据需要向上下延长切口，可向侧方添加切口甚至可行胸腹部联合切口进入胸腔，缝合容易。切记腹部有开放性伤口时，不可通过扩大伤口去探查腹腔，以免发生伤口愈合不良、裂开和内脏脱出。

（7）术中处理

1）开放伤如伴腹内脏器或组织从腹壁伤口脱出，切勿强行回纳，以免加重腹腔污染，可使用清洁碗覆盖后包扎，在手术室麻醉后进行回纳。

2）若有腹腔内出血时，开腹后应立即吸去积血，清除血凝块，迅速查明出血来源并立即处理。按照以下思路进行探查：① 术前推断哪个脏器受伤可能性最大就先探查那个脏器；② 腹腔内凝血块集中处一般即是出血部位。若开腹发现出血猛烈危及生命，而又一时无法辨明其来源时，可立即将用手指压迫主动脉穿过膈肌处暂时控制出血，争取时间，迅速补充血容量，再查明原因止血。

3）若未发现腹腔内大出血，则应对腹腔脏器进行有序而系统地探查，通常先从上腹部开始，依次探查左半膈肌、脾、左肾、胰体尾部、肝左叶、继而探查右半膈肌、右肝、右肾、胆囊、肝十二指肠韧带、十二指肠和胰头，然后从屈氏韧带开始探查空肠、回肠及小肠系膜、盲肠、升结肠、横结肠及其系膜、降结肠、乙状结肠、直肠和盆腔其他器官。必要时可切开胃结肠韧带探查小网膜囊、胃后壁及胰腺体部，以及切开十二指肠外侧腹膜探查十二指肠二、三、四段。若术中切开腹膜时见到食物残渣则先探查上消化道，见到粪便先探查下消化道，见到胆汁先探查肝外胆道及十二指肠等。纤维蛋白沉积最多或网膜包裹处往往是穿孔所在部位。当发现肠穿孔时，可暂时用肠钳夹住以防更多的肠内容物污染腹腔，然后继续探查，最后进行修补。小肠系膜缘的小穿孔及升、降结肠的腹膜后穿孔极易遗漏，因此肠壁上或肠管旁的血肿必须打开认真探查，必要时切开升、降结肠外侧腹膜将其翻转检查。肠管上穿透伤在发现前壁有穿破时，必须探查后壁。

无论从何处开始，最终都必须完成完整系统的探查，做到既不遗漏伤情也不重复翻动脏器。切忌满足于找到一两处损伤即放弃探查。对探查所得伤情应作一全面估计，然后按轻重缓急逐一予以处理。原则上是先处理出血性损伤，后处理穿破性损伤，对于穿破性损伤，应先处理污染重的损伤，后处理污染轻的损伤。手术要贯彻微创的原则，既要挽救患者的生命，还要力争最大限度地保存机体和器官的生理功能，以期改善远期生存质量。

恢复腹内脏器的正常解剖关系。用生理盐水冲洗腹腔，污染严重的部位应反复冲洗。根据需要选用放置烟卷引流、乳胶管引流，或双套管进行负压吸引。腹壁切口污染不重者，可以分层缝合，污染较重者，皮下可放置乳胶片引流，或暂不缝合皮肤和皮下组织，留作延期处理。

4）脏器伤处理完毕后，应彻底清除腹腔内的异物、组织碎块、食物残渣和粪便等，再恢复腹内脏器的正常解剖关系。应用大量生理盐水冲洗腹腔，污染严重的部位要反复冲洗，吸净积液，勿使膈下和盆腔积存液体。肝、胆、胰、十二指肠及结肠损伤者，空腔脏器修补有可能发生溢漏者，有较大创面渗出较多者，脓肿形成者都应放置有效的引流。引流一般选择多侧孔硅胶引流管，若估计引流物很多如肠瘘、胆瘘、胰腺瘘等，可放置双套管进行负压吸引，并根据情况适时冲洗。引流物应经腹壁适当部位的另戳口引出，妥善固定，一般不建议手术切口引出，以免影响切口愈合。

5）切口应分层缝合，缝合有张力及预计腹胀严重者，应加2—3针减张缝线。污染严重的伤口，皮下可放置乳胶片引流，或暂不缝合皮肤和皮下组织，留作延期处理。

6）损伤控制理念的应用

骨科创伤合并腹部创伤患者往往比较严重，常会出现高分解代谢症状，表现为体温过低、酸中毒和凝血功能障碍在内的创伤三联征，若此时进行复杂、创伤大的手术，势必加重机体负担，使得生理功能更加紊乱，增加复苏的难度；但内脏出血、肠道破损等病变又不得不立即处理，否则这些损伤将会危及生命。

损伤控制手术（damage control surgery，DCS）是一种新兴的技术，包括简单复苏后快速止血和控制腹腔感染，并进行临时腹壁闭合，随后对患者进行重症监护和复苏，纠正生理功能的紊乱，并有计划地实施确定性手术，包括探查和修复、细致止血、修复血管、恢复胃肠道的连续性和闭合腹腔等。DCS可以控制伤情的进一步恶化，缩短手术时间，使患者获得复苏时间，减轻创伤应激，快速纠正创伤三联征，择期再进行计划手术以处理非致命性创伤，降低术后并发症的发生率。对于能安全度过重症监护复苏期且内环境稳定的患者应争取尽早实施确定性手术，一般争取在72小时内进行。目前，损伤控制手术在处理严重创伤性损伤方面发挥着重要作用。

5. 腹部创伤的预后

腹部创伤是一种严重情况，常常威胁伤员生命。除了全身合并伤的因素以外，腹部创伤的危险程度主要取决于：① 受伤脏器的数目。被累及的脏器愈多，死亡率愈高；② 何种脏器受伤。相对而言，大血管、胰十二指肠、肝、结直肠等损伤后果比较严重，小肠、膀胱等受伤则危险较小；③ 脏器损伤的严重程度。同穿透伤相比，钝性伤的死亡率更高，究其原因常因其伴有严重多发伤，同时也更容易延误诊断和治疗。伤员真正的预后和转归，在很大程度上取决于诊断和治疗的及时性和有效性，充分认识伤员面临的危险，通过积极努力去消除危险因素，争取最好的疗效，这正是外科医生的职责。

二、常见腹部内脏损伤的处理

1. 脾损伤

脾脏组织脆弱，血运丰富，受到暴力容易破裂，在腹部闭合伤中，脾破裂居于首位。单纯脾破裂的死亡率约为10%，若有多发伤，死亡率达15%—25%，主要风险在于大出血。穿透伤往往伴有邻近器官如胃、肠、膈肌、胸膜、肺等的损伤，闭合伤常有左下胸肋骨骨折。

按病理解剖，脾损伤可分为包膜下破裂、中央破裂和真性破裂。包膜下破裂表现为包膜下血肿。中央破裂发生在脾实质内，也可以逐渐发展到包膜下甚至穿破包膜。真性破裂是脾实质与包膜同时破裂，占临床所见脾破裂85%以上。裂伤若不累及脾实质的中间区和脾门区，出血相对不多并有可能自行停止。粉碎性或累及脾门血管的脾破裂出血量大，可迅速导致休克。

根据外伤史和腹腔内出血的临床表现，脾损伤诊断并不困难。腹腔穿刺或灌洗可起决定性作用，床旁B超能较为清晰地显示损伤部位和腹腔积血的多少，而注入造影剂行增强CT扫描则能很好显示损伤的严重程度。

处理原则：① 无休克或只有一过性休克且影像学检查证实脾脏裂伤比较局限、表浅，无其他腹腔脏器合并伤者，可严密观察血压、脉搏、腹部体征、血红蛋白、红细胞压积等，并及时复查影像学变化，约80%以上可保守治疗，儿童成功率高于成人。② 观察中如发现继续出血或有其他脏器伤，应立即中转手术。③ 不符合非手术治疗条件的伤员，应尽快剖腹探查，以防延误。④ 彻底查明伤情后尽可能保留脾脏，方法有单纯缝合、用可吸收网兜聚拢裂口、部分脾切除等。⑤ 脾脏中心部碎裂、脾门撕裂或有大量失活组织、合并空腔脏器破裂致腹腔严重污染、高龄及多发伤情况严重需迅速结束手术者，应行全脾切除术。小儿应同时将约1/3脾组织切成薄片或小块埋入网膜袋中进行自体移植。⑥ 特殊情况下，如战争、严重自然灾害现场等，原则上都应行脾切除术，以确保能安全后送。⑦ 病理性脾肿大如疟疾脾、充血性脾大等发生破裂，脾包膜下血肿冲破包膜或血凝块称为延迟性脾破裂，这样的脾脏应予切除，不再保留。⑧ 若术中探查无肠道等空腔脏器破裂及开放伤污染，手术中可收集腹腔积血进行自体血回输。

20世纪80年代以来，临床上注意到脾切除术后的患者（主要是婴幼儿），对感染的抵抗力减弱，可发生以肺炎链球菌为主要病原体的脾切除术后暴发性感染（overwhelming post-splenectomy infection，OPSI）而致死。故对于脾破裂一律行脾切除的传统观念已然改变，在彻底止血的前提下尽量保留脾脏的方法已被绝大多数外科医生所接受，尤其是对4岁以下的小儿更为重要。

2. 肝损伤

肝脏体积大，质地脆，容易受损，且其血运丰富，结构和功能复杂，伤情往往较重。肝破裂在致伤因素、病理类型和临床表现方面都和脾破裂极为相似，但因肝破裂后可能有胆汁溢入腹腔，故腹痛和腹膜刺激征更为明显。

单纯肝损伤死亡率约为9%，合并多个脏器损伤和复杂性肝损伤的死亡率可高达50%。肝损伤死亡率与合并伤，尤其是大血管伤有密切关系。

（1）分类和病理

根据肝损伤时腹壁的完整性，分为开放性损伤和闭合性损伤两大类。无论是开放伤还是闭合伤，损伤的程度可有很大不同。刺伤的戳口一般整齐，深浅不等。低速投射物损伤基本局限于伤道周围。高速枪弹则可造成广泛的损伤甚至毁损。钝性闭合伤多数引起肝实质挫裂伤，严重者可造成离断伤或毁损伤。

表浅的裂伤，出血容易自行停止，深在的中央型挫裂伤则可造成广泛肝组织坏死，且往往伴有肝动脉、门静脉、肝静脉和肝内胆管大分支的损伤，引起严重出血和胆汁性腹膜炎。张力很大的肝包膜下血肿突然破裂，则出现迟发性急性腹痛和内出血。

肝损伤的分级方法目前尚无统一标准。国内黄志强提出如下简洁、实用的肝损伤分级：Ⅰ级，裂伤深度不超过3 cm；Ⅱ级，伤及肝动脉、门静脉、肝胆管的2—3级分支；Ⅲ级或中央区伤，伤及肝动脉、门静脉、肝总管或其一级分支合并伤。

（2）诊断

开放伤的诊断一般不难，需要注意的是贯穿膈肌的胸部伤可引起肝脏损伤。闭合伤诊断需要注意存在多处严重伤时，切勿忽略腹部情况。右侧躯干遭受暴力，右上腹痛向右胸及右肩放射，右下胸肋骨骨折，右膈肌抬高，都应高度怀疑肝损伤。右上腹压痛常是最早出现的体征，严重失血可引起休克。

诊断性腹腔穿刺或腹膜腔灌洗术在腹腔内出血诊断上的准确率达到90%—98%，在设备条件较简单或有多发伤、意识不清、循环动力学不稳定等紧急情况下，此法仍然是首选的诊断方法。但其无器官特异性，可以判定腹腔内有无损伤和出血，但不能判断出血的来源，且因其阳性结果太敏感而造成施加剖腹探查术发现有高达约67%的患者并不需要剖腹探查术。

B超及CT检查对鉴别有无肝损伤及损伤的部位和程度很有价值。B超能显示肝脏表层的完整性遭到破坏、肝内血肿及腹腔内积液。CT扫描虽然对循环不稳定患者的应用受到限制，但能更准确地判断肝损伤的部位和范围、腹腔积血量及是否继续出血，根据动态CT检查可评估肝脏伤情变化和转归。对于闭合性肝损伤，CT已成为目前选择非手术治疗的最有价值的诊断方法。发射体层成像（ECT）、肝动脉造影在临床一些病例有一定意义。

辅助检查并不能完全反映肝损伤的严重程度，而临床中更应重视的是腹腔出血的速度和量以及循环稳定性，这些指标最能直接反映肝损伤严重程度。所以，对怀疑肝损伤的患者，诊断和临床观察中需要密切注意以下几点：① 是否有肝损伤或腹腔内其他实质脏器伤；② 腹腔内出血的状况，是否出血已经停止或仍在出血；③ 肝损伤的大致分级；④ 有无其他合并伤，特别是腹腔内空腔脏器伤；⑤ 血流动力学情况和生命体征是否稳定。

（3）治疗

一般认为，肝脏火器伤和累及空腔脏器的非火器伤都应手术治疗，其他的刺伤和钝性伤则主要根据伤员全身情况决定治疗方案。

对于血流动力学指标一直稳定或经补充血容量后保持稳定的闭合性肝损伤可在严密观察下采用非手术治疗，包括卧床休息、控制饮食、镇痛、应用抗生素等，即使发生肝脏或肝周脓肿、胆瘘和胆道出血等并发症，也可采取经皮穿刺引流或血管介入等方法处理而不必开腹，避免了不必要或不适当手术干预所致的并发症。生命体征不稳定者应尽早剖腹手术。手术的原则是彻底查明伤情、确切止血、防止胆瘘、清除失活的肝组织和充分引流。

手术切口一般选择右肋缘下切口或者正中切口，前者可以在不开胸情况下显露和处理肝脏各个部位的损伤，而后者在必要时切口可迅速向各方向延长，甚至开胸。

开腹后应首先对伤情作出初步判断，右上腹部有积血和血块说明有肝损伤，去除血块后即能见到肝裂伤情况，如肝裂伤延向肝后区接近下腔静脉处应考虑到肝静脉损伤，这类损伤在伤后可因肝脏重量压迫下腔静脉而获得暂时性止血，但在剖腹向前托起肝脏时则会发生不能控制的大出血，同时也可能引起空气栓塞以及血块或肝组织经裂口进入下腔静脉而造成严重后果。在此情况下，宜先向后压迫肝脏抵住后腹壁暂时控制出血，再根据实际情况而修补损伤的肝静脉或选择性地应用纱布填塞。发现肝脏破裂并有凶猛出血时，可用纱垫压迫创面暂时止血，同时用手指或橡皮管阻断肝十二指肠韧带控制出血，以利探查和处理，应用此法时需注意肝脏耐受入肝血流阻断安全时限的限制。

探查中发现小的肝包膜下血肿可不处理；张力高的大血肿应将包膜打开，清除血肿，放置引流；肝表面有活动出血者，可直接缝合止血；出血已停止的整齐戳伤或表浅挫裂伤不必缝合，适当引流即可；伴有肝实质裂伤，应视情况进一步处理。主要有以下方法：

1）缝合：此法最为常用，大多数边缘整齐的裂伤可做间断普通缝合或褥式缝合，并常规放置引流以防胆汁渗漏和感染。深在的裂伤不能仅做创缘的表浅缝合，而必须认真探查，缝扎损伤的血管和胆管，然后穿过底部缝合、引流，防止形成死腔，必要时可将胶管置入创口深处，再疏松缝合。伤及肝内较大胆管或做了肝组织大块切除者，可行胆总管引流，以减少胆漏或肝内淤胆，还为术后造影提供一个通道，但T管引流不能降低死亡率和并发症的发生率，而且增加发生应激性溃疡的机会，部分患者日后还可能发生胆管狭窄，因此，需严格掌握评估胆总管引流的必要性，胆总管直径小于5 mm者可做胆囊造瘘。

2）纱布填塞：纱布填塞止血简单有效，可有效控制损伤，然后再行有计划的探查。如肝周填塞暂时控制肝后上方出血，再行全肝血流阻断处理肝静脉损伤；在肝下向第一肝门延伸的裂伤可用纱布填入裂口止血；广泛性肝包膜下血肿可应用纱布填压；术中出现凝血功能紊乱有大量渗血时，应及时填入纱布终止手术。纱布条尾端可作为引流条。作为填塞压迫的纱布可在术后3—5天开始分次轻柔地抽出，2周左右取完。纱布填塞术属于一种紧急的临时措施，存在一定风险，但对于一些濒危的患者，符合损伤控制理念，可为进一步处理创造一定条件。

3）肝动脉结扎术：动脉出血大多猛烈出血且难以控制，宜行肝动脉结扎。另外，广泛性肝包膜下血肿和肝切面的弥漫性出血也是肝动脉结扎的适应证。选择性结扎肝左或肝右动脉较结扎肝固有动脉更好；如有可能，应保留胆囊动脉。

4）肝切除术：严重的肝裂伤，伤及肝内主要血管和/或胆管，造成大片肝组织失活，缝合加引流或动脉结扎效果都不满意时，应正确施行肝切除术。规则性肝切除创伤大，不应轻易施行，仅当超过肝段的大块肝组织失活，尤其是合并肝静脉损伤需要结扎者，才有规则性肝切除的指征。急诊肝切除术主要采用清创性肝切除，指在充分考虑肝脏解剖特点的基础上，彻底切除失活、坏死组织，结扎损伤的血管和胆管，同时尽量保存正常的肝组织，并放置充分腹腔引流。

5）肝脏损伤合并肝静脉主干或肝后下腔静脉破裂的处理最为棘手，死亡率高达80%，主要由于极难控制的大出血，和可能发生的空气栓塞和肝碎片栓塞。致死性的失血可发生在伤后早期或在手术中翻动肝脏试图显露出血部位进行止血时，应先用纱垫填塞、压迫暂时止血或减少出血，多数需行全肝血流阻断，在直视下修补肝静脉和肝后下腔静脉。但在大出血的危急情况下，操作十分困难，患者常难以抢救成功，死亡率极高。

6）肝移植术：肝损伤患者的肝移植需要分二期手术完成。初次切除全肝控制出血，患者随后转送至肝移植中心进行无肝期支持治疗，直至获得供体后进行二次手术植入新肝。由于供体短缺，对于多数严重肝损伤患者切除全肝后等待肝移植暂时还不现实。

需要再次强调的是，所有肝损伤均须充分引流，以利于监测出血和胆漏，并预防术后感染。

（4）术后并发症

1）感染：约占到并发症的50%左右，异物、失活组织和血凝块清除不彻底、创面胆管缝扎不完善、人工材料填塞、引流不充分或过早拔除引流管，是发生肝脓肿、膈下脓肿、肝下脓肿和胆汁性腹膜炎的主要原因。建立通畅引流、加强抗生素治疗和全身支持治疗是基本的处理措施。大多数情况下，可以在B超或CT引导下经皮穿刺放置引流，取得满意效果，而不必行二次开腹手术。

2）胆瘘：术中遗漏肝创面上较大的胆管分支，失活的肝组织液化、感染、脱落后胆管破裂，都能造成胆汁外溢，形成脓肿、胆汁性腹膜炎或外瘘。早期治疗是加强引流，长期不愈的胆外瘘可行瘘管空肠吻合或肝部分切除。

3）出血：早期出血可由止血不彻底或凝血功能紊乱所致，纠正凝血缺陷后仍有出血，可行腹腔动脉造影后做选择性左侧或右侧肝动脉栓塞。迟发出血常为胆道出血或假性动脉瘤破裂引起，可经血管造影确定出血部位后做选择性插管栓塞疗法。迟发型肝包膜下血肿破裂出血，应区别对待。出血猛烈者以手术为宜；出血比较缓和，病情稳定的可非手术治疗。

3. 肝外胆管损伤

肝外胆管位置深，单纯损伤机会不大，绝大多数都会伴有邻近脏器的损伤，手术前往往难以确诊，而在探查时被发现。若探查不仔细则极易漏诊，后果严重。胆囊或胆囊管损伤行胆囊切除术。胆总管破裂则再另做切口置入T管，裂口修补，切忌利用裂口放入T管。若胆总管完全断裂，两端对拢无张力者，可以T管为支架行端端吻合术，T管留置9—12个月；若两端对合困难，行胆（肝）肠吻合，远侧断端则予以结扎。

4. 胰腺损伤

胰腺位于上腹部腹膜后深处，受伤机会较少，主要为瞬间暴力将胰腺挤压于坚硬的脊柱上，造成不同程度的损伤。胰腺损伤的症状常被掩盖而难以在术前作出诊断，凡上腹部创伤都应考虑到胰腺损伤的可能，剖腹探查时仔细检查，一般不至遗漏。B超和CT检查能显示胰腺轮廓是否整齐及周围有无积血积液，对诊断有一定帮助。

怀疑胰腺损伤时必须对其进行全面的探查，包括探查胰腺的腹侧面、背面及十二指肠。若发现胰腺表面和胰腺周围的血肿必须切开检查。除了探明损伤的部位和程度外，需重点弄清主胰管有无破损或断裂，以便选择合理的处理方案。

手术的目的是止血、清创、控制胰腺外分泌及处理合并伤。

胰腺损伤的主要并发症是假性囊肿、胰腺脓肿和胰瘘，故无论实施上述何种手术，均需建立充分有效的腹腔引流，可同时使用烟卷引流和双套管负压吸引，烟卷引流可在2—3日后拔除，胶管引流则应维持10天以上。一般胰瘘多在4—6周内自愈，少数大流量胰瘘可能需引流数月。生长抑素对胰腺和整个消化道外分泌有很强的抑制作用，对预防和治疗外伤性胰瘘有效。

5. 胃及十二指肠损伤

（1）机械性胃损伤：胃由于壁厚、柔韧性好、活动度大且有肋弓保护，钝性伤时胃很少受累，只在胃膨胀较严重时偶尔发生。而上腹或下胸部的穿透伤则可累及胃，且多伴有肝、脾、膈肌及胰等组织损伤。损伤未波及胃壁全层时可无明显症状，若全层破裂、胃酸外溢则可立即出现剧烈刀割样腹痛及腹膜刺激征，但单纯后壁破裂时症状体征不典型。

怀疑胃损伤时手术探查必须彻底，包括切开胃结肠韧带探查后壁，特别应注意检查大小网膜附着处以防遗漏小的破损。边缘整齐的裂口止血后直接缝合；边缘有挫伤或失活组织者，需修整后缝合。广泛损伤者，宜行胃部分切除术。

（2）外伤性十二指肠损伤

十二指肠位置深在，外伤很少见，多为上腹穿透伤引起。闭合伤引起的十二指肠损伤，往往为暴力直接将十二指肠水平段碾轧于脊柱上，或由于暴力引起处于紧闭的幽门与屈氏韧带之间的十二指肠闭袢内压力骤升而发生胀裂。十二指肠损伤虽然其在整个腹部创伤中占的比例很小，但诊断和处理上存在不少困难，死亡率和并发症发生率都相当高。伤后早期死亡原因主要是严重合并伤，尤其是腹部大血管伤；后期死亡则多因十二指肠瘘而致感染、出血和衰竭。

当十二指肠破裂，内容物流入腹腔引起腹膜炎时，剖腹指征十分明确，十二指肠损伤在探查中容易被发现。而腹膜后十二指肠破裂诊断则较为困难，这类损伤的早期症状体征多不明显，直到病情明显恶化时方引起注意。下述情况可为诊断提供线索：1）右上腹或腰部续性疼痛且进行性加重，可向右肩及右睾丸放射；2）右上腹有明确的固定压痛；3）右腰部（腰大肌内侧）有压痛；4）腹部体征相对轻微而全身情况不断恶化；5）血清淀粉酶升高；6）腹部平片见腰大肌轮廓模糊，有时可见腹膜后呈花斑状改变（积气）并逐渐扩展；7）胃管内注入水溶性碘剂可见外溢；8）CT显示右肾前间隙气泡、造影剂外溢。

十二指肠破裂治疗关键在于全身抗休克和及时得当的手术处理，预防术后并发症。剖腹时发现的十二指肠附近腹膜后血肿必须探查，一旦发现胆汁黄染或气泡，即考虑十二指肠破裂。破口很小找到时，可经胃管注入亚甲蓝，加压后寻找蓝染破口。十二指肠破裂后手术方法主要有以下几种：1）单纯修补术；2）带蒂肠片修补术；3）肠段切除吻合术；4）十二指肠憩室化（duodenal diverticulization）；5）幽门旷置术（pyloric exclusion）；6）胰头十二指肠切除术等。

无论施行何种手术，都应附加充分的减压手术（三管或两管法），并保证充分的腹腔引流，积极的抗生素治疗，维持水、电解质和酸碱平衡以及营养支持。

6. 小肠及其系膜损伤

小肠及其系膜在腹腔中分布广，相对表浅，容易受伤。因小肠破裂后内容物可引起腹膜炎，诊断较容易。但由于远段小肠内容物化学刺激性较小，发生破裂时症状体征发展较慢，可能造成诊断延迟。脊柱或骨盆损伤本身可引起腹痛、腹胀及肠鸣音消失，可掩盖同时发生的肠破裂症状。

手术时要对整个小肠和系膜进行系统细致的探查，系膜缘血肿即使不大，也应探查，避免遗漏小的穿孔。边缘整齐的裂伤，行横向两层内翻缝合；边缘组织有破碎及血运障碍者，应清创证实创缘血运良好后再缝合。若有下列情况应做肠切除术：（1）缺损过大或长的纵形裂伤；（2）一小段肠管上多处破裂；（3）肠管严重碾挫伤及血运障碍；（4）肠壁内或系膜缘有大血肿，系膜严重挫伤或断裂，或系膜与肠管间撕脱导致血运障碍。

处理系膜损伤时既要妥善止血，又要避免缝扎尚未受累的血管。系膜动脉损伤尽量修补，避免广泛切除小肠造成短肠综合征。静脉的侧支循环比较丰富，结扎后发生缺血坏死的机会较少。系膜上的裂孔应予修补，防止发生内疝。

7. 结肠损伤

结肠损伤概率较小，绝大多数为开放伤，且大多伴有其他脏器伤。主要临床表现为细菌性腹膜炎，由于结肠内容物呈半流体甚至固体形态，流动性小，化学刺激性小，但细菌含量高，症状体征发展缓慢，后期可引起严重的腹腔污染。探查时需注意位于腹膜外的升、降结肠后壁，谨防遗漏。

特别需要注意的是结肠损伤的处理原则与小肠有很大不同，结肠肠壁薄，血液循环较差，组织愈合能力差，创口容易破裂成瘘，结肠内容物含有大量细菌，一旦破裂即造成腹腔严重污染，感染率很高，故结肠外伤一般主张先行结肠造瘘或结肠外置，待情况稳定后再行二期手术处理。随着急救措施、感染控制等技术的发展，近年来施行一期修补或切除吻合的日渐增多。

手术中要彻底清除漏出的结肠内容物，并用大量生理盐水冲洗。盆腔置入引流管，防止脓肿形成。修补或吻合处附近必要时也可放置适当引流物。

8. 直肠及肛管损伤

直肠及肛管损伤多继发于骨盆骨折严重移位刺破或撕裂肠壁，或从高处坠落跌坐在直立的木桩、铁棍等引起损伤。腹膜反折以上直肠破裂引起的病理生理变化和临床表现与结肠伤基本相同。肛管损伤部位表浅，诊断容易。腹膜反折以下直肠损伤后诊断容易延误，后期则由于粪便进入疏松而又血运欠佳的直肠周围间隙很快引起严重的需氧菌和厌氧菌混合感染且广为扩散，引流不及时可导致组织广泛坏死、菌血症和脓毒性休克。若有以下情况，需考虑直肠损伤可能：（1）鲜血便；（2）会阴部、骶尾部、臀部、大腿部的开放伤口有粪便溢出；（3）尿液中有粪便残渣或尿液从肛门流出；（4）有骨盆骨折移位明显。

直肠和肛管损伤都应尽早手术，根据损伤的部位选用不同的治疗方法。腹膜反折以上直肠损伤与乙状结肠损伤处理基本相同。腹膜反折以下直肠损伤，则应剖腹探查查明伤情，修补损伤，并行乙状结肠造口。伴有膀胱、尿道或阴道损伤者应同时修补，并用血运好的组织如网膜将其与直肠修补处隔开，以减少日后成瘘的机会。术中需注意彻底清除溢出到直肠旁间隙的粪便，彻底清除直肠内的粪便，再冲洗盆腔和会阴部创口，确保腔隙中不遗漏污物，手术后也不会有粪便从修补不完善或未经修补的损伤处继续溢出，直肠后间隙应放置适当引流物，手术后要注意保持引流通畅，并加强抗感染治疗，包括使用对厌氧菌有良效的药物。肛管损伤伤口愈合后应定期扩张肛管和直肠，防止狭窄。行乙状结肠造口的患者若恢复顺利，在3个月左右安排关闭造口手术，手术前要对患者进行评估，查明直肠损伤处已牢固愈合，感染和炎症已彻底消除，要充分准备肠道并预防性使用抗菌药。

直肠和肛管损伤的常见后遗症有直肠膀胱（或尿道）瘘、直肠阴道瘘、直肠外瘘、直肠或肛门狭窄、肛门失禁等，大都需再次手术解决。

9. 其他损伤

（1）膈肌损伤

膈肌损伤多数由穿透伤引起，呈线状或孔洞状，难以发现。撞击使胸廓扭曲变形容易撕裂膈肌，正面撞击使腹压骤增，容易使膈肌最薄弱处造成放射状裂伤。膈肌破裂多与其他胸腹脏器伤并存，伴有腹腔脏器疝入胸腔时，由于肺受压萎缩和心脏移位，产生呼吸困难、心搏加快、发绀、休克等症状，但多发伤患者常被认为是胸部损伤、失血等的全身表现，未必能想到膈肌破裂。X线与CT所见一侧膈肌抬高，肠管疝入胸腔是最重要的诊断依据。因为膈肌损伤大多伴有胸腹脏器损伤，手术指征明确，因此手术中切莫忽略对膈肌的探查，证实诊断后，将疝入胸腔的脏器还纳，分两层缝合膈肌破口，并妥善处理其他脏器伤。

（2）腹膜后血肿

腹膜后血肿最常见的原因是骨盆及脊柱骨折，其中严重骨盆骨折引起血肿，失血可达4 000 ml，足以引起严重的失血性休克，必须特别重视；较少见原因有腹膜后脏器破裂（肾、膀胱、十二指肠、胰等）和肌肉、血管等软组织损伤。

腹膜后血肿本身症状不典型，表现为轻微腹痛、腰背痛、腹胀、肠鸣音稀少等，X线片上可见腰大肌影模糊，B超和CT可提供较为清晰的影像学证据，对诊断有帮助。

骨盆骨折引起的腹膜后血肿，出血一般会自行停止，若排除其他脏器损伤则不必开腹探查。若是术中发现的腹膜后血肿，血肿局限于盆腔并不再扩大者也不必切开；若为不断扩大且生命体征不稳定者或后腹膜裂口持续出血者，则应切开探查止血。不能排除合并脏器或大血管损伤的血肿，即位于中线、十二指肠旁、升结肠旁、降结肠旁和肝门部血肿，则必须切开探查。

腹主动脉和下腔静脉损伤由于迅猛的出血，伤员多半在现场死亡，少数能存活送达医院者也往往处于重度休克甚至濒死状态，伤口大量流血，进行性腹胀和极度休克提示本诊断，病情的迅速恶化不允许进行全面检查，只有在大力抗休克的同时立即剖腹压迫出血处或阻断膈肌段主动脉控制出血，才有救治的可能，但希望渺茫。

门静脉主干损伤是一类很严重的损伤，死亡率极高，门静脉承担约70%的肝脏血供，损伤后应尽量修复，尤其是肝动脉同时受累时，否则患者将迅速死于肝衰竭。有行门静脉结扎成功的报道，数日后即形成侧支循环而逐渐恢复入肝血流。多数学者不主张行肠系膜上静脉下腔静脉转流，因为门体静脉分流不但会导致肝性脑病，而且技术上也比较复杂，对危重伤员常不适宜。

参考文献：

［1］吴孟超，吴在德.黄家驷外科学［M］.第七版，北京：人民卫生出版社，2008.

［2］陈孝平，汪建平，赵继宗.外科学［M］.第九版，北京：人民卫生出版社，2018.

［3］姜洪池.腹部创伤学［M］.北京：人民卫生出版社，2012.

［4］Townsend C, Beauchamp RD, Evers BM, et al. Sabiston Textbook of Surgery. 20th ed. Philadelphia: Elsevier/Saunders, 2017.

| 第十章 |

创伤骨科的医疗质量管理

第一节　管理原则

医疗质量管理是推动医疗服务高质量发展的重要保障，进一步完善医疗质量管理体系，强化责任，严格监管，落实法律法规要求及医疗质量各项制度，对于持续改进医疗质量，确保医疗安全有着重大意义。

医疗质量管理有五大原则，主要是针对质量、费用、服务和设施四方面进行管理。这五大原则分别为：

1. 树立患者至上，质量第一，费用合理的原则；

2. 预防为主，不断提高质量的原则；

3. 系统管理的原则，强调过程，全部门和全员的质量管理；

4. 标准化和数据化的原则；

5. 科学性与实用性相统一的原则。

第二节　临床路径

临床路径是指针对某一疾病建立一套标准化治疗模式与治疗程序，是一个有关临床治疗的综合模式，以循证医学证据和指南为指导来促进治疗组织和疾病管理的方法，其最终起到了规范医疗行为、减少变异、降低成本、提高质量的作用。临床路径是相对于传统路径而实施的，传统路径即是每位医师的个人路径，不同地区、不同医院、不同的治疗组或者不同医师个人针对某一疾病可能采用的不同治疗方案。采用临床路径后，可以避免传统路径使同一疾病在不同地区、不同医院、不同的治疗组或者不同医师个人间出现不同的治疗方案，避免其随意性，提高准确性、预后等的可评估性。

相对于复杂冗长的疾病治疗指南来说，其内容更简洁、易读，适用于临床医生的具体操作，是针对特定疾病的诊疗流程、注重治疗过程中各专科间的协同性、注重治疗的结果、注重时间性。临床路径通过设立并制订针对某个可预测治疗结果，患者群体或某项临床症状的特殊文件、教育方案、患者调查、焦点问题探讨、独立观察、标准化规范等，规范医疗行为，提高医疗执行效率，降低医疗成本，提高并保障医疗质量。

国家卫生健康委员会针对临床常见疾病整理了224种常见临床路径[1]，其中创伤骨科常见病种包括：肱骨干骨折、肱骨髁骨折、尺骨鹰嘴骨折、尺桡骨干骨折、股骨颈骨折、股骨干骨折、股骨髁骨折、胫骨平台骨折、胫腓骨干骨折和踝关节骨折，其标准住院流程具有一定的共性，现整理如下：

一、适用对象

1. 第一诊断为闭合性性骨折，如：肱骨干骨折（ICD-10：S42.300）、闭合性肱骨髁骨折（ICD-10：S42.401-S42.404）、闭合性尺骨鹰嘴骨折（ICD-10：S52.001）、闭合性尺桡骨干肾折（ICD-10：S52.400）、闭合性股骨颈骨折（ICD-10：S72.00）、股骨干骨折（ICD-10：S72.3）、闭合性股骨髁骨折（ICD-10：S72.401）、胫骨平台骨折（ICD-10：S82.101）、闭合性胫腓骨干骨折（ICD-10：S82.201）、内侧踝关节骨折（ICD-10：S82.50）、外侧踝关节骨折（ICD-10：S82.60）和踝关节骨折（双踝、三踝）（ICD-10：S82.80）。

2. 手术方式行骨折内固定术（老年股骨颈骨折为髋关节置换术），如：肱骨骨折内固定术（ICD-9-CM-3：78.52/79.11/79.31）、尺骨鹰嘴骨折切开复位内固定术（ICD-9-CM-3：78.12/79.32/79.53）、尺桡骨干骨折内固定术（ICD-9-CM-3：78.53/79.12/79.32）、全髋关节置换术（ICD-9-CM-3：81.51）、部分关节置换术（ICD-9-CM-3：81.52）、股骨干骨折内固定术（ICD-9-CM-3：79.35）、股骨髁骨折内固定术（ICD-9-CM-3：78.55/79.35/79.15）、胫骨平台切开复位内固定术（ICD-9-CM-3：79.36）、胫腓骨干骨折内固定术（ICD-9-CM-3：78.57/79.36/79.16）、踝关节切开复位内固定术（ICD-9-CM-3：79.36）。

二、诊断依据[2, 5]

1. 病史：外伤史。
2. 体格检查：患肢肿胀、疼痛、活动受限、畸形、反常活动等。
3. 辅助检查：X线检查发现为所属路径的骨折类型。

三、选择治疗方案的依据[2]

（1）年龄在14岁以上。
（2）伤前生活质量及活动水平。
（3）全身状况允许手术。
（4）首选钢板螺钉/髓内钉内固定（老年股骨颈骨折为髋关节置换术），也可根据具体情况选择其他治疗方式。

四、标准住院日为 ≤16 天

五、进入路径标准

1. 第一诊断必须符合相应的骨折疾病编码。
2. 外伤引起的单纯性、新鲜的骨折。
3. 除外病理性骨折。
4. 除外合并其他部位的骨折和损伤。
5. 当患者合并其他疾病，但住院期间不需要特殊处理也不影响第一诊断的临床路径流程实施时，可以进入路径。

六、术前准备（术前评估）≤5—6 天

1. 必需的检查项目：
（1）血常规、血型、尿常规+镜检；

（2）电解质检查、肝功能测定、肾功能测定、凝血功能检查、感染性疾病筛查（乙型肝炎，丙型肝炎，梅毒，艾滋病）；

（3）胸部X线平片、心电图；

（4）骨科X线检查。

2. 根据患者病情可选择的检查项目：

CT检查、肌电图、血气分析、肺功能检查、超声心动图等。

七、预防性抗菌药物选择与使用时机[3]

1. 建议使用第一、二代头孢菌素，头孢曲松，并根据患者的病情决定抗菌药物的选择与使用时间。

2. 术前30分钟预防性用抗菌药物；手术超过3小时加用1次抗菌药物。

八、手术日为入院第1—5/6天

1. 麻醉方式：神经阻滞/腰麻和（或）全身麻醉。

2. 手术方式：骨折切开/闭合复位内固定术。

3. 手术内固定物：钢板螺钉/带锁髓内针/髋关节假体。

4. 术中用药：麻醉用药、抗菌药。

5. 输血：视术中具体情况而定。

九、术后住院恢复≤11天

1. 必须复查的检查项目：血常规；X线检查。

2. 可选择的检查项目：电解质、肝肾功能、CT。

3. 术后用药：

（1）抗菌药物使用[3]：建议使用第一、二代头孢菌素，头孢曲松；并根据患者的病情决定抗菌药物的选择与使用时间。

（2）术后镇痛。

（3）其他药物：消肿、促骨折愈合，必要时营养神经等。

4. 保护下功能锻炼。

十、出院标准

1. 体温正常，常规实验室检查无明显异常。

2. 伤口愈合好：引流管拔除，伤口无感染征象（或可在门诊处理的伤口情况）。

3. 术后 X 线片证实复位固定满意。

4. 没有需要住院处理的并发症和（或）合并症。

十一、变异及原因分析

1. 并发症：骨折常伴有其他损伤，应当严格掌握入选标准。部分患者因骨折本身的合并症而延期治疗，包括但不限于深静脉血栓形成、伤口感染、骨折、脱位、神经血管损伤等，如合并神经损伤需要一期探查或二期治疗，骨折本身对骨的血循环破坏较重，术后易出现骨折延迟愈合、不愈合等。

2. 合并症：老年患者易有合并症，如骨质疏松、糖尿病、血栓、心脑血管疾病等，骨折后合并症可能加重，需同时治疗，住院时间延长，费用增加。

3. 内固定物选择：根据骨折类型选择适当的内固定物。

4. 开放性骨折不进入本路径。

十二、注意点

1. 对于可能出现深静脉血栓的患者，如下肢骨折、长期卧床或具有深静脉血栓高危内科疾病患者，需行下肢深静脉超声检查。围手术期应进行预防静脉血栓栓塞症处理[6]。

2. 闭合性尺骨鹰嘴骨折首选克氏针张力带固定，股骨干骨折首选髓内针固定，也可根据具体情况选择其他固定方式。

3. 股骨颈骨折，年龄 65 岁以上，骨折为 Garden Ⅲ 或 Ⅳ 型，行关节置换手术；年轻患者或骨折无移位或移位较轻微，临床采取闭合或切开复位内固定。

4. 术后根据病情，采用必要的抗骨质疏松治疗[7]。

5. 围手术期注意预防应激性溃疡。

第三节 三级查房及病史要点

一、三级查房

1. 三级查房制度

指患者住院期间，实行由科主任领导下的三个不同级别的医师查房的形式，实施患者评估、制订与调整诊疗方案、观察诊疗效果等医疗活动的制度。三个不同级别的医师可以包括但不限于主任医师或副主任医师、主治医师、住院医师。遵循下级医师服从上级医师，所有医师服从科主任的工作原则，科主任可以根据医院的规定对于科室进行医疗分组。

2. 查房的次数和参加的人员

（1）住院医师对于直接管理的患者每日至少查房两次，对于骨折等有外固定以及较大手术术后的患者要增加查房的次数。

（2）主治医师查房每日1次。

（3）主任医师查房每周1—2次。

（4）对于重危患者、手术后患者住院医生要随时观察病情变化，及时处理，必要时可以请主治医生、主任医生、科主任临时检查患者。

（5）科主任、主任医师或者主治医师查房时应该有住院医师、进修医师、实习医师和有关人员参加。

3. 查房前的准备工作

查房前床位医生要做好准备工作，例如病史资料、影像资料片、相关检验检查等辅助检查报告以及查房所需的检查工具。

4. 查房内容

（1）住院医师查房：重点巡视危重、疑难、待诊断、新入院、手术后的患者。注意骨折外固定患者。分析辅助检查结果，提出进一步检查和治疗意见。检查当天医嘱执行情况，给予当日临时医嘱开写次日特殊检查医嘱，检查患者饮食排便情况，征求患者以及家属对于医疗护理的意见和要求。

（2）主治医生查房：要求对所管理的患者分组进行系统查房。对于新入院患者、重危患者、诊断未明的患者、治疗效果不佳的患者进行重点检查与讨论。听取经治医生和护士的反映，倾听患者的倾诉，检查病案并纠正错误的纪录。了解病情的变化，征求患者对于医疗护理的意见。决定患者出院转科问题。

（3）主任医师查房：要求解决疑难病例，审查新入院、重危患者的诊断治疗计划，决定重大手术以及特殊检查、治疗，抽查病案医嘱护理质量。听取医生护士对于诊疗护理的意见，查到新入院患者、危重患者时要结合患者的病情讲解该病的诊断依据、鉴别诊断、疾病转归，该病国内外研究的新进展，以及患者和家属在疾病治疗过程中应注意的事项。解答下级医生提出的疑难问题，进行必要的教学工作。

二、创伤骨科的病史采集

完整、准确的病史采集和记录可以显示病情发展变化、结果及并发症，指导制订治疗方案，而且对科研、统计均有巨大价值。创伤骨科病史采集与记录要求与骨科、外科的病史基本相同，专科检查中应详细记录骨科检查结果，充分利用双侧肢体的可比性、关节的可动性以及肢体的测量等加以描述。若患者就诊时处于休克等紧急状态，应立即进行抗休克等急救治疗，同时进行病史的采集和记录。病史采集的要点如下：

1. 一般资料：姓名、性别、年龄、职业、婚姻状况、籍贯、民族、永久地址、电话号码，联系人姓名、地址、电话号码及入院日期、住院号等均应详细记录。

2. 主诉：应包括三个要素，即症状、部位、经过时间。主诉宜精炼，在主诉及现病史中忌用诊断性名词，如骨折、肿瘤等。

3. 现病史：应详尽地描述发病原因、时间、症状变化及治疗经过情况。

（1）病因：应叙述损伤或疾病是怎样形成的，如果是损伤所致，应询问受伤的性质及方式、暴力的大小和方向、高能量还是低能量损伤、受伤时患者的体位及姿势、暴力作用部位、有无伤口、出血及出血量、患者有无休克以及神志变化、现场处理有无使用止血带等以及就诊时的间隔时间。

（2）症状：对每一个症状，特别是对诊断和鉴别诊断有决定意义的有关症状要充分了解，详细描述。对骨科常见症状，如疼痛、畸形、包块、肿胀、跛行、肢体无力、功能障碍等均应详尽描述。主诉疼痛时，应了解发生原因、部位及时间，起病急缓，疼痛的性质，应区分是胀痛、刺痛、跳痛、灼痛、酸痛还是放射痛，注意观察是持续性痛还是间歇性痛、持续及间歇时间的长短、影响疼痛的因素及有无晨起后疼痛，活动后减轻或休息后好转以及治疗反应如何。如有畸形，则应了解畸形的性质，与肿胀、发炎、挛缩、强直的关系，畸形发现的时间、畸形是否与损伤或疾病有关，有无进行性加重。如有神经症状，应了解出现症状的方式，属松弛性还是痉挛性、有无感觉异常、有无肌萎缩、肌无力，有无排尿、排便功能障碍等。

4. 既往史：有无手术史、外伤史、化脓感染史、结核史、肿瘤病史，有无传染病流行病史及长期接受药物治疗史，注意用药量及持续用药的时间。

5. 个人史：了解经历、居住地的变动、职业情况，尤其是工作姿势、饮食习惯、嗜好以及有无酗酒史。

6. 家族史：家族成员中有无遗传性传染性疾病，如先天性畸形、肿瘤、结核、血友病等，儿童应了解母亲孕期及分娩情况。

三、创伤骨科的体格检查要点

必须进行全面的系统查体，应遵循一定的检查原则，如按望、触、动、量顺序进行，检查部位暴露充分，两侧对比进行，并且应将主动检查和被动检查相结合。尤其要注意两侧肢体的对称性，关节活动度和肢体的测量。注意患者的主诉，同时要注意因急性疼痛而掩盖的症状。

1. 全身检查

一般情况，营养、发育、神志、面色、体型、脉搏、瞳孔、皮肤色泽、出汗程度、静脉怒张、异常毛发分布、浅表淋巴结情况等，还应检查形态、姿势、疼痛及运动功能，并应注意胸腹部情况，血尿，排尿困难，排尿、排便失禁，肢体运动、感觉及血运情况，有无内脏合并伤。

2. 局部检查

（1）望诊：观察疾病部位及对侧相应部位的对称性和活动度。注意皮肤色泽、有无肿胀、包块、瘀斑、浅静脉怒张、异常毛发、瘢痕及畸形类型、下肢的步态、有无伤口或溃疡及其分泌物性质以及患处的活动度。

（2）触诊：主要显示皮肤的温度、弹性、水肿，皮下捻发音，周围动脉搏动，肌张力，以及疼痛和肿块的部位、范围、深度和性质、活动度等。应注意在松弛位检查。

（3）动诊：应在两侧对比下，检查关节的活动和肌肉收缩力。先检查患者的主动活动，再进行被动检查，两侧对比记录以资比较。同时注意有无痉挛、挛缩、弹响声等异常，以鉴别肌痉挛、组织挛缩、骨性阻碍等。如果主动和被动活动均受限，则表明关节内或关节外同时病变，如纤维性骨性强直，如主动活动受限而被动活动正常，可能为神经性麻痹、肌腱断裂等。

（4）量诊：包括关节活动度和肢体长度、周径的测量以及肌力的分级和感觉障碍的范围。

第四节　知情同意

一、知情同意的历史

相对于几千年的医学史，20世纪50年代左右才逐渐兴起的知情同意，可以算得上是医疗实践中的新概念。

在过去的几千年里，医生并不会主动告知患者，甚至会对患者隐瞒病情、说善意的谎言。在中世纪，医生认为，想要取得好的治疗效果，不但需要医生的权威，还需要患者的绝对服从，虽然鼓励医生与患者交流，予以安慰和希望，但同时强调在必要时可以欺骗患者。在文艺复兴时期，虽然没有明确的知情同意的说法，但当时英国的Slater案法官的判决，认为医生未经患者同意进行的治疗是非法的，可以认为是关于患者知情同意权利的第一个案件；19世纪末，德国关于Neisser案件的判决，进一步表明了官方及医学界对于患者知情同意权的认可态度；20世纪初，美国关于Schloendorff案的判决，可以认为是知情同意的里程碑事件，法院认定，在未经原告同意的情况下，医生的行为构成了人身伤害：每一个心智健全的成年人，均有决定如何处置其身体的权利；外科医生如果没有患者的同意便实施手术，则构成暴行，该医生应对其损害负责。

第一份以知情同意为基础制定的人体实验伦理文件是1947年的《纽伦堡法

典》。《纽伦堡法典》共有十条，第一条就指出"人类受试者的自愿同意是绝对必要的"。

1964年，世界医学会发表了《赫尔辛基宣言》，把《纽伦堡法典》中的"自愿同意"改成了"知情同意"，并强调知情同意是临床和研究领域都应该遵循的伦理原则。至此，知情同意成了世界医学界公认的医学伦理道德。

二、知情同意的必要性

知情同意应该是患者的一项权利，即接受或拒绝临床评估或治疗的权利，其本质体现了尊重原则与不伤害原则。它不是医生用来吓唬患者的手段，更不是医生用来推卸责任的方式；相反，医生有义务告知患者，知情同意是医生为患者诊治所必需的。知情同意让医生有道德义务去确认当前医疗条件下对患者最好的治疗方案，要与患者讨论治疗方案可能带来的益处和潜在的风险。医生还应该允许患者询问治疗方案、治疗益处和风险，并依据已有的资料或自己的经验来回答患者的问题。这种信息交换是医患关系的根基，也有利于患者在复杂的医疗情况下，做出知情且明智的决定，签署同意书，是一次重要的医患沟通。

手术同意书的签署过程，是医疗过程中极其重要的医患沟通环节。从医生的角度来说，通过向患者或家属交代手术中及手术后可能的风险及并发症，不是仅仅走个过场，主要目的也不是要撇清责任，让患方承担全部的医疗风险，而是让患方在术前对手术相关的信息有充分的了解。从患方来说，如果对医生的哪个说法确实没听懂，就一定多问几句直到确实搞清楚为止，这才是为自己身家性命负责任的态度。

因治疗的需要，创伤骨科手术过程中可能要切除部分组织和器官，有些器官一旦切除，便不可再生，其生理功能也随之消失，这对人体造成的影响将持续至生命的尽头。这些手术带来的不利影响，必须要让患者术前知悉。换句话说，患者有权选择某种治疗方式，甚至有权选择不治疗，但这一自主权的保障，必须以充分的知情权为前提。否则，如果患者因为接收到了错误的信息（比如高估了手术的风险，低估了益处）而做出了放弃手术的决策，这种所谓的自主选择其实要大打折扣的。

尤其需要说明的是，签了手术知情同意书后，如果手术确实造成了一些严重的并发症，即使并发症是这份同意书中有所提及的，患方仍然有权将医生告上法庭。至于法官会如何判罚，这取决于专业机构对相关责任的鉴定，不好一概而论。但如果手术后患者出现了同意书中未体现的（即医生并未告知的）情形，那么一旦进入诉讼阶段，医生就很可能因为侵犯了患者的知情权而败诉。

三、创伤骨科知情同意的核心内容

理想状态下，签订同意书时，医生不仅要向患者解释清楚写在纸面上的相关风险，还应尽可能地将整个治疗可能产生的费用以及预后交代清楚。因为很多手术并不能将患者修复成完全健康的状态，并不是说做一次手术就一劳永逸地解决问题，必须做到"一朝手术，终生维护"，如果这一点医生没有交代清楚，患方误以为只要手术成功出了医院就可以像正常人那样生活，忽略了术后的相关治疗和随访，就很可能造成许多悲剧。

创伤骨科的核心内容：保命、保肢、保功能。

危及生命的情况首先要说明清楚。多发伤、合并伤，存在血液不稳定性的骨折等，首先告知患者保命是第一位的，预后差的创伤，比如老年髋部骨折、高位颈椎脊髓损伤也应交代清楚，可能危及生命的并发症、合并症、基础疾病（过敏、血栓、肺栓、心梗、心律失常等）也应一并告知。

肢体的保全也应重点强调，若为毁损伤，血管损伤，或存在筋膜间室综合征的可能性，应明确告知手术对于保肢的意义，可能存在无法保肢的可能性，以及术后并发症，如血栓形成、血管痉挛等导致多次手术，甚至保肢失败的可能性。

肢体功能及生活质量也是谈话的重点，肢体受过创伤后，部分患者心理预期过高，要求百分之百恢复，和之前完全一样，在术前谈话时应警惕此类患者，术前谈话应明确告知功能恢复的情况及可能出现的后遗症，肢体功能可能存在的障碍及对生活质量的影响，谈话内容包含神经损伤、创口并发症、骨折愈合不良、内固定断裂、感染、皮肤坏死、再骨折、创伤性关节炎、关节僵硬等，但不仅限于此，根据具体情况具体分析，为手术留有一定的余地，如术前应告知骨折过于粉碎无法解剖复位、骨折不稳定可能发生再移位、术后骨折可能不愈合、内固定可能无法取出、可能根据术中情况改变术式、切口、分期治疗、更换内固定物、卧床时间长可能出现关节僵硬、褥疮、泌尿系感染、肺部感染等情况。

此外，谈话时关于手术部位（左右）、自费药物、手术器械和耗材、是否输血等情况均应明确告知并签字，高龄患者、高风险手术患者、截肢患者等最好能够进行行政备案。

四、创伤骨科手术谈话要点

1. 麻醉风险；

2. 损伤周围血管神经、术中大出血；

3. 术后感染（包括切口、肺部、泌尿系、骨感染）、皮瓣坏死；

4. 术中骨折复位固定困难，位置不佳；

5. 术后假体松动、断裂、脱落、下沉、外露；

6. 术后骨折不愈合，延迟愈合，畸形愈合，再骨折；

7. 术后关节功能障碍，关节僵硬；

8. 术后内置物的排异、电解反应；

9. 脂肪栓塞；

10. 异位骨化；

11. 术中术后难以预料的心脑血管肺肾病变，多器官衰竭，入ICU可能，危及生命可能；

12. 其他难以预料的意外发生，再次、多次手术可能。

第五节 门急诊要点

创伤骨科门诊患者多数为症状较轻的患者或复查的患者，但在门诊时应注意部分骨折患者自觉症状轻微，要避免此类患者的漏诊；对于复诊的患者，应注意其功能恢复的情况，注重后续治疗及康复指导。

创伤骨科急诊患者多为急性外伤而就诊，在接诊时应十分注意以下要点：

1. 首先抢救生命，急诊患者应注意患者的生命体征，明确可能存在危及生命的损伤。必须进行全面体格检查，如果患者伴有头部、胸部、腹部等处的严重损伤，应尽早发现，及时处理：

（1）意识障碍者应考虑颅脑损伤；

（2）头颈活动痛或压痛应怀疑颈椎骨折；

（3）能大声说话者基本可除外胸部严重伤，如肋骨骨折与血气胸；

（4）无明显大出血而血压降低者应考虑胸、腹与腹膜后出血；

（5）腹膜刺激征存在者，应考虑腹腔穿刺；

2. 应注意神经、血管损伤，桡动脉与足背动脉搏动有力应无严重大血管损伤，出现肢体活动障碍或感觉麻木，应注意相应神经损伤可能。

3. 凡有骨折可疑的患者，均应按骨折处理。

4. 骨折的临时固定：闭合性骨折有穿破皮肤，损伤血管、神经的危险时，应尽量消除显著的移位，然后用夹板固定。

5. 开放损伤的处理：若骨折端已戳出创口，并已污染，但未压迫血管神经时，不应立即复位，以免将污物带进创口深处。若在包扎创口时骨折端已自行滑回创口，须向主管医师说明，在后续治疗中应十分注意。

6. 妥善的固定：骨折急救处理时最重要的一项。急救固定的目的为：

（1）避免骨折端在搬运时移动而更多地损伤软组织、血管、神经或内脏；

（2）骨折固定后可缓解疼痛，有利于减少骨折断端出血，减小休克可能；

（3）便于运输。

参考文献：

［1］国家卫生健康委员会，有关病种临床路径（2019年版）［S］.中国：国家卫生健康委员会办公厅，2019.

［2］赵玉沛，陈孝平.外科学（下册）（8年制和7年制临床医学专用教材）［M］.北京：人民卫生出版社，2015.

［3］卫医发〔2015〕43号.抗菌药物临床应用指导原则［S］.2015

［4］中华医学会骨科学分会.骨科常见疼痛的处理专家建议.［J］.中华骨科杂志，2008，28（1）：78-81.

［5］中华医学会.临床诊疗指南——骨科分册［M］.北京：人民卫生出版社，2009.

［6］中华医学会骨科学分会.中国骨科大手术后静脉血栓栓塞症预防指南，2016，36（2）：65-71.

［7］中华医学会骨科学分会.骨质疏松骨折诊疗指南［S］.2017，37，（1）：1-10.

| 第十一章 |

创伤骨科治疗概论

第一节　骨折的治疗原则

骨折的治疗原则：复位、固定、功能训练、其他治疗。

一、复位

复位是将移位的骨折恢复到正常或近乎正常的解剖位置。

1. 复位标准

（1）解剖复位　骨折移位完全纠正，恢复正常的解剖关系，对位（指两骨折端的接触面）和对线（指两骨折段在纵轴线上的关系）关系完全良好。

（2）功能复位　临床上尽最大努力复位后，骨折虽未完全纠正，但骨折愈合后对肢体功能无明显妨碍，称为功能复位。功能复位标准包括对线、对位和长度三方面。

1）对线：骨折部的旋转移位必须完全矫正，成角若和关节活动方向一致，日后可在骨痂改造塑形时有一定的矫正和适应，但成人不宜超过10°，儿童不宜超过15°。成角若与关节活动方向垂直必须矫正。

2）对位：骨干骨折移位整复后，对位应达到1/3以上，干骺端骨折复位后应达到3/4以上。

3）长度：儿童下肢骨折短缩不得超过2 cm，成人下肢骨折短缩不得超过1 cm。

2. 复位方法

常用的骨折复位方法包括手法复位（闭合复位）和切开复位两类。

（1）手法复位　手法复位是部分四肢闭合性骨折的首选方法。在患者全身情况允许条件下，复位时间越早越好。在局部产生肿胀和痉挛前，容易一次复位成功。在骨折后1—4小时，骨折局部呈现肌肉松弛状态（所谓的局部休克现象），一般认为是手法复位最宝贵的时机，超过24小时，复位则比较困难。一般手法复位在麻醉下进行的。

1）手法复位常用的麻醉方式：① 局部浸润麻醉：注射器在骨折部位皮肤浸润后，逐步刺入，当到达骨折部位血肿后，回抽出暗红色血液，缓慢注入0.5%的利多卡因或2%的普鲁卡因10 ml，即刻发挥麻醉效果。② 神经阻滞麻醉：上肢骨折可采用臂丛麻醉，下肢骨折可采用硬膜外或腰椎麻醉。③ 儿童骨折不配合是多采用全身麻醉。

2）复位手法：手法必须熟练、准确、轻柔，应争取一次复位成功。粗暴和反复多次的复位，增加软组织损伤，影响骨折愈合，并可能引起并发症。常用的复位手法：骨折后，骨折远端多可以移动，骨折近端位置不易改变；复位时，对准方向，骨折远端凑近端。拔伸牵引：在骨干纵轴方向上，施加适当的牵引力，纠正骨折缩短重叠移位，恢复肢体长度和力线。根据X线片提示骨折移位情况，术者手摸心会，分别采用提拉牵抖、折顶回旋、旋转屈伸、端提挤按、拿捏合拢挤压分骨、理筋通络等手法（图11-1-1、图11-1-2、图11-1-3）。

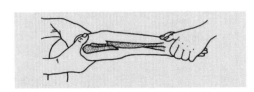

图11-1-1 拔伸牵引手法（图片引自《实用骨科学（第四版）》胥少汀，葛宝丰，徐印坎主编）

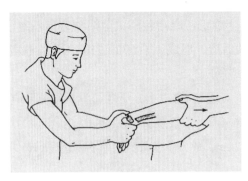

图11-1-2 提拉牵抖手法（图片引自《实用骨科学（第四版）》胥少汀，葛宝丰，徐印坎主编）

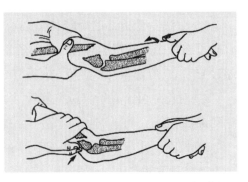

图11-1-3 旋转屈伸手法（图片引自《实用骨科学（第四版）》胥少汀，葛宝丰，徐印坎主编）

（2）切开复位　随着医疗技术和外固定材料的发展，大部分骨折都可以采用闭合复位方法治疗，但有一部分骨折需要切开复位手术治疗。切开复位指征：① 骨折端软组织嵌入，手法难以复位或复位后位置难以维持的骨折。② 关节内骨折，手法复位后影响关节功能的骨折。③ 移位严重的骨骺分离的骨折。④ 合并严重的血管、神经损伤的骨折。⑤ 治疗后易发生骨坏死、骨不连的骨折。

二、固定

1. 小夹板固定

小夹板固定是利用竹板、木板或塑料制作成各种不同规格和形状，与肢体外形相适应的夹板，固定治疗骨折。厚度一般3—4 mm，肢体面衬以棉垫，外用纱套。

（1）适应证　小夹板固定治疗常用于肱骨、尺桡骨，胫腓骨，桡骨远端，以及踝关节等部位的骨折（图11-4）。对一些关节骨折，关节附近骨折及股骨骨折等多不适宜小夹板固定治疗。

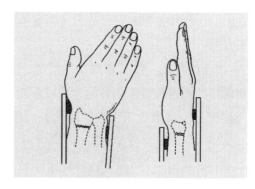

图11-1-4　桡骨远端骨折小夹板固定（图片引自《实用骨科学（第四版）》胥少汀，葛宝丰，徐印坎主编）

（2）禁忌证　① 不能按时观察的患者。② 开放性骨折。③ 皮肤广泛擦伤；④ 伤肢严重肿胀，末端已有血循环障碍现象。⑤ 骨折严重移位，整复对位不佳者。⑥ 骨折肢体已有神经损伤症状，局部加垫可加重神经损伤者。⑦ 伤肢肥胖皮下脂肪多，因固定不牢易发生延迟连接或不连接者。

（3）小夹板固定的优缺点

1）优点：有一定的固定作用、骨折愈合快、功能恢复好、治疗费用低，并发症少等。

2）缺点：小夹板固定必须掌握正确的原则和方法，绑扎太松或固定垫应用不当，易导致骨折再移位；绑扎太紧可产生压迫性溃疡、缺血性肌挛缩，甚至肢体坏疽等严重后果，特别是绑扎过紧引起缺血性肌挛缩，是骨折最严重的并发症，常导致严重的残废；需经常调整绑带的松紧度。

（4）方法及注意点

1）压垫要准确地放在适当位置上，并用胶布固定，以免滑动。

2）绑束带时用力要均匀，其松紧度应使束带在夹板上下推移1 cm为合适。

3）抬高患肢，及时复查，发现血运障碍时及时处理。

4）骨折复位后4 d以内，可根据肢体肿胀和夹板的松紧程度，适当调整。

5）发现固定失败应及时纠正或重新复位。必要时改作石膏固定。

6）指导患者功能锻炼。

2. 石膏固定

（1）石膏类型：常用的石膏固定类型有石膏托、石膏夹板、石膏管型、躯干石膏等。

1）石膏托：将石膏绷带卷浸透，按需要长度折叠成石膏条带，即石膏托。将做好的石膏托置于伤肢的背侧或后侧，并用手抹贴于肢体上，用湿绷带卷包缠两层固定，再继续用干绷带卷包缠，使之达到固定肢体的目的。一般前臂石膏托需用10 cm宽的石膏绷带10层左右；上肢石膏托可根据具体情况增加1—2层；小腿石膏托需用15 cm宽的石膏绷带12层左右。石膏托的宽度一般以能包围肢体周径的2/3左右为宜。

2）石膏夹板：按照做石膏托的方法制作石膏条带，将两条石膏条带分别置贴于被固定肢体的伸侧及屈侧，用手抹贴于肢体，先用湿绷带包缠2层固定，再用干绷带继续包缠而成。此种石膏夹板固定多用于已有肿胀或可能发生肿胀的肢体，以防肿胀影响肢体血供。

3）石膏管型：以石膏托为基础，再用石膏绷带环形缠绕成管型固定。主要用于四肢骨折固定（图11-1-5、图11-1-6）。

4）躯干石膏：采用石膏条带与石膏绷带相结合包绕固定躯干的方法。

5）特殊类型石膏：治疗无移位胫腓骨骨折的U形石膏、进行功能锻炼的功能石膏、治疗先天性髋关节脱位

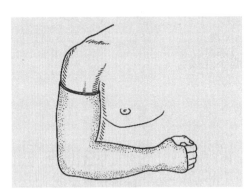

图11-1-5　上肢管型石膏固定（图片引自《实用骨科学（第4版）》胥少汀，葛宝丰，徐印坎主编）

的蛙式石膏等。

（2）石膏绷带固定的优缺点：

1）优点：① 可根据肢体的形状塑型，利用流体力学原理，即在石膏管型内软组织不可压缩的特点防止骨折移动，固定作用确实可靠，可维持较长时间。

② 利用石膏的塑形特点便于实施骨折的三点制动作用，可以较容易地完成骨折复位与制动所需要的三点加压与塑形，从而保证了骨折复位后的稳定性。

③ 与肢体的接触面积大，不易造成皮肤压伤。

④ 易于矫正骨折固定后的畸形。在肢体制动过程中如果发现断端有成角或旋转畸形，可以通过对石膏的楔形切开或环形切开等较容易地加以矫正。

2）缺点：无弹性，不能调节松紧度，固定范围较大，一般须超过骨折部的上、下关节，无法进行关节活动功能锻炼，易引起关节僵硬，骨骼隆起处易压迫皮肤，应加用棉垫（图11-1-7）。

（3）石膏固定后的注意事项

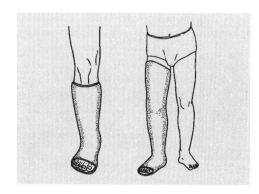

图11-1-6 下肢管型石膏固定（图片引自《实用骨科学（第四版）》胥少汀，葛宝丰，徐印坎主编）

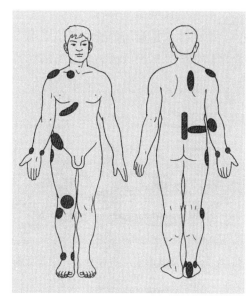

图11-1-7 加用棉垫的骨隆起处（图片引自《实用骨科学（第四版）》胥少汀，葛宝丰，徐印坎主编）

1）要维持石膏固定的位置直至石膏完全凝固。不可用手指顶压石膏，以免产生局部压迫而发生溃疡；用手掌塑形，使石膏均匀、平滑、贴合体形；石膏定形后，将边缘修理整齐，去除妨碍关节活动的部分。

2）搬动运送伤员时，注意避免折断石膏，如有折断应及时修补。

3）抬高患肢，防止肿胀，石膏干后即开始未固定关节的功能锻炼。

4）要密切观察肢体远端血循环，感觉和运动情况，如有剧痛、麻木或血循环障碍等不适情况，应及时将石膏纵行全层剖开松解，继续观察伤肢远端血循环情况，若伤肢远端血循环仍有障碍，应立即拆除石膏，完全松解，紧急处理伤肢血供障碍。

5）肢体肿胀消退后，如石膏固定过松，失去固定作用时，应及时更换石膏。

6）天气冷时，要注意石膏固定部位保暖，以防因受冷伤肢远端肿胀。

3. 支具固定

随着模具设计与制造发展，骨折外固定支具不断改进，颈椎、胸腰椎、四肢、髋关节各有其特殊的支具。

4. 牵引技术

牵引技术是利用持续的适当牵引力和对抗牵引力的作用，使骨折、脱位整复和维持复位；炎症肢体的制动和抬高；挛缩畸形肢体的矫正治疗等。临床常用的牵引技术有皮肤牵引，骨骼牵引等。

（1）皮肤牵引：

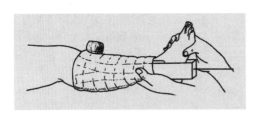

图11-1-8　皮肤牵引（图片引自《实用骨科学（第四版）》胥少汀，葛宝丰，徐印坎主编）

1）适应证：皮肤牵引的牵引力较小，适用于小儿股骨骨折的牵引治疗、肱骨不稳定性骨折的牵引或肱骨骨折在外展架上的牵引治疗，及成人下肢骨骼牵引的辅助牵引等（图11-1-8）。但皮肤有损伤或有炎症时，或对胶布过敏者，禁用皮肤牵引。

2）注意事项：

①适用于小儿及年老体弱者，皮肤必须完好。

②牵引重量一般不得超过5 kg。

③一般牵引时间为2—3周，如需继续牵引，应更换新胶布维持牵引。

④牵引期间应定时检查伤肢长度及牵引的胶布粘贴情况，及时调整重量和体位，防止过度牵引。

⑤应注意粘贴胶布的部位及长度要适当，取布要平整无皱，不能贴于踝上。

包缠绷带不能压迫腓骨头颈部，不能扭转，以免压迫引起腓总神经麻痹。

（2）骨牵引

常用的骨牵引有尺骨鹰嘴牵引、桡尺骨远端牵引、股骨髁上牵引、胫骨结节牵引、跟骨牵引、颅骨牵引等（图11-1-9）。

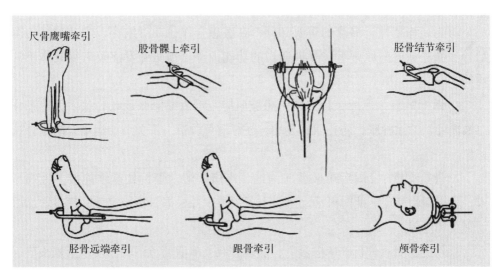

尺骨鹰嘴牵引　股骨髁上牵引　胫骨结节牵引

胫骨远端牵引　跟骨牵引　颅骨牵引

图11-1-9 常用骨牵引（图片引自《实用骨科学（第四版）》胥少汀，葛宝丰，徐印坎主编）

1）适应证：

① 成人长骨不稳定性骨折，因肌肉强大容易移位的骨折。

② 骨折部的皮肤损伤，擦伤、烧伤，部分软组织缺损或有伤口时。

③ 开放性骨折感染或战伤骨折。

④ 伤员合并胸、腹或骨盆部损伤者，需密切观察而肢体不宜做其他固定者。

⑤ 肢体合并血循环障碍（如小儿肱骨髁上骨折）暂不宜其他固定者。

2）注意事项：

① 经常检查牵引针处有无不适，钉道定期消毒，防止感染；感染严重时应拔出钢针改换位置牵引。

② 牵引期间观察伤肢的长度及伤肢血循环情况，注意牵引重量切勿过重，肿胀消退后，应酌情减轻牵引重量。

③ 牵引开始数日，应透视矫正骨折端对位情况，及时调整体位或加小夹板

或纸垫矫正。

④ 牵引时间一般不得超过8周。

⑤ 牵引过程中进行功能锻炼，防止肌肉萎缩，关节僵硬。

三、功能训练

功能训练是骨折治疗的重要部分，在医患合作、动静结合、主动与被动相结合、循序渐进的原则下，早期适当的功能训练可预防并发症及恢复肢体正常功能。

1. 骨折早期：骨折后1—2周，患肢肌肉主动收缩舒张运动为主，促进患肢血液循环，消除肿胀，防止肌肉萎缩，注意避免骨折上下关节的运动，防止骨折移位。

2. 骨折中期：2周后患肢肿胀消退，疼痛缓解，骨折处纤维连接，骨痂形成，骨折渐趋稳定。此时可活动骨折上下关节，并根据骨折稳定性，逐步增加活动强度和范围。

3. 骨折后期：骨折临床愈合后，加强患肢关节活动范围和强度，恢复关节正常功能。

四、其他治疗

骨折后轻中度疼痛口服非甾体类抗炎止痛药，重度疼痛患者口服强力镇痛药，如氨酚可待因片、盐酸曲马多缓释片等。肿胀明显着口服迈之灵、消脱止-M。中医药对骨折治疗有独特的疗效，可口服七厘散、接骨片，外用云南白药喷雾剂等，可根据骨折中医三期辨证，早期活血化瘀、消肿止痛；中期合营生血、续骨接筋；后期补益气血、强壮筋骨。

第二节　开放性骨折的处理

开放性骨折是指骨折时，合并有覆盖骨折附近的皮肤及皮下软组织或黏膜损伤破裂，使骨折断端和外界相通。

一、按照伤因损伤情况分类

1. 切割、穿刺伤：多为锐器或骨折端穿破皮肤造成。创口整齐，骨折多为单纯横断或斜形。清创容易彻底，如果处理得当，疗效较好。

2. 撕裂伤、剥脱伤：皮肤或肌肉等可有较大面积的撕裂或剥脱，创口面积大而且不规则，并有不同程度的污染，骨折多呈粉碎性，并且可有皮肤缺损，皮肤常为广泛的撕脱伤，甚至肢体大部发生脱套伤。撕脱的皮肤本身大都缺乏血供，而且常合并深部软组织损伤。如肌肉、神经、血管等，骨折常为多发。

3. 撞击压砸伤：由于高速撞击，重物压砸等类似的原因直接作用于局部，造成开放性骨折。皮肤的损伤很不规则，但伤口都正好是暴力的着力点，也正位于骨折上，其周围有一定范围的皮肤严重挫伤。深部组织的挫伤往往也很严重，骨折多呈严重粉碎型。正确地判断皮肤损伤的范围常较困难，而且在一个范围内挫灭的皮肤和正常的皮肤间隔存在，处理上也很棘手，严重者可以造成创伤性断肢。

4. 火器伤：多为子弹或弹片等所致的投射伤。创口大小范围及深度等，与投射物的速度和爆炸力强弱有直接关系。

二、开放性骨折的分度

1. 根据软组织损伤程度开放性骨折可以分为三度：

1度：皮肤被骨折端自内向外刺破；皮肤、皮下组织、肌肉轻度损伤；

2度：自外向内，皮肤被撕裂、碾碎，皮下组织、肌肉中等程度损伤；

3度：严重广泛的皮肤、皮下组织、肌肉挫裂伤，常还合并神经血管损伤。

2. Gustilo根据开放性骨折后软组织损伤程度提出了指导预后的分型，将开放性骨折分为5型：

Ⅰ型：伤口≤1 cm，一般伤口清洁无异物；简单横断或短斜形骨折，骨折尖端自皮肤内刺出，软组织损伤轻微。

Ⅱ型：伤口 > 1 cm，软组织损伤广泛，轻中度的碾挫伤，但无撕脱伤，伤口中度污染，中等程度粉碎性骨折。

Ⅲ型：粉碎性骨折伴广泛而深的软组织损伤，包括肌肉、皮肤及血管、神经损伤，有严重污染。

ⅢA型：高能量损伤，有广泛软组织撕裂伤或撕脱的组织，但尚有适当的软组织覆盖骨折处；

ⅢB型：有广泛软组织缺损、骨膜剥脱、骨外露、伴有严重的污染；

ⅢC型：合并需修复的动脉损伤大出血。

三、开放性骨折的处理

开放性骨折应及时正确地处理伤口，尽可能地避免感染，将开放性骨折转化为闭合性骨折，处理原则包括清创、复位、固定、功能训练。

1. 清创术

清创可在麻醉下进行，将污染的伤口，经过冲洗、消毒、清除异物、切除坏死组织，变成清洁伤口。

（1）清创的时间：原则上，清创的时间越早越好，感染的机会越少。早期细菌停留在表面，仅为污染，此段时间为潜伏期，此后细菌繁殖并侵入软组织内部才能发生感染。一般认为，在伤后6—8小时内清创，绝大多数伤口能够一期愈合。如气温较低，软组织损伤较轻，污染较轻，清创时间可适当延长。但绝不可有意拖延清创时间，以免增加感染机会。

（2）冲洗：麻醉后，去除夹板和敷料，上止血带，正确稳固患肢。无菌敷料覆盖创面，用无菌刷及肥皂水彻底清洗患肢上污垢2—3次，清洗范围包括创面上下关节。冲洗液可用等渗盐水，也可等渗盐水中加入碘伏、洗必泰、新洁尔液、抗生素、肥皂液。创面内不刷洗、冲洗，避免加重污染。手术开始前，生理盐水冲洗污染创面的污垢和异物。近年来，临床上采用脉冲水流冲洗方法就为普遍，通过脉冲发生器，利用高压气体将水压出，将直流水变成脉冲水流。脉冲水流具有增压期和减压期，被冲洗的软组织得以舒缩，避免了持续冲洗对软组织和骨骼的损伤，同时异物容易松动排出，提高冲洗效果。对于特殊伤口，怀疑厌氧菌感染者，用1∶1 000—2 000新洁尔灭或3%双氧水浸泡。

（3）清创：彻底清除受污染和坏死、失活的组织。清创术一般不应用止血带，便于辨认肿胀活力和防止组织缺氧。1.皮肤：根据伤口位置，缺损范围，污染程度，沿肢体纵轴扩大皮肤伤口，以充分暴露伤腔为度。清除失去活力的皮肤，将不整齐的皮肤边缘切除1—2 mm，同时清除已剥脱皮瓣的皮下脂肪。
2.深筋膜：沿肢体纵轴切开深筋膜，可防止组织肿胀，防止骨筋膜室综合征的发生。

（4）肌肉：肌肉清除应基于4C原则（color：颜色、contractility：收缩性、consistency：张力、capacity to bleed：出血状态）。正常肌肉呈牛肉样鲜红色。有活力的肌肉具有坚实的硬度，当用刀切开或用电刀接触时常有收缩，在切开的边缘有点状出血。这些指征，虽没有一项是准确无误的，但在清除过程中，可作为判断肌肉活力的一般依据。肌肉清创较其他指征更为彻底，如不收缩或严重挫伤、苍白或无颜色、切割时不出血的肌肉都应被切除，直到活动性渗血为止，以防止厌氧菌感染。

（5）肌腱：污染严重失去活力的肌腱应切除，切断整齐的肌腱应一期缝合。肌腱断裂不缝合，肌肉可因回缩丧失功能。

（6）血管：不影响患肢血供的小血管，清创后可不予以吻合。如重要的血管损伤，在清创固定骨折后，可无张力下一期缝合，必要时可自体血管移植。神经干损伤，清创后一期缝合。如有缺损或回缩不易吻合时，清创术不宜为了探查神经进行广泛暴露，可留二期处理，局部情况允许是最好做一期移植。

（7）骨折端：既要彻底清理干净，又要尽力保持骨的完整性，骨外膜应尽力保留，保证骨愈合。骨折端的污染呈Ⅰ度，一般骨皮质不会超过0.5—1.0 mm，骨松质可达到1.0 cm左右。骨皮质的污染可用骨凿凿除或骨钳咬除，污染的骨松质可以刮除。污染的骨髓腔应彻底清洗干净。粉碎性骨折的骨块应仔细处理。游离的小骨块可以剔除，与软组织连接的小骨块和大的骨块必须保留复位，以免造成骨缺损，影响骨折愈合，导致骨不连接。

2. 固定

清创后，可直视下进行骨折复位，根据骨折的类型选择适当的固定方法。良好的骨折复位和固定可以恢复肌肉、神经、血管的外形和排列，改善血液循环，促进血管再生，降低炎症反应等，同时利于患者的护理和后续治疗。常用的骨折固定有夹板、石膏、牵引、外固定、钢板、髓内钉等。

（1）石膏和骨牵引：主要应用于Gustilo Ⅰ型和Gustilo Ⅱ型开放性骨折。早期复位石膏夹板固定，当软组织愈合后改用石膏管型或其他固定方法，特别注意开放性骨折术后使用夹板固定，伤口必须引流通畅，不可包扎太紧，密切观察，一旦感染迹象立刻松解。

因常发生骨筋膜室综合征，早期避免使用

管型石膏、骨牵引能够满足骨折对位和稳定的需要，并便于软组织的治疗，常行短暂的骨牵引，待软组织愈合后改用其他内固定方法。

（2）骨折内固定：损伤较轻、污染轻者，Gustilo Ⅰ型和Gustilo Ⅱ型可选用内固定。内固定分为髓内固定和钢板螺钉固定，开放性骨折多选用髓内固定。髓内固定相当于内夹板，是治疗长骨骨干骨折的最佳固定方式。因此类骨折的复位需要轴向对线好，而不需将每个骨折块完全复位。钢板螺钉内固定，需要进一步剥离骨膜，破坏局部血运，降低局部抵抗力，占据骨外体积，使伤口闭合困难。钢板本身是一种异物，周围易形成血肿，因开放性骨折中细菌存在，钢板螺钉内固定进一步增大感染概率。因此钢板固定尽量只用于解剖复位要求比较高的干骺端骨折或关节内骨折。

（3）外固定架：随着外固定支架的不断改进提高，使用方便可靠，越来越多的开放性骨折选用外固定架固定，特别是在胫腓骨开放性骨折中。胫腓骨开放性骨折：外固定和钢板内固定都能取得较好效果，但外固定的并发症较少。不少作者将外固定推荐为高能量胫骨骨折的标准治疗方法。但有资料认为外固定治疗对于Ⅲ型开放性骨折治疗有骨折愈合时间长和畸形愈合率高的缺点。对于髓内钉内固定，采取扩髓还是不扩髓，目前也没有统一意见。股骨干开放性骨折：目前普遍主张及时性扩髓后髓内钉固定。

3. 创口闭合

一般认为开放性骨折闭合伤口的时限是6小时。随着外科技术的提高和抗生素的发展，时限已大为延长，可根据受伤时的条件、伤口大小、范围、深度、污染程度、骨折严重程度、肢体血运、就诊时间及气候等因素综合判断做出决定。伤口闭合可通过直接缝合、减张缝合和植皮术、延迟闭合、皮瓣移植来实现。达到将开放性骨折转化为闭合性骨折，也是清创术的主要目的。闭合伤口应注意几个问题：① 无张力下的直接缝合。② 剥脱的皮肤用皮刀切成断层皮片，再游离移植于原创面，达到皮肤再利用。③ 暴露的韧带、骨和关节应用临近的软组织覆盖以防止干燥坏死。Rajasekaran提出了一期闭合创面的标准：① 清创术在伤后12 h内完成；② 没有原发或继发性软组织缺损；③ 局部伤口能够无张力缝合；④ 无水沟污泥污染的农田伤；⑤ 清创较为彻底；⑥ 没有肢体供血不足。

4. 破伤风及抗生素应用

破伤风应在受伤后24 h内注射。一项前瞻性研究显示在急诊室、手术室刷洗伤口前、清创术中、清创术后、伤口闭合前伤口细菌培养阳性率分别72%、78%、37%、13%、19%。随着住院时间延长，革兰氏阳性菌比例逐渐降低，革兰氏阴性菌逐渐升高，以绿脓杆菌增加最显著。这些细菌与自然界细菌有本质不同。一般认为造成开放性骨折感染的致病菌主要来之院内，急诊室通常识医院污染最严重的地方，因此不应在急诊室对伤口进行冲洗和清创。

细菌侵入人体后一般经6—8 h由污染转变为感染，早期合理的使用抗生素对预防感染非常重要。在急诊输液时即输入大量广谱抗生素，随着伤口损伤程度增加，应联合应用抗生素，清创中持续静滴，提前用药，在药物有效控制下清创，以提高抗生素效果。在手术前、清创后及第一次换药拔引流时，各做一次细菌培养并进行药敏试验，根据药敏结果，针对性用药。

抗生素的使用极大地降低了开放性骨折的感染率，但反复彻底清创，适当的闭合伤口和骨折端的稳定是预防感染的最根本步骤。因此决定感染发生的主要因素是骨折的软组织损伤程度，软组织坏死和伤口瘀血情况。

5. 创伤性截肢

对于严重的肢体开放性损伤，是否截肢，取决于对伤情的判断、所具备的医疗条件和医疗技术，同血管、神经能否修复和断肢可否再植等有直接关系，也与创伤部位、损伤程度和功能有关。

截肢前首先对严重损伤的肢体做出客观评估，目前尚没有一种广泛认可的评价系统。由Johansen等提出的MESS评分是被引用和接受度较高的评分，可作为初步参考标准。研究发现，MESS评分7分及以上者，需早期或晚期截肢，6分及以下分数者可保肢存活。保肢的一般原则是比假肢功能好，上肢损伤经治疗后如有部分运动和感觉，其功能比假肢好。下肢以负重为主，首先要求无痛和负重稳定。

损伤肢体严重度评分（MESS 评分）

评 分 依 据		评 分
骨和软组织损伤	低能量伤（刺伤，简单骨折，普通火器伤）	1
	中等能量伤（开放或复杂骨折，脱位）	2
	高能量伤（近距离枪伤或军用火器伤，挤压伤）	3
	非常高能量伤（上述损伤伴严重污染，软组织撕裂伤）	4
肢体缺血（缺血超过 6 h 评分加倍）	脉搏减弱或消失但灌流正常	1
	无脉，感觉异常，毛细血管再灌流消失	2
	冷，麻痹，感觉丧失，麻木	3
休 克	收缩压始终 > 90 mmHg	1
	一过性低血压	2
	持续低血压	3
年龄（岁）	< 30 岁	1
	30—50 岁	2
	> 50 岁	3

一般主张如果主要血管损伤无法修复，或皮肤、肌肉、骨骼、神经四种组织中，两种以上无法修复者，应采取果断措施，急诊截肢。

第三节　开放性关节损伤的处理

开放性关节损伤即皮肤与关节囊破裂，关节腔与外界相通，多因由外向内的直接暴力造成，也可因骨折端的继发暴力穿破关节囊形成。其处理原则和开放性骨折基本相同，治疗目的是防止关节感染和恢复关节功能。

一、开放性关节损伤分类

1.根据有无骨折和骨折的程度分类

（1）单纯关节囊损伤

（2）合并关节内单纯骨折

（3）合并关节内粉碎性骨折

2.根据关节损伤程度和预后不同，可分为三度：

（1）一度损伤：关节锐器伤。锐性外力直接穿破皮肤和关节囊，创口较小，关节软骨和骨骼尚完整，经治疗后保持关节功能。

（2）二度损伤：钝性暴力伤。软组织损伤广泛，关节软骨部分破坏及关节内骨折。

（3）软组织毁损，韧带断裂，关节软骨和骨骼严重损伤，伤口内有异物，可合并关节脱位及血管、神经损伤。

二、开放性关节损伤治疗

1.治疗原则

对于开放性关节内骨折应尽最大努力去恢复关节面的完整并予以固定，以利于关节早期的活动，因此常需要早期手术治疗。

解剖复位，最大限度地恢复关节面的接触。减少应力集中，促进软骨恢复。关节对位是恢复关节功能的必要条件。

1）关节面的稳定固定是关节软骨再生的前提。

2）恢复干骺端和骨干的力线，防止关节面过度负重。

3）稳定固定干骺端，早期开始关节活动。

4）持续被动活动和主动间断活动对促进软骨再生非常重要。

2.早期处理

开放性关节损伤的处理原则是清创、关节制动和抗感染。若能在6—8小时内进行彻底清创和合理使用抗生素，由于韧带、骨膜和关节软骨较肌肉抵抗力强，因此创口多能一期愈合。早期虽然给予适当制动，但不影响关节功能的恢复。关节损伤最易发生的合并症是关节粘连和关节内骨折畸形愈合，影响运动功能。早期处理必须做好关节腔内的清创和注意修复关节面。

（1）关节切开：如创口较小或只有关节囊损伤，可将原创口扩大；如扩大原创口可能造成重要组织损伤以及关节骨折须特殊处理或关节腔污染严重时，则应采用关节部的标准切口，以能充分显露、清楚观察关节腔内的损伤情况为度。

（2）清除：清除血肿、破碎组织、游离小骨片及异物。

（3）冲洗：同开放性骨折。

（4）关节内骨片的处理：关节内已脱落的骨碎片如果除去后不影响关节稳定性者，应予清除；大骨折块对关节功能有影响者，则应尽量保留，用克氏针或螺丝钉固定。某些关节部（桡骨小头、髌骨、尺骨鹰嘴）骨折块手术时可以切除。

（5）关节囊缝合：彻底清创后关节囊应一期缝合，如果长时间开放将发生粘连，造成关节僵直；如果清创达不到彻底要求，现多认为暂时开放，不会使关节面受到损害。如果伤后时间较长，关节周围已经形成蜂窝织炎，但关节腔内并未发生感染，仍可缝合关节囊，不缝皮肤。做好关节囊外的开放引流，以防感染侵入关节腔内，3—5天后炎症局限，皮肤延期缝合。关节囊损伤严重，清创后由于组织缺损无法缝合时，可用筋膜移植进行修补。皮肤缺损缝合时张力较大者，也可暂不缝合，待炎症局限后行二期处理。

3. 抗生素的应用

全身用药原则与开放性骨折相同。因为关节滑膜不是抗生素的屏障，因此关节内一般无须特殊用药，但关节囊闭合后仍应注入抗生素，必要时可以多次穿刺注射。关节囊闭合后，关节腔内不可放入粗的引流管。如果关节因特殊污染，清创不彻底时，缝合后可用闭合导管系统持续冲洗，每24小时液量可为6—12 L，48—72小时后将导管拔除。

4. 制动

制动方法一般是休息，可以用骨牵引或石膏固定。因肌腱、韧带、关节修复时间是3周，固定时间一般为3周左右；制动有利于创口愈合和控制炎症扩散，如果过长，必然发生僵直。对关节面损伤较轻的病例，创口愈合后即可，3周后功能锻炼，损伤严重、影响关节稳定或功能不能恢复者，可留待晚期考虑关节融合术或其他功能重建手术。

第四节 骨折延迟愈合、不愈合、畸形愈合的处理

一、骨折延迟愈合与不愈合

一般来说临床上骨折愈合时间3—6个月。骨折超过临床愈合时间患处仍有骨折的症状体征，X线检查骨痂量少，仍有继续生长能力的情况称迟缓愈合。不愈合是指超过骨折愈合所需时间后断端仍有异常活动，X线检查示骨折断端分离，骨痂稀少，断端萎缩、硬化，骨髓腔封闭的情况。

1. 骨折临床愈合标准：

（1）局部无压痛及纵向叩击痛。

（2）局部无异常活动。

（3）X线片显示骨折处有连续性骨痂，骨折线已模糊。

（4）拆除外固定后，如为上肢能向前平举1 kg重物持续达1分钟；如为下肢不扶拐能在平地上连续步行3分钟，并不少于30步；

（5）连续观察2周骨折处不变形。

第2、4项测定必须慎重，防止发生变形或骨折。

2. 骨性愈合的标准：

（1）具有临床愈合的各项标准。

（2）X线片显示骨痂通过骨折线，骨折线已消失或接近消失。

3. 骨折不愈合分类

（1）反应性不愈合：骨折不愈合90%以上属于反应性、肥大型或非缺血型不愈合。X线片的特点是骨折密度影增大和大量骨硬化。因其形态与象足相似因而被称为象足样不愈合。若骨折端的反应较轻，则被称为马蹄样不愈合。这一现象说明背端的血运非常丰富从而引起大量骨痂形成。

（2）非反应性不愈合：这种不愈合骨折端缺血，无骨痂生成呈萎缩状态，骨折端嵌入软组织。

（3）假关节：当骨折不愈合发展到假关节形成，时其断端间出现滑膜内衬，甚至在裂隙或空腔内出现液体，这种状态称之为滑膜性假关节。

4.骨折不愈合的病因

（1）高龄：儿童愈合较成人快。

（2）骨折端血液供应不良：由于外伤、粗暴手法和手术操作，造成骨营养血管、骨膜及肌肉过渡损伤，破坏骨折局部血液循环。

（3）感染：由于感染造成骨折断端骨坏死，骨溶解吸收，影响局部血运和稳定性。

（4）骨折断端分离：骨折端软组织嵌顿，过度牵引或固定不当造成断端分离，骨质缺损。

（5）不当的应力干扰：不适当的固定使骨折端产生剪力或扭转应力，骨折端过度活动，不利于骨折愈合。

（6）各种药物：吲哚美辛和水杨酸类；四环素类；抗凝药；皮质醇激素类；环磷酰胺。

（7）其他因素如营养不良、吸烟、酗酒、糖尿病、神经性疾病、放疗、电流的影响等。

5.骨折愈合的生物因素

骨折愈合是一个极其复杂的过程，每一个环节都收到全身因素及局部多种细胞介质机制的调控。骨折后局部产生的生物因子至少有两类，一类是早期组织释放的生物化学和生物物理信使物质，目前已知的包括前列腺素（PG，又可分为PGE和PGF）；一类是生物活性物质，为多种骨生长因子包括：骨形态发生蛋白（BMP）、β-转化生长因子（TGF-β）；成纤维细胞生长因子（FGFs）；胰岛素样生长因子（IGFs）；血小板衍生生长因子（PDGF）等，这类物质参与骨骼代谢重建的重要过程，当分泌不足浓度异常时影响骨的愈合。

6.骨折不愈合的治疗

骨不愈合的治疗目的是骨折愈合，同时关节粘连、软组织挛缩、骨折对位对线不良必须纠正。治疗原则：对肥大型骨不愈合，关键是解决制动不足的问题；通过改善骨折端的稳定性，骨性桥接可很快完成。对萎缩型骨不愈合，关键问题是重建骨折端的承固能力，如切除骨折断端纤维组织，应用自体、异体骨移植。随着生物技术和组织工程的不断发展，治疗方法得到较大进展。主要的治疗方法包括：① 手术治疗：手术治疗仍是骨不愈合最有效的治疗方法，包括内固定、外固定、骨移植手术等。② 局部注射治疗：经皮自体骨髓移植，注射骨生长因子，注射金葡液等。③ 低强度脉冲式超声波。④ 体外冲击波治疗。⑤ 电刺激疗法。⑥ 高压氧治疗。⑦ 基因治疗。⑧ 感染性骨不愈合：清除感染、修复软组织、重建骨连续性。

二、畸形愈合

骨折在非正常解剖位置上愈合并影响或潜在影响功能者，称为畸形愈合。并不是所有的骨折在非解剖位置的愈合都称为畸形愈合。

1. 畸形愈合的原因

（1）复位不佳　前臂尺桡骨骨折近端因旋后肌作用，处于外旋位；远端受旋前方肌和旋前圆肌牵拉作用，常在内旋位，复位时要纠正旋转对位。肱骨髁上骨折，肱骨内侧骨皮质的对合十分重要，如对合整齐，则不易发生肘内翻；如对合不好，上肢外展时，受前臂重力作用，使骨折远端发生内翻。

（2）固定不牢　石膏外固定有时候难以控制在石膏固定中的变位。石膏固定长度不够，不能达到稳定固定；固定时间不足，没有足够的骨痂形成就去掉外固定。未按时更换石膏，新鲜骨折复位后石膏固定系有垫石膏，以备在石膏固定中，容许肿胀余地，过2—3周后，肢体肿胀消退，石膏固定变松。骨折处可能变位，此时应更换无垫石膏，以保持确实的固定，如不更换，肢体在石膏中可以活动，则骨折处可能变位而畸形愈合。内固定不牢，如不扩髓的髓内锁钉，髓内钉较髓腔细，靠两端锁钉固定，由于应力集中于两端锁钉，可以发生折断，折断后，髓针在髓腔内固定不牢，可以发生成角畸形愈合。四肢长骨下骨折，以钢板内固定，如无外固定保护，可能发先钢板折断或螺钉脱出，致骨折畸形愈合。

（3）过早负重　下肢骨折时，当骨折未能达到临床愈合之前，过早负重，可致骨折畸形愈合，如粗隆间骨折在愈合前负重，可致髋内翻畸形。

2. 病理生理

（1）长骨干骨折

1）成角畸形：股骨，胫骨、尺桡骨等均有其自然弧度，大小亦不同。股骨向前外的弧度较胫骨大，与骨于自然弧度相一致的成角在10°以内者，对功能多无影响。股骨超过15°，胫骨超过12°，则对其上下关节带来影响。上肢虽然不负重，在尺桡骨之间，如有一骨的成角 > 10°，将对前臂旋转功能产生不良影响；而肱骨下的成角度数可以稍大，但不产生不良影响。

2）短缩：下肢骨干骨折，短缩 1—2 cm 以内对走步及脊柱影响甚小，短缩超过 2.5 cm，则可显示跛行。上肢短缩 2 cm 或更多，对功能无大影响。

3）旋转畸形：上肢各骨干可允许 10°—15° 旋转错位，由于肩关节的旋转范围很大，故无何影响。前臂旋前旋后，活动减少 15° 无明显影响。在下肢，髋关节有限代偿旋转的能力，在股骨干骨折 10°—15° 旋转移位，可以部分或完全代偿。但胫骨骨折，其于下关节均无代偿能力，10° 的旋转畸形，即可招致功能影响。如 10° 外旋，可使足部有外旋畸形。

4）侧方移位：整复骨干骨折，侧方移位常不能完全复位，股骨干、肱骨干、尺桡骨的 1/2 横移位，不伴有其他畸形，对功能无影响。

（2）近关节骨折　近关节骨折的畸形愈合，对其邻近关节产生的不良影响较骨干骨折大，常造成关节内翻或外翻畸形。

（3）关节内骨折　关节内骨折的畸形愈合，影响关节面平滑，对关节活动功能产生影响，导致创伤性关节炎的发生。

（4）对肢体功能的影响　对肢体功能的影响一般来说，下肢为负重肢体，上肢为活动肢体，上肢骨折畸形愈合影响上肢功能，而下肢骨折畸形愈合将影响负载与功能。因此，骨折畸形愈合对下肢的影响一般比对上肢为大。

3. 处理

对前述的骨折畸形愈合，采取适当的固定方法、避免过早负重，是完全可以预防的。骨折畸形愈合处理原则是改善畸形愈合所致的功能障碍，改善外观是其次。通过矫正处理恢复肢体正常轴线，减轻受累关节的压力，消除或改善代偿劳损。处理原则：

（1）在骨折尚未完全牢固愈合之前发现的畸形，最常见者为成角畸形，如果该肢体关节并未经过长期固定，活动范围尚好，则应尽早通过手法或手术矫正，然后给予外固定可较快愈合。

（2）如果是延迟愈合发生畸形，此种病例多已经过较长期外固定，关节活动功能较差，纠正畸形使之愈合，还需要较长的时间，此时应当练习关有活动，再行矫正畸形。对已经牢固愈合的畸形，如关节活动不好者，亦应同样处理。但如此矫正手术中只用内固定，而术后不再用外固定，可较早活动关节，那么，手术应早做。

（3）对已形成畸形且牢固愈合，关节活动度较好者，为防止创伤性关节炎，矫正手术亦不可拖延太久。

另外，为使截骨处能较快愈合，应以干骺端的嵌插截骨为好，可较早除去外固定，活动关节。如果截骨处延迟愈合或不愈合，势必带来严重的后果。

固定方式选择：强的内固定可减少外固定，早活动关节，但坚强内固定的手术多较大，愈合后还需再手术取出内固定。应衡量截骨处愈合快慢，对愈合慢者，如干骺端，应选择角状钢板固定较为坚强；骨干部则髓内针固定较佳，均有利于关节活动。

第十二章

上肢骨与关节损伤

第一节 锁骨骨折

锁骨位于胸的顶部前方，为上肢与躯干连接的唯一骨性结构。锁骨细长，部位表浅，全长位于皮下，易受暴力发生骨折，其发生率占全身骨折6%。锁骨骨折是常见的骨折之一，各种年龄段均可发生。锁骨骨折主要发生在锁骨的中段，远端1/3骨折是锁骨骨折第二常见的形式，近端1/3的锁骨骨折是最少见的。长久以来，人们普遍认锁骨具有强大的自身修复能力可以使骨折快速愈合，可是越来越多的证据表明，通过保守治疗锁骨骨折的结果并非最初人们认为的那么好。锁骨骨折的畸形愈合、功能障碍及不愈合等问题引起人们的关注。

一、解剖

锁骨呈S形架于胸骨柄与肩峰之间，是连接上肢与躯干之间的唯一骨性支架。近端1/3为菱形凸向腹侧，通过韧带组织与胸骨柄连接形成胸锁关节，有胸锁乳突肌附着，远端1/3为扁平状凸向背侧，最远端与肩峰形成肩锁关节，有喙锁韧带固定锁骨。

锁骨参与的关节与肌肉。胸锁关节：胸锁关节及其内的软骨盘、肋锁关节和锁骨下肌都对锁骨起稳定作用；肩锁关节：锁骨的外端有肩锁关节韧带、喙锁韧带以及三角肌和斜方肌稳定，锁骨的营养血管自喙锁韧带止点的内侧进入锁骨，锥形韧带的止点是锁骨内、外1/3的分界点；肋锁间隙：锁骨骨折的移位或骨痂的形成可使肋锁间隙变窄，压迫神经或血管。

二、损伤机制

锁骨骨折可由间接与直接暴力引起，其中间接暴力较多见。常因肩部受力，然后力量传导作用于锁骨而引起锁骨断裂。跌倒损伤，手掌或肩外侧着地，向上传导间接暴力经过肩关节传至锁骨，并于身体向下的重力交汇于锁骨的应力点；在胸锁关节完整的情况下，整个肩和肩胛骨的暴力指向后方，第一肋骨成为锁骨的支点而造成锁骨骨折。骨折端除有重叠移位外，内侧端因胸锁乳突肌的达拉先后上方移位；外侧端由于上肢的重力和胸大肌、斜方肌、三角肌的牵拉而向前下方移位。直接暴力可由前方或上方作用于锁骨而引发骨折，骨折多见横形、斜形或粉碎性，偶见开放性骨折，骨膜多以完全断裂。在年轻人患者中，锁骨骨折几乎都是由中等暴力或高暴力损伤造成的，如交通事故伤，高处坠落伤，运动损伤等。在老年人或儿童患者中，锁骨骨折往往是低能量损伤造成的。

三、临床表现

主要表现为局部肿胀、皮下瘀血、压痛或有畸形，畸形处可触到移位的骨折断端，如骨折移位并有重叠，肩峰与胸骨柄间距离变短。伤侧肢体功能受限，肩部下垂，上臂贴胸不敢活动，并用健手托扶患肘，以缓解因胸锁乳突肌牵拉引起的疼痛。触诊时骨折部位压痛，可触及骨擦音及锁骨的异常活动。幼儿青枝骨折畸形多不明显，且常不能自诉疼痛部位，但其头多向患侧偏斜、颌部转向健侧，此特点有助于临床诊断。有时直接暴力引起的骨折，可刺破胸膜发生气胸，或损伤锁骨下血管和神经，出现相应症状和体征。

四、分型

目前已有很多分型方法用于描述锁骨骨折，大多数的分型方法是用于描述骨折情况，而不能较好预测锁骨骨折预后。第一个被广泛接受认可的分型方法是由 Allman 于 1967 年提出的，根据骨折位置将锁骨骨折分为 3 型：Ⅰ型为中 1/3 骨折，Ⅱ型为外 1/3 骨折，Ⅲ型为内 1/3 骨折。Neer 认为喙锁韧带对锁骨骨折稳定有重要作用，因此对锁骨远端骨折进一步分型，将 Allman 分型中的Ⅱ型又分为 3 型：Ⅰ型，骨折位于喙锁韧带远端，骨折无移位，稳定，为临床中最常见类型；

Ⅱ型，近端锥状韧带断裂，远端斜方韧带完整，骨折移位明显；Ⅲ型，只累及肩锁关节关节面，为关节内骨折。后来Robinson提出了一种更为详细的分型方法，即Edinburgh分型方法，和早期分型方法相似，这种分型方法是基于骨折的解剖位置，分为3型：Ⅰ型，内侧1/3；Ⅱ型，中间1/3；Ⅲ型，外侧1/3。根据骨折端移位大小，又将每一种分型分为若干亚型；骨折端完全移位为A组，不完全移位为B组；Ⅰ型和Ⅲ型根据是否累及关节进一步分型，1型为无关节受累，2型为累及关节，关节间隙变宽；Ⅱ型根据骨折端粉碎程度进一步分型，1型为楔形骨折，2型为粉碎性骨折或者节段型骨折。又有学者综合了以前的分型方法，提出了一种更为详细的分型方法，即Craig分型方法，Ⅰ组：中1/3骨折。Ⅱ组：远侧1/3骨折，根据喙锁关节韧带与骨折的关系分成以下亚型：Ⅰ型：轻度移位：锥状和斜方韧带间的骨折，或是肩锁与喙锁韧带间的骨折。Ⅱ型：喙锁韧带内侧骨折继发移位——不愈合率很高。ⅡA：锥状和斜方韧带与骨折远端相连。ⅡB：锥状韧带撕裂，斜方韧带与骨折远端相连。Ⅲ型：肩锁关节的关节面骨折，不合并韧带损伤——可能与Ⅰ型肩锁关节分离混淆。Ⅲ组：近侧1/3骨折，包括Ⅰ型：轻度移位。Ⅱ型：明显移位（韧带撕裂）。Ⅲ型：关节内骨折Ⅳ型：骨骺分离。Ⅴ型：粉碎骨折。Craig分型能更好地预测锁骨外侧1/3骨折骨不连和延迟愈合发生情况；而对于中1/3骨折的预后，Robinson分型方法则具有更好预测价值。

五、诊断

患者有上肢外展跌倒或局部被暴力直接打击等外伤史，骨折后局部肿胀，压痛或有畸形，可能摸到骨折断端，有骨擦感。伤肩下沉并向前内倾斜，上臂贴胸不敢活动，健手托扶患侧肘部，以减轻上肢重量牵拉引起疼痛。幼儿多为青枝骨折，皮下脂肪丰满，畸形不明显，因不能自述疼痛位置，只有啼哭表现，但病儿头多向患侧偏斜，颌部转向健侧，此为临床诊断特点之一。X线片可确诊，并显示骨折移位及粉碎情况。

六、治疗

锁骨骨折治疗方法存在争论是一个历史问题，无论国内还是国外，尚没有定论。对于开放性骨折、合并血管损伤、神经损伤进行性加重、合并多发伤、漂浮肩、缩短移位超过 2 cm、双侧锁骨骨折、无法忍受保守治疗带来的制动、对外形有较高要求、帕金森病、癫痫以及颅脑损伤等神经精神疾患的患者，手术治疗的效果往往优于保守治疗。其他患者通过非手术治疗通常也能获得较为满意的治疗效果。保守治疗的方式很多，如"8"字绷带固定法，石膏背心固定法、"工"字形夹板固定法、锁骨带固定法等。手术方式主要有钢板固定和髓内固定。钢板仍是治疗锁骨骨折的"金标准"，因为其能进行骨折端加压，能控制旋转，利于患者早日进行功能锻炼。髓内固定主要有克氏针固定和髓内钉固定。

锁骨近端 1/3 的骨折临床并不常见，通常骨折端移位较小，且很少累及胸锁关节，通常进行保守治疗。但是当骨折块向后移位明显，骨折块突入颈根部或者纵隔内，骨折块对颈根部血管和神经有压迫风险及多发伤或浮肩发生时，需进行切开或闭合复位。当需要进行切开复位时，可选择钢丝固定、钢板固定、螺钉固定技术等。

大多数的锁骨中段骨折，可通过前臂吊带或"8"字绷带治疗。保守治疗仍是治疗锁骨中段无移位骨折的主要治疗方式。锁骨中段骨折手术治疗的指征有：开放性骨折；伴有锁骨下神经血管损伤的骨折；移位明显，皮肤隆起明显有发展为开放骨折可能；同侧锁骨和肩胛骨骨折（漂浮肩）；移位超过锁骨直径或短缩超过 2 cm；并发肩胛胸壁分离的骨折。切开复位内固定的技术有钢板内固定和髓内固定等。

对于无移位的锁骨远端骨折可以选择保守治疗。手术与否主要取决于骨折端的移位程度，稳定性及患者的年龄。喙锁韧带对于维持内侧骨折块的稳定性起着重要作用。当喙锁韧带断裂时，内侧骨折块会移位，并且这种骨折类型骨不连发生率高达 28%。另有报道称骨不连的风险随着年龄的增加和移位程度的增加而增加。另外多发性创伤及漂浮肩也是手术适应证。目前已有很多内固定技术用于治疗锁骨远端骨折，例如克氏针固定、喙锁螺钉固定、锁骨钢板及锁骨钢板钩等。但是，每种技术均有相应的缺陷，这限制了其在临床的应用。

参考文献：

［1］唐佩福.锁骨骨折治疗方法的选择与思考［J］.中国骨伤，2015，28（2）：97-100.

［2］郝刚，刘耀波.缝合锚联合解剖型锁定钢板内固定治疗 Craig ⅡB 型锁骨远端骨折［J］.中医正骨，2022，34（6）：66-68+80.

［3］徐红伟，胡隽宇，贾少华，等.钛弹性髓内钉治疗锁骨干骨折的临床应用［J］.中国骨伤，2015，28（2）：106-111.

［4］张晓萌，陈建海，王艳华，等.锁骨骨折患者并发症的原因分析与对策［J］.中华肩肘外科电子杂志，2017，5（1）：22-28.

［5］孙军战，郑国海，赵克义.微创空心螺钉髓内固定治疗锁骨骨折［J］.中华骨科杂志，2013，33（7）：695-700.

［6］Cho CH, Oh JH, Jung GH, et al. The interrater and intrarater agreement of a modified Neer classification system and associated treatment choice for lateral clavicle fractures. Am J Sports Med, 2015, 43(10): 2431-2436.

［7］Hill JM, McGuire MH, Crosby LA. Closed treatment of displaced middle-third fractures of the clavicle gives poor results. J Bone Joint Surg Br, 1997, 79(4): 537-539.

［8］Nordqvist A, Petersson C, Redlund-Johnell I. The natural course of lateral clavicle fracture. 15 (11-21) year follow-up of 110 cases. Acta Orthop Scand, 1993, 64(1): 87-91.

［9］Nordqvist A, Petersson CJ, Redlund-Johnell I. Mid-clavicle fractures in adults: end result study after conservative treatment. J Orthop Trauma, 1998, 12(8): 572-576.

［10］O'Neill BJ, Hirpara KM, O'Briain D, et al. Clavicle fractures: a comparison of five classification systems and their relationship to treatment outcomes. Int Orthop, 2011, 35(6): 909-914.

［11］O'Neill BJ, Hirpara KM, O'Briain D, et al. Clavicle fractures: a comparison of five classification systems and their relationship to treatment outcomes. Int Orthop, 2011, 35(6): 909-914.

［12］Postacchini F, Gumina S, De Santis P, et al. Epidemiology of clavicle fractures. J Shoulder Elbow Surg, 2002, 11(5): 452-456.

［13］Robinson CM. Fractures of the clavicle in the adult. Epidemiology and classification. J Bone Joint Surg Br, 1998, 80(3): 476-484.

［14］Robinson CM, Court-Brown CM, McQueen MM, et al. Estimating the risk of nonunion following nonoperative treatment of a clavicular fracture. J Bone Joint Surg Am, 2004, 86(7): 1359-1365.

［15］Robinson CM, Cairns DA. Primary nonoperative treatment of displaced lateral fractures of the clavicle. J Bone Joint Surg Am, 2004, 86(4): 778-782.

［16］Throckmorton T, Kuhn JE. Fractures of the medial end of the clavicle. J Shoulder Elbow Surg, 2007, 16(1): 49-54.

［17］van der Meijden OA, Gaskill TR, Millett PJ. Treatment of clavicle fractures: current concepts review. J Shoulder Elbow Surg, 2012, 21(3): 423-429.

［18］Zlowodzki M, Zelle BA, Cole PA, et al. Treatment of acute midshaft clavicle fractures: systematic review of 2144 fractures: on behalf of the Evidence-Based Orthopaedic Trauma Working Group. J Orthop Trauma, 2005, 19(7): 504-507.

第二节　肩关节脱位

肩部的复杂结构为上肢的活动提供了一个支点，使肩关节具有很大的灵活性，可以向各个方向活动，肩关节是全身活动范围最大的一个关节。由此而来的问题是，肩关节的相对不稳定性。在临床上，肩关节是我们最常见的发生脱位的关节。伴随着体育活动的流行，发生肩关节不稳定的情况逐渐增多，在骨科相关报道中可以发现有增多的趋势。尽管肩关节不稳定已被广泛认识，各种微创修复方法包括关节镜下的治疗取得了长足的进步，肩关节的治疗仍在发展。

一、解剖

参与肩关节运动的关节包括盂肱关节、肩锁关节及肩胸关节，以盂肱关节的活动最为重要。习惯上将盂肱关节脱位称为肩关节脱位。盂肱关节由一个纤维囊围绕，将内关节腔与周围大多数组织独立开来。该纤维囊连接着关节窝的边缘，并延伸到肱骨的解剖颈。关节囊的内壁有滑膜，该滑膜的延伸部分覆盖在肱二头肌长头肌腱的囊内部分，并继续围绕二头肌腱，从关节囊伸出来，向下延伸到肱骨结节间沟中。肱骨头与关节窝都分布有关节软骨。关节囊内松弛或多余的凹陷被称为腋囊。盂肱关节处的纤维囊相对薄，它由更厚的外韧带加固。通过向上跨过肱骨头，肱二头肌的长头为盂肱关节提供了稳定性。盂肱关节主要功能稳定性的基础不仅包括内嵌韧带中的被动张力，还包括肩袖肌群（冈上肌、冈下肌、肩胛下肌、小圆肌）等肌肉产生的主动力。与只有在相对剧烈的活动中被拉伸的时候才产生最大固定张力的囊韧带不同，肌肉在任何关节位置都可以产生主动的固定张力。肩袖肌群被认为是盂肱关节的动态固定者，因为它们在主动活动时维持关节稳定性方面发挥着显著作用。除此之外，位于关节窝边缘的纤维软骨环——盂唇，加深了关节窝的凹陷度，增大了与肱骨头的接触面积，进而帮助稳固关节。肱二头肌的长头是盂唇的部分延伸，关节窝总长度的大约50%源自盂唇。

二、损伤机制

外伤是肩关节前脱位的主要原因，可由直接暴力和间接暴力引起，其中间接暴力较常见，其常见的损伤机制有：

1. 杠杆机制

多见于强迫伸展外展外旋位，此时肱骨颈或肱骨大结节抵触于肩峰，构成杠杆的支点，使肱骨头脱位；

2. 传导机制：

指肩关节受到向前、向后或向下的传导暴力。多见于向前或向后摔倒时上肢撑地；

3. 牵引机制：

指肩关节直接或间接受到向前、向上或向后的牵引力。牵引力负责分离盂肱关节，反射性肌肉收缩使肱骨头向前下方移动，导致脱位。

外伤导致肩关节后脱位少见，其发生的机制有：

1. 外伤时屈曲的肩关节处于极度的内收和内旋位；

2. 肩关节前方受到直接向后方的作用力。

三、临床表现

根据脱位的不同类型，症状并不完全一致。主要表现为肩部疼痛，肿胀及肩关节活动障碍。当肩部受力时疼痛加重，患者呈现健侧手臂扶持患肢前臂，头向患侧倾斜的姿势。

查体可见：

1. "方肩" 畸形：

因肱骨头脱位，患肩失去正常饱满且圆钝的外形呈 "方肩" 形态。

2. 关节囊内空虚：

除了方肩畸形外，触诊会发现肩峰下空虚，可在腋窝、喙突或锁骨下触及脱位的肱骨头。

3. 弹性固定：

上臂保持固定在外展内旋及轻度前屈位，使肩关节丧失各种活动功能。

4. Dugas 征阳性：

患肢肘部贴近胸壁，患手不能触及对侧肩，反之，患手已放到对侧肩，则患肘不能贴近胸壁。

四、分型

根据肱骨头脱位的方向可以分为上脱位、下脱位、前脱位和后脱位，以前脱位最为常见。根据脱位后肱骨头所在位置不同，可分为肩胛盂下脱位、喙突下脱位、锁骨下脱位及胸内脱位。

五、诊断

根据明确的外伤史，肩部疼痛、肿胀、肩关节活动障碍，查体时呈"方肩"畸形，关节囊内空虚，患肢弹性固定，Dugas征阳性，辅以X线检查可明确诊断。不能仅仅根据临床典型的体征做出肩关节脱位的诊断，同时也不能不辅以X线检查就采取手法复位治疗。X线检查可以判断有无合并骨折，否则不仅复位可能会遇到困难，也容易造成医源性骨折，容易形成医疗纠纷。

六、治疗

脱位后应尽快复位，选择适当麻醉，使肌肉松弛并使复位在无痛下进行。常用的闭合复位方法包括：

1. Hippocrates法（手牵足蹬法）：

患者仰卧位，医生站于患侧，足蹬于患侧腋窝，双手握住患肢腕部，上肢略外展，沿畸形方向缓慢持续牵引，逐渐增加牵引力量，先外展外旋上臂，再以足为杠杆支点，内收内旋上臂。

2. Kocher复位法（牵引回旋法）：

患者仰卧位，医生站于患侧，将患者患肢屈肘90°，沿肱骨长轴持续牵引的同时外展，外旋，然后内收上臂，使其肘关节贴于胸前，再以肱骨干顶于前胸壁作为支点，内旋患肢。

3. Stimson法：

患者俯卧于复位床上，患肢自然下垂于床旁，手腕处悬挂2—5 kg的重物，自然牵拉10—15分钟，肱骨头可自然复位。复位后需复查X片明确是否复位成功及有无造成医源性损伤。

复位成功后良好的固定和制动对于损伤的关节囊、韧带、肌腱、骨与软骨的修复具有重要的作用。具体方法为：患肢屈肘90°，三角巾悬吊于胸前，同时腋窝垫一个棉垫，用绷带将上肢与胸壁固定。40岁以下患者宜制动3周，超过40岁制动时间可相应缩短，早期实行功能锻炼，以避免肩关节僵硬。如合并大结节撕脱骨折可酌情延长1—2周。固定期间须进行腕部和手部的活动。解除制动以后应循序渐进行肩关节的主动功能锻炼，活动时要避免再次损伤尚未完全修复的软组织从而加重肩关节的活动障碍。

肩关节脱位患者以手法复位为主，如果手法复位正确而仍不能完成复位者，需要切开复位。切开复位的指征：

1. 闭合复位不成功，有肌肉、骨膜等软组织嵌入影响关节复位。

2. 怀疑血管、神经、肌腱断裂需要探查修复的。

3. 肩胛盂骨折移位，肩袖损伤严重，影响复位或复位后关节不稳定的。

4. 肱骨大结节骨折，复位后大结节骨折片未能复位。

5. 陈旧性脱位伴有骨折或手法复位失败、脱位超过两个月以上者。

6. 肱骨外科颈骨折，手法复位不佳者。

参考文献：

［1］潘明芒，薛锋，唐果，等.急性肩关节脱位合并肱骨大结节骨折损伤机制及预后分析［J］.中国骨与关节损伤杂志，2016，31（9）：937-939.

［2］张铭煜，张俊，厉国定，等.双侧肩关节前脱位1例报告并78例文献复习［J］.实用骨科杂志，2022，28（5）：471-473.

［3］代飞，向明，杨金松，等.肩关节前脱位合并肩胛盂及大结节骨折的临床特点及手术疗效分析［J］.中华创伤骨科杂志，2021，23（11）：957-962.

［4］Ballesteros R, Benavente P, Bonsfills N, et al. Bilateral anterior dislocation of the shoulder: review of seventy cases and proposal of a new etiological-mechanical classification. J Emerg Med, 2013, 44(1): 269-279.

［5］Cottias P, le Bellec Y, Jeanrot C, et al. Fractured coracoid with anterior shoulder dislocation and greater tuberosity fracture-report of a bilateral case. Acta Orthop Scand, 2000, 71(1): 95-97.

［6］El Rassi G, Hijjawi A, Matta J, et al. Bilateral locked anterior shoulder dislocation in a bench-pressing athlete: case report. Arch Orthop Trauma Surg, 2015, 135(6): 747-749.

［7］Grzonka P, Rybitschka A, De Marchis GM, et al. Bone fractures from generalized convulsive seizures and status epilepticus-A systematic review. Epilepsia, 2019, 60(5): 996-1004.

［8］Ozçelik A, Dinçer M, Cetinkanat H. Recurrent bilateral dislocation of the shoulders due to nocturnal hypoglycemia: a case report. Diabetes Res Clin Pract, 2006, 71(3): 353-355.

[9] Sachit M, Shekhar A, Shekhar S, et al. Acute spontaneous atraumatic bilateral anterior dislocation of the shoulder joint with Hill-Sach's lesions: A rare case. J Orthop Case Rep, 2015, (1): 55-57.

[10] Siu YC, Lui TH. Bilateral anterior shoulder dislocation. Arch Trauma Res, 2014, 3(4): e18178.

第三节　肩锁关节及胸锁关节脱位

肩锁关节脱位是临床常见多发病，是较为常见肩部损伤之一。肩锁关节复合体结构损伤易影响肩关节运动、导致肌力下降、活动受限及疼痛，而治疗方案众多，缺乏统一标准。胸锁关节关节脱位相对少见，临床上也容易误诊或漏诊。

一、解剖特点

肩锁关节是由肩峰内面与锁骨肩峰端构成的平面关节，关节面约50%呈垂直方向，其余为各种斜位。约有20%关节内存在纤维软骨骨性关节盘。关节囊较薄弱，上方被肩锁韧带增强。喙锁韧带是稳定肩锁关节重要结构，是由锁骨外端下面的粗糙面向下连于喙突根部的强韧韧带，可分二部：前外侧部为斜方韧带，后内侧部为锥状韧带。喙锁韧带重要功能将锁骨牢固系于喙突，防止锁骨滑脱。当喙锁韧带与肩锁韧带联合损伤时，可引起脱位。肩锁关节是肩关节复合体的应力集中点之一，在剪切应力下，关节软骨面易蒙受损伤，导致创伤性或退化性骨关节病。胸锁关节由锁骨的胸骨关节面下半与胸骨柄的锁骨切迹和第一肋软骨上部构成。锁骨胸骨端上缘通过锁骨间韧带相连，下方并有强韧的肋锁韧带，这些韧带从各方面增强关节，可限制锁骨脱位。当胸锁韧带和肋锁韧带慢性松弛，也可发生胸锁关节半脱位甚至全脱位。

二、分型

肩锁关节脱位临床最常用的分型是Rockwood分型，总共分为6型。Ⅰ型：肩锁韧带部分撕裂，喙锁韧带完整，肩锁关节稳定，锁骨远端稳定，X线正常，MRI可见肩锁韧带扭伤。Ⅱ型：肩锁韧带断裂，肩锁关节破坏，喙锁韧带扭伤，锁骨远端在水平面上不稳，X线可见关节间隙轻度增大。Ⅲ型：肩锁韧带及喙锁断裂，肩锁关节破坏，锁骨远端在水平及垂直均不稳，X线可见锁骨远端移位明显，喙锁间隙增大25%—100%。Ⅳ型：肩锁韧带及喙锁断裂，肩锁关节破坏，锁骨后移穿透斜方肌，X线可见锁骨远端后移。Ⅴ型：肩锁韧带及喙锁断裂同时合并三角肌斜方肌筋膜破裂，肩锁关节破坏，锁骨远端在水平及垂直均不稳，X线可见喙锁间隙增大100%—300%。Ⅵ型：肩锁韧带及喙锁断裂，肩锁关节破坏，锁骨远端移位到肩峰或喙突下，可伴有臂丛或血管损伤，X线可见锁骨远端位于肩峰或喙突下缘锁间隙小于正常侧。胸锁关节脱位根据Allman分型可分为3型：Grade Ⅰ型：软组织挫伤，X线阴性。Grade Ⅱ型：胸锁韧带部分撕裂，肋锁韧带完整，半脱位。Grade Ⅲ型：胸锁韧带及肋锁韧带撕裂，完全脱位。

三、诊断

对于肩锁关节脱位患者，根据外伤史及局部肩部疼痛、活动受限以及肩锁关节处局部压痛，结合肩关节前后位X线摄片，诊断基本明确，对于诊断较为困难患者，可行应力位X线片检查，比较双侧肩锁关节在应力位下改变情况。CT能较好评估移位程度，MRI检查能了解软组织情况。胸锁关节关节脱位容易漏诊，必须结合查体同时辅以X线及CT检查，对于严重胸锁关节脱位需检查手指血供情况，判断有无合并血管损伤，必要时行血管超声检查或者血管造影检查，明确诊断，也同时注意肺部CT检查，排除血气胸。

四、治疗

肩锁关节脱位：需要考虑患者年龄、损伤严重程度、患者职业特点、功能要求等诸多因素。治疗方法主要有保守治疗及手术治疗。

1. 保守治疗：

对于Rockwood分型中的Ⅰ型和Ⅱ型患者可以通过颈腕带固定制动结合适当功能锻炼均能获得满意肩关节功能。对一些明显移位骨折患者，如果患者对功能要求不高或因身体条件不允许手术，可以通过手法复位后进行保守治疗，一般制动3到4周后开始被动功能锻炼，最大恢复患者肩关节功能。

2. 手术治疗：

对于Rockwood分型中的Ⅲ—Ⅵ型患者可选择手术治疗，手术方式可选择锁骨钩钢板固定、喙锁韧带的重建和加强，或者关节镜辅助下韧带重建、锁骨远端切除等治疗方法。锁骨钩钢板目前在临床工作仍使用较为广泛，也曾被认为最可靠固定，但其存在问题也很多。其问题主要有：肩关节活动受限、肩峰撞击综合征、肩峰及锁骨骨吸收、内植物周围骨折、肩锁关节炎发生，故对于肩锁关节使用钢板固定患者，建议半年后可取出内固定。在现临床工作中，越来越多术者采用Tightrope固定，其优点可达到生物力学固定效果，可避免二次取出内植物。其手术方法可切开或者关节镜下手术，关节镜下手术要求相对较高，也有一定学习曲线。本作者根据自己实践经验主要介绍切开复位方法。手术操作主要过程：全麻满意后患者取沙滩位，沿锁骨外侧端横行切开暴露肩锁关节和锁骨外侧端，先复位脱位的肩锁关节并行克氏针临时固定，然后再行导针和空心钻穿过锁骨及喙突，然后将Tightrope穿过骨道，最后收紧打结即可，拔除克氏针，活动肩关节，查看肩锁关节稳定性，若仍有前后不稳，可于锁骨外侧端打入一枚锚钉辅助缝合肩锁韧带（见图12-3-1，图12-3-2）。

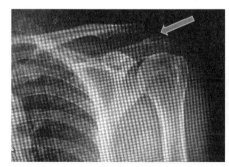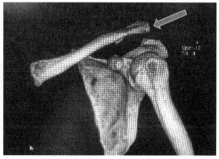

图12-3-1　患者，男，56岁，左肩关节X线正位片及三维CT箭头显示左肩锁关节脱位Rockwood分型Ⅲ型

胸锁关节脱位：胸锁关节脱位一般首选非手术治疗，通过手法复位、短期固定及康复治疗可以获得满意治疗。对于难复性后脱位或持续性疼痛伴功能障碍及习惯性脱位，可考虑手术治疗。手术方式主要有克氏针及钢丝固定、胸锁关节重建、钢板内固定或者锁骨近端切除等手术方法。如果使用内固定仍需要胸锁韧带修复，减少内植物早期松动和断裂。钢板或克氏针固定限制胸锁关节微动，建议内固定尽早取出。

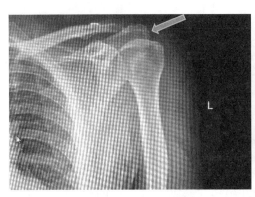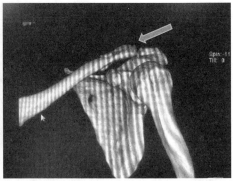

图12-3-2　术后左肩关节X线正位片及三维CT箭头显示肩锁关节复位良好，Tightrope固定位置良好

第四节　肩袖损伤

肩袖损伤是老年人中十分常见的肩关节疾患。随着关节镜技术快速发展，对于肩袖损伤目前大多数在关节镜下完成肩袖修复手术。肩袖损伤，特别是巨大肩袖损伤修复仍是难点和热点。

一、解剖特点

肩袖是冈上肌、冈下肌、小圆肌、肩胛下肌的肌腱在肱骨头前、上、后面组成一致密的"套袖"，又称旋转袖。其厚约5 mm，表面光滑，与关节囊紧密交织，不可分离。冈上肌、冈下肌肌腱在止点近侧1—1.5 cm范围内血供薄弱区域，也是肌腱退化变性和断裂的好发部位。在讨论肩袖解剖结构特点时，喙肩弓也是重要解剖结构。喙肩弓由喙突、肩峰和其间的喙肩韧带构成，甚为坚强，作为肩峰下关节的上界，是防止肱骨头向上向后脱位的重要结构，但肩峰前方骨赘形成、肩峰过度向前下弯曲、肩锁关节隆凸和骨疣形成等，由此引起冈上肌肌腱变性、撕裂、肱二头肌长头肌腱变性。

二、分型

对于肩袖撕裂分类，主要根据其撕裂大小分为四种类型：小撕裂为 < 1 cm，1 cm—3 cm为中度撕裂，3 cm—5 cm为大撕裂，大于5 cm以及2处以上肌腱断裂

为巨大撕裂。根据撕裂类型可分为部分撕裂和全层撕裂。部分撕裂分为关节面撕裂和肩峰面撕裂及腱内撕裂。肩峰形态与肩袖损伤关系较大。Ⅰ型肩峰为平坦型（约占17%）；Ⅱ型为弧形（约占43%）；Ⅲ为钩状肩峰（约占39%）。钩状肩峰发生肩袖撕裂概率较高。

三、病因及诊断

肩袖撕裂病因主要有外在因素和内在因素两大类：外在因素为大多数肩袖撕裂由于慢性的撞击综合征基础上轻微损伤所引起，也有急性创伤所致。内在因素主要有肩峰自身形态乏血管区、肌腱退变等。主要症状为肩前方或者外侧疼痛，外展外旋及上举活动受限无力，被动活动受限不明显。专科体检：疼痛弧（肩关节外展60—120°时疼痛），Jobe试验、压腹征或者号手征阳性。X线及CT检查可了解肩峰形态有无异常。MRI检查可明确肩袖撕裂大小、脂肪浸润、肌肉萎缩程度。肩袖损伤注意和冻结肩的鉴别诊断，冻结肩主、被动均活动受限。

四、治疗

对于肩袖损伤，需充分考虑患者的年龄、肩袖撕裂的大小以及严重程度及脂肪浸润、肌肉萎缩程度等因素。对于以下三种情况可先进行非手术治疗：（1）肩袖损伤类型为非全层撕裂；（2）患者的肩袖损伤手术无法完全修复，肌肉萎缩＞3级（Thomazeau分级）、严重脂肪浸润＞3级（Goutallier），伴有严重的肩关节骨关节炎，肱骨头上移以及臂丛神经损伤；（3）老年患者对肩关节要求不高。对于以上类型患者可先采用康复、药物治疗等非手术治疗方法。手术治疗：肩袖修补手术的主要目的是恢复肩袖止点结构，保持关节运动时的机械稳定，从而减轻疼痛等症状，改善关节活动度。手术治疗需达到解剖复位和无张力修复原则。目前肩袖修补方法主要是关节镜下手术，将撕裂肩袖重新固定在肱骨大或小结节上。肩关节镜手术入路包括后方入路、前入路、外侧入路、前外侧入路等。冈上肌腱是肩袖最常见撕裂部位，缝合方法分为单排和双排技术。单排技术是指于肩袖足印区外侧与肱骨干长轴呈45°植入带缝线锚钉，可采用间断缝合肩袖（见图12-4-1、图12-4-2）。双排技术是指一排锚钉直接置于肱骨头关节面边缘，另一排锚钉更靠近外侧。双排锚钉固定愈合区外皮质骨区，显著减少了拔钉风险，同

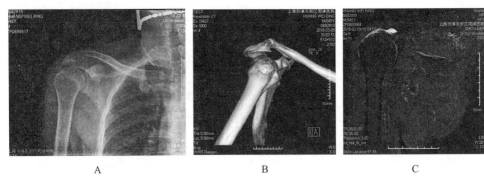

图12-4-1　患者，女，48岁，X线正位片（A）及三维CT（B）显示肩峰前外侧可见明显增生骨赘，关节间隙未见异常。MRI检查（C）显示冈上肌肩袖明显撕裂回缩至肱骨头顶点

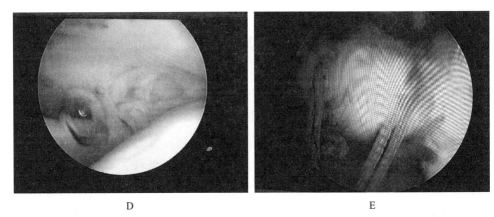

图12-4-2　术中关节镜下见冈上肌肌腱撕裂，肱骨头外露（D），缝合后肱骨头覆盖良好（E）

时增加接触面积，利于肩袖愈合。在肩袖治疗上，巨大肩袖修复一直是难点和热点，其手术难度大，预后差，且修复后的再撕裂率也明显增高。若无法通过手术方式将撕裂的肩袖完全解剖覆盖足印区骨面，称为不可修复肩袖撕裂。对肩袖撕裂部位脂肪化较低，其治疗策略可在关节镜下采用止点内移（单排缝合、二头肌腱固定）、肌腱转位（背阔肌或胸大肌转位）、组织替代物（肩袖补片）。巨大肩袖撕裂可导致肩关节活动度下降、肩关节失用、肱骨头不稳，美国纽约骨科医院Neer CS医生在1983年的J Bone Joint Surg Am（美国骨与关节外科杂志）首次提出肩袖撕裂性关节病Cuff tear arthropathy这一概念。CTA患者肩关节营养因素及机械因素发生改变，盂肱关节软骨的萎缩及肱骨头软骨下骨的骨质疏松。故对于

老年CTA患者可考虑反肩置换术，但术前需评估患者关节盂骨性结构及三角肌和腋神经情况。反肩置换近期临床效果良好，但其假体远期寿命仍然缺乏足够临床证据。肩袖修复术后康复治疗也比较重要，遵循从恢复运动幅度到增加力量到最后正常活动循序渐进过程。

第五节　肱骨近端骨折

肱骨近端骨折是老年人群最常见的损伤之一，随着社会人口老龄化，肱骨近端骨折发生率日益上升，肱骨近端骨折中约20%为移位明显的不稳定骨折。

一、解剖特点

肱骨头关节面呈半圆形，朝上内后方，肱骨头关节中心点与肩胛盂关节面中心点相对合是肩关节的力学中点，头的前外方为大、小结节，大小结节间沟中有肱二头肌腱长头腱通过，是指导骨折复位的重要解剖标志，关节面边缘与大、小结节之间的浅沟为解剖颈，与水平面呈45°角，肱骨头骺干角正常为130°—140°，大于140°为肩关节外翻，小于100°为肩内翻。大小结节下方为外科颈，此处为松质与密质的交界处，皮质变薄，易发生骨折，肱骨头外侧偏移平均为56 mm，此为大结节到肩峰外侧突的距离，与肩峰下撞击密切相关，良好的外侧偏移对获得三角肌及肩袖的最佳力矩臂及软组织的正常张力很有帮助。腋神经出四边孔后绕行于外科颈后方，于肩峰后角下方6 cm三角肌后、中部交界处分为前支和后支，后支支配三角肌后部及小圆肌，前支支配中部和前部，手术中不宜切断三角肌的强韧腱膈，避免损伤腋神经。

二、分型

临床最常用的分型是Neer分型，该分型依据肱骨近端的4个解剖部位（肱骨头，大小结节，肱骨干近端）及骨折块移位的程度（断端分离大于1 cm或成角移位大于45°）来进行分型。一部分骨折为无移位骨折，无论骨折线是否多个部位，均为一部分骨折。二部分骨折：包括外科颈或解剖颈骨折及单纯大、小结节骨折。三部分骨折：外科颈伴大结节骨折或小结节骨折。四部分骨折：骨折累及4个解剖部位。肱骨近端骨折AO分型临床使用相对较少，但该骨折分型考虑到损伤机制，也有其优点。主要分为A、B、C型三型。A型包括关节外骨折，即1处骨折（简单的结节撕脱和外科颈骨折）。B型为2处骨折线，但都没有波及关节面。肱骨头血液循环部分可受到影响，有一定的头坏死率。C型包括合并或不合并肩关节脱位的解剖颈骨折，肱骨头血供常常会受到影响，有较高的肱骨头缺血坏死的风险。C型骨折即是Neer分型的四部分骨折。肱骨解剖颈骨折为涉及结节间沟和两边部分大、小结节的"盾"的骨折，它是发生三部分骨折后与肱骨头连接的唯一结构，维持肱骨头血供，有保护肱骨头的作用，一旦"盾"发生骨折即为解剖颈骨折，会部分或全部影响肱骨头血运造成缺血坏死，治疗风险加大，术后肱骨头易发生坏死。

三、诊断

根据外伤史及局部症状结合X线及CT检查，诊断基本明确，特别是CT检查，能较好评估肱骨近端骨折情况，也可以观察关节盂有无骨折，防止不必要的漏诊。如果高度可疑有合并肩袖撕裂，可行MRI检查排除肩袖损伤，老年患者经常合并骨质疏松，可查骨密度，指导下一步治疗方案。

四、治疗

肱骨近端骨折治疗需要考虑患者年龄、骨折粉碎及骨质疏松程度、患者职业特点、功能要求等诸多因素。治疗方法主要有保守治疗及手术治疗。

1. 保守治疗：

大多数无移位的肱骨近端骨折可以通过支具制动结合适当功能锻炼均能获得满意肩关节功能。对一些明显移位骨折患者，如果患者对功能要求不高或因身体条件不允许手术，可以通过手法复位后进行保守治疗，一般制动3到4周后开始被动功能锻炼，最大恢复患者肩关节功能。

2. 手术治疗：

对于完全移位二部分骨折、三部分骨折及四部分骨折可采用手术治疗。手术内固定方式目前主要有锁定钢板或者髓内钉固定。对于四部分骨折，内固定困难或肱骨头血运破坏严重估计远期肱骨头坏死概率较高的可行半肩置换或反肩置换，反肩置换尤其适合于术前就有无法修复肩袖撕裂或者钢板内固定失败及发生肱骨头坏死影响肩关节功能的患者，但大部分患者通过手术内固定均能达到满意治疗效果。下文主要介绍钢板及髓内钉内固定2种治疗方法。

（1）锁定钢板固定：

钢板适合于二部分骨折、三部分骨折及四部分骨折固定，也是最常用的内固定方法。钢板内固定最常见的并发症是感染和肱骨头坏死及螺钉穿出。为避免各种并发症，大结节解剖复位、恢复颈干角和肱骨距稳定仍是手术关键。对于复杂肱骨近端骨折，特别是涉及解剖颈骨折，若术前就伴有明显骨质疏松，无法获得关键的内侧支撑——内侧骨皮质粉碎，可选择异体腓骨或髂骨结构性植骨支撑肱骨头。植骨支撑位置主要在肱骨头下外上方位置，通过结构性植骨维持颈干角复位。在螺钉固定方面，特别是解剖颈骨折，对螺钉长度要求更高，否则难以达到坚强固定，螺钉长度必须到软骨下方方可达到有效固定（见图12-5-1，图12-5-2）。

（2）髓内钉内固定：

髓内钉系中心性固定，相对钢板髓内钉在力学上的强度更高，尤其内翻型肱骨近端外科颈骨折，该类型有时伴有内侧缘粉碎，而髓内钉无须内侧缘解剖复位，只要恢复颈干角即可，创伤相对钢板更小，髓内钉技术关键点为选择正确的进针点，为正位透视下为肱骨头最高点，侧位为肱骨头中点。对于肱骨近端骨折合并肱骨干节段性骨折或者延伸到干部的肱骨近端骨折，髓内钉优势特别明显。同时，随着髓内钉技术不断改进，也越来越多应用到复杂肱骨近端骨折，由于骨折端剥离较少，

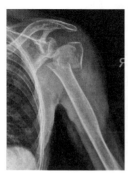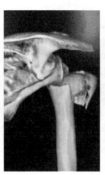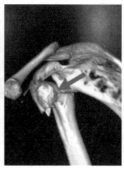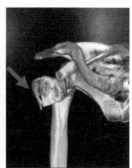

图12-5-1　患者，女，86岁，右肱骨解剖颈骨折X线正位片及三维CT显示典型"盾"性骨折，肱骨头为外翻位，AO分型11-C2.1

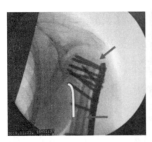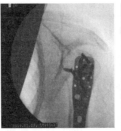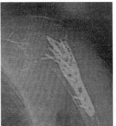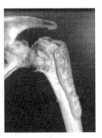

图12-5-2　术中移动X线机透视显示大结节（上方红箭头）及内侧距（黄色箭头）和异体腓骨及钢板位置置良好，术后X线及三维CT均提示骨折复位及钢板内固定位置良好

骨折端血供破坏更少，有利于骨折愈合，但对手术医生技术相对较高。对于外翻型肱骨近端三部分或四部分骨折，若大结节严重粉碎或者预计肱骨进针点可能会劈裂，建议使用锁定钢板固定。其禁忌症为肱骨头劈裂骨折（见图12-5-3）。

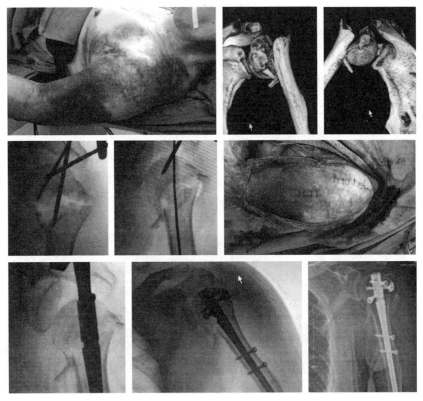

图12-5-3　髓内钉典型病例：患者男性，90岁，外伤致右肱骨复杂骨折（Neer 3部分骨折），髓内钉固定，术后随访提示骨折愈合，肩关节功能恢复良好

第六节　肱骨干骨折

肱骨干骨折占所有骨折约3%—5%，是肱骨常见骨折，可伴随桡神经损伤。受伤年龄主要分布在高能量创伤年轻患者或低能量损伤老年患者。

一、解剖特点

肱骨干的解剖位置为肱骨外科颈下1 cm至肱骨髁上2 cm。肱骨体上半呈圆柱形，下半为三棱柱形，可分为三缘及三面，髓腔终止于鹰嘴窝近端2—3 cm。肱骨干中部相当于三角肌粗隆的后方，有由内上斜下外下的桡神经沟，桡神经自内后方紧贴骨面斜下外前方进入前臂。桡神经最常随肱骨干中1/3骨折而受牵拉伤和割裂伤。

二、分型

肱骨干骨折临床最常用的分型是AO分型，A型：简单骨折。B型：楔形骨折。C型：复杂骨折。骨折移位情况取决于众多因素：主要包括受伤时外力方向、大小、骨折部位及肌肉牵拉的方向。

三、诊断

根据外伤史及局部症状结合肱骨前后位X线摄片，诊断基本明确，特别是CT检查，能较好评估肱骨干骨折情况及骨量情况，但照片范围需包括肘关节及肩关节。肱骨干中下段骨折常伴有桡神经损伤，发生率10%，可出现垂腕，各掌指关节不能背伸，手背虎口区感觉减退或消失。有时臂丛损伤也会出现在肱骨干骨折患者，需临床医生仔细神经检查，排除臂丛损伤。血管检查包括肱动脉及桡动脉检查，并检查手指血供情况，判断有无合并肱动脉损伤，必要时行血管超声检查或者血管造影检查，明确诊断。

四、治疗

肱骨干骨折治疗方法主要有保守治疗及手术治疗。

1.保守治疗：

大多数肱骨干骨折可以采用非手术治疗。对于移位骨折可采取臂丛麻醉下手法复位，复位成功后可采用U型石膏固定。对于中下长斜型或螺旋形骨折，可采用上肢悬垂石膏固定，但固定期间，注意骨折移位情况，和患者充分告知，若骨折移位加大或者出现神经症状，宜尽早手术。

2.手术治疗：

（1）手术指征：1）闭合复位失败，骨折断端对位对线较差，预后较差。2）同侧前臂骨折。3）开放性骨折。4）病理性骨折。5）假体柄尖部的肱骨干假体周围骨折。6）合并血管及神经损伤。7）骨不连或畸形愈合。

（2）手术入路：目前肱骨干骨折手术入路主要有二种，即前外侧、后方入路。选择何种入路主要是根据骨折部位及骨折范围及周围皮肤软组织条件。对于肱骨中上段骨折，最常用前外侧入路。肱骨下1/3骨折可选择后侧入路。前外侧入路近端可延伸到喙突远端2 cm处，向远侧沿三角-胸大肌间沟延伸，根据骨折线位置，于肱二头肌外侧1 cm纵向向远侧延伸，将肱二头肌牵向内侧，纵行劈开肱肌可达骨面。若骨折线波及中下1/3骨折，切口向下经肱二头肌、肱桡肌间隙延长，注意桡神经显露。后侧入路用于肱骨中下段骨折。患者取俯卧位，切口从肩峰的后外侧角纵向切开直至尺骨鹰嘴，浅层有2个头组成（肱三头肌外侧头及长头），深层为肱三头肌的内侧头，于肱三头肌外侧头和内侧头之间可显露桡神经，远端纵向劈开肱三头肌即可完全显露肱骨干远端。

（3）内固定方式：

钢板内固定：对于肱骨干骨折，钢板固定是最常用技术。对于简单骨折可行解剖复位加压钢板内固定，对于明显粉碎骨折可采用桥接钢板内固定，减少对骨折端血供破坏，利于骨折的愈合（典型病例见图12-6-1）。

髓内钉内固定：髓内钉用于肱骨干骨折优势为大多数可选择闭合复位，骨折部位不显露，骨折区血供破坏较少，有利于骨折愈合，其缺点可能会损伤肩袖，对肩袖组织干扰，有时会导致肩痛发生。对于儿童骨骺未闭或髓腔狭窄等不适合使用。髓内钉手术入路选择肩峰前外侧切口，注意进针点不要选择肩袖足印区，避免损伤肩袖（典型病例见图12-6-2）。

无论使用钢板或髓内钉手术内固定，术前及术后都需要详细检查有无桡神经

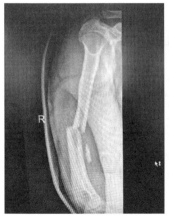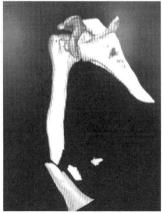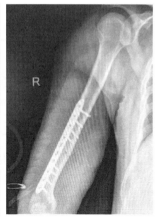

图 12-6-1 钢板固定典型病例：患者，男，56 岁，外伤导致右肱骨干开放性骨折，X 线正位片及 CT 三维重建显示中下段粉碎骨折，AO 分型 13-B3 型骨折，手术选择后侧入路切开复位钢板内固定术，术后 X 线正位片骨折复位及钢板位置良好

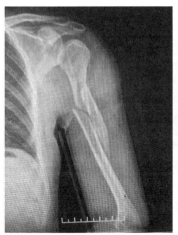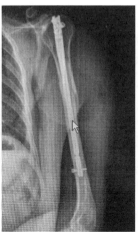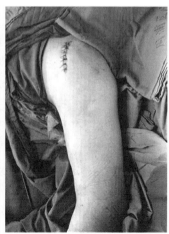

图 12-6-2 髓内钉典型病例：患者，男性，54 岁，外伤后 X 线正位片显示左肱骨中段粉碎骨折，AO 分型 12-B1 型骨折，肩关节前外侧切口闭合复位下髓内钉固定，术后 X 线显示骨折复位及髓内钉位置良好

损伤体征，术后若出现桡神经症状，可观察 3 到 4 月，若无恢复迹象，可进行神经探查松解。

第七节 肘关节骨折及脱位

7.1 肱骨远端骨折

肱骨远端是骨折的好发部位，发生率占所有骨折的15%，其中累及髁间的骨折集中见于高能量损伤的年轻男性和骨量减少的老年女性。该部位骨折治疗不恰当或术后过长时间制动会导致关节畸形、僵硬和疼痛。

肱骨远端骨折现多采用国际AO组织分型（图12-7-1）。A1为髁的撕脱骨折；A2为关节外干骺端简单骨折；A3为干骺端粉碎骨折；B1为外侧矢状位部分关节骨折；B2为内侧矢状位部分关节骨折；B3为关节冠状位骨折；C1为关节面和干骺端都为简单型全关节骨折；C2为关节面为简单型，干骺端为粉碎性的全关节骨折；C3为关节面和干骺端都为粉碎型的全关节骨折。

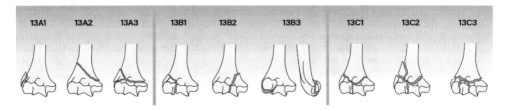

图 12-7-1　肱骨远端骨折的AO分型（引自《AOOTA_Classification_2018_Poster_2107071002》）

依据文献报道及治疗经验，结合骨折AO分型，将肱骨远端骨折分为两大组，即预后较好组及预后不良组。

预后较好的肱骨远端骨折有以下几型：

一、肱骨外上髁骨折（13-A1.1）：成人很少见，通常合并肘关节后方或后外侧脱位时出现，且一般脱位复位后，外上髁骨片可自行复位并原位愈合。发生于儿童的外上髁骨折可能合并肱骨头骨折，且骨折面有向外翻转可能，严重可达180°，导致骨不连接和畸形，建议行手术治疗。

二、肱骨内上髁骨折（13-A1.2）：最常见于儿童。损伤机制为直接外力或间接撕脱。如骨折块很小且没有明显移位，则不需要手术；如果骨折块明显移位或骨折块卡入关节间隙，建议行切开复位内固定术，如骨折块粉碎，可将骨折块与附近软组织缝合，大块骨折给予拉力螺钉固定，术中应先显露、游离尺神经并保护，必要时应行尺神经前置术。

三、肱骨外髁骨折（13-B1）：此型骨折实际骨折块比 X 线片所见的要大，且常累及部分滑车，需行切开复位内固定，以保证解剖复位，且手术牢靠固定后早期功能锻炼，有助于关节功能的恢复。一般采用外侧切口，空心拉力螺钉固定。

四、肱骨头骨折（13-B3.1）：常合并于髁上骨折存在。仅在肘关节屈曲位，桡骨小头猛烈撞击的情况下才会产生单纯的肱骨头骨折。对于较小的孤立的肱骨头骨折，为了防止后期形成游离体，可予以切除；对于较大的骨块，一般从侧方暴露，复位后从后方应用微型埋头钉固定。

预后不良者包括关节外 A2、A3 型和累及关节的 C 型骨折。此三种骨折分型，在手术入路、固定方式选择及预后方面具有较高相似性，故归为一类。这三型骨折，因为临近关节或直接累及关节，保守治疗不能保证骨折端的良好复位，且无论是石膏或牵引固定都需要较长时间，容易导致关节僵硬、畸形及疼痛。只有解剖复位，坚强内固定，早期功能锻炼，才能使患者的关节功能尽量恢复正常。但对于高度骨质疏松及高龄患者，切开复位内固定手术需谨慎选择，对于受伤前活动能力良好的高龄患者，如经评估无法通过手术重建解剖结构，可考虑行肘关节置换术。另外对于滑车关节面严重粉碎和压缩的年轻患者，滑车重建将很困难，对治疗效果影响也很大。

对于 A2、A3 型和 C 型骨折，急诊室应详细了解受伤机制，全面检查伤肢情况，明确有无合并神经血管损伤及骨筋膜室综合征，对于合并血管损伤及骨筋膜室综合征患者需急诊手术，而相关的所有影像学检查及血管造影需在术前完成，以协助制定详细的术前计划。即使无上述急诊手术的情况发生，此类骨折也应尽早完成，首先因为局部肿胀会很快发生，另外超过 5 天的延迟容易发生骨化性肌炎，如果手术必须延迟，则最好用外固定支架行肘关节桥式固定，这样可保持肢体的长度，使骨折获得适当的复位，利于后期的切开复位内固定术实施。

手术中患者取健侧卧位或俯卧位，患侧上臂下方支架固定，肘关节屈曲悬垂，依靠肢体自身重力实现自行牵引，铺巾时要保证患侧肘关节自由活动。手术入路选择肘关节后方入路，后方入路中有多种方法显露肱骨远端骨折端，其中尺骨鹰嘴截骨法对滑车的显露最佳。术中尺神经充分游离并牵开保护，术后予以尺神经前置。内固定方式选择双钢板固定，目前有有限接触动力加压钢板（LC-DCP），重建钢板，1/3管型钢板及解剖锁定钢板（LCP）可供选择，双侧柱的钢板可平行或垂直放置，滑车骨折可应用空心钉加强固定。现有公认的内植物置入原则：1.所有螺钉都应穿过钢板；2.每颗螺钉都应抓持到一个固定在对侧钢板上的骨折块上；3.远端骨块应尽量多地放置螺钉；4.每颗螺钉应尽量长；5.每颗螺钉应尽量多地固定关节内骨折块；6.钢板应该用在双柱的髁间水平实现加压；7.使用的钢板应足够坚强以防止髁间水平的骨折愈合之前钢板被折断或弯曲。

7.2 尺骨鹰嘴骨折

尺骨鹰嘴骨折好发于中老年人，患者集中于40—55岁年龄段。大部分的尺骨鹰嘴骨折均有较明显的移位，通过手术治疗可有良好的预后，但需注意即使手术十分顺利，仍有发生关节僵硬、异位骨化、关节炎、骨折不愈合的风险。

创伤机制：直接暴力、间接暴力均能造成尺骨鹰嘴骨折。直接暴力多见于跌倒肘部着地、肘部直接打击碰撞、利器砍伤；间接暴力见于伸肘跌倒，手部撑地，肱三头肌强烈收缩造成尺骨鹰嘴撕脱性骨折。

依据骨折线走行、关节面受累情况及是否合并肘关节脱位，尺骨鹰嘴骨折分型方法有很多种，下图为常用的鹰嘴骨折的Schatzker分型（图12-7-2）。

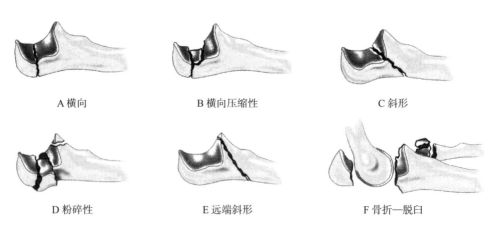

A 横向　　　　　　　　B 横向压缩性　　　　　　　C 斜形

D 粉碎性　　　　　　　E 远端斜形　　　　　　　F 骨折—脱臼

图12-7-2　鹰嘴骨折的Schatzker分型（引自《坎贝尔骨科学》第12版，王岩主译）

治疗原则：对于Schatzker A型及B型骨折，首选克氏针张力带固定，应用点式复位钳复位并临时固定骨折后，平行打入两枚克氏针固定骨折端，克氏针穿针方向为自近端骨折块背侧斜向打入远端骨折块前侧，针的末端贯穿骨皮质，钢丝近端绕过克氏针尾部穿行于肱三头肌肌腱内，远端在距离骨折端约3cm区域在尺骨上钻孔穿过，钢丝8字形越过骨折线，在肘关节伸直位收紧钢丝（图12-7-3）。对于B型骨折，应在复位骨折端前将压缩的关节面抬起，穿针固定或应用拉力螺钉固定支撑，必要时可从外上髁区域取松质骨植骨填充，然后行张力带固定。

对于C型、E型斜行骨折、D型粉碎性骨折及F型骨折脱位，如软组织条件允许，建议应用解剖型锁定钢板固定，胯骨折线应用拉力螺钉可增加固定强度（图12-7-4），粉碎性关节面骨折块可应用微型拉力螺钉支撑固定。

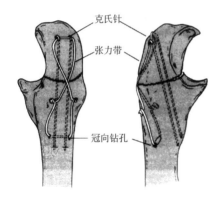

图12-7-3　尺骨鹰嘴骨折克氏针张力带内固定。（引自《创伤骨科学》第三版）

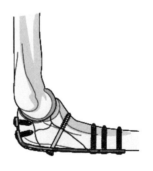

图12-7-4　尺骨鹰嘴锁定骨折钢板内固定，经钢板拉力螺钉的置入可增强固定强度。（引自《骨折治疗的AO原则》第二版）

7.3　桡骨小头骨折

桡骨小头骨折是成人肘部骨折中最常见的，约占整个肘部骨折的33%。桡骨小头骨折多发生于跌倒时，前臂旋前伸肘位时产生外翻或轴向应力，致使桡骨小头和肱骨小头发生撞击而发生骨折。

桡骨小头骨折的改良Mason分型（图12-7-5）。Ⅰ型为无移位骨折；Ⅱ型为有移位的边缘骨块骨折（3块及以下）；Ⅲ型为粉碎性骨折或关节面塌陷；Ⅳ为

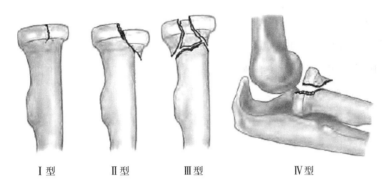

Ⅰ 型　　　　　Ⅱ 型　　　　　Ⅲ 型　　　　　Ⅳ型

图12-7-5　桡骨小头骨折的改良Mason分型。（引自《骨科手术学》，张长青等译）

骨折合并肘关节不稳定。

"安全区"的概念（图12-7-6）。安全区是指桡骨小头在前臂完全旋前和旋后过程中不参与桡尺近侧关节的部分，呈约90°的弧形区域。桡骨小头和颈部骨折的内植物必须放置在这一90°扇形区域，尤其是钢板固定时，以避免旋前旋后过程中的机械阻挡。

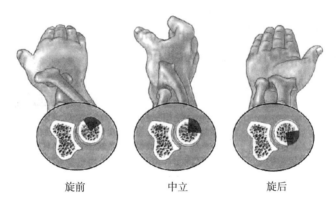

旋前　　　　　　中立　　　　　　旋后

图12-7-6　桡骨小头"安全区"示意图。（引自《骨科手术学》，张长青等译）

虽然内侧副韧带的前束是对抗外翻应力的主要结构，桡骨小头是次要稳定结构，但生理状态下桡骨小头承担约30%拮抗外翻应力的作用；同时桡骨小头承受着由腕关节传递至肘关节的60%的轴向负荷，所以桡骨头的骨折不建议行单纯桡骨头切除术。

下方图表（表12-7-1）详细描述了桡骨小头骨折的治疗原则。

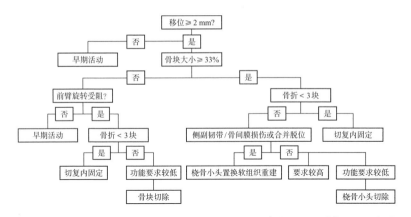

表12-7-1　治疗桡骨小头骨折的标准方案。（引自《骨科手术学》，张长青等译）

7.4　尺骨冠状突骨折

尺骨冠突骨折在肘关节脱位中的发生率为10—15%。Regan和Morrey将冠突骨折分为3型（图12-7-7）：Ⅰ型为冠突尖部的骨折（无远期不稳）；Ⅱ型为冠突腰部或腰部靠近尖部的骨折（会严重影响肱尺关节的稳定）；Ⅲ型为冠突基底的骨折（常引起后方不稳）。后续O'Driscoll等对此分型进行了改良，使其更准确地预测相关损伤，指导治疗（表12-7-2和表12-7-3）。

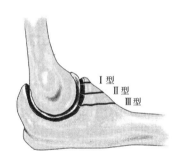

图12-7-7　尺骨冠突的Regan-Morrey分型

表12-7-2　冠状突骨折的O'Driscoll分型

骨　折	亚　类	具　体　描　述
Ⅰ型：尖部	1	≤2 mm冠突骨高度（例如片状骨折）
	2	>2 mm冠突高度
Ⅱ型：前内侧	1	前内缘
	2	前内缘+尖部
	3	前内缘+高耸结节（±尖部）
Ⅲ型：基底	1	冠突体和基底
	2	经鹰嘴基底的冠突骨折

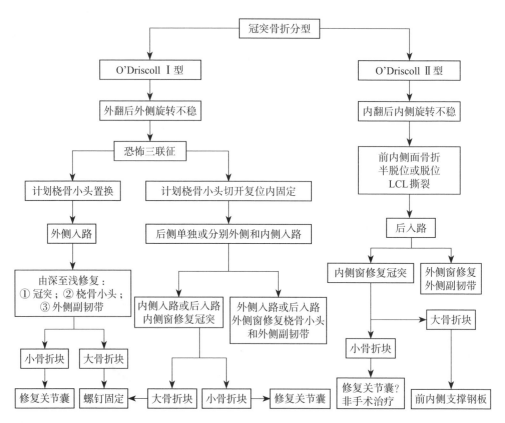

表 12-7-3　基于 O'Driscoll 分型尺骨冠状突骨折的治疗原则（引自《坎贝尔骨科学》第 12 版，王岩主译）

7.5　简单肘关节脱位

简单的肘关节脱位是肱桡、肱尺关节的脱位，不合并骨折。肘关节脱位约占全部脱位的 20%，仅次于肩关节和指间关节脱位，多见于 5—25 岁的年轻人，其中后向或后外向脱位占到 80% 以上。摄片检查可明确诊断。一般行手法复位（图 12-7-8），石膏托固定。复位固定后需摄片确认复位成功。如果复位后肘关节稳定，5—10 天后开始活动度锻炼，对于多数不稳定的损伤需固定 2—3 周。

7.6　肘关节恐怖三联征

肘关节的简单脱位多数可以通过闭合复位、短期外固定及早期功能锻炼的治疗方案而得到满意的治疗效果。肘关节骨折脱位最常累及的骨折部位是桡骨小头

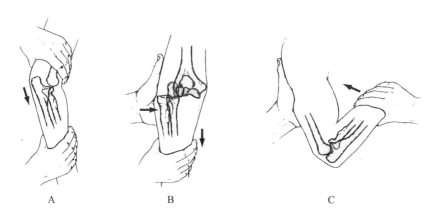

图12-7-8 肘关节复位的手法复位示意图：A轴向牵引；B校正内外移位；C屈肘维持（引自《创伤骨科学》第三版）

和尺骨冠突，两者同时骨折且合并肘关节脱位则称为"恐怖三联征"。肘关节恐怖三联征需通过重建骨与韧带的限制性结构，从而恢复肘关节的稳定性，并允许早期功能锻炼，从而避免肘关节僵硬。

典型的损伤机制为过伸外翻应力作用于旋前位的手臂，常发生于跌倒后伸肘位手撑地。主要损伤是外侧副韧带的撕裂及内侧结构的破坏。外侧副韧带的撕脱发生在它的起始处，连同一些附丽在肱骨远端外侧的伸肌结构一起，在肱骨远端留下了光秃秃的附着点。而损伤造成的桡骨小头和冠突的骨折块大小和复杂程度并不恒定，两者骨折的分型及治疗原则参考图12-7-5、图12-7-7、表12-7-1、表12-7-2及表12-7-3。

临床接诊中，仔细询问病史，了解受伤机制，查体见肘部的肿胀、压痛，活动受限及局部畸形的体征表现，通过患侧肘关节、尺桡骨及腕关节摄片见上述的三联损伤，可明确诊断。

初步治疗为手法复位石膏托固定，复片明确复位情况，如果复位难以维持，则考虑骨与软组织损伤严重，不建议反复手法复位，且仅有极少数患者可通过保守治疗获得满意治疗效果，近乎所有的病例均符合手术指征。

手术治疗的目标是恢复肱尺、肱桡关节的稳定并维持，以允许肘关节早期在30—130°的活动范围内早期功能锻炼。针对恐怖三联征的治疗，McKee等报道了规范的手术治疗原则，术后78%的患者取得了不错甚至极好的结果。McKee等报道的规范的手术治疗原则包括：1. 通过固定冠突骨折（Ⅱ、Ⅲ型）或修复前关节囊（Ⅰ型）恢复冠突稳定；2. 通过固定骨折或用金属小头置换恢复桡骨小头稳定；3. 通过修复外侧副韧带复合体和伸肌腱的起始部和（或）后外侧关节囊，恢复外侧的稳定性；4. 对残留后侧不稳的患者修复内侧副韧带；5. 当上述方案实施后仍无法建立良好的肘关节稳定性时加用肘关节铰链型外固定架以便早期功能活动。

第八节　前臂骨折

8.1　单纯尺骨干骨折

单纯尺骨干骨折发生率远高于桡骨干，多为直接的碰撞、打击所引起，发生于遭遇袭击，举肩屈肘的自然防御动作，尺骨直接遭受打击致伤。可发生于各年龄组，多见于青壮年。

单纯尺骨干骨折，骨间膜损伤不严重，骨折端多呈侧方移位或成角，而不会出现短缩重叠。依据病史、查体及X线片，尺骨干骨折的诊断较容易，但摄片应包括腕关节和肘关节，以免遗漏合并损伤。

单纯尺骨干骨折的治疗，对无移位骨折可行石膏托固定6—8周，后续康复锻炼治疗。对于有移位的尺骨干骨折，可尝试闭合复位，中立位长臂石膏托固定6—8周，X线片证实骨折愈合后，去除固定行功能康复锻炼。尺骨干远1/4骨折，远折段受旋前方肌牵拉可出现旋后畸形，此时可将前臂置于旋前位固定，以放松旋前方肌，纠正畸形。尺骨干骨折手术治疗的适应症：闭合复位不满意；折端分离不能纠正，疑有软组织嵌入；开放性骨折；多段骨折；多发骨折。内植物可选择加压螺钉加中和钢板或锁定加压钢板。

8.2　单纯桡骨干骨折

单纯桡骨干骨折的发生率少于尺骨干骨折，仅占前臂骨折的12%，好发于青壮年。损伤机制为直接暴力（打击、碰撞）及间接的传导应力（跌倒后手撑地致伤）。单纯桡骨干骨折骨间膜损伤较轻，骨折后骨折端无短缩发生，但多见旋转畸形。

依据病史、查体及X线片，桡骨干骨折的诊断较容易，但摄片应包括腕关节和肘关节，以免遗漏合并损伤。

对于桡骨干骨折，现多推荐行切开复位内固定术，解剖复位，牢靠固定方能保证前臂的旋转肌力与范围，内植物建议使用加压钢板，桡骨上段和中段骨折，推荐行背侧入路，放置桡侧钢板，桡骨下段骨折，钢板置于掌侧。

8.3　尺桡骨干双骨折

尺桡骨双骨折是日常生活及劳动中常见的创伤，占全身骨折的11.2%，好发于青壮年。直接暴力所致的尺桡骨骨折线常在同一水平，骨折线可为横行、蝶形或粉碎性；间接暴力，即经腕的传导应力所致的骨折特点是桡骨骨折水平高，尺骨骨折水平低，骨折线常为斜行，短缩移位重，骨间膜损伤重；机器绞轧、重物碾压造成的尺桡骨多段骨折、粉碎骨折，易合并腕肘关节损伤，软组织、骨间膜损伤也较严重。

外伤史，前臂肿胀、压痛，活动受限及局部畸形的体征表现，再加尺桡骨正侧位片，可明确诊断。注意骨擦音和异常活动不宜特意检查，因为可能造成附加损伤，摄片应包括上下尺桡关节，以免遗漏合并损伤。

尺桡骨双骨折手法复位困难，且反复手法整复会加重创伤，导致严重肿胀。尺桡骨之间的解剖关系对腕关节和肘关节至关重要，且前臂旋转功能都要求骨折需解剖复位，因此尺桡骨双骨折应作为关节内骨折来处理，治疗目标为切开解剖复位，稳定内固定，以允许早期功能活动。

术中注意尽量减少骨膜剥离，较大的游离骨块建议使用拉力螺钉固定于主要骨折块上，拉力螺钉可单独置入或经钢板置入。横行骨折可借助两把复位钳牵引，恢复对线，恢复齿状骨折线的精确对合，可以完全纠正旋转移位。使用撑开器的推拉技术或外支架牵开骨折端，也有助于骨折复位。内固定物可选择LC-DCP或锁定加压钢板（LCP）。骨折端间要加压固定，可借助钢板偏心孔或应用拉力螺钉实现加压。每个主要骨折块至少有6层皮质固定，对于一般骨折，需要选用7孔或8孔钢板，对于复杂骨折，推荐使用更长的钢板。

8.4 前臂特殊骨折

8.4.1 尺骨近端1/3骨折合并桡骨小头脱位（Monteggia骨折）

Monteggia骨折是指尺骨近侧1/3（后扩大为尺骨干任意部位）骨折，并合并桡骨头脱位的复合损伤。由Monteggia（1814）首次加以描述，以后约定俗成，均以其名称呼此种骨折脱位。Monteggia骨折脱位约占前臂骨折总数的5%。

Monteggia骨折的分型及损伤机制。Bado将Monteggia损伤分为4种类型（图12-8-1）：

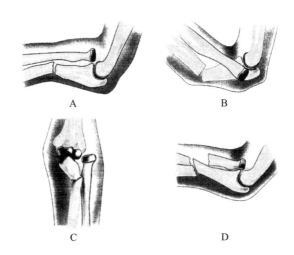

图12-8-1　Monteggia骨折的Bado分型：A为Ⅰ型，B为Ⅱ型，C为Ⅲ型，D为Ⅳ型（引自《坎贝尔骨科学》第11版）

Ⅰ型：任何水平的尺骨干骨折，向掌侧成角，合并桡骨头前脱位，最多见，占全部Monteggia骨折的60—80%；损伤机制为前臂的强力旋前，首先出现尺骨骨折，而后桡骨头从肘关节稳定的关节囊结构中向前脱出。

Ⅱ型：尺骨干骨折向背侧成角，合并桡骨头后外侧脱位；损伤机制为肘屈位腕部传导应力作用下，肘关节内侧副韧带撕裂造成肘关节后脱位前出现了尺骨干骨折。

Ⅲ型：尺骨干骺端骨折，合并桡骨头向外或前外侧脱位；肘关节外展应力下，前臂被动旋后，桡骨头向后外侧脱位，如果前臂被动旋前，桡骨头则向前外侧脱位。

Ⅳ型：尺桡骨近1/3骨折，合并桡骨头前脱位；为Ⅰ型损伤合并桡骨干骨折，最少见。

外伤史，肘部的肿胀、压痛，活动受限及局部畸形的体征表现，再加尺桡骨及上下尺桡关节正侧位片，可明确诊断。必须进行细致的神经检查，因为桡神经损伤在Ⅱ型损伤中时常发生。另外Ⅲ型损伤中骨间背神经可能嵌入关节，阻止桡骨头复位。

治疗原则：早期诊断，对尺骨骨折解剖复位、稳定固定，桡骨头准确复位，术后短期制动以允许桡骨头周围韧带顺利愈合。大多数情况下，尺骨解剖复位稳定固定后，桡骨头会自行复位并保持稳定。在尺骨固定以后，术者应立即检查肘关节功能，如果麻醉状态下桡骨头在所有位置都稳定，则术后不需要外固定，并早期进行活动。如果桡骨头在外旋和伸直时不稳定，而在屈肘90°时稳定，说明尺骨复位不良，应去除尺骨内固定，重新复位固定，确保骨折的解剖复位。如果上述处理后桡骨头的稳定性仍不能维持，则应用前臂功能支架固定肘关节，以限制伸肘活动，但前臂可行旋转活动。如果桡骨头不能复位或复位后仅于极度屈肘位稳定，则需行桡骨头切开复位，将卡入关节内的软组织（通常是环状韧带，少数情况可能是桡神经）游离开，才能将桡骨头复位，复位后修补环状韧带，直视下再次检查桡骨头的稳定性，如果稳定，术后早期活动，如不稳定，功能支架固定。

尽管Monteggia骨折中桡骨头不稳定者不到10%，需肘关节切开复位者相对较少，但Monteggia骨折导致肘关节永久性功能障碍者较其他类型前臂骨折多。而尺骨解剖复位，恢复近侧尺桡关节稳定，术后早期CPM练习肘关节活动，有助于肘关节的功能改善。

8.4.2 桡骨远端1/3骨折合并下尺桡关节脱位（Galeazzi骨折脱位）

1934年，Galeazzi描述了桡骨中下1/3骨折合并下尺桡关节脱位或半脱位，其发生率为前臂骨折的3—6%。Galeazzi认为下尺桡关节半脱位可能是原始损伤，也可能在治疗中逐渐产生。Galeazzi建议强力牵引拇指使骨折获得复位。

损伤机制为直接打击腕关节或桡骨远1/3的桡背侧造成，也可因跌倒时，前臂旋前，手掌撑地时的传导应力损伤，还可因机器绞伤造成，其发生率约为孟氏骨折3倍。

外伤史，局部的肿胀、压痛，活动受限及局部畸形的体征表现，再加尺桡骨及上下尺桡关节正侧位片，可明确诊断。骨折移位明显时，桡骨短缩、成角、下尺桡关节压痛，尺骨头向背侧膨出，多为闭合性骨折，开放性损伤多为桡骨近折端穿破皮肤所致，伤口较小。合并神经血管损伤者罕见。下尺桡关节损伤通常为单纯韧带损伤，有时会造成尺骨茎突撕脱骨折。

治疗原则：由于Galeazzi骨折脱位中阻碍骨折复位的力量强大，闭合复位的治疗效果较差。即使原始骨折无移位，在石膏固定过程中发生移位的可能性也较大。因此Galeazzi骨折应行解剖复位和稳定内固定。

一般情况下，下尺桡关节都是软组织损伤，如果桡骨解剖复位，稳定固定，则下尺桡关节损伤会自行愈合。如果桡骨解剖复位，而下尺桡关节没有自行复位，应行下尺桡关节切开复位，因为此时下尺桡关节之间可能有肌腱和关节囊卡入。如果尺骨远端或尺骨茎突发生骨折，应行切开复位，并用螺钉固定骨折片，以恢复下尺桡关节的稳定性。如果上述操作后下尺桡关节仍然不稳定，前臂应在旋后位固定6周。

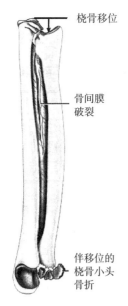

桡骨移位

骨间膜破裂

伴移位的桡骨小头骨折

图12-8-2　Essex-Lopresti 损伤示意图（引自《坎贝尔骨科学》第12版）

8.4.3　桡骨小头或颈骨折合并下尺桡关节脱位（Essex-Lopresti损伤）

见于上肢伸直位的严重跌伤，桡骨头或桡骨颈骨折，下尺桡关节破坏和骨间膜向近侧延伸相当一段距离。骨间膜向桡侧、近侧走向，若手术切除桡骨头，可发生桡骨向近端快速移位，造成尺腕撞击所致的腕部疼痛和肱骨与肱骨头撞击所致的肘部疼痛。在发生桡骨移位前，必须早期诊断出下尺桡关节的破坏，因为晚期修复不能取得满意效果。在下尺桡关节疼痛伴有桡骨头或桡骨颈移位骨折的患者，应及时注意这种联合损伤的可能性。

治疗原则：桡骨头或桡骨颈骨折应行切开复位内固定，如桡骨头骨折不可修复，可行桡骨头置换术，对于下尺桡关节必须穿针固定，钢针保留6周，以便骨间膜愈合。

第九节 腕关节骨折及脱位

9.1 桡骨远端骨折

桡骨远端骨折是指距桡骨远端关节面约2.5 cm内的松质骨骨折，起于干骺端，常延伸至桡腕关节和远端桡尺关节。桡骨远端骨折约占急诊室所有骨折的1/6，是骨科医生最常治疗的骨骼损伤之一。桡骨远端的好发年龄呈双峰状分布，及多见于年轻人及老年人，女性的发病率是男性的7倍。桡骨远端骨折的预后取决于桡骨短缩的程度、桡腕关节及桡尺关节的匹配程度以及周围软组织的损伤程度。

桡骨远端骨折通常发生于跌倒时腕部撑地，当轴向或剪切暴力超过骨皮质和骨小梁的承受极限时，即发生骨折。桡骨远端骨折有很多分型系统。本章介绍基于受伤机制的Fernandez分类方法与基于解剖的AO分类方法。

Fernandez分类方法（表12-9-1）：

弯曲力导致的干骺端骨折（包括Colles骨折和Smith骨折）；

剪切力导致的关节面大块骨折（包括Barton骨折和桡骨茎突骨折）；

压缩力导致的软骨下骨和干骺端嵌压骨折（die-punch骨折）；

桡腕骨折脱位，即桡骨茎突或尺骨茎突骨折合并腕关节脱位；

联合骨折，即上述骨折类型的不同组合，通常由高能量损伤引起。

表 12-9-1　桡骨远端骨折基于受伤机制的Fernandez分类方法

1型	弯曲：张力侧干骺端皮质分离，对侧皮质粉碎。
2型	剪切：部分关节内骨折。
3型	压缩：软骨下骨和干骺端骨质压缩。
4型	外翻：桡、尺骨茎突韧带附着部骨折，桡腕关节骨折脱位。
5型	混合：高能量损伤。

AO分类方法（图12-9-1）：

A型为关节外骨折；B型为部分关节内骨折；C型为完全关节内骨折。每一型又根据骨折的严重性和复杂性分成不同的组和亚组。

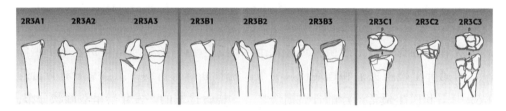

图12-9-1 桡骨远端骨折基于解剖的AO分型。（引自《AOOTA_Classification_2018_Poster_2107071002》）

治疗方法应依据患者的一般情况、肢体状况、骨折类型及患者的具体需求综合制定。如有些畸形对老年人来说是可以接受的，但对年轻人来说，由于工作的需要，却是不能接受的。肢体状况包括是否为开放损伤，肌腱、韧带软组织损伤的程度及神经血管损伤情况对治疗方案同样有很大影响。简单的弯曲型骨折如通过闭合复位和石膏固定，畸形能得到很好的矫正，则没有必要行切开复位内固定，否则可行闭合复位经皮穿针固定或外支架固定，或者行切开复位内固定术。对于大多数关节压缩性骨折患者，关节面难以通过韧带整复的方法获得完全复位，可行经皮或有限切开的方法行关节面的复位，或行切开复位内固定术以确保关节面的解剖复位。剪切型骨折非常不稳，必须行内固定，关节面骨块需依据位置选用掌侧或桡侧支撑钢板固定。桡骨远端撕脱骨折合并腕关节脱位同样非常不稳定，通常复位比较容易，但因为韧带与关节囊的严重撕脱，难以保持复位，此时桡骨茎突骨块必须使用拉力螺钉或张力带固定，如果合并尺骨茎突骨折也应同时固定，同时应用外支架胯关节固定，以保持腕关节的位置。高能量的复杂骨折通常为剪切力、压缩力和弯曲力联合作用的结果，常见于年轻人的高能量损伤，闭合复位困难，建议行切开复位内固定或外支架固定，或联合固定，必要时需植骨。

9.2 腕骨骨折

9.2.1 舟骨骨折

舟骨位于腕骨的近排，是桡腕关节间的重要铰链，是腕骨骨折最常见的部位，多见于年轻患者，受伤机制为跌倒时腕部撑地。

舟骨的形态复杂，形似"扭转的花生"，分为近极、腰部和远极。其表面几乎全部被透明软骨覆盖，由于没有骨膜，舟骨的愈合为一期骨愈合，愈合过程中仅有少量骨痂形成，愈合早期生物力学强度差。舟骨血供的70—80%是由经舟骨背侧嵴进入的桡动脉分支来源的，剩下的20—30%血供来源于由舟骨结节进入的掌侧支（同样为桡动脉分支），供应舟骨的远极。由于其脆弱的血供，舟骨腰部或近极骨折后，骨不连发生率高，舟骨近极发生缺血性坏死概率较大。

舟骨骨折诊断通常依据病史、体检和X线检查。腕关节活动受限、疼痛，鼻咽窝肿胀、压痛是舟骨骨折的典型表现，但不具有特异性，因此诊断主要依靠辅助检查，最常用的检查方法是X线检查，但既往研究标明有约2—20%的舟骨骨折在早期的X线片上不能被发现，因此有文献提出对临床上怀疑有舟骨骨折但X线检查结果为阴性的患者，应行石膏托固定10—14天后再次行临床症状和X线检查。

保守治疗适用于舟骨远极无移位的急性骨折，无移位的急性舟骨腰部骨折的最佳治疗方法（石膏固定或手术治疗）尚无定论。通常石膏固定的时间为远极骨折6周，腰部无移位骨折10—12周，需行连续摄片检查明确有无骨折线的模糊和骨小梁跨越骨折区域来确定骨折的愈合情况，如常规摄片难以判断，应用薄层CT扫描来明确。

手术治疗适用于不稳定或移位的骨折，以及治疗延误的患者。可选经皮内固定或切开复位内固定，螺钉应沿舟骨中央1/3或中轴线置入，以提供最好的稳定性和固定强度。

9.2.2　月骨脱位、月骨周围脱位和经舟骨月骨周围脱位

月骨前脱位发生于患者跌倒手掌着地，腕关节呈极度背伸位时，头状骨与桡骨挤压月骨向掌侧脱位，因掌侧韧带仍有连续，月骨的血供仍可保持。治疗应早期手法整复，在腕关节背伸的同时牵引手指及腕部，使头状骨与桡骨间隙加宽，用另一手拇指向背侧推压月骨以实现复位，复位后需X线检查明确复位情况，如复位成功，应用腕掌屈45°石膏托固定1周，后期改为中立位石膏托继续固定2周，即可开始功能锻炼。而对于陈旧性的月骨脱位，切开复位治疗的效果多因为月骨血供破坏可能导致月骨坏死或韧带的断裂挛缩导致的月骨不稳定，而不理想，可考虑行月骨摘除术。

月骨完全脱位指月骨的掌背侧韧带均发生断裂，月骨移位至桡骨远端掌侧，已完全失去血液供应，即使进行早期复位，仍会发生月骨缺血性坏死。临床表现为屈指肌腱受压，中环指不能完全伸直，还可压迫正中神经，使桡侧三个半手指感觉障碍。X线片可清楚地显示舟骨脱位。治疗上应早期摘除月骨，术后腕部制动在功能位，3周后开始功能锻炼。

月骨周围脱位是指月骨和桡骨远端的关节面正常关系不变，而其他腕骨向月骨背侧或掌侧脱位，且以背侧脱位多见。损伤机制同月骨脱位，为跌倒时，手背伸、尺偏、旋前位着地，地面的反作用力先使舟月关节韧带损伤，发生舟月分离，然后作用力依次使头月关节和月三角关节分离，继而形成月骨周围脱位。X线正位表现为腕中关节间隙消失，舟月关节间隙加宽，呈现舟月分离，侧位片上桡月关系正常，其他腕骨向背侧脱位。新鲜脱位者，手法复位并不困难，一术者牵引腕部，另一术者由腕背向掌侧推压脱位的腕骨，即可完成复位，术后掌屈石膏固定3周后，开始功能锻炼。如月骨周围脱位在三周以上，手法及手术都不易复位，如有明显功能障碍，可行腕关节融合术。

经舟骨、月骨周围脱位，损伤机制与月骨周围脱位相似，但伴有舟骨骨折，舟骨近侧骨块及月骨与桡骨的关系仍正常，舟骨远端骨折块与其他腕骨一起向背侧脱位，常合并桡尺骨茎突骨折。整复方法同月骨周围脱位。复位后腕屈曲位石膏制动一周，然后腕关节中立位制动3周，待消肿后更换为石膏管型，将腕部固定于功能位，按舟骨骨折的原则进行处理。对于3周内的经舟骨月骨周围脱位，可试行手法整复，3周以上或手法整复失败的可行手术复位。复位后，可考虑切除舟骨近端骨折块，术后制动3周。若脱位时间长，无法复位，可行近排腕骨切除或腕关节融合术。

9.2.3 其他腕骨骨折

三角骨骨折多发生在腕关节过度背伸和旋转暴力后，骨折有时可发生移位，远侧骨折端与月骨周围的腕骨向背侧移位，而近折端与月骨的对应关系不变，称为经三角骨、月骨周围脱位。在腕关节过度背伸和尺偏过程中，钩骨或尺骨茎突可与三角骨发生撞击，导致三角骨背侧部骨折。另外三角骨掌、背侧有众多的韧带附着，在剧烈的关节运动时，韧带张力剧增导致三角骨掌、背侧撕脱性骨折，临床上很常见。外伤史、局部肿胀压痛、活动受限，结合X线片见骨折线存在可明确诊断，有时需CT检查明确。对于无明显移位的骨折可予以石膏固定4—6周，撕脱性骨折片常有不愈合发生，但少有不适症状。并发移位或脱位的骨折，可行闭合复位并行石膏托固定，闭合复位失败者可行切开复位内固定。

豌豆骨骨折多为直接暴力所致，如滑倒时腕背伸位，豌豆骨直接触地发生骨折，也见于腕关节强力背伸时尺侧腕屈肌强力收缩导致豌豆骨撕脱性骨折，有时可有尺神经卡压症状。治疗可应用石膏托将腕部固定于稍屈曲位，极少数患者可发生骨折不愈合，留有局部疼痛，尤其是在强力握物时，此时可做豌豆骨切除，切除后需修复软组织结构。

大多角骨骨折有体部骨折和结节部骨折两种类型。体部骨折较多见，多为拇指轴向传导应力所致，或腕关节背伸和桡偏的暴力下，大多角骨在第一掌骨和桡骨茎突的挤压下发生骨折。结节部骨折见于腕背伸位，大多角骨与地面直接撞击或腕屈肌支持带的强力牵拉所致。有时撕脱的骨块可进入腕管内，导致正中神经卡压症状。对于移位的体部骨折，可行切开复位内固定，恢复关节面的光滑和平整，如无移位，可用短拇人字石膏固定4—6周。对于无移位的结节骨折可用石膏托固定，移位明显的应行骨块切除，以免诱发腕管综合征。

小多角骨体积小，四周有其他骨骼包绕保护，极少发生单独骨折，多并发于第2，3掌骨基底骨折或脱位，作用在第2掌骨的轴向暴力可致小多角骨骨折或向背侧脱位。对于有移位或并发第2,3掌骨基底骨折脱位的小多角骨骨折，需行切开复位克氏针内固定，或行植骨、关节融合。无移位的小多角骨骨折可行石膏托固定4—6周。

头状骨骨折常发生于关节桡侧损伤，系腕关节过度背伸、头状骨与桡骨远端关节面背侧缘相互撞击的结果，由此发生的骨折多为颈部骨折，如此时腕关节继续背伸，可导致骨折远、近端分离，而近折端无韧带附着，可发生旋转移位，因此颈部骨折多为不稳定性骨折，且移位的近折端易发生缺血性坏死。此外经头状骨月骨周围脱位，即头状骨远折端与月骨周围的腕骨一起向背侧脱位，而近折端同月骨的位置关系不变，也时有发生。头状骨的骨折可依据外伤史，局部体征结合X线片来确诊，对于可疑无移位的骨折需行CT检查进一步明确。对于无移位的头骨骨折，可行石膏托固定6周治疗。有移位的骨折则需行切开复位克氏针内固定。陈旧性骨折需在切开复位的同时做桡骨茎突部位取骨植骨。如近折端发生坏死或形成创伤性关节炎，可将头部切除，然后行腕中关节融合。

钩骨骨折可发生在钩骨体部的远侧或近侧，且远侧部骨折较多见。远侧部骨折多由第五掌骨基底部的传导应力导致，常伴有远侧骨折端的向背侧移位和环小指腕掌关节向背侧脱位。近侧部骨折位于钩骨体的尖端，是腕关节强力背伸尺偏时钩骨与月骨相互撞击所致。钩骨钩的骨折可见于直接暴力引起，也可因腕关节背伸，屈肌支持带和豆钩韧带紧张对钩骨牵拉导致。结合腕关节外伤史，典型压痛部位，再结合X线片或CT检查，可确定诊断。对于无移位的钩骨体骨折，用石膏托固定4—6周即可。移位的体部骨折或并发腕掌关节脱位者，早期可行切开复位、克氏针内固定，晚期则在复位之后行腕掌关节融合术。

9.2.4 下尺桡关节损伤

下尺桡关节是尺骨头的环状关节面和桡骨的尺骨切迹组成的半轴关节。其关节囊松弛，关节囊的前后被韧带加强，韧带将尺桡骨远端连接在一起。前臂旋前时背侧韧带紧张，旋后时掌侧韧带紧张。前臂剧烈旋转运动时，腕部突遇阻力，致使尺桡骨远端的距离增大，从而使下尺桡关节的韧带及关节盘发生撕裂性损伤。猛烈的暴力直接作用在桡尺骨远端也可造成下尺桡关节的损伤。下尺桡关节损伤临床表现为尺桡骨远端肿胀、压痛，尺骨向背侧突起，分别捏住尺桡骨远端，上下活动可感到活动范围明显增大，有时可听到骨擦音，活动时感到腕中部疼痛。非手术治疗可使用石膏托将患肢制动，根据背侧韧带和掌侧韧带损伤的不同，将腕关节固定在旋后或旋前位，固定时间为6—8周。治疗后可使疼痛减轻，但多数患者仍会有较长时间的腕部疼痛、无力及活动时弹响。手术治疗分别在尺桡骨上钻孔，再用游离肌腱将桡尺骨远端抽紧固定，以代替损伤断裂的下尺桡韧带，但此种手术方法效果不肯定，因此临床上未被广泛采用。

第十节 手部骨折与脱位

10.1 远节指骨骨折

远节指骨骨折按解剖形态分为指骨粗隆骨折、指骨干骨折和指骨基底部骨折。

指骨粗隆致伤原因多为压砸伤，软组织的修复及预防感染应优先考虑，骨折块因为与连接皮肤和骨膜间的纵行韧带相连，又有指甲的支持，通常较稳定，骨折不需要做制动，即使发生骨折不愈合，对功能影响也不大，不需要特殊治疗。粉碎性骨折清创时，应避免清除过多的骨质，不然有造成骨不愈合及甲床基底的缺失，而影响指甲的生长及功能。

指骨干骨折同样多由压砸伤造成，可呈横行、斜行、纵行和粉碎性骨折。此部位无肌肉及韧带的附着，骨折块移位较小，如骨折移位，可手法整复，复位后将手指固定于屈曲位。如无法手法复位固定，可行切开复位克氏针内固定，注意有无合并甲床损伤，可一并修复。穿针注意不应穿过远侧指间关节，以免损伤关节面，也不要损伤甲根，以免指甲畸形。

指骨基底部骨折均为关节内骨折，骨折可发生在指骨基底的掌侧、背侧或侧方，多数为撕脱伤。其中伸指肌腱撕脱骨折最常见，原因是伸肌腱两侧束在中节指骨远端汇合后止于末节指骨的基底部。骨折发生于强烈屈曲远节手指时，也可见于掏耳朵或手指伸直位轻微撞击所致。对于撕脱骨块不超过关节面的1/3的新鲜骨折（1周以内），可经手法整复后，用石膏或支具将患指固定于近侧指间关节屈曲，远侧指间关节过伸位6—8周，然后去除固定，开始功能活动。对于撕脱骨块超过关节面的1/3且伴有远侧指间关节脱位的患者，可行切开复位，用钢丝或克氏针内固定，如骨折块较小，无法穿针或钢丝固定，可予以切除，用钢丝将肌腱固定在止点上。掌侧的撕脱骨折为指深屈肌腱强力收缩导致的远节指骨基底处附着点的骨折。如骨折块小于关节面的1/3，可将其切除，使用钢丝将撕脱的肌腱重新固定在止点，如骨折块超过关节面的1/3，可做切开复位内固定。侧方撕脱骨折，多由指间关节受直接外力或旋转暴力导致，常伴有关节囊或韧带撕裂。骨折块较小，移位不多的患者可伸直位石膏固定3周，然后功能锻炼。如骨折块较大，移位较多，导致关节侧方不稳，可做切开复位克氏针或螺钉固定。

10.2 近节与中节指骨骨折

中节指骨骨折多发生于机器伤、压砸伤等直接损伤，骨折端往往因为损伤应力和肌腱的牵拉而发生移位。如果骨折线位于指浅屈肌腱止点的远端，近折端因为指浅屈肌腱的牵拉掌屈，远折端因为指伸肌腱的牵拉背伸，骨折端向掌侧成角。如果骨折线位于指浅屈肌腱止点的近端，远折端因为指浅屈肌腱的牵拉发生掌屈，近折端因为伸指肌腱中央束的牵拉发生背伸，从而骨折端向背侧成角。骨折手法整复时，要与骨折成角相反的方向屈或伸手指，同时按压移位的骨折块使之复位，但复位力量不宜过大，因为成角的对面一般有骨膜相连，复位后相连的骨膜可起到张力带的作用，有利于骨折的复位和愈合，不应在复位过程中将其破坏。为了早期开始功能锻炼，或在开放性骨折时，也可行切开复位内固定术，由于中节指骨较小，周围有肌腱和韧带包绕，故建议使用克氏针固定，不建议使用钢板，以免影响肌腱的滑动和关节运动。

近节指骨骨折在指骨骨折中最常见，同样多由直接外力致伤。近折端由于骨间肌的作用发生掌屈，远折端因伸肌腱中央束的牵拉发生背伸，使骨折端发生掌侧成角。对于闭合性的稳定骨折，可行手法整复，石膏固定，整复时轻轻牵拉伤指，使骨折端分开，从掌侧向背侧按压骨折端，矫正成角，然后在牵引状态下逐渐屈曲，用石膏托将手固定于掌指关节屈曲45°，近侧指间关节屈曲90°位，石膏托应跨腕关节。对于手法复位失败、骨折不稳定或是开放性骨折，可考虑行切开复位内固定术，内植物可选择克氏针或微型钢板。

10.3 掌骨骨折

掌骨骨折按照解剖形态可分为长骨头、掌骨颈、掌骨干和掌骨基底骨折。

掌骨头骨折多见于握拳位掌骨头直接遭受外力所致，第二和第五掌骨头骨折更多见，因为两者位于手掌边缘，更易受伤。如骨折无明显移位，且骨折端稳定，关节面平整，可使用石膏托固定掌指关节于屈曲位3周，然后开始功能锻炼。对于有移位的骨折，因为掌骨头上无肌腱或韧带附着，手法复位相对容易，如手法复位失败可行切开复位克氏针内固定术，注意克氏针打入应争取一次成功，否则会使克氏针松动，固定不牢，一般克氏针留置4周，然后去除，开始功能锻炼。

掌骨颈骨折以第五掌骨最多见，其次是第二掌骨，损伤机制为纵向外力施加于掌指关节上，传导至掌骨发生骨折。对于成角在30°以内的骨折，对手的外观和功能没有明显影响，可用石膏托固定6—8周。对于成角畸形较大的患者，可将掌指关节屈曲90°，沿近节指骨纵轴向背侧推顶，同时在骨折的背部向掌侧加压，即可完成复位，整复后用背侧石膏托将掌指关节固定于屈曲90°握拳位4周，然后行功能锻炼。对于手法整复困难或开放性骨折，可行切开复位克氏针内固定，因此处紧靠关节囊，无法使用钢板或螺钉固定，仅能使用克氏针固定。

掌骨干骨折多发生于第3、4掌骨，骨折线多为斜行或螺旋形，损伤机制为沿手指或手掌的旋转暴力致伤。而纵向传导外力所致骨折多为横行骨折。稳定性骨折，可使用石膏托将患手固定于腕轻度背伸、掌指关节屈曲、指间关节休息位6—8周。骨折端有短缩或旋转时为不稳定骨折，可行切开复位内固定术，内植物可选克氏针、螺钉或微型钢板固定。

掌骨基底部骨折常发生在第1、4、5腕掌关节，多伴有腕掌关节脱位。损伤机制为纵向撞击力量沿掌骨传导至腕掌关节部位致伤。对于第2、3腕掌关节，因其活动度小，复位后多稳定，给予石膏托固定即可，对于第4、5腕掌关节，因其活动度大，复位容易，但固定困难，建议行切开复位克氏针内固定。

10.4　第一掌骨基底部骨折

第一掌骨头及掌骨干骨折处理原则同其他掌骨。但第一掌骨基底及第一腕掌关节有其特有的解剖结构及损伤特点，故列出单独讨论。首先掌骨基底骨折中有约80%发生于第一掌骨，然后第一掌骨基底关节面在桡尺方向是凸出的，在掌背方向是凹陷的，所以第一腕掌关节为马鞍状关节，且关节囊及周围韧带比较松弛，关节活动范围大，再加上拇指几乎参加手部所有的功能活动，所以受伤概率大。

第一掌骨基底部骨折按照是否累及关节面分为两型，关节外骨折与关节内骨折。

关节外骨折多为横行或斜行骨折，远折端因拇长屈肌及拇收肌的牵拉，向掌尺侧移位，近折端因拇长展肌的牵拉向桡背侧移位，骨折呈向桡背侧成角畸形。可行手法复位，石膏托固定：牵引拇指，用手指从骨折的背侧、桡侧向掌尺侧按压以纠正畸形，整复后将拇指固定于功能位。对于不稳定骨折或整复不良的患者，可行切开复位克氏针或螺钉内固定，因此处骨折线靠近关节面，不宜使用钢板。

关节内骨折包括两种类型，即Bennett骨折和Rolando骨折。

Bennett骨折常由纵向暴力致伤，掌骨基底内侧形成一个三角形骨块，此三角形骨块因与大多角骨间有韧带相连，仍保留在原位，而远折端因拇长展肌的牵拉向背侧及外侧移位，造成腕掌关节脱位。Bennett骨折比较容易漏诊，诊断需结合外伤史，查体可及局部肿胀、压痛，应关注Bennet骨折的腕掌关节脱位特点，即按压腕掌关节时复位，当松开手指时很快又出现脱位。认真阅读X线片，尤其是手部斜位片，可更容易发现骨折块。治疗可行手法整复，石膏固定：外展位牵引拇指，同时向尺、掌侧压迫掌骨基底，骨折极易复位，但松开牵引后也很容易再脱位，故使用前臂至拇指近节的石膏管型固定，需提前在掌骨基底部放置软垫，石膏凝固前行手法整复，当感觉骨折已复位时，将掌骨置于外展、掌指关节轻度屈曲位，术后摄片证实骨折复位满意后，制动5周。或者透视下复位，经皮穿针固定远近端骨折块，如果近端骨折块较小，不易穿针固定时，可将第一掌骨远折端固定在大多角骨或第二掌骨基底部，术后仍需石膏托或管型固定5周，克氏针8—10周后去除。

Rolando骨折为第一掌骨基底的T型或Y型粉碎性骨折，可伴有关节半脱位。治疗上如关节面尚平整，复位后行石膏托固定，如果骨折明显移位且骨折块较大，应行切开复位内固定术。

10.5 指间关节脱位

多由于手指过度伸展致伤，其次是侧方应力所致，过度屈曲所致者极少。表现为远位指骨向近位指骨的背侧脱位，同时有侧方偏移。诊断依据体征及X线片可明确。可牵引手指同时轻度屈曲实现复位，复位后如有明显侧方不稳者，应及时手术修复侧副韧带，如早期未发现韧带损伤，后期有症状者，也应做韧带修复术。手法复位或手术修复后的手指需石膏托固定4周。对于难复型的指间关节脱位，考虑掌板、肌腱或侧副韧带嵌入所致，此时应早期行手术切开复位，只需将嵌入关节内的组织拉出，即可顺利完成复位。

参考文献：

1.［美］.卡内尔.《坎贝尔骨科学》［M］.第11版.北京：人民军医出版社，2011.

2. ［美］卡内尔著. 王岩等译. 坎贝尔骨科学第12版.［M］. 北京：人民军医出版社，2017.

3. 彭阿钦. 骨折手术治疗原理［M］. 北京：人民卫生出版社，2007.

4. 荣国威等主编. 骨折［M］. 北京：人民卫生出版社，2004.

5. 骨折治疗的AO原则［M］. 第二版，上海：上海科学技术出版社，2010.

6. ［美］威塞尔主编，张长青主译. Wiesel骨科手术学［M］. 上海：上海科学技术出版社，2013.

7. ［美］布朗等主编，王学谦等译. 创伤骨科学［M］. 天津：天津科技翻译出版公司，2007.

| 第十三章 |
下肢骨与关节损伤

第一节　髋关节脱位

髋关节脱位几乎都由高能量损伤所致，如交通伤和高处坠落伤等。所受外力的方向和受伤时下肢的位置决定了脱位的类型。创伤性髋关节脱位中，有85%—90%属于后脱位，其余为前脱位。

一、后脱位

1. 损伤机制

患肢在屈膝和屈髋状态下受伤（如仪表盘损伤），可造成髋关节后脱位。如受伤时髋关节位于中立位或内收位，则不伴随有髋臼骨折。如受伤时髋关节位于轻度外展位，则会同时发生髋臼后上缘骨折。

2. 临床评估

髋关节后脱位典型的临床表现为患肢短缩，轻度屈曲，伴有内旋、内收畸形。如伴有同侧下肢或髋臼的骨折，这一体征会有所变化。约50%的患者会同时伴有其他部位的骨与肌肉损伤，或脏器损伤，所以必须要仔细的体格检查。同侧的膝关节、髋关节较易同时损伤。后脱位的患者有10%—20%会发生坐骨神经损伤，因此，必须进行同侧肢体的神经功能检查。

3. 影像学评估

首先要拍骨盆正位和患侧髋关节侧位X线片。髋关节脱位后，Shenton线连续性中断，并且关节间隙不对称。后脱位时，患侧股骨头看起来较健侧小，股骨干位于内收位，而前脱位时，股骨头略大，且患肢位于外展位。根据大小转子的影像学变化，可以判断髋关节发生内旋还是外旋，而髋关节侧位片可用于区别前脱位还是后脱位。

必须确定股骨颈和髋臼是否发生骨折。Judet髋关节斜位片（45°）有助于判断关节内是否有游离骨片、髋关节的完整性和是否有髋关节半脱位。脱位复位后要行髋关节CT检查。如果闭合复位不成功而需行切开复位，则术前CT有助于了解是否合并股骨头和髋臼骨折、关节内是否有骨折片。

4. 复位方法

髋关节后脱位常用Thompson和Epstein分类法。分为5型，Ⅰ型：髋关节后脱位，髋臼后壁无骨折，或骨折块很小。Ⅱ型：髋关节后脱位，髋臼后壁为一个大骨折块。Ⅲ型：髋关节后脱位，髋臼后壁为粉碎性骨折。Ⅳ型：髋关节后脱位，合并髋臼底部骨折。Ⅴ型：髋关节后脱位，合并股骨头骨折。

（1）Ⅰ型后脱位

闭合复位最好在全麻下进行，偶尔也会在静脉麻醉下尝试复位。闭合复位可尝试1到2次，如闭合复位失败则改为切开复位，以免反复复位造成股骨头损伤。闭合复位的方法很多，如Stimson法、Allis法、Bigelow法和East Baltimore法。下述即为Bigelow复位法和East Baltimore复位法。

Bigelow复位法

患者仰卧位，医生沿畸形的方向纵向牵引患肢，髋关节屈曲至少达90°。通过髋关节外展、外旋和伸髋，使股骨头复位。复位成功时听到"咯噔"样响声。

East Baltimore复位法

患者仰卧位，医生站在患髋一侧，助手位于对侧。患肢膝、髋均屈曲90°。医生将一只手从患者小腿近端的下方穿过，搭在位于对侧、且站在患者头部水平的助手肩上，另一只手握住患者的踝关节。位于对侧的助手也将其一只手从患者小腿近端下方穿过，并搭在医生的肩上。医生和助手都轻度下蹲，在站起来的过程中逐渐向患髋施加牵引力，并旋转踝关节，即可使髋关节复位。在上述过程进行中，需第二个助手帮助稳定髋关节。

复位后复查X线片。如股骨头和X线片泪滴之间的距离较对侧增宽，则可能有小骨片或髋臼盂唇卡在关节间隙内，此时应行多层CT扫描以确诊。闭合复位成功后，应在患肢膝下垫枕，保持外展位，或置于Thomas架上。

闭合复位失败常见如下几个原因：① 股骨头穿破后关节囊后，由于锁扣机制，股骨头被关节囊锁住；② 梨状肌、闭孔内肌和上下孖肌卡于股骨头和髋臼之间；③ 盂唇撕裂；④ 股骨头掉下的骨折片影响复位。如出现上述情况，应行切开复位。

（2）Ⅱ、Ⅲ和Ⅳ型后脱位

髋关节脱位应行急诊复位，而合并的髋臼骨折可于随后几天治疗。髋关节骨折和脱位的治疗方法主要取决于其损伤类型。髋关节脱位要行急诊复位以减轻疼痛，降低发生股骨头坏死的概率。如复位延迟12小时以上，股骨头坏死的发生率会增加。复位后如髋关节不稳定，则需进行患肢牵引。

对于Ⅱ型脱位，复位后要继续在麻醉下评估髋关节的稳定性。如果髋臼后壁的骨折块超过髋臼后壁的一半，则在复位后，不应做髋关节稳定性测试，因为该型骨折很不稳定。对复位后髋关节仍不稳定的Ⅱ型脱位，以及Ⅲ、Ⅳ型脱位，需行手术固定髋臼骨折。

髋关节后脱位的切开复位通常经Kocher-Langenbeck切口进行。如果伴有股骨头骨折，最好采用前方Smith-Peterson切口。

（3）Ⅴ型后脱位

发生后脱位时，由于股骨头受到剪切力而发生股骨头骨折。如果骨块较小，则可能完全游离；如果骨块较大，则可能通过韧带仍和髋臼相连。

影响治疗效果的因素有如下几点：1）股骨头是否能达到同心圆复位；2）股骨头骨折片复位的准确程度；3）股骨头骨折片的大小；4）股骨头复位的稳定性；5）患者年龄。

根据股骨头骨折的类型，髋关节脱位复位后需行短时间卧床或一段时间的骨牵引。术后患肢开始负重的时间和发生股骨头坏死之间并无相关性。如果股骨头能达到同心圆复位，且髋关节稳定，则在短期卧床后即可开始4—6周的部分负重锻炼。

如果同侧股骨颈发生移位或无移位的骨折，则不应行闭合复位。应采用外侧入路，将股骨颈骨折临时固定，再轻柔地进行髋关节脱位的复位，最后行股骨颈骨折的终极固定。

　　髋关节脱位的预后可能是恢复正常，也可能是髋关节发生轻微退变，或是髋关节疼痛并伴严重退变。大多数学者认为，对于单纯的髋关节后脱位，其预后优良率为70%—80%。如合并股骨头和髋臼的骨折，则其预后取决于骨折的严重程度。

　　（4）并发症

　　有10%—20%的患者会合并坐骨神经损伤。其致伤的原因包括股骨头后脱位时坐骨神经受到牵拉、髋臼后壁骨折片刺伤坐骨神经，或被股骨头压迫而致缺血性损伤。坐骨神经损伤后大多表现为腓总神经麻痹的症状，偶尔合并胫神经损伤的症状。坐骨神经损伤的预后难以预料，大多数学者认为有40%—50%的患者可完全恢复。如果闭合复位后发生坐骨神经损伤，则可能是它受到卡压，应行手术探查。关节脱位后有5%—40%的患者会发生股骨头坏死。复位时间延迟或重复试行闭合复位，会使股骨头坏死的概率增加。一旦发生股骨头坏死，一般在伤后数年才会出现临床症状。髋关节骨性关节炎是髋脱位后最常见的晚期并发症，如合并髋臼骨折或股骨头软骨骨折，则骨性关节炎的发生率会更高。异位骨化的发生率为2%，它和髋关节脱位时造成的肌肉损伤与血肿形成有关。

二、前脱位

　　强力的外展和外旋力使髋关节发生前脱位，如果同时合并屈髋外力，则发生髋关节下方（闭孔）脱位；如合并过伸外力，则发生髋关节上方脱位（耻骨）脱位。

　　1. 分类

　　Ⅰ型：上方脱位，包括耻骨和髂前下棘脱位。ⅠA，不合并骨折；ⅠB，股骨头有骨折（包括嵌插骨折）；ⅠC；合并髋臼骨折。

　　Ⅱ型：下方脱位，包括闭孔和会阴脱位。ⅡA，不合并骨折；ⅡB，合并股骨头骨折（包括嵌插骨折）；ⅡC，合并髋臼骨折。

　　2. 临床评估

　　患肢明显外旋，并有轻度屈曲和外展畸形。前脱位可合并股动脉、股静脉和股神经损伤，需仔细查体，避免漏诊。

　　3. 治疗

　　将患侧大腿近端向外牵引，同时向髋臼方向推压股骨头，即可使前脱位复位。也可试行反向的Bigelow复位法，即先沿畸形向上牵引患肢，再将髋关节内收、内旋和伸直进行复位。如闭合复位失败，可经Smith-Peterson切口行切开复位。

前脱位合并股骨头损伤的概率较大，发生率为25%—75%，可以是经软骨的骨折，或是凹陷性骨折。未合并股骨头骨折的患者预后较好。

第二节　股骨头骨折

一、解剖特点

1. 力学解剖

髋关节是一个球窝关节，由股骨头和髋臼组成。由于髋臼和周围盂唇较深，其内在的稳定性，允许股骨在冠状面，矢状面和横切面上旋转，限制股骨头平移。股骨近端骨组织由皮质骨和松质骨小梁共同提供。皮质骨和小梁骨都是非均质的，这意味着它们的强度取决于载荷的方向：当受到纵向压缩力时，它们最强，而当受到拉力和剪切力时，它们最弱。在正常负重和振动时，沿最大应力线可见骨小梁增厚，这被认为是应力诱导骨重塑的结果。

在靠近内侧壁的地方，一块致密的、垂直方向的骨皮质板，称为股骨距，从股骨后内侧皮质向下方的小转子延伸，并向上外侧大转子的边缘投射。股骨距用于加强股骨颈，并被描述为一种支撑，可用于增强骨折治疗中植入物的稳定性。股骨距位于多个垂直方向的小梁线的会合点附近，这些小梁线向上辐射至股骨头的主要负重部分。位于股骨颈内下方初级和次级压力之间的骨小梁的一个特殊区域被称为Ward三角；这个区域是一个相对脆弱的部位，在骨质疏松症中容易发生不成比例的骨吸收。压缩力被认为在压力小梁的形成和维持中发挥了关键作用，它们相互交叉60°的方向提供了保护，防止非纵向小梁载荷产生的剪切耦合。熟悉正常的初级和次级压缩力和张力，小梁线可以帮助识别隐匿性或轻微移位的骨折。

2. 血管解剖

股骨头和颈部的血液供应有三个不同的组成部分：（a）前起自旋股外侧动

脉，后起自旋股内侧动脉的囊外动脉环；（b）囊外环的上行囊内颈支，称为支持动脉；（c）圆韧带的动脉。支持带动脉沿股骨颈表面向上走行，并在关节缘形成滑膜下环。旋股内侧动脉通常是股骨头最大的供血源，特别是它的上外侧，包括承重部分，通过外侧骨骺动脉复合体。旋股外侧动脉经下方干骺动脉供应股骨头前下侧方。圆韧带动脉提供少量但可变的股骨头血流，与外侧骨骺和较短的内侧骨骺分支有不同程度的吻合，尽管这一供应通常不足以充分灌注股骨头。支持带血管和滑膜下环的囊内走行，滑膜下环外侧骨骺和下方干骺端支的骨内走行，使髋关节在股骨颈骨折时更易发生血管危象。

股骨近端血管解剖在确定最佳治疗方式中起着关键作用，例如骨折分型和报告需要处理的血管损伤。囊内骨折往往使脆弱的股骨头血供处于损伤的特殊风险，从而导致骨折不愈合和/或AVN。股骨头颈交界处的外侧缘是至关重要的，因为这是外侧骨骺血管最常见的穿透点，涉及该区域的骨折造成严重血管损伤的风险很高，通常随着骨折发生在股骨颈远端而降低。对于股骨头骨折，以及股骨头下和经颈骨折的治疗，必须考虑到流向股骨头的血流量可能受到影响，因此，如果要预防这些并发症，就必须考虑股骨头的维护、修复或假体置换。相比之下，股骨颈基底部骨折和转子间骨折对股骨头血管流动的破坏风险最小。这些损伤的治疗重点是复位移位的骨折和植入物的固定，以便在骨折愈合过程中早期活动和负重。由于这些原因，囊内骨折和囊外骨折最好被视为单独和不同的个体。

二、损伤机制

股骨头骨折是一种罕见的损伤，通常与高能机制（如机动车碰撞或从高处坠落）导致的后髋关节脱位有关，但也与接触性运动损伤、单板滑雪和滑雪损伤、工业事故或能量相对较低的无脱位坠落有关。后脱位最常见的原因是膝关节轻度屈曲，髋关节处于中立位或轻微内收和内旋位，如在仪表板损伤机制中。随着髋臼屈曲和内收的增加，纯后脱位很可能发生，伴有或不伴有髋臼骨折。前脱位较不常见，占髋脱位的不到10%，常见于髋关节外展和过度外展。股骨头骨折在髋臼脱位中占7%—15%，被认为是由于（a）股骨头对髋臼壁的机械剪切或（b）圆韧带撕脱所致。

三、分型

文献中对股骨近端骨折脱位有多种分类系统的描述，但Pipkin提出的形态学分类系统仍是应用最广泛的。股骨头的骨折可根据Pipkin分类法分成4个亚型：Ⅰ型：股骨头骨折片位于股骨头陷窝的尾侧。Ⅱ型：股骨头骨折片位于股骨头陷窝的头侧。Ⅲ型：Ⅰ或Ⅱ型骨折合并股骨颈骨折。Ⅳ型：Ⅰ或Ⅱ型骨折合并髋臼骨折。

Ⅰ型骨折不累及股骨头的负重部分。可以通过闭合复位进行保守治疗。Ⅱ型涉及股骨头的负重部分，可能改变股骨头的负重分布，导致加速软骨退变的疾病，所以创伤后关节炎或AVN的风险增加。骨折碎片也保持着与圆韧带的连接，容易使碎片翻转，使闭合复位复杂化。Ⅰ型骨折中大块、不协调的骨折块，以及大多数Ⅱ型骨折块，最佳的治疗方法是解剖复位并内固定碎片，以恢复股骨头轮廓。Ⅲ型和Ⅳ型骨折处理复杂，并预示着一个相当糟糕的预后。绝大多数病例均赞成早期闭合复位，包括单纯脱位和涉及股骨头和髋臼的骨折脱位，但禁止同时存在股骨颈骨折，如Ⅲ型骨折所示。当髋关节脱位同时伴有股骨颈骨折时，复位过程中可能会引起股骨颈骨折额外移位，无意中增加了AVN的风险。急诊切开复位适用于Ⅲ型骨折，以及闭合复位失败的脱位病例。在先天性髋关节脱位的病例中，仔细检查x线片以寻找轻微或非移位股骨颈骨折的迹象是很重要的，因为这一发现可能需要进行开放手术，而不是尝试闭合复位。同样，Ⅳ型骨折的最佳治疗通常取决于同时存在髋臼骨折的严重程度和形态特征，最常见的是早期闭合复位和牵引，然后确定手术固定骨折。

四、影像学评估

复位前成像应强调检查隐匿性股骨颈骨折以及可能阻碍闭合复位的大块骨碎片，尽管最终复位不应在获取横断面图像方面显著延迟。最初用正位x线片进行评估通常是可以接受的，但斜位或Judet视图或急诊CT可能需要更好地评估疑似股骨头、颈骨折和髋臼骨折以及妨碍复位的关节内骨碎片。

闭合复位后进行CT和/或Judet视图复查，以进一步评估同时存在的髋臼病变，复位后关节对齐的情况，以及关节内游离骨片的存在，以进行手术计划。考虑到其与股骨干和髌骨骨折的高度相关性，还应获得大腿和膝盖的x线片。

磁共振（MR）成像很少在急诊检查；考虑到软组织介入，闭合复位失败的罕见病例可以进行这种检查，但不应延迟最终的切开复位。需要特别注意评估复位后的图像是否有股骨头半脱位或插入软组织或骨碎片的迹象，因为受影响的患者需要手术干预，在确定固定前骨骼牵引将会受益。

五、股骨头嵌塞性骨折

股骨头软骨嵌顿性骨折（偶有髋臼骨折）常伴有髋关节后脱位，但与前脱位的相关性更强。在后路脱位中，这些损伤被认为比前面描述的更严重的Pipkin 3和4型股骨头骨折发生更高程度的屈曲和内收。这些损伤位置与脱位方向相关，分别与前上、后外侧股骨头嵌塞损伤相关的后脱位和前脱位，类似于肱骨近端压缩性Hill-Sachs和反向Hill-Sachs病变，伴有前、后盂肱关节脱位。这些损伤在x线片上相对不明显，通常只显示出与髋臼边缘撞击部位相对应的股骨头轻微变平或局部受压缺陷。CT或MR成像可能有助于检测这些微妙的病变。髋关节脱位或髋臼骨折后出现股骨头嵌塞性骨折，预后较差。

对年轻患者的治疗是有挑战性的，也是有争议的。在老年患者中，股骨头嵌塞性骨折通常建议治疗是全髋关节置换术（THA）以替换受损骨。

与高能Pipkin型骨折和外伤性骨软骨骨折患者不同，患有骨质疏松症或有基础疾病（如肾功能不全）的老年患者可能发生局灶性软骨下不全骨折。这些病变可由相对较轻的刺激性创伤发展而来，通常是单侧的，并且可能是影像学上隐匿性髋关节疼痛的原因。MR影像表现与股骨头坏死相似，T1软骨下低信号线叠加在大面积高信号骨水肿上。然而，软骨下机能不全骨折组织学上有别于骨坏死，目前主要由断裂愈伤组织和肉芽组织和骨髓水肿和增强近端和远端骨折线。软骨下功能不全骨折也倾向于不规则，相对于关节面凸出，不连续，而不是骨坏死中相对平滑，连续和凹形低强度线。

骨软骨和软骨下损伤也见于年轻、相对健康的患者，如运动员，他们受到短暂半脱位或剧烈跑步、激进跳跃或切割动作造成的重复性轴向负荷的重复性微损伤。影像学上，这些损伤还可显示病灶T1低信号和T2高信号，伴或不伴低信号线，特征性地累及股骨头前上段，因此与原发性受压小梁的位置相对应。这些病变相似的影像学特征需要根据临床背景来解释，因为软骨下不全骨折和创伤性骨软骨病变可以成功的保守治疗或股骨头保留手术治疗，而骨坏死可能最终需要髋关节置换术。

第三节　股骨颈骨折

股骨颈骨折占髋部骨折的50%，常发生于70岁以上的老年人，80%的股骨颈骨折发生于女性。年龄超过30岁的女性，每增加5—6岁，其发病率会增加一倍。年轻患者的发病率较低，主要由高能量创伤所致。股骨颈骨折的风险因素包括女性、年龄、健康状况、吸烟、酗酒、以前曾发生骨折、雌激素水平低。

股骨颈位于关节内，它表面骨膜很薄，或根本没有骨膜，关节内的滑液不利于骨折后的出血形成凝血块，因此，该处骨折后易发生骨不连接。如果股骨颈骨折后发生移位，则原本血液供应不甚充分的股骨头，其血液循环会进步减少，甚至中断，很容易继发股骨头坏死和退行性变。

一、损伤机制

老年人的股骨颈骨折常为低能量所致，患肢外旋产生的扭转外力即可造成骨折。在外旋扭力作用下，骨质疏松的股骨颈和髋臼后缘发生撞击，股骨颈后方常发生粉碎骨折。在跌倒时大转子受到直接的撞击，可导致外展嵌插型骨折。年轻患者股骨颈骨折多由高能量损伤所致，粉碎较严重，且易合并其他部位损伤。

二、临床评估

如果股骨颈骨折后发生移位，患者常不能行走，患肢发生典型的缩短和外旋畸形。如果是嵌插型骨折，患肢并无畸形，且常可行走。患者髋关节前方疼痛，挤压双侧大转子也可导致髋部疼痛，但髋关节仍可活动。如果患者在受伤之前即有髋部疼痛，则应警惕是否为病理性骨折。有10%的患者由于骨质疏松，会同时合并上肢、肩、腕等部位的骨折。

三、影像学评估

常规拍摄骨盆前后位和患髋的侧位片，患髋的内旋位片有助于了解骨折的类型。如果临床怀疑有股骨颈骨折，而X线片显示为阴性，则应行骨扫描、CT或MRI检查。薄层CT扫描和三维成像有助于发现骨皮质的裂纹骨折和骨小梁的中断。MRI的T1加权像对X线片诊断不清的骨折敏感性为100%。

四、分型

在最常用的股骨颈骨折分类系统中，包括Garden和Pauwels系统，强调了骨折形态的重要方面，可以帮助指导特定年龄的最佳治疗。股骨颈骨折最早根据骨折的部位进行分型，即（a）头下型，（b）经颈型，（c）基底型。1928年，Pauwels根据股骨颈骨折线与水平面的夹角，将骨折分为3型，该分型基于下述的生物力学机制，即Pauwels角越大，经过骨折线的剪力越大，发生骨不连接的概率也越大。

Garden分型是根据骨折移位的程度，及其对稳定性和发生头坏死概率的影响来判断的。此法将股骨头内侧和骨盆内压力骨小梁的关系作为判断骨折移位的指数。Ⅰ型：不全骨折，外翻嵌插型骨折（大部分稳定）。Ⅱ型：正侧位显示为无移位的完全骨折。Ⅲ型：完全骨折，部分移位，股骨头内侧和骨盆内的骨小梁排列方向改变。Ⅳ型：骨折完全移位，股骨头和骨盆内的骨小梁呈平行状态。骨折综合分类法（Muller分类法）根据股骨颈骨折的水平、稳定性和移位程度，将骨折分为：B1型，头下骨折，轻微移位；B2型，经颈骨折；B3型，头下型骨折，明显移位。该分型对骨折形态的描述很准确，更适合于研究目的而不是临床工作。

股骨颈骨折早期准确的影像学特征是指导最佳治疗方案的关键。大多数股骨颈骨折，特别是移位性骨折，可以通过正确定位的正侧位X线片准确诊断。Garden Ⅰ型骨折定义为外翻嵌顿，嵌顿外侧皮质并导致外翻成角。外翻嵌入性骨折在初始X线片上经常被忽略，因为股骨头颈交界处的皮质扭曲很轻微，且骨折角度相对较轻，只有在出现典型的硬化外侧皮质嵌塞三角时才会很明显。然而，虽然大多数股骨颈骨折可以在X线片上看到，但也有一些是不可见的。MR

成像可用于不明确的病例，以确定股骨颈骨折的诊断和表征，其表现为T1低信号线叠加在较大区域的高信号水肿上。MR成像还有一个额外的优势，即能够同时评估更广泛的髋关节疼痛的潜在原因。影像学解释也应强调损伤因素是最能预测AVN发展的因素。据报道，股骨颈骨折中创伤后AVN的发生率约为6%—30%，其中复位质量较差的移位骨折的发生率最高，但老年人群的发生率也有所下降。灌注MR成像在预测损伤48小时内AVN的发展方面显示出优良的结果。

五、治疗

患肢早期牵引制动很重要，它可避免供应股骨头的血管发生进一步的损伤，并能减轻患者的疼痛。治疗的目的是通过解剖复位和稳定内固定，或行关节置换，使患者能早期下床活动，避免长期卧床导致的并发症，如肺不张、下肢深静脉血栓和褥疮。保守治疗只适用于无法耐受手术的极少数的患者。

1. 嵌插/无移位的骨折

非移位或嵌插骨折股骨颈骨折通常采用内固定治疗，在年轻和老年患者中均有良好的效果，具体的固定方法取决于骨折的类型和医生的偏好。嵌插骨折大部分是稳定的，然而，有8%—33%的"嵌插"型骨折如不做内固定，则最终会发生移位。

外翻和内翻嵌插骨折以及经典的Garden 2型骨折，最常用三枚空心拉力螺钉内固定。Pauwels 1和2型骨折最常见的治疗方法是使用三枚空心拉力螺钉，或交替使用髋关节滑动螺钉。Pauwels 3型骨折的问题更大，因为其不稳定的风险更高，而诸如滑动髋关节螺钉或锁定钢板固定等方法被提倡，因为它们提供了一个固定角度的结构，可以更充分地抵抗剪切力。早期内固定对于预防骨折移位至关重要，因为如果不治疗，10%—30%的骨折最终会发生移位。

非移位性骨折的非手术治疗通常是为不适合手术的患者保留的，包括基线功能状态差和/或临床显著的医学合并症的非活动患者。三枚松质骨螺钉原位固定，骨折的愈合率可达100%，它对该型骨折是一个安全的治疗方法。有10%的患者会发生股骨头坏死，它可能和股骨头骺外侧血管被扭曲有关，也可能由于股骨颈外翻，骺内侧血管受牵拉，或与关节囊内压升高有关。如果是病理骨折，或在受伤之前即有髋关节炎或其他代谢性疾病，则需行关节置换。

2. 移位的股骨颈骨折

所有移位的股骨颈骨折都需手术治疗，可行复位和内固定，或行一期关节置换。然而，移位的股骨颈骨折的最佳治疗更依赖于患者的年龄和基础功能状态。股骨近端骨折治疗的主要目标是恢复患者正常的活动功能。

在年轻患者中，保留原有股骨头可以完全恢复正常活动，如果骨折愈合，未来并发症的风险也较低。与老年患者的结果相比，年轻患者的THA与假体并发症的可能性更高，可能需要在患者一生中的某个时刻进行翻修。基于这些原因，在年轻的移位骨折患者中，可以尝试通过内固定保留原有股骨头。尽管手术时机存在争议，但大多数外科医生更倾向于急诊闭合或切开复位内固定。实现股骨颈解剖复位是预后良好的最重要预测因素。青壮年发生AVN和骨不连的风险在明显移位的骨折中最高，可能在Pauwels 3型骨折中更常见。即使复位和内固定皆满意，也有10%—15%的患者会发生骨折不连接或股骨头坏死。后内侧粉碎性骨折或骨折线延伸至股骨颈外侧交界处的骨折尤其容易发生AVN，因为这些骨折使股骨头的主要血液供应处于危险中。

对老年患者，股骨颈骨折的治疗方法决定于其年龄、受伤前的功能状态、骨的质量和生命周期。这些患者一般较低的日常功能需求，加上初次手术时年龄相对较高，减少了初次髋关节置换术临床显著慢性并发症的可能性和最终翻修的需要。此外，考虑到先前存在的骨关节炎的可能性较高，以及内固定失败后二次关节置换术的潜在发病率较高，初次关节置换术通常被认为是大多数老年患者的最佳选择。在老年患者中，与复位内固定相比，初次THA的失败率通常较低（在最近的一项随机对照试验中为4%，而内固定为36%）。然而，初次髋关节置换术的个体风险和收益还取决于所使用的硬件类型、外科医生的经验、患者的总体健康状况和基线活动能力。低需求的老年移位股骨颈骨折患者通常采用人工股骨头置换术治疗，而更活跃的老年患者通常采用全髋关节置换手术治疗。

一般而言，对年龄＜75岁的患者，如对行走功能要求较高，且骨质良好，应行早期复位和坚强内固定。如果对行走功能要求不高，且骨质较差，可行半髋或全髋置换。为了使患者早期行走，避免骨不连和头坏死的并发症，很多医生建议对老年人一期行关节置换。对年龄＞75岁的患者，应行骨水泥型双极假体置换。如患者为病理骨折，伤前行走能力较差，有髋关节炎，或中枢神经损害，如老年痴呆、共济失调、偏瘫、帕金森病等，则应行一期关节置换。

六、手术治疗原则

闭合/切开复位内固定

（1）复位

骨折后急诊解剖复位很重要，因为早期复位可减少头坏死的概率，并能促进骨愈合。通常应用Whitman（伸直复位）和Leadbetter（屈曲复位）进行闭合复位。争取使骨折解剖复位或呈轻度外翻位，在侧位上，骨折端可轻度前倾。但是骨折端不能有任何程度的内收和后倾，这易导致内固定失败和骨折再移位。整复后通过术中透视了解复位情况，根据Garden指数评价复位的满意程度。

首选闭合复位，常用的复位方法包括伸直复位法、Leadbettter复位法以及针对难复性股骨颈骨折的Joystock技术（三维互动翘拨复位技术）。当闭合复位达不到满意的复位效果时，需要及时转行切开复位。

切开复位的优点是：在直视下完成复位，可以保证复位的质量，同时清除关节腔内的血肿以减少关节囊内压力，降低股骨头坏死风险。

缺点是：切开创伤较大，可能加重股骨头血运的破坏。

在切开复位手术入路的选择时，一方面要根据术者对该入路的熟悉掌握程度来决定，另一方面要根据骨折的情况，切口入路应最靠近骨折端，以利于骨折断端的显露和复位操作。切开复位的常用手术入路有Watson-Jones入路（髋关节前外侧入路）和改良SP入路（DAA入路）。DAA入路从真正的血管神经间隙进入，直达骨折部位，远离股骨头的主要血供；但是该入路在置入内植物时需要额外增加一个外侧切口。而Watson-Jones入路一个切口即可完成复位和固定操作，术中钝性剥离阔筋膜张肌和外展肌之间的间隙，沿转子间嵴剥离股外侧肌的止点，先沿股骨颈纵轴方向切开关节囊，再从关节囊的基底将其切开，应用缝线牵开关节囊，即可显露骨折端。用骨钩向外牵拉股骨远端，并用骨撬抬起骨折近端，即可使骨折复位。内固定在股骨近端外侧的进针点很易暴露。

（2）固定

1）空心螺钉固定

空心螺钉固定因具有操作相对简单、创伤小、软组织破坏小等优点而被广泛使用。通常推荐使用与颈部平行的"倒品字"形3枚空心螺钉固定。螺钉要和股骨颈纵轴平行，且它们之间也互相平行，这样骨折端能实现加压固定。而且在骨折端出现吸收时，这一加压作用仍可存在。该固定方式可提供皮质支撑，通过断端滑动加压，促进骨折愈合。但是对于青壮年股骨颈骨折，由于骨折断端不稳定，垂直剪切力大，用3枚平行空心螺钉固定的失败率为20%—48%。

生物力学研究表明治疗不稳定型股骨颈骨折时，除了与颈部平行放置空心螺钉外，增加1枚横向插入的螺钉将增加固定的稳定性。4枚空心螺钉（3枚"倒品字"形空心螺钉加1枚垂直骨折线的空心螺钉）可以更好地固定青壮年股骨颈骨折。

近年来，也有文献报道应用带血管髂骨移植治疗年轻成人股骨颈移位骨折。Li等应用旋髂深动脉植骨术联合3枚空心螺钉或单纯3枚空心螺钉固定治疗185例青壮年股骨颈骨折患者，经至少24个月随访，发现前者的骨折不愈合发生率和股骨头缺血性坏死发生率较后者低。虽然血管化的自体骨移植为青壮年股骨颈骨折的治疗提供了一种新的思路，但是这种方法在过去30年一直没有在世界范围内得到广泛的普及和大样本的验证，尚需高质量研究来确定这种方法的可行性。

2）DHS固定

DHS固定也是股骨颈骨折的一种治疗选择。Samsami等对青壮年股骨颈骨折的固定技术进行力学分析，比较了空心螺钉固定、带抗旋螺钉的DHS固定和股骨近端锁定板固定的骨种植体刚度、平均股骨头位移、破坏负荷、破坏能量和骨折碎片的相对位置，结果表明带抗旋螺钉的DHS固定可以提供最好的稳定性。

3）股骨近端锁定钢板固定

力学研究表明股骨近端锁定钢板轴向刚度和抗剪切力强，微动少。但是，股骨近端锁定钢板的临床应用结果却令人失望。Berkes等回顾性分析采用股骨近端锁定钢板固定治疗的18例股骨颈骨折患者资料，经1年随访，7例患者术后发生严重并发症。虽然股骨近端锁定钢板在允许角度固定的同时，也可以用长度稳定的锁定螺钉保持解剖复位，但是存在间隙的刚性固定较微动更不利于骨折愈合。Zderic等研究表明大容量的置入物可以降低血管生成和血管向股骨头内生长的能力，从而增加股骨头缺血性坏死的发生率。因此，股骨近端锁定钢板在治疗青壮年股骨颈骨折时并不是一个好的选择。

4）股骨颈内侧支撑钢板联合空心螺钉固定

应用改良Smith-Petersen入路显露并复位髋关节囊内骨折，认为该入路可以对股骨颈骨折进行直接复位，而骨折引起的局部骨缺损也可以通过植骨进行支撑，然后在股骨颈内侧通过钢板进行固定。通过改良Smith-Petersen入路使用内侧支撑钢板固定可以更好地抵抗断端的垂直剪切力。因为股骨头血供主要由后方的旋股内侧动脉供给，行前侧入路时并不会破坏后方组织，因此放置内侧钢板不会破坏股骨头血供。

（3）关节置换

和内固定相比，假体置换的优点在于其可早期负重活动，无骨不连接、股骨头坏死和内固定失败的风险，但其手术时间较长，出血较多，感染的风险也大。如果需行关节翻修，其死亡率和致残率都会有所增加。根据患者的情况不同，可选择半髋或全髋置换。半髋置换的适应证包括：老年人粉碎，移位的股骨颈骨折；病理骨折；一般情况较差；骨折前行走即较困难；合并神经系统疾患（老年痴呆，共济失调，偏瘫，帕金森疾病）。禁忌症包括：有活动性感染；活动较多的年轻人；既往有髋关节疾病患者（如风湿性关节炎）。

如果患者在骨折之前即有髋关节疾病，如风湿性关节炎、骨性关节炎，或股骨头坏死，则应Ⅰ期行全髋关节置换。虽然全髋关节置换报道的结果较好，但它脱位和感染的发生率较半髋置换高。选择全髋置换应慎重，因为对于老年患者，全髋置换是一个大手术。

七、并发症

无移位的股骨颈骨折内固定术后骨不连的发生率为5%。而移位的股骨颈骨折骨不连的发生率为25%。对年轻患者而言，一旦发生内固定后骨不连，可行外展截骨；或行带髂骨的肌瓣植骨，而老年患者则应行关节置换。

股骨头缺血坏死在嵌插和无移位骨折的发生率为10%—15%，而在有移位的骨折为30%—35%。骨折移位会损伤供应股骨头的血管；关节囊内出血也会造成关节内压增高，这两点是发生股骨头坏死的原因。股骨头缺血坏死的发生可延迟至伤后2年。患者通常有腹股沟区或大腿近端的疼痛，以及进行性跛行和患肢短缩。治疗方法决定于症状的轻重，症状严重者需行关节置换。

内固定失败的原因包括操作失误（如复位不良、内固定位置不合适）、骨不连、坏死、感染和骨质疏松。内固定失败后可重新做内固定，或行关节置换。

八、疲劳/应力骨折

应力骨折是指由于重复微创伤的累积效应而发生的一种骨折类型。由正常骨过度重复负荷引起的应力性骨折称为疲劳性骨折，而由异常弱化骨正常负荷引起的骨折称为不全性骨折。疲劳性骨折被认为是股骨头累积的轴向微创伤传递到股骨颈时发生的，并最终使通常强壮的臀中肌疲劳，使股骨颈承受过度的弯曲力。虽然股骨颈疲劳性骨折在普通人群中并不常见，但在主诉创伤性或非创伤性髋关节疼痛的患者中应予以怀疑，特别是在年轻、身体活跃的患者中，如精英运动员、长跑运动员或新兵。不全性骨折多见于骨质疏松的老年患者，常无单一的外伤性损伤。张力侧应力骨折，即患肢内旋时股骨颈正位片上，显示其外上部分骨折，很易移位，应行原位固定。股骨颈压力侧应力骨折，即发生在股骨矩处的骨折，如果不受额外的创伤，移位的风险较小。建议扶拐行走，直至疼痛消失。

在X线片上，早期应力性骨折通常是隐匿的，或表现为轻微的皮质增厚、骨膜反应或骨内膜硬化，这可能低估损伤的严重程度。磁共振成像是检测和分级应力损伤最敏感和准确的成像方式，已经在很大程度上取代了骨扫描成像在影像学上评估隐匿性损伤。应激损伤的影像学表现与损伤严重程度的增加相关，早期或低级别应激变化表现为脂肪饱和T2加权或STIR图像上显著的肌脂质或皮质下高强度水肿。叠加的T1皮质低强度骨折线代表了最严重的非移位应力损伤，应作为非移位应力骨折的等效治疗，适当的严格活动限制或临床适当的手术干预。

第四节　股骨转子间骨折

转子间骨折，更确切的应称之为经转子的骨折，常发生于股骨近端大小转子之间，也可延伸到转子下。它占股骨近端骨折的50%，死亡率为15%—30%。转子间骨折好发生于高龄女性，60岁以上女性转子间骨折相对于股骨颈骨折的发病率和严重程度逐年递增。这一增加的患病率被认为与骨质疏松症的恶化、平均活动度的下降和成功阻止跌倒的机械无能有关。转子间骨折和股骨颈骨折有如下区别：由于肌肉的牵拉，转子间骨折更易出现患肢的短缩和外旋；转子间骨折属关节囊外骨折，此处为血供丰富的松质骨，因此骨不连和股骨头缺血坏死较少见，而畸形愈合较常见。

一、受伤机制

老年人转子间骨折90%因跌倒所致，而年轻人则常由高能量损伤所致。转子间骨折，像大多数老年人的髋部骨折一样，最常发生在外侧摔伤大转子后，整体转子间骨折的风险、严重程度和不稳定骨折形态的发生率与转子骨质疏松的严重程度相关。虽然撞击方向已被证明会影响髋部骨折的整体风险，但撞击方向与骨折位置或形态之间并没有明确的相关性

二、临床评估

移位的转子间骨折的患者常有患肢的短缩和外旋，而无移位的患者表现为行走或髋关节活动时疼痛，转子间有深压痛。转子间骨折是囊外骨折，有更强健的骨性血供，因此不太可能导致慢性并发症，如AVN或骨不连。因此，转子骨折治疗不充分的主要问题与急性不稳定和可能的创伤后畸形慢性愈合的风险有关。

三、影像学评估

骨盆正位和患髋的正侧位X线片有助于了解骨折的类型。

四、分型

1.Evans分型是根据骨折线方向和是否累及大、小粗隆进行分型的。

Ⅰ型：股骨粗隆间两部分骨折，骨折无明显移位；

Ⅱ型：股骨粗隆间两部分骨折，骨折有移位；

Ⅲ型：骨折线累及大粗隆；

Ⅳ型：骨折线累及小粗隆；

Ⅴ型：骨折线同时累及大、小粗隆；

Ⅰ—Ⅴ型均为顺粗隆间骨折，另一大类型为逆粗隆间骨折。

这些分型中，Ⅰ、Ⅱ型骨折稳定性较高，Ⅲ型以后的骨折稳定性较差。Evans分型是根据复位前后的稳定性来分型的。如有些不稳定骨折复位后可变成稳定性骨折。骨折的稳定性决定于骨折复位后后内侧皮质是否有接触，它是防止塌陷的重要因素。对一个稳定骨折，后内侧皮质保持接触，或只有轻度粉碎，使骨折易复位，并能得以保持。不稳定骨折的特征是后内侧皮质粉碎较明显，虽然它们不稳定，但如果复位后其后内侧皮质能保持接触，也能使复位得以维持。

2. AO分型中，A型为关节外骨折，故股骨粗隆间骨折均为A型骨折。

A1型：粗隆间的两部分骨折

其中A1.1型骨折线延伸至粗隆间线；A1.2型骨折线通过大粗隆；A1.3型骨折线位于小粗隆下部。

A2型：粗隆间骨折线有粉碎性骨块

其中A2.1型有一内侧骨折块；A2.2型有数块内侧骨折块；A2.3型骨折线向小粗隆下延伸超过1 cm。

A3型：逆粗隆间骨折

其中A3.1型近端斜行骨折线；A3.2型简单横行骨折线；A3.3型粉碎性骨折。

其中A1.1到A2.1型骨折稳定性较好，A2.2以上分型骨折稳定性较差。

以上这种较早的AO分型对骨折稳定性的评估并不准确，AO在2018年对其分型进行了改进。

A1.1型，骨折线仅累及大粗隆

A1.2型，股骨粗隆间两部分骨折

A1.3型，骨折线累及小粗隆，但是外侧壁完整，且外侧壁厚度大于20.5 mm

以上三型骨折均为简单的股骨粗隆间骨折

A2型骨折为粗隆间粉碎性骨折，外侧壁不完整（外侧壁厚度≤20.5 mm）

A2.2型：粗隆间2块粉碎性骨块

A2.3型：粗隆间2块以上粉碎性骨块

A3型骨折和过去的AO分型区别不大，仍为逆粗隆间骨折

3. Boyd-Griffin分型较简单，它将转子间骨折分为四型，但它对手术计划的制订帮助不大。Ⅰ型：骨折沿转子间线从大转子直到小转子。Ⅱ型：骨折粉碎，主要骨折线沿转子间线，但皮质有多处骨折。Ⅲ型：转子下骨折，骨折线位于股骨干近端，或经过小转子，可伴有不同程度的粉碎骨折。Ⅳ型：骨折位于转子间或股骨近端，至少在两个平面上有骨折，其中一个位于矢状面。

4. Kyle-Gustilo分型，它将骨折分为四型：Ⅰ型，稳定的无移位骨折；Ⅱ型，稳定的轻度粉碎骨折；Ⅲ型，不稳定的骨折，有较大的后内侧骨折块；Ⅳ型，骨折延伸到转子下，属于严重不稳和难治性骨折。该分型方法主要是为了指导手术方法的制定。大多数的分类方法基于骨折块的数量和小转子是否骨折，两部分骨折是指位于关节囊外转子间嵴的骨折。在后续外力作用下，小转子和大转子也可以骨折，形成三部分和四部分骨折。小转子及其周围的骨质位于股骨近端的内后方，承受很大的挤压应力，对股骨的负重非常重要。一旦小转子发生骨折，则形成三部分或四部分骨折，它们都属于不稳定骨折，而两部分骨折属于相对稳定骨折。

五、治疗

坚强固定和早期活动是转子间骨折的标准治疗原则。采用牵引方法治疗的死亡率为34.6%，而用手术方法治疗的死亡率为17.5%。由于保守治疗多需长时间卧床，其并发症较多，且易出现畸形愈合。因此，保守治疗很少采用，多用于合并症较多、手术风险较大的患者。

手术的目的是使骨折得到稳定固定，并使患者能早期活动。内固定的稳定性决定于骨的质量、骨折的类型、骨折复位程度、内固定的选择和植入方法。

1. 骨折的复位

复位是实现稳定固定的前提，后内侧皮质接触很重要，可使用牵引床在透视监测下进行复位。牵引患肢并使之轻度内收和内旋。这使得股骨头颈与股骨干的力线得以恢复，从而恢复颈干角。侧位透视很重要，注意股干不要向后下沉骨折复位后要在透视下检查它的稳定性。前后位X线片可了解内侧皮质是否实现接触，侧位X线片可了解后侧皮质的接触情况。如果闭合复位不能达到稳定复位，则需行切开复位。通常会出现骨折远端向后下沉，需将其复位才能实现稳定复位。在极个别的情况下，即使切开复位也很难实现解剖复位，此时应采用

Sarmiento 和 Diamon-Hughston 技术行内移截骨术，从而实现稳定复位。

2. 内固定的旋转和放置的位置

（1）髋部滑动螺钉

髋部滑动螺钉包括提供转子间加压的加压（动力）髋螺钉（图 34.2）和提供轴向加压的 Medoff 加压钢板。植入螺钉时一定要注意：① 螺钉的尖端要距股骨头关节面软骨下 1 cm 以内；② 螺钉要位于股骨颈中央或其后下方。Baumgaertnei 认为应以顶尖距为依据来指导拉力螺钉安放的位置。顶尖距是指在校正放大率之后，在正位与侧位 X 线片上，螺钉的尖端和股骨头顶点距离之和应 < 25 mm，这样螺钉切出股骨头的概率最小。

不稳定转子间骨折内固定失败率为 4%—12%，拉力螺钉放置的位置不合适或骨折复位不佳是最常见的失败原因。年轻患者如果后内侧骨块较大，内固定安装完毕后，应从钢板的近端螺孔用一枚拉力螺钉固定后内侧骨块。Medoff 双轴加压钢板除能沿股骨颈方向加压外，还能沿股骨干的方向进行加压。

（2）髋部髓内钉

它包括 γ 钉和股骨顺行钉，该型内固定结合了动力髋螺钉和髓内钉的优点。髓内钉的优点是可以采取小切口闭合内固定，减少了出血和软组织损伤。和髓外固定的动力髋螺钉相比，髓内固定承受的弯曲力较小。髓内固定对手术要求较高。和动力髋螺钉相比，髓内钉固定骨折塌陷较少，适用于粉碎的不稳定型、向下延伸型或反转子间骨折。

3. 并发症

（1）髓内钉固定后的对线不良：可能由以下因素造成：比如复位的丢失、内固定不稳、髋内翻畸形、拉力螺钉/螺旋刀片的切出，主钉远端到近端周围的股骨干骨折。任意平面的分离包括冠状面（> 5°）、矢状面（10°）、横截面（> 15°），可能引起关节的受力不均匀，导致关节早期的退变。进针点偏外可能导致外侧壁的破裂和髋内翻对线不良。骨折线延伸至粗隆下的骨折非常容易出现髋内翻畸形或旋转的对线不良和双下肢不等长畸形。

（2）螺钉切出：和许多因素相关，包括患者的年龄、骨质、骨折类型、复位情况、拉力螺钉的位置、内植物的设计和主钉角度的选择。4 个最重要的导致螺钉切出的因素包括了：骨折复位不良、拉力螺钉在股骨头内的位置不理想、不稳定的骨折类型和髓内钉的自身设计。前3个因素相互影响进一步增加了螺钉切出的风险：复杂的骨折类型导致解剖复位的困难，复位不良导致螺钉很难达到理想的位置。

（3）内植物周围股骨干骨折：通常是出现在髓内钉的顶端到末端的周围。文献报道早期的髓内钉类型以及动力型交锁髓内钉发生医源性内植物周围骨干骨折的概率很高。在身高较矮的患者在使用长钉时，或因进针点的错误，在主钉置入过程中可能发生股骨干前侧皮质的撞击甚至穿出。

（4）拉力螺钉往内侧移位：而穿入骨盆内（切入）的原因往往因在股骨头内的位置不当引起。螺钉切入现象更多是和股骨近端髓内钉有关。

（5）内植物的断裂：通常出现在主钉跟螺旋刀片/拉力螺钉的交界处，但主钉其他地方的断裂也有文献报道过。

（6）假体周围感染：高危因素包括了开放性骨折、清创未彻底、围手术期推迟使用抗生素、社会经济条件差且有限的卫生健康资源的患者、切口或伤口延迟闭合、手术时间延长和使用外固定架临时固定。

（7）骨折延迟愈合和不愈合：风险因素包括了复杂的骨折、严重的骨质疏松、不恰当的内固定位置、开放性骨折、粗暴的手术技术导致软组织和周围血管的破坏、吸烟和非扩髓的髓内钉。通过取出远端的锁定螺钉使骨折动力化也很难解决愈合的问题。

（8）神经血管损伤：是术中容易损伤的结构，特别是在经皮固定的时候如钻孔时、螺钉的尖端以及螺旋刀片，或复位骨折断端的时候。最经常损伤的血管结构是：股深动脉，然后是股动脉、臀上动脉和腹壁下动脉。小粗隆骨块的二次移位造成股神经受压，异位骨化造成坐骨神经损伤，臀上神经损伤多由于患者在手术床上压迫所致。

4. 大转子骨折

单纯大转子骨折很少见，易发生于老年人，常由直接暴力所致、治疗一般采用保守治疗。对活动较多的年轻人，如果大转子移位较大，也可行手术治疗。通常使用张力带固定骨折，以恢复外展肌的功能。

5. 小转子骨折

常发生于青少年，继发于髂腰肌的强烈收缩。如果发生在老年人，常可能是股骨近端病理骨折所致。

第五节　股骨转子下骨折

　　股骨转子下区界限不清。成人被认为是小转子以下5厘米至股骨近端和中三分之一连接处的区域。转子下骨折的骨折类型可能很复杂，并向近端延伸至大转子或梨状窝。转子下区域主要由皮质骨组成，该区域的愈合明显慢于转子间带血管丰富的干骺端骨。此外，宽大的根管和短的近端段使髓内固定困难。约占髋部骨折的10%—34%，由于主要是皮质骨，并且骨折片受到附着于骨折远、近端的肌肉牵拉，容易发生骨不连。

　　转子下区域是一个高应力集中的区域，受多种变形力的影响，使骨折的解剖复位困难。大转子是髋关节有力的外展肌（臀中肌和臀小肌）和髋关节短外旋肌的插入点。小转子是转子间脊下侧面的后内侧骨隆起，与髂肌和腰肌髋屈肌相连。这些肌肉作用于股骨转子下骨折的近端碎片，导致其处于弯曲、外展和外旋的位置。远端碎片被缩短并由腿筋和髋内收肌内收，导致骨折部位的整体内翻和前端畸形。

一、损伤机制

　　青年人的转子下骨折是由高能量损伤造成的，如机动车碰撞，并倾向于维持粉碎，复杂的骨折模式。而老年人则是由低能量损伤引起，如简单的坠落，导致较少粉碎，螺旋形骨折。转子下区域也常发生病理骨折，大约占所有转子下骨折的17%—35%。如果骨折前该区域有疼痛的病史，并且有硬化或边缘不规则的横形骨折，应怀疑前期存在病理性改变。

二、临床评估

　　转子下骨折是高能量损伤，仔细的病史对于确定损伤的机制和能量是很重要的。与任何严重的肌肉骨骼损伤一样，对伴随而来的危及生命的损伤应仔细关注是最重要的，应该应用标准的创伤生命支持方案。护理应协调，采用多学科团队方法，包括普通外科医生和其他亚专业。骨科体格检查应立即发现任何开放性损伤、血管异常肢体或相关神经损伤。

三、影像学评估

通过标准全长前后位及侧位X线片能够评估骨折形态和制定处理方法。还应同时评估髋关节和膝关节。当骨折延伸至大转子或梨状窝时，必须仔细复查骨折片，并评估髓腔直径。偶尔需要对侧图像来测量长度、旋转和颈轴角度，以指导患肢恢复这些参数。

四、分型

Fielding分型是根据骨折线的位置与小转子之间的关系分型，Seinsheimer分型是根据大骨折块的数量和骨折线的位置及形状分型。由于这两种分型对骨折的治疗没有指导作用，因而用得很少。

现在常用的分型系统是Russell-Taylor分型，它是随着第二代带锁髓内钉的发展而出现的。除了具有较高重复性外，该方案还为不同骨折类型的治疗选择和潜在并发症提供了有用的提示。重要的变量是小转子的连续性和骨折延伸到大转子和梨状窝。A和B的亚分类描述了小转子区粉碎的数量。该分类有助于指导髓内（中心髓内或头髓内）和髓外植入物的选择。Ⅰ型骨折是指那些没有延伸到梨状窝的骨折，保留了常规顺行髓内钉的开口。Ⅱ型损伤向近端延伸至梨状窝。因此，Ⅱ型损伤更容易通过髓外加压髋螺钉、固定角度装置或髓内装置通过转子进入部位进行固定。

五、治疗

所有转子下骨折均需手术治疗，非手术治疗仅限于手术风险高的老年人和儿童。包括石膏支具或者骨牵引。非手术治疗会导致卧床时间延长，其相关并发症的发病率和死亡率增高。同时骨不连、延迟愈合和畸形愈合（包括内翻畸形、旋转畸形和短缩畸形）的发病率也增高。

转子下骨折可采用髓内钉、髋加压螺钉或95°角钉板固定装置固定。根据转子下骨折的Russell-Taylor分型选择相应的内固定物：

ⅠA型：梨状窝和小转子完整，标准带锁髓内钉

ⅠB型：梨状窝完整，小转子骨折，重建钉

ⅡA型：梨状窝骨折，小转子完整，滑动髋螺钉或重建钉

ⅡB型：梨状窝和小转子骨折，滑动髋螺钉加骨移植或重建钉

六、内置物的选择

1. 髓内固定

与其他固定方式相比，髓内固定具有机械、技术和生物学上的优势。传统的静锁髓内钉可能是治疗转子下骨折最常用的内固定，并且在ⅠA型骨折中取得了良好的效果。多项研究表明，髓内钉能够保证骨折的稳定性，骨不连、内固定失效或骨折错位的发生率较低。髓内装置允许间接骨折复位，维持骨折区血管供应。扩髓也可刺激骨膜反应，在骨折部位产生碎片作为自体移植材料。经皮放置该装置的能力可能会减少手术时间，研究表明，与钢板相比，髓内装置的术中出血量显著减少。此外，髓内钉是分担负荷的植入物，可以允许术后早期负重和康复。与钢板装置不同，髓内装置跨越整个股骨，不需要广泛的软组织剥离，允许同时治疗伴股骨远不是骨折。

骨折延伸至小转子，常规钉的近端交锁螺钉放置不适合，应采用头髓装置治疗。这些髓内钉自梨状窝或转子顶点进入，但有近端交锁固定，可获得股骨颈和头的固定。它们已被证明在小转子水平有明显粉碎的转子下骨折或严重骨质减少的患者中提供了优越的生物力学固定。Russell和Taylor报道了200多个转子下损伤的重建钉治疗，愈合率100%，无并发症，其他系列也有类似的良好结果。

髓内装置的技术缺点与作用在近端碎片上的变形力有关。近端骨折块的外展使找到入钉始点困难，常常导致导针偏移。此外，可能需要辅助技术来获得和维持髓内装置通过的复位。这包括使用Schanz针进行骨折操作，或通过临时固定打开骨折部位。股骨转子下骨折髓内固定后，仍可看到残留的前端成角和近端骨折块屈曲，这是这些植入设备的缺点。转子下骨折的钉入治疗建议采用侧位牵引。通过屈曲患肢的髋关节，骨折复位容易，可以更容易地插入钉子。

2. 角稳定系统

角稳定系统治疗转子下骨折的建议包括仔细注意解剖复位和骨折块间压缩。

这些内固定装置主要使用仅限于横向、非粉碎性骨折类型。尽管有这些限制，在一些系列报道中仍有20%的并发症，包括延迟愈合和内固定失效。医源性后内侧皮质断裂明显导致并发症发生率高。随着对骨折区血管供应的重视，很少尝试复位后内侧粉碎性骨折。因此，角稳定装置的张力带功能可能会受到影响，导致骨折愈合和内固定失败。

3. 髋加压螺钉

髋加压螺钉和95°角钢板系统最适用于同时累及两个转子的骨折。在锁定板或钉的下方可以植入一枚辅助螺钉，以加强近端的固定。在技术上，动力髋螺钉比接骨板更容易植入。在骨折复位和固定的过程中，术者一定注意不要使骨折块失活。如果骨缺损对于复位至关重要，应该首选自体髂骨移植。

髋加压螺钉装置已成功应用于治疗ⅡA型和ⅡB型转子下骨折。据报道，目前愈合率为95%，平均愈合时间为2.5个月。根据AP侧位图和侧位图判断，将加压螺钉适当放置于股骨头中心，可避免拉力螺钉的切口。为了允许在骨折部位进行动态压缩，避免通过钢板将近端螺钉置入近端骨折块。然而，在不稳定的骨折类型中，这种结构不能防止头颈骨折块的侧移，导致继发性复位不良和缩短。

七、并发症

延迟愈合或不愈合是转子下骨折最常见的并发症。与转子间区域相比，接触面积有限，骨血管减少，高机械应力增加了该区域骨不连的发生率。在6个月时，大腿近端持续疼痛伴负重、固定缺失和x线片上不适当的骨痂形成可诊断为骨不连。

治疗延迟愈合或骨不连的首要原则涉及患者咨询戒烟的关键重要性。持续的不遵医嘱阻碍了任何具有高失败风险的手术干预。在肥厚性骨不连的设置中，钢板固定已被证明是一种非常有效的挽救技术。侧向张力带机构通过周期性轴向载荷有效地压缩不愈合部位。自体骨移植可提供额外的骨诱导刺激促进骨折愈合。如果已经使用了髓内设备，那么用过度扩髓的方式交换髓内钉和使用更大的植入物是有效的。使用这些技术中的任何一种，术中应获得培养，以确定可能与抗菌治疗相结合的隐性感染。

术后伤口感染、血肿、异位骨化和神经损伤是转子下骨折手术治疗的其他并发症。

第六节　股骨干骨折

一、概述

股骨干骨折是下肢损伤患者致残和致死的重要原因之一。除病理性骨折以外，只有在强大的外力作用下才能造成此类骨折。股骨干骨折的开放伤口、脂肪栓塞综合征（FES）、急性呼吸窘迫综合征（ARDS）或多因素所引起的多器官衰竭（MOF）都严重威胁着患者的生命。

股骨干是人体最长和最坚强的骨，拥有良好的血运，被丰厚的肌肉组织包裹，在多数患者骨折能达到快速的愈合。通常由于骨折短缩、骨折畸形和在骨折愈合早期为了维持骨折的长度和力线用牵引和石膏固定而延长了肢体制动时间而引起残疾，甚至很小范围的短缩和畸形即可以引起跛行和创伤性关节炎，所以治疗股骨干骨折的关键是平衡解剖对位和进行早期功能锻炼之间的矛盾。

二、实用解剖

股骨是一个长管状结构，近端起于关节，远端止于膝关节，它是人体最长和最坚强的骨。股骨主要包括三部分：股骨干和两个干骺端。近侧干骺端包括股骨头、股骨颈、大转子和小转子，远端包括远干骺端和膝关节。股骨干的范围包括自小转子水平至股骨髁。股骨后侧面的正中有股骨粗线，粗线部位的皮质最厚，有肌肉和筋膜附着其上，包括臀大肌、内收大肌、内收短肌和股二头肌的短头。股骨干的横截面大致呈环形，在股骨中段最窄，骨干的远、近端增宽分别称之为股骨转子下和股骨髁上。

股骨干正常有一个向前的弯曲，其幅度在人群中有很大的变异。在一些病理状态下，如纤维异样增殖症和Paget病，正常的向前的生理弧度增加。向前的生理弧度早已被人们认识，大多数的髓内针在其中只有10—12 mm的预弯以适应其弧度。早期应用直形的坚硬的股骨髓内针可使股骨变直，使骨折端的后侧形成间隙，插入直形髓内针还可能引起骨折粉碎和髓内针自前侧皮质穿出等。

股骨干骨折后受到多个肌肉力量的作用而使大腿产生畸形，在转子下和高位股骨干骨折后，臀中肌的作用使股骨近端外展。当股骨近三分之一发生骨折时，髂腰肌牵拉小转子而使近骨折端屈曲和外旋。内收肌则使多数股骨干骨折产生轴向和内翻应力。股骨远端特别是到达股骨髁上部位的骨折，由于腓肠肌的牵拉作用则使骨折端趋向于屈曲成角。大腿有三个筋膜室：前筋膜室包括股四头肌、缝匠肌、髂腰肌和耻骨肌以及股动脉、股静脉、股神经和股外侧皮神经；内侧室包括股薄肌、内收长肌、内收短肌、内收大肌和闭孔外肌，以及股动脉的穿动脉、闭孔动脉、静脉和闭孔神经；后侧室包括股二头肌、半腱肌、半膜肌和部分内收大肌，以及穿动脉的分支、坐骨神经和股后侧皮神经。内侧和后侧肌间隔非常薄。因为大腿的三个筋膜室容积较大，发生大腿骨筋膜室综合征的机会比小腿少得多。一个或多个筋膜室内的严重出血能增加筋膜室的压力。测量筋膜室内压力可以区别股骨干骨折的肿胀和早期骨筋膜室综合征。

股骨有丰富的血供，动脉血供主要来源于股动脉的穿支，虽然个体间存在解剖的变异，但营养血管都是沿股骨粗线从近端和后侧的部位进入骨髓。Laing在解剖成人尸体的股骨中发现通常只有一个营养血管，没有一个尸体有主要动脉进入股骨干下1/3。他指出股骨最多有2根营养血管，在穿透后侧皮质后，近端和远端营养血管呈树枝样分布，提供股骨干骨内膜的血供。多数骨外膜血管沿股骨粗线进入骨，它们垂直皮质表面排列，很少沿骨膜纵形排列。由于骨外膜血管的这种垂直排列，在骨折中除了严重的开放性骨折外，骨外膜血管很少发生广泛的剥离。在股骨手术过程中应优先保护这些骨膜外的血运，应避免自股骨粗线剥离软组织，以减少血管的损害。若因严重的创伤或手术损害了骨膜血运，将导致发生骨折迟延愈合。股骨的微循环同其他长管状骨一样，虽然它们的分布还有争议，但在正常生理状态下通常认为骨皮质的2/3—3/4的血运由骨内膜血管提供，它们同骨膜的血管交错吻合。骨内膜血管的血流方向朝外（呈离心性），也有一部分流向髓腔的静脉窦。正常情况下骨外膜的血管提供骨皮质外1/4的血供，特别是股骨后侧沿粗线在此穿透骨骼的部位。

在股骨干发生骨折后，循环方式将发生明显改变，在罕见的无移位股骨干骨折中，骨内膜的血运相对没有被破坏，仍占有主导地位。多数股骨干骨折有明显移位，导致髓内血管完全破坏，骨外膜的血运由于骨折的发生而反应性增加，成为主要的血运来源。骨外膜血运的增加带来了骨折愈合的细胞和生长因子。髓内血运在愈合的过程中恢复较晚，但一旦骨内膜血运获得恢复，它又占主导地位。

在骨折愈合的早期，骨外膜的血运也能维持骨皮质外侧的1/2血运，闭合穿入髓内针后骨折能够快速获得愈合和塑形，证明股骨干有丰富的侧支循环。几乎所有的股骨干手术均可通过外侧纵切口得到暴露。只有在干骺端连接部位可通过剥离股内侧肌自内侧进行显露。应避免通过股中间肌的前外侧切口进入，这个切口的常见并发症是术后发生股四头肌粘连，导致膝关节活动受限。外侧切口是在大腿的外侧面，可向大转子至股骨外髁纵形切开阔筋膜，显露股外侧肌的后侧部分，向前牵开肌肉，沿着筋膜向后剥离至股骨粗线。肌肉和筋膜劈开1 cm，识别并结扎股动脉的穿动脉分支。这些血管的走向垂直于股骨的轴线，间隔3 cm，切开骨膜向前剥离股外侧肌，尽量少剥离骨膜和肌肉。外侧切口所导致的股四头肌瘢痕最小，二次手术时可以再被利用。

三、损伤机制

正常股骨干在遭受强大外力时才发生骨折。多数原因是车祸、坠落伤和枪弹伤等高能量损伤。流行病学研究表明受伤原因与合并损伤的类型之间存在一定的关系：行人被撞多数合并头部、胸部、骨盆和四肢损伤，摩托车车祸主要合并骨盆和同侧小腿损伤；摔伤很少合并主要器官的损伤；很小的力量即引起股骨干骨折通常是病理性骨折。

疲劳骨折或应力骨折在股骨干很少见，一般发生在股骨近端和中段，多出现在军人长途行军和过度的体力活动后。应力骨折的发生率随着强调体育活动的重要性而有增加的趋势。这类骨折可能发生在跑步、杂技等活动中。多数跑步者在他们疼痛发作前有增加运动量的历史。X线平片显示正常，核素扫描对早期诊断这种损伤是敏感的。应力骨折偶尔也有移位，但通过休息大多能够恢复。

股骨干受到张力同样可以发生骨折，通常是受到弯曲负荷而导致横断骨折，致伤力量较大时可以导致不同程度的粉碎，估计250牛顿的力量即可使正常股骨干发生骨折。存在发生病理性骨折的病因时，受到一个较小的扭转负荷更易导致出现螺旋形骨折，但这种骨折很少发生粉碎和合并严重的软组织损伤。

四、骨折分型

股骨干骨折现在还没有一个统一的分类，多数学者按照其影响治疗结果的因素进行分类。如软组织、骨折部位、骨折形状、粉碎程度和合并损伤等。股骨干骨折按照部位可分为近1/3骨折、中段骨折和远1/3骨折。因为髓腔的峡部位于股骨干中段，所以远1/3骨折也称之为峡部下骨折。也可根据主要骨折线的形态对股骨干骨折进行分类，分为横形、斜形、螺旋形和节段性骨折。股骨干骨折的分类在AO分类表中分为简单（A）、楔形（B）和复杂骨折（C）。简单骨折按照骨折线的倾斜程度又分为几个亚型：横形骨折螺旋形、弯曲形和粉碎性骨折；复杂骨折则包括节段性骨折和骨干广泛粉碎骨折。AO分类对选择合适的治疗方法或预测预后的作用还未明确（图13-6-1）。骨折粉碎程度与髓内针固定所采取的方式和远、近端的锁定有关。

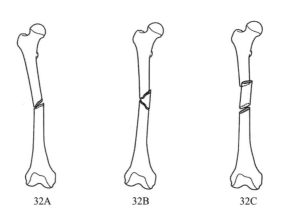

32A   32B   32C

图13-6-1 股骨干分型（摘自《骨折治疗的AO原则（第三版）》）

五、诊断

（1）症状和体征

股骨干骨折临床容易诊断，可表现为大腿疼痛、畸形、肿胀和短缩。多数骨折由于高能量损伤所致而常合并其他损伤，所以进行全面体检非常重要。骨科诊断包括全面检查整个肢体，观察骨盆和髋部是否有压痛，同时合并骨盆或髋部骨折可以出现局部瘀血和肿胀。骨折后由于患者不能移动髋部，故触摸大腿近端和臀部十分重要。臀部饱满和股骨近端呈屈曲内收畸形则表明合并发生了髋关节后脱位。

同样要对膝关节进行望诊和触诊，股骨干骨折常合并膝关节韧带损伤，但股骨干骨折后不可能进行常规的应力试验检查，仔细检查膝关节侧副韧带和关节间隙则能够提示有无发生韧带损伤，可在骨折内固定后再进行临床和X线片的应力检查。

股骨干骨折合并的神经血管损伤虽然少见，但是必须在术前进行仔细检查。股骨干骨折后很少发生低血容量性休克，但股骨干骨折后出血量较多，研究表明其平均出血为800—1 200 ml时，所以不管股骨干骨折是否合并其他损伤，术前均有必要检查血流动力学的稳定性。脂肪栓塞综合征（FES）是股骨干骨折的严重并发症，若检查发现有不明原因的呼吸困难和神志不清，需考虑发生脂肪栓塞综合征的可能，应进行血气分析等进一步的检查。

（2）辅助检查

1）X线检查

在进行X线检查前，肢体应进行临时制动，以免进一步损伤软组织。X线投照应包括骨盆正位、膝关节正侧位和整个股骨的正侧位片，胸部X线片有助于诊断脂肪栓塞综合征和判断其进展情况。

2）CT检查：

虽然，X线检查对股骨干骨折诊断已经足够，但CT检查，特别是三维CT可以对股骨骨折的形态、股骨前弓角度、骨髓腔的大小等与手术相关指标进行评估，同时可以避免髋部和股骨远端的隐匿骨折，所以，如果条件允许，CT检查应该予以进行。

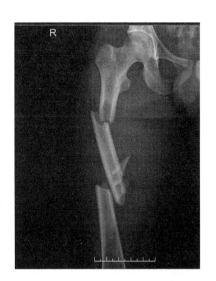

图13-6-2　股骨干骨折X线表现

3）磁共振检查：

磁共振对于股骨干骨折并非必须，但股骨干骨折是否合并半月板损伤还不完全清楚。在对47个股骨干骨折进行关节镜检查的一项研究中发现有一半的患者发生了半月板撕裂，其损伤形式表现为放射状撕裂和桶柄样撕裂或二者相混合，但这些患者并没有临床表现。即使这样，也不应对股骨干骨折患者常规进行关节镜检查。应待骨折愈合、肢体康复后，若患者持续存在膝关节疼痛或绞锁和打软腿等症状时再进行进一步检查。

六、治疗

在20世纪前，股骨干骨折多数采用夹板和多种材料包裹进行治疗，古代则用皮革或纤维缠绕木夹板固定和麻布包裹等方法，上述材料没有提供足够的力量以维持骨折的对线。19世纪末X线片应用于临床，能够清楚的显示传统的治疗方法在力学上的不足。

1907年，Steinmann发明了他的第一个针牵引装置。1909年，Kirschner提出了在张力状态下使用小直径的牵引针。Thomas架可以通过它的环与小腿对抗牵引，能够控制牵引力量。在第一次世界大战运输股骨干骨折伤员的Thomas架经过改良减少了患者和伤腿关节的伤残，这种基本的牵引装置保持了近一个世纪。

1. 非手术治疗

（1）牵引

牵引是治疗股骨干骨折历史悠久的方法，可以分为皮牵引和骨牵引。皮牵引是利用牵引装置通过皮肤实施纵向应力作用于肢体，骨牵引则是通过骨髓直接作用于肢体，通常在胫骨或股骨进行穿针。

几个世纪前，De Chauliac提出采取小腿皮牵引、在膝关节伸直位治疗股骨骨折。1860年，Buck对这种方法进行了改良，称之为Buck牵引。这种方法的缺点一是不能提供足够的力量使骨折获得复位，如使用大重量的牵引则容易使牵引套产生滑脱和皮肤发生坏死；二是在股骨近、远端骨折由于肌肉的牵拉，当膝关节处在伸直位时骨折常常也不能获得复位。其他皮牵引方法如Bryant牵引和滑动Russell牵引能够克服上述缺点，但这些牵引技术只适用于儿童患者。

虽然皮牵引不能提供足够的力量维持成人股骨干的长度和轴线，但在下肢损伤的急救和转运时仍在应用，此时可将患肢放置于支架上通过足套进行皮牵引，支架作用在腹股沟部位形成对抗牵引。下肢的旋转通过缠绕在大腿的多个弹性带进行控制。这种技术极大地减轻了患者的痛苦，便于将患者转运至医院，但这只是一种临时措施。在患者情况允许时，应计划实施更为有效的方法恢复股骨干的长度和轴线。由于大腿明显肿胀，缠绕在大腿的弹力带有可能变成"止血带"，在转运完成后应及时检查牵引肢体的张力和弹力带的松紧度。

骨牵引在1970年以前是股骨干骨折最常用的治疗方法，现在则只作为骨折早期固定的临时方法，骨牵引有足够的力量作用于肢体使骨折获得复位，通常使用股骨结节骨牵引，此部位相对远离膝关节和骨折端，但在股骨干骨折合并向侧膝关节韧带损伤的患者禁用。克氏针或斯氏针对骨牵引哪一种更好，仍存在争论。Charnley喜欢用斯氏针，认为直径大能够提供更好的固定，特别是对骨质疏松的患者。他们认为克氏针有两个缺点：① 用克氏针的牵引弓，其每次的活动被传递到骨骼时，克氏针都在骨内发生旋转。② 克氏针可以切割骨骼，继发松动。而其他作者则推荐使用克氏针，认为克氏针直径小，在插入时对软组织损伤小，用牵引弓同克氏针连接不会发生旋转，也不会导致针在骨内发生旋转。虽然使用哪种牵引需根据医生的喜好而定，但不应当使用螺纹针，因为它们比同直径的平滑针力量弱。应采取正确的无菌技术，包括备皮、铺单和局部麻醉。胫骨牵引针应在胫骨结节水平，避免牵引针穿入胫骨前侧皮质厚的部位，因为牵引针应穿透两侧皮质。皮质的热坏死可以导致发生针道的感染。

股骨干骨折的牵引设计了多种肢体悬吊方法，多数是Thomas架合并Pear副架，这种平衡牵引取代了固定的夹板如Bohler-Braun架。半环的Thomas架安置在大腿上端，夹板支撑大腿，避免软组织和骨骼因重力而发生下沉。牵引安置在股骨力线上，足被Pearson副架支撑，Thomas架合并Pearson副架被牵引绳悬挂以支撑下肢，所以称之为平衡牵引。第二根绳则用来调整旋转和轴线。另外是Neufeld牵引，把肢体和牵引针放人石膏，进行牵引，允许膝关节早期活动，牵引放置在石膏上，通过牵引针作用在骨骼，Neufeld牵引虽增加了膝关节活动，但并没有增加骨折的不愈合率。因为患者在任何平面都得到了持续的牵引，这种方法可以增加患者活动，在多发创伤的患者可以改善患者的肺功能。多数牵引需要患者保持仰卧位。

骨牵引的目的是在早期（伤后24小时）恢复股骨干的长度。此后，骨折端血肿机化，要将股骨恢复至正常的生理长度需增加牵引重量，而增加牵引重量可将患者拉至床尾，使患者或牵引装置同床相接触、导致牵引失效，进而不能恢复正常的股骨长度。为避免牵引使患者向床尾滑动，可将床尾抬高，增加体重之反牵引力。在牵引后的24小时应拍X线片以判断牵引的效果，因为牵引有可能使骨折端产生分离，通常最初使用12—18 kg的牵引重量，随后则需减轻牵引重量。

1970年之前在骨折获得X线片和临床愈合前仍需要进行骨牵引，通常至少需要住院6周，然后给予单侧的镜人字石膏固定，患者开始下床逐渐负重行走，在伤后3—6个月去除石膏，开始髋关节和膝关节的功能锻炼。股骨干骨折的牵引结果是可以接受的，多数研究闭合骨折的愈合率在97%—100%，但迟延愈合率高达30%，可能是骨折端持续分离所造成。另外牵引也很难维持肢体的长度，特别是对粉碎骨折，所报道的病例通常短缩1—3 cm。由于患者卧床，而牵引要维持足趾处于中立位，常常导致远骨折端发生内旋畸形。

长时间的牵引可导致膝关节僵直，是临床最常见的并发症。需要关注其他严重问题，包括住院时间长、卧床时间长以及治疗的费用高等。在过去几十年，发表牵引治疗弊端文章的学者建议进行早期手术以固定股骨干骨折，认为多数患者受益于骨折稳定和早期功能锻炼。现在热衷于进行骨牵引治疗的医生逐渐减少，而大多采取手术治疗。

（2）石膏支具

离床治疗和防止髋人字石膏引起膝关节、髋关节挛缩的愿望导致了石膏支具的发展。石膏支具在理论上有许多特点，它允许逐渐负重，可以改善肌肉和关节的功能，增加骨骼的应力刺激，促进骨折愈合，它通过平滑的全面接触的石膏或大腿套四周包裹软组织使骨折端部分不承受负荷。虽然支具对骨折负荷的准确影响依靠多个因素，包括骨折位置和解剖、软组织覆盖、支具的轮廓及其力学特点。在支具内，骨折自身控制负荷，多数支具可以承担10%—20%体重的负荷和功能是抗扣带的铰链式管腔，支具对抗的主要畸形是大腿肌肉产生的外侧成角，研究表明骨折在负重过程中有相当大的平移，在骨折愈合过程中这种活动逐渐减少。

开放性骨折、远段骨折和中段粉碎骨折是使用支具的相对良好适应证。近端骨折和横断或斜行骨折由于应力集中，有发生成角的趋势，不适合于支具治疗。支具也可用于补充有限内固定，如小直径非带锁髓内针。它的作用是消除导致骨折旋转畸形的应力在股骨的旋转负荷。多篇文章报道了支具的治疗。成功的关键在于安置技术，它可以在牵引6—8周替代髋人字石膏或在牵引1—2周后作为最终治疗。安置时机应由有经验的骨科医生决定，否则易丢失复位，应用支具的先决条件是牵引达到满意的复位。在肿胀和疼痛消失后和X线片有早期的骨痂形成后应用支架可以得到良好的结果，定期复查X线片以检查轴线和判断早期负重。

多数患者能够获得早期肢体康复和快速骨折愈合，多数研究者报道在伤后13—14周时可获得骨愈合，但是支具常存在的主要并发症是发生股骨短缩，优良的病例平均短缩1—1.5 cm，内翻可导致膝内侧间隔的负

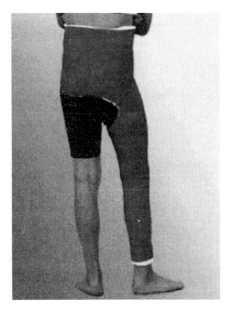

图13-6-3 髋人字石膏示意图（摘自：Casts, Splints, and Support Bandages）

荷增加和外观畸形。系列研究表明膝关节活动小于100°。在不常使用支具治疗的医生中这些并发症发生率更高。现在已对支具进行了多种改良以解决上述问题，如调整大腿截面、悬吊骨盆带和改良铰链等。在许多年以前，支具的应用很普遍，现在则多被新的内固定技术所取代，但在股骨干骨折的治疗中它仍占有一席之地，创伤骨科医生应掌握这种、治疗方法。

2. 手术治疗

（1）外固定架

现行外固定架作为股骨干骨折的最终治疗很少应用，但作为危重患者的损伤控制（damage control）临时固定应用越来越广泛。他的优点是手术时间短，对骨折端血运破坏少，方便伤口换药。缺点是对膝关节活动影响大，针道感染率高。外固定架的固定针经常把股四头肌与股骨干固定在一起，所形成的瘢痕能导致永久性的膝关节活动丧失。Wagner率先应用外侧半针外固定架，能够对复杂股骨干骨折提供适当的固定和稳定，与其他长骨的稳定一样，股骨外固定架的强度主要依靠固定针的直径，半针的直径应至少是5 mm，外侧安置的外固定架对

冠状面固定牢固，而前侧安置外固定架则对矢状面固定牢固。

股骨干骨折外固定架固定后的针道感染率高达50%，无疑是由于固定针横穿髂胫束和股外侧肌的肌腹所致，这种并发症作为其技术是固有的并发症，虽然通过穿针技术的改善，这种并发症能够减轻，但不能消除。外固定架固定股骨干骨折最常用于高能量损伤，这种损伤由于合并其他损伤需要进行快速、稳定的固定。外固定架固定股骨干骨折的主要适应证是Ⅲ开放性骨折，即使是粉碎骨折它也能够提供适当的骨性稳定，还可以保持良好的伤口通道，以方便清创和换药。在严重污染或高能量损伤的开放性骨折中，选择外固定架作为治疗可以防止内固定所引起的感染的风险，骨折不愈合率略高和膝关节活动减少也可能是由于损伤的严重性所致。对外固定架和其他方法所治疗的同样损伤的结果目前尚缺少比较性研究。

环形或细针外固定架可用于创伤后肢体延长和畸形矫正，用于阻型开放性骨折则会影响伤口清创和换药，对骨折的最初治疗不是最好的选择。如果晚期需要使用这种外固定架，以前所用的半针外固定架并不妨碍它的使用。

外固定架和闭合髓内针治疗股骨干骨折的比较性研究发现使用髓内针的结果较好，虽然两者软组织的损伤程度没有区别，两组的愈合率相当，但外固定架有发生针道感染和膝关节僵硬的并发症。因为髓内针技术对闭合损伤有更好的骨折愈合和临床结果，外固定架不能作为闭合股骨干骨折的常规治疗方法，在特殊情况下，如多发损伤的患者不能耐受长时间麻醉或股骨干骨折合并血管损伤时，外固定架是一种安全方便的骨折固定方法。在这种情况下，外固定架可作为一种临时固定，一旦患者情况改善，可将其更换为内固定（接骨板或髓内针），多数作者认为2周内更换为内固定是安全

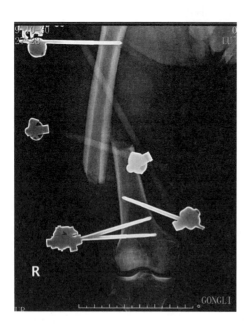

图13-6-4　股骨干骨折外固定支架X线表现

的。把骨折的外固定更换为内固定时，若临时外固定架固定针部位存在感染，一定要小心，应在取出外固定架后全身应用抗生素和局部换药，2周左右再更换为内固定（图　）。

（2）接骨板

因为股骨干骨折非手术治疗存在许多缺点，如住院时间长、花费大、骨折短缩畸形愈合、迟延愈合和关节僵硬等。而切开复位、接骨板内固定能改善这些缺点而被多数医生所接受，临床比较结果也得到证实。在20世纪六七十年代，骨干骨折的治疗中坚强内固定早期功能锻炼的观点被广泛接受。

这项技术需要经验和手术技巧，能够达到解剖复位而不破坏骨折部位的血运，剥离骨折端和部分损害股骨皮质的血运是不可避免的，一些作者对所有股骨干骨折都使用接骨板，一些作者在不能使用髓内针的病例使用接骨板。手术的目的是稳定骨折。接骨板使用早期曾使用多个接骨板以达到骨折端的更稳定，这是指90°—90°接骨板，两接骨板在股骨前侧和外侧成90°，以增加旋转稳定性。由于接骨板强度和设计的改进，允许骨折端加压，使用两块接骨板进行固定已没必要，单一接骨板比双接骨板手术的剥离更小。

骨折切开复位接骨板内固定的优点是直视下可以获得解剖或近解剖复位，解决了骨牵引所遇到的肢体长度和旋转的问题。这项技术同骨牵引相比改善了关节活动范围。这归功于AO的加压技术所达到的坚强内固定和早期功能锻炼。但是还有20%—39%的患者存在膝关节活动受限，其原因是股四头肌瘢痕挛缩，手术中仔细地剥离股外侧肌和早期进行功能锻炼、可以减少股四头肌挛缩。

这项技术同骨牵引相比的另一优点是患者可以早期下床活动，减少了住院时间。在研究股骨干骨折切开内固定对肺功能影响后也认识到对长骨骨折进行急症固定有益于肺部功能的恢复。

虽然这项技术解决了骨牵引治疗所遇到的问题，但是一系列新的并发症是明显的，文献所报道的内固定的失效率是5%—10%，手术后6个月以上内固定失效表明骨折不愈合。大多数接骨板疲劳断裂的不愈合可以用髓内针来补救。股骨干骨折接骨板内固定的感染率高于保守治疗和闭合复位髓内针内固定。有关接骨板固定的多数研究显示股骨干骨折的愈合率是90%—95%，开放性骨折则愈合率降低。感染率是0%—11%。Ruedi报道了大组病例（超过6年126例粉碎骨折）股骨干骨折切开复位接骨板内固定的疗效，虽然最终结果优良率达92%但仍有9%的不愈合导致内固定失效，9%因迟延愈合而需植骨，感染率为6%。多数并发症需要再次手术。这些学者特别强调在粉碎股骨干骨折用切开复位接骨板内固定治疗时应常规一期植骨。

术后鼓励膝关节主动活动，但是在骨折愈合前避免强力的活动。膝关节活动受限将增加固定骨折的应力，并增加内固定失效的危险。在X线片表现骨折愈合后才能完全负重。同闭合扩髓髓内针相比，接骨板晚3—5个月负重。接骨板应在术后2—3年取出，但不一定必须取出。接骨板取出后在接骨板下的皮质骨逐渐增加应力塑形。

90°—90°两接骨板固定应先取出一块，术后半年再取出另一块。接骨板内固定技术在20世纪70年代早期达到高峰期以后逐渐减少。在20世纪80年代随着髓内针技术的改良，切开复位接骨板内固定不再是治疗股骨干骨折的首选方法。带锁髓内针可以控制股骨干的长度和旋转，而没有接骨板固定所需要的广泛剥离软组织、形成股四头肌瘢痕、大量失血等风险，使发生感染的危险性也明显降低。接骨板内固定向闭合髓内针相比只有一个优点，即不需要特殊的设备和放射科人员。接骨板固定属偏心固定，力臂比髓内针长1—2 cm，增加了内固定失效的危险。由于接骨板下骨皮质的血运受到损害或产生的应力遮挡效应，可造成接骨板取出后发生再骨折，再骨折甚至可发生在接骨板取出后39个月。

尽管接骨板有许多缺点，但只要正确选择其适应证，正确掌握放置接骨板的手术技术，也可取得优良的结果。接骨板固定术后结果不满意的主要原因是技术问题和适应证选择不当。其手术适应证包括股骨干骨折髓腔小于6 mm、周围骨干存在畸形、股骨干骨折合并同侧股骨颈骨折或股骨远端骨折、合并血管损伤需广泛暴露以修补血管的骨折或多发创伤不能搬动的患者等。

采用接骨板固定简单的骨折时，最少也应该应用10孔的宽4.5的接骨板。对于粉碎骨折，骨折端两侧至少有5枚螺丝钉的距离。过去推荐每侧至少8层皮质固定，现在接骨板的长度比螺丝钉的数目更重要。应用长接骨板和少的螺丝钉固定并没有增加手术的创伤，螺丝钉经皮固定接骨板。每侧3枚螺丝钉固定，生物力学最大化，1枚在接骨板的末端，1枚尽可能接近骨折端，1枚在中间增加接骨板和骨的旋转稳定性。横断骨折可以预弯接骨板，通过加压孔加压骨折端。斜形骨折应用通过接骨板的拉力螺丝钉加压骨折断。对于粉碎骨折应用牵开器复位股骨干骨折以获得正常的力线和长度，不追求绝对的解剖复位，避免了一定要获得解剖复位而对骨折端软组织进行的广泛剥离，也不剥离骨折端，并使用桥接接骨板代替加压接骨板，骨痂由骨膜形成而不是一期愈合，缩短了愈合时间，明显改善了接骨板固定的临床疗效。

（3）髓内钉：

股骨干大致呈直管状结构，是髓内针固定的理想部位。位于中部的峡部能够把持髓内针。进行髓内固定也有利于对抗重力以及肌肉和韧带所产生对股骨的负荷。正常股骨受到压力折弯和扭转的负荷，折弯和扭转负荷则产生了对骨的张力、压力和剪切力。髓内针同其他内固定和外固定（比如接骨板和外固定架）相比，更接近身体活动的中心，受到的负荷更小。另外在远近侧主骨折端骨皮质接触良好的稳定骨折中，随着骨折愈合的进展，骨本身将分担的负荷逐渐增加。髓内针与骨筒复合体的力学特点明显不同于接骨板固定后的负荷遮挡，有多个优点：第一，髓内针所受到的负荷小于接骨板固定，使得它不易发生疲劳折断；第二，骨受到的负荷是逐渐增加的，刺激了骨愈合和骨塑形；第三，通过髓内针固定可以避免由于接骨板固定所产生的应力遮挡效应而导致的骨皮质坏死。

在理论和实践中，髓内针固定比其他形式的内固定和外固定还有许多优点。虽然进行闭合髓内针固定需要特殊的设备和放射技术设备，但是它容易插入，而且不需要接骨板固定时的所进行的广泛暴露和剥离。因为闭合髓内针技术没有破坏骨折端的血肿，也没有干扰对骨折愈合早期起关键作用的细胞和体液因子，所以闭合髓内针技术是股骨骨折的一种生物固定，较小的手术剥离也有减少感染率和股四头肌挛缩的优点。

髓内针固定也能够确保股骨干的正常轴线。对简单的股骨干中段骨折，使用较粗直径的髓内针固定，在髓内针填充髓腔时，能够自然地矫正股骨轴线。同样在粉碎骨折和股骨中段的远近端骨折中也可恢复股骨解剖长度和轴线，但需要采取较为复杂的技术。

大多数髓内针固定在手术后进行早期功能锻炼是可行的。患者可在术后24小时内离床活动。因为髓内针可承受负荷，故术后多数患者可以早期负重，仅在严重粉碎骨折和远端骨折在早期愈合过程中需要采取保护性负重。髓内针固定术后大腿肌肉所产生的瘢痕较小，可比较快速地恢复股四头肌功能和膝关节活动，而患者的快速康复也减少了住院时间和致残率。可获得明显的经济效益。

髓内针固定后骨折快速愈合有以下几个因素：髓内针允许环形压力负荷经过骨折端，有利于骨痂的形成和塑形；闭合插入髓内针很少或不破坏骨外膜的血运，而骨外膜的血运被认为在骨折愈合过程中发挥着重要的作用；在闭合穿针时骨髓或扩髓时产生的骨碎屑都可随血流进入血肿部位，而这种扩髓物有成骨和骨诱导作用，可刺激骨折愈合。在进行髓内针固定后，生物力学和生物学的因素可互相结合，使骨干骨折获得良好的愈合。

髓内针固定与其他的内、外固定方法相比，再骨折的发生率也比较低。股骨干骨折闭合髓内针术后可在骨折端形成大量骨痂，以获得骨愈合。因为在骨折端的骨痂新形成的骨皮质直径长，实际上骨的力量大于正常骨。虽然不推荐在术后18个月前常规取出髓内针，但是在有选择的年轻人因为骨愈合和塑形较快，可以在术后6个月取出，取出髓内针后任何形式的保护和延迟负重是没必要的。临床研究表明髓内针固定同其他保守和手术治疗相比也有其独特的优越性：骨折畸形愈合发生少、改善功能、可早期恢复工作、住院时间短、骨折短缩畸形少、愈合快。很少发生并发症，与切开复位相比也减少了感染率。

股骨干骨折采用髓内针治疗的历史也相当久远和丰富。在对Kuntscher髓内针进行重大改革的50年后，Kuntscher的"三叶形"髓内针还是髓内针中的"王冠"。最初的Kuntscher髓内针是V形横截面设计，后被改良成现在的"三叶形"，随着手术器械的发展可通过导针闭合穿入。经过多年改进，Kuntscher系统增加了许多类型的髓内针，但其基本概念和基础理论却没有改变。Kuntscher对其他类型的髓内针的发展也发挥了重要作用。过去所有髓内针系统的主要缺陷是对于粉碎骨折和股骨远、近端骨折的效果差，髓内针不能抵抗轴向和旋转负荷，常见的并发症是术后发生短缩和旋转畸形。虽然Kuntscher等人设想对这种骨折采用锁钉装置，但只有最近20年才在临床上广泛应用带锁髓内针。多数带锁髓内针设计为，近端1枚锁钉、远端2枚锁钉用于锁定主要骨折端。可在X线片控制下使用多种技术进行锁定，只有近端或远端锁钉时骨折端产生动力固定，但有潜在的轴向和旋转不稳定的危险。对骨折可能发生短缩和旋转畸形者，宜在远、近骨折端使用两端锁钉进行静力锁定。

带锁髓内针的生物力学特性：骨折愈合的最佳生物力学环境还不完全清楚，所以，股骨带锁髓内针的治疗目的是不干扰骨折的正常愈合过程和在骨愈合过程期间尽可能提供一个稳定的针–骨结构，这种结构允许承担骨骼的全部负荷和早期恢复肢体功能。所使用的髓内针的生物力学要求应根据骨折的位置和粉碎程度、患者的体态、骨的形态和其他参数而定，也应根据这些不同的情况或需要来改进带锁髓内针的设计。

髓内针技术和注意的问题

A. 手术时间：股骨干骨折后早期和延迟固定的优点已被广泛研究40多年。早期研究认为延迟固定有利于骨折愈合。但有人反对这种观点。现在的临床和实验研究支持延迟固定对骨折愈合没有好处的观点。更重要的一个争论的是早期固定的优点有利于患者早期活动和肺功能，特别是对多发创伤的患者。

回顾性研究的结果表明骨折早期固定后改善了生存率，由于降低肺功能不全而改善了败血症。Lozman所进行的随机研究表明，不管肺和心血管的功能如何，骨折早期固定有益处。Poole等研究发现合并头部和其他长骨干骨折的股骨干骨折早期固定可以增加肺和脑的并发症。

20世纪六七十年代的报道，单一股骨干骨折做髓内针固定的最好时间是伤后3—7天，术前观察患者的并发症，特别是脂肪栓塞综合征（FES）。近些年来普遍学者倾向，手术推迟到7—14天，认为可以减少并发症的出现。Smith在1964年报道了伤后7—21天固定股骨干骨折，他指出骨折似乎愈合快，原因是正在机化修复的骨折端增加了扩髓产生的松质骨碎屑。他认为手术时机适宜于10—14天。我们不能反驳这种观点，这种刺激骨折愈合不能和患者功能一起改善，也不能判断什么时间愈合。在骨折固定4—6周后，患者的功能状态改变很少。所以骨折固定的时间取决于对患者的最大益处。总体上髓内针后在3—4个月愈合是正常的。患者和肢体都需要这么长时间恢复。在多发创伤的患者（ISS > 18），多数研究表明在开始24小时内立即固定股骨干骨折是必要的。有兴趣的是最近的回顾研究建议2—4天固定对患者有好处，强调患者在固定前全身情况稳定。

B. 术前计划：闭合带锁髓内针的临床结果大部分取决于术前、术中仔细计划。即使是复杂的手术，密切注意每一个细节预示成功的结果。Weller指出多数并发症的发生是医生迫于时间的压力而偏离常规技术规程。术前操作问题的计划可以节约医生手术中考虑的时间。

术前X线片一定要保证质量来判断骨折粉碎的范围，近端和远端的纵向骨折线在低条件的X线片容易漏诊。这种无移位的骨折影响锁钉的选择，如骨折线通过膝关节或髋关节则影响内固定的选择。股骨干骨折X线片应包括膝关节正侧位和骨盆正位以除外髋部损伤和膝关节周围损伤。

股骨的形态和大小可在X线片进行判断，测量正位X线片股骨峡部的宽度以判断可能使用的髓内针的直径。对于一般的髓内针（非带锁髓内针），髓内针的直径大于X线片2 mm是适当的；而髓内针在静力锁定的情况下，髓内针是否紧贴髓腔不是主要的问题。

术前测量股骨和准备髓内针的理想长度是必要的。在Winqust Ⅲ型骨折，在进行髓内针操作时若不小心很容易发生股骨延长和短缩。临床测量从大转子尖到膝关节外侧面，健侧股骨长度对术中矫正患侧肢体长度提供有用的标记，通过X线片测量放置于对侧大腿的股骨的已知长度髓内针更精确。

这样可以不计髓内针的放大率，可以得到髓内针的长度和插入股骨远端的深度。另外，对于粉碎骨折应用髓内针膜板可以得到髓内针的尺寸和位置。术前准备比选用的髓内针长度长或短4 mm，直径粗或细2 mm多根髓内针。如果不是急诊做闭合髓内针，可先行胫骨结节骨牵引，术前需要25—40磅的牵引重量。如果手术在3—5天以后做，拍摄股骨侧位X线片观察骨折牵引后的位置，对于简单的横断的并且末端带尖的骨折，为了在手术中便于复位至少要过牵，术前30分全身应用抗生素，持续到术后24小时。

C. 体位：麻醉成功后，仔细注意患者在手术床的位置，患者体位的正确与否决定插入髓内针的成功。如果术前的胫骨牵引针闭合复位骨折困难，在摆体位前行股骨远端牵引针。特别是股骨远端骨折因为腓肠肌和膝后关节囊的牵拉，用胫骨针牵引复位困难。用斯氏针插入股骨远端，使其尽量偏前和远端，能够纵向牵引骨折端而不影响远端的锁定。建议在透视下插入斯氏针，以免进入膝关节。如果斯氏针影响髓内针插入远端或远端锁钉的安放，在髓内针插入远端一部分后，拔除斯氏针，像用于颅骨牵引的牵引弓和像牵开器的半针一样改良技术建议用在非常偏远端的骨折。在骨折床牵引上股骨髓内针可以采取侧位或仰卧位，仰卧位适用于多发创伤的患者特别是合并肺部损伤、不稳定的脊柱或骨盆骨折、或对侧股骨干骨折，仰卧位不阻挡股骨颈和股骨头正侧位的透视，还适用于第二代髓内针的插入。

肺功能不好如采取侧位则影响肺通气。在不稳定的脊柱和骨盆骨折侧位还可能使骨折进一步移位，软组织进一步损伤。但是仰卧位在选择髓内针的大转子窝入点比侧卧位难。侧卧位容易暴露入点，但摆体位需要更长的时间。肥胖患者适合于侧卧位，仰卧位容易进行闭合复位，而且比侧卧位更少遇到旋转畸形。患者的躯体和骨盆远离患肢，提供内收的角度，患侧屈曲15°和对侧腿伸直。臀部垫一沙袋以稳定骨盆和股骨近端。多数病例用小腿垂直地面能达到满意的旋转对位。通过骨折端的X线片表现判断旋转对位是不精确的。如有必要，透视下侧位使股骨双重叠，先锁定近端，通过旋转骨折近端确定股骨颈前倾，恢复正常股骨的旋转。股骨近1/3骨折仰卧位趋于内翻成角，这种情况调整患者体位包括换成侧卧位也许是必要的。肥胖患者需要长切口适当暴露。对于长斜形或螺旋骨折或延迟手术的患者，如闭合复位不满意，有时做有限切开复位是必要的。

采用侧卧位时，在复位和插入髓内针时患者的前后和上下都需要支撑，髋部轻度内收和适当屈曲便于骨折复位和暴露大转子。用胫骨针或股骨远端针牵引膝

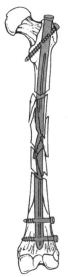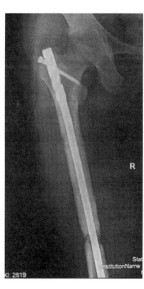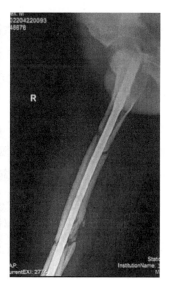

图13-6-5　股骨干骨折髓内钉固定

关节最少屈曲60°，足套牵引膝关节伸直会增加坐骨神经的张力，这种情况应避免，相对于地面内旋10°—15°保证骨折正确的旋转对线，常见的错误是小腿外旋引起20°—30°的外旋畸形，虽然大多数患者接受这个畸形角度，但应努力避免这种情况。对侧小腿伸直允许C形臂机自由活动透视。在铺单以前尽量在正侧位达到满意的复位。在侧卧位，骨折近端相对于骨折远端处于屈曲和内收，可以用一支柱托住股骨近端矫正内外成角和移位，用托或手加压在大腿的前侧证实骨折的前后移位被矫正。残留的小移位可以在手术中纠正。如果近解剖复位在X线片未被证实，在铺单前一定调整患者和肢体的位置。调整牵引进行手法复位可能是必要的。充分的牵引至骨折端轻度分离可帮助复位和通过导针，如果小腿发紫或变颜色则需去除加在髋关节前方的垫子。

七、术后康复

术后所有患者应尽早离床活动，对于多发创伤患者，即使仅仅坐起来也可减少肺部并发症，带锁髓内针的优点是即使是粉碎骨折活动时也相对不痛，外加牵引、支具是没必要的。动力锁定的髓内针未锁定的骨折端把持力不明确可能需要保护防止旋转畸形，直至患者的肌张力和力量恢复以后。峡部下骨折可以在髓内针固定中发生外旋，在床上用一防旋转靴通常即可防止。

如果骨折达到牢固的稳定，患者尽早能够忍受的肌肉和关节活动。在术后立即活动过程仅需要轻微的镇痛剂。指导患者股四头肌力量练习和渐渐负重，只在非常靠近端或远端的骨折避免内固定失效和合并同侧肢体其他损伤，或膝关节韧带撕裂时才延迟负重。

一般髓内针预计4—6周膝关节活动正常。应用股四头肌的动力和等长收缩试验，Mira证实髓内针后的早期和晚期膝关节力量和活动范围比牵引或支具治疗的效果好。术后1、3、6、12个月应拍X线片，记录骨折愈合和塑形的情况。静力锁定髓内针很少动力化，除非术后3—4个月骨折迟延愈合。动力化应取出离骨折较远的锁钉，因为这些螺丝钉对稳定骨折的作用小。

并不强迫常规取出髓内针，但是建议年轻患者在术后1—2年骨正常塑形后取出髓内针。如果骨折愈合牢固，要减除由于近端锁钉或髓内针末端引起的转子的疼痛，早期取出是安全的。远端螺丝钉头很少是慢性不适的原因。存在骨折迟延愈合，有时可取出有局部症状的螺丝钉，但这种螺丝钉取出要谨慎，防止内固定失效。闭合髓内针在髓内针近端尖周围发生异位骨化大约20%，这和患者与骨折的特点有关系，如男性、颅脑损伤、1SS评分高、在ICU住院时间长。针尾突出转子理论上会增加异位骨化的危险，但临床没有证实它的重要性。合并对侧髋臼和骨盆骨折的患者易异位骨化，特别是采用经臀大广泛入路进行骨折固定时，小于5%的患者因疼痛和髋关节活动受限，需再进行取出髓内针或切除异位骨化的手术。

八、并发症

并发症的类型与严重程度和治疗骨折的方法有关。近年随着治疗的改进，特别是闭合带锁髓内针出现并发症明显降低。

1. 神经损伤

多数股骨干骨折不伤及股神经和坐骨神经。大腿全长神经包裹在肌肉中，能够抵抗钝性创伤的牵拉损伤。神经损伤主要发生在穿通伤（如枪伤）。在治疗股骨干骨折中引起神经损伤有以下几种形式：骨牵引治疗的患者小腿处于外旋状态，股骨近端受到压迫，腓总神经有可能损伤，特别在熟睡和意识不清的患者容易发生。这种并发症通过调整牵引方向，在股骨颈部位加用棉垫，鼓励患者向由活动牵引装置来避免。

术中神经损伤原因一是复位困难过度牵引，复位困难的原因是手术时间延迟，试图强行闭合复位，牵引的时间和力量大，一般股骨干骨折3周后闭合复位困难，采取有限切开能够避免这种并发症。二是患者在手术床不适当的体位直接压迫。会阴神经和股神经会受到没有包裹的支柱的压迫。仔细包裹水平和垂直面的支柱可以防止这种损伤。会阴神经随着牵引力量增加损伤的可能性增大。感觉和运动都可能受到影响，多数麻痹是一过性的。坐骨神经损伤常见于牵拉，特别是在迟延髓内针固定要纵向的牵引。屈髋和伸膝牵引增加对神经的拉力，应当避免这种情况。多数术中神经损伤能够避免。特别强调避免常见的会阴神经损伤，麻醉状态下完全放松患者、小心放置患者、减少骨牵引的时间和力量，避免髋内收时间太长，能够减少这种并发症的发生。

2. 血管损伤

强大的暴力才能导致股骨干骨折，但血管损伤并不常见。虽然穿动脉破裂常见，在骨折部位形成局部血肿，但股骨干骨折后股动脉损伤小于2%，由于血管损伤发生率低往往被忽视。穿动脉破裂术后患者血压不稳定，股骨干局部肿胀可触及被动，应立即手术探查，结扎血管，清除血肿。股动脉可以是完全或部分撕裂或栓塞和牵拉或挛缩。微小的撕裂可以引起晚期血管栓塞。虽然下肢通过穿动脉有丰富的侧支循环，股动脉栓塞不一定必然引起肢体坏死，但是血管损伤立即全面诊断和治疗对保肢非常重要。

3. 感染

股骨干骨折接骨板术后感染率约为5%，高于闭合带锁髓内针技术。与骨折端广泛剥离和开放性骨折有关。治疗如内固定稳定，进行扩创，开放换药，骨折愈合后取出接骨板。如内固定不稳定，取出接骨板，牵引或用外固定架固定伤口稳定半年后再选择合适的固定植骨达到骨折愈合。股骨髓内针偶尔发生感染，感染的发生于髓内针的插入技术和在骨折端用其他固定和开放伤口有关。在C形臂机应用以前，切开插入髓内针是标准方法。它需要剥离软组织显露骨折端，切开髓内针的感染率不同，多数报道感染率在1.7%—9%。一些作者比较了切开髓内针和闭合髓内针的感染率。切开感染率更高，发表的数据也强有力地证明了这个事实。当用大量病例比较这两种方法，无疑切开髓内针的感染率更高。切开髓内针处理粉碎骨折更易感染，多个骨折块迫使医生用钢丝固定，高能量损伤和捆绑钢丝使骨折块无血运，无血运的骨折块成为感染的良好环境。带锁髓内针消除了对骨折端的干扰，已大量取代这种技术。

髓内针后易于感染的最大因素是开放伤口。当髓内针用于开放股骨干骨折时，感染的发生与软组织的损伤程度相关。多数作者报道对于Ⅰ°、Ⅱ及ⅢA的开放性骨折用髓内针是安全的、感染率低，对于污染严重骨外露和广泛软组织坏死ⅢB用髓内针或其他治疗方法感染率高。多数感染患者在大腿或臀部形成窦道流脓。患者在髓内针后数周或数月大腿有红肿热痛，应怀疑感染。X线平片可以看到骨膜反应和骨折部位密度增高的死骨，感染坏死的骨块很容易被髓内针遮挡，如果存在窦道，进行窦道造影有助于定位感染灶，窦道造影往往与在骨折部位或入点部位髓内针相通，断层帮助确定死骨的位置，在做窦道造影时最好进行CT检查，有助于明确窦道与股骨相通的轮廓，很不幸CT检查髓内针有放射伪影。血液检查包括白细胞计数和血沉决定患者对感染的反应程度。

同位素检查帮助诊断骨折愈合部位感染，但这项检查对确诊髓内针后的感染还存在疑问。

一旦存在深部感染，必须做出髓内针取出的合理性的决定。多数学者同意MacAusland的观点，推荐如果内固定对骨折稳定牢固应保留髓内针。髓内针对骨折稳定的评价最好在感染清创时检查。如果在任何方向没有肉眼可辨别的活动，包括旋转，髓内针应原位保留。因为多数股骨干骨折即使存在感染也可在4—6个月愈合，患者在这时候采取措施预防败血症。这些措施包括彻底清除死骨和感染的软组织、伤口换药和合理应用抗生素。一些作者建议在清创后闭合伤口进行灌洗，但浅层的感染的威胁限制这些技术的广泛应用。如果细菌对口服抗生素敏感，应用口服抗生素抑制感染至骨折愈合。骨折愈合到一定程度可取出髓内针，进行扩髓取出髓腔内感染的膜和骨，如果感染严重，为进一步治疗感染在取出髓内针后在髓腔放置庆大霉素链珠。如果髓内针对骨折不能提供稳定，需考虑其他几种方法。骨折稳定程度通过髓内针锁定或换大直径髓内针来增加。如果股骨干存在大范围死骨，取出髓内针后彻底清创，用外固定架或骨牵引固定，在骨缺损部位放置庆大霉素链珠。患者在伤口无渗出至少6周后，开始重建股骨。这些病例必须因人而异，需要多次髓内针植骨或骨移植。

4.迟延愈合和不愈合

同胫骨骨折相比，股骨干骨折迟延愈合少见。迟延愈合指愈合长于骨折的愈合正常时间。股骨干骨折6个月未获得愈合即可诊断为迟延愈合。骨折不愈合指不进行治疗骨折不能愈合。对骨折不愈合和迟延愈合的定义有许多分歧。诊断不愈合最少在术后6个月结合临床和连续3次X线片无进一步愈合的迹象诊断。多数骨不愈合的原因是骨折端血运不良、骨折端不稳定和感染，骨折端血运不良主要因素有开放性骨折、手术操作中对骨折端软组织的广泛剥离。骨折端稳定不够主要是髓内针或接骨板长度和直径不够和继发的锁钉松动。另外既往有大量吸烟史、术后非甾体抗感染药的应用、多发创伤也是骨折不愈合的因素。即使存在上述一个或多个因素，多数股骨干骨折用闭合带锁髓内针治疗也能够获得快速的愈合。

股骨干不愈合无疑需手术达到愈合。对于多数不愈合的病例扩髓是理想的方法。除分担负荷和稳定骨折端外，扩髓能够刺激骨干血管再生。尽可能首选闭合扩髓髓内针，Webb报道105例股骨干骨折不愈合用带锁髓内针治疗95%在20周内愈合，将近80%的手术没有显露骨折端，髓内针后4例不愈合的患者经过换大直径的髓内针而愈合。如果接骨板松动和折断、滑膜假关节和错位的不愈合用闭合方法不能复位需切开。建议切除滑膜假关节进行自体骨植骨髓内针固定，但对于增生性不愈合植骨不一定必要。

股骨干接骨板固定术后3—6个月X线片表现骨折不愈合时，应采取积极的措施，进行骨折端切开植骨，否则最终延长病程导致接骨板失效。有作者研究治疗股骨干骨折不愈合的同时矫正肢体短缩，这项技术先切除骨折不愈合的组织，进行骨牵引。在骨缺损处植骨，闭合伤口，采取带锁髓内针静力固定。作者报道88%的患者获得愈合，肢体延长2.4 cm无神经血管损伤的并发症。

其他方法，包括接骨板、电刺激。外固定架对股骨干不愈合的治疗有其特定的指征。

5. 畸形愈合

股骨干骨折畸形愈合在文献中被广泛讨论，畸形愈合一般认为短缩大于1 cm、旋转畸形超过10°、成角畸形大于15°，股骨干骨折短缩1 cm患者可以接受，但大于2 cm就可能产生症状。股骨向前的弧度由于被膝关节和髋关节活动代偿而比向后或向外的成角更易接受。短缩1—1.5 cm可以被代偿，功能良好。畸形愈合通常是股骨干骨折牵引和石膏治疗的并发症，由于肌肉力量的作用，特别是内收肌，多数保守治疗的畸形愈合表现为内旋、内翻和短缩。少见的内固定后畸形愈合是手术错误引起的，把股骨干骨折在畸形位置上固定。髓内针术后由于髓内针直径小和未锁定出现外旋畸形。股骨干骨折闭合髓内针的外旋畸形常见，但多数患者能够接受。

严重的畸形通过正确的截骨很容易矫正，再用带锁髓内针固定。对于骨折端错位和短缩，需要切开截骨和带锁髓内针固定。对于简单的旋转畸形愈合在C形臂机监视下用锯可以闭和截骨。

6. 异位骨化

在股骨干骨折髓内针固定后常见于有不同程度的异位骨化覆盖髓内针的尾端，临床无症状，很少有异位骨化影响髋关节的活动报道，推荐在股骨干骨折获得愈合和异位骨化成熟后进行治疗，可同时进行髓内针取出和切除有症状的异位骨化，术后用小剂量的放射治疗或口服吲哚美辛。

　　髓内针后臀肌部位的异位骨化的确切原因还不清楚。可能与肌肉损伤导致钙代谢紊乱有关，也可能与扩髓碎屑没有冲洗干净有关，但前瞻性研究，冲洗髓内针伤口并未减少异位骨化的发生。虽然股骨干骨折愈合后在原部位发生骨折非常少见，但是再骨折通常发生在愈合过程中的两个时期：一是骨痂形成早期，二是内固定物取出后。牵引治疗所获得的骨折愈合可形成大量骨痂，虽然骨痂数量多，但新的骨小梁并没有沿着应力的方向进行排列，超负荷时更易发生骨折。

第七节　股骨远端骨折

一、概述

　　股骨远端骨折一般指股骨下1/3骨折，在文献中这个区域定义范围很广，从股骨远端7.6—15 cm。这一节主要论述股骨远端的股骨髁上和股骨髁间骨折，单纯股骨干远端骨折在股骨干骨折章节中论述。股骨远端骨折不如股骨干和髋部骨折常见，在这类骨折中，严重的软组织损伤、骨折端粉碎、骨折线延伸到膝关节和伸膝装置的损伤常见，这些因素导致多数病例不论采用何种方法治疗其效果都是不十分满意。现在还没有一种方法能够完全治疗这类骨折存在的所有问题。

　　在1970年前，多数股骨髁上骨折采用非手术治疗，但出现许多并发症，如骨折畸形愈合、关节面不平整、膝关节功能障碍和在多发损伤的患者卧床时间较长等。

　　在过去20年，随着内固定技术和材料的发展，多数医生采用了各种内固定方法治疗股骨远端骨折。但股骨髁上区域由于皮质薄、骨折粉碎、骨质疏松和髓腔宽等，使内固定的应用相对困难，有时即使有经验的医生也难以达到稳定的固定。虽然好的内固定方法能改善治疗的效果，但手术治疗这类骨折，远未达到一致的满意程度。

二、实用解剖

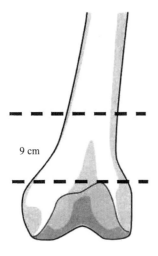

图 13-7-1 股骨髁上解剖
（引自《骨折治疗的 AO 原则（第三版）》）

股骨髁上定义在股骨骨架和股骨干骺端的区域，从关节面测量这部分包括股骨远端 9 cm，区分股骨髁上和股骨干远端骨折非常重要，因为两者的治疗方法和预后明显不同（见图 13-7-1）。

股骨髁上是股骨远端和股骨髁关节面之间的移行区。股骨干的形状接近圆柱形，但在其下方末端变宽形成双曲线的髁，两骨架的前关节面一起组成关节面与髌骨形成髌股关节。后侧被髁间窝分离，髁间窝有膝交叉韧带附着。髌骨与两髁关节面接触，主要是外髁，外髁宽更向近端延伸，在髁的外侧面有外侧副韧带的起点。

内髁比外髁长，也更靠下，它的内侧面是凹形，在髁上有内侧副韧带的起点。位于内髁最上的部分是内收肌结节，内收大肌止于此。

前侧有股四头肌：浅层是股直肌，深层从外到内依次是股外侧肌、股中间肌、股内侧肌，前侧和后侧被内肌间隔和外肌间隔分开。这是膝关节内侧和外侧手术入路的重要标志。内侧重要的组织之一是股动脉，它在前筋膜室和内筋膜室通过大腿，动脉在膝关节上 10 cm 穿过内收大肌进入髁窝，行股骨远端内侧切口时必须识别和保护它。股骨髁和胫骨髁适合于重力直接向下传导，在负重过程中，两髁位于股骨髁的水平面，股骨干向下和向内倾斜，这种倾斜是由于人体的髋宽度比膝宽。

股骨干的解剖轴和负重或机械轴不同，机械轴通过股骨头中点和膝关节的中心，总体来说，股骨的负重轴与垂直线有 3° 角度，解剖轴与垂直轴有 70°平均 9°的外翻角度。正常膝关节的关节轴平行于地面，解剖轴与膝关节轴在外侧成 81°角，在进行股骨远端手术时，每一患者都要与对侧比较，以保证股骨有正确的外翻角并保持膝关节轴平行于地面。

股骨髁上骨折的移位方向继发于大腿肌肉的牵拉。股四头肌和腓肠肌的收缩

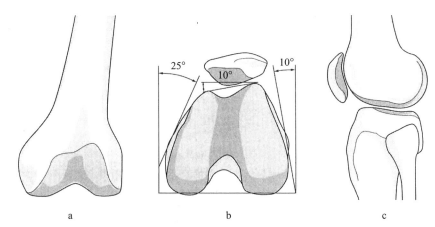

图 13-7-2　股骨远端解剖（引自《骨折治疗的 AO 原则（第三版）》）

使骨折短缩，典型的内翻畸形是内收肌的强力牵拉所致。用腓肠肌的牵拉常导致远骨折端向后成角和移位，在股骨髁间骨折，止于各髁的腓肠肌分别牵拉骨折块可造成关节面的不平整以及旋转畸形，股骨髁上骨折很少发生向前移位和成角（图）。

三、损伤机制

多数股骨髁上骨折的受伤机制被认为是轴向负荷合并内翻、外翻或旋转的外力引起。在年轻患者中，常发生在与摩托车祸相关的高能量损伤，这些骨折常有移位、开放、粉碎和合并其他损伤。在老年患者中，常由于屈膝位滑倒和摔倒在骨质疏松部位发生粉碎骨折。

四、骨折分类

股骨髁上骨折的分类还没有一个被

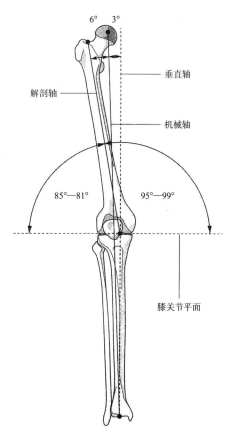

图 13-7-3　膝关节的机械轴（引自《骨折治疗的 AO 原则（第三版）》）

广泛接受，所有分类都涉及关节外和关节内和单髁骨折，进一步根据骨折的移位方向和程度、粉碎的数量和对关节丽的影响进行分类。解剖分类不能着重强调影响骨折治疗效果因素。以下因素反映骨折的特点：① 骨折移位的程度。② 骨折粉碎程度。③ 合并软组织损伤的范围。④ 合并的神经血管损伤。⑤ 关节面受累的程度。⑥ 骨质疏松程度。⑦ 存在多发伤。⑧ 同侧复杂损伤（如髌骨骨折或胫骨平台骨折）。

简单的股骨髁上-股骨髁间的分类是Neer分类，他把股骨髁间再分成以下类型：Ⅰ型移位小、Ⅱ型股骨髁移位包括内髁（A）外髁（B）、同时合并股骨髁上和股骨干的骨折，这种分类非常概括，对医生临床选择治疗和判断预后不能提供帮助。

Seinsheimer把股骨远端7 cm以内的骨折分为4型：

Ⅰ：无移位骨折——移位小于2 mm的骨折。

Ⅱ：涉及股骨能部位水平，未进入髁间。

A：两部分骨折。

B：粉碎骨折。

Ⅲ：骨折涉及髁间窝，一髁或两髁分离。

A：内髁分离、外髁与股骨干连接。

B：外髁分离，内髁完整。

C：双髁彼此间和股骨干分离。

Ⅳ：骨折延伸到股骨髁关节面。

A：骨折通过内髁（两部分或粉碎）。

B：骨折通过外髁（两部分或粉碎）。

C：更复杂和粉碎的骨折，涉及髁和髁间窝，双股骨髁，或所有三部分，这种骨折通常在髁端呈粉碎状。

Seinsheimer发现Ⅰ和ⅡA型骨折在伤前存在骨质疏松，W型骨折发生在年轻人，都是高能量损伤。ⅡB骨折在股骨髁上部位粉碎由高能量损伤引起，比ⅡA严重，预后不好。在ⅢA、ⅢB、ⅢC骨折明显不同，ⅢC骨折更复杂预后不好。

AO组织将股骨远端分为3个主要类型：A（关节外）；B（单髁）；C（双髁）。每一型又分成3个亚型：A1，简单两部分骨折；A2，干楔型骨折；A3，粉碎骨折；B1，外髁矢状面骨折；B2，内髁矢状面骨折；B3，冠状面骨折；C1，无粉碎股骨髁上骨折（T形或Y形）；C2，髁上骨折粉碎；C3，髁上骨折和髁间骨折粉碎。从A型到C型骨折严重程度逐渐增加，在每一组也是自1—3严重程度逐渐增加（图）。

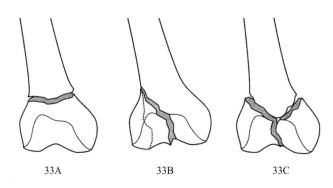

图13-7-4 股骨远端的AO分型（引自《骨折治疗的AO原则（第三版）》）

五、诊断

1. 病史和体检

仔细询问患者的受伤原因，明确是车祸还是摔伤，对于车祸创伤的患者必须对患者进行全身检查和整个受伤的下肢检查：包括骨折以上的髋关节和骨折以下的膝关节和小腿，仔细检查血管神经的情况，怀疑有血管损伤用多普勒超声检查，必要时进行血管造影。如果大腿张力明显，要测量骨筋膜室的压力。

肉眼看到的伤口和污染很容易识别，仔细鉴别直接外力造成的挫伤和开放性骨折的软组织伤。检查膝关节和股骨髁上部位肿胀、畸形和压痛。活动时骨折端有异常活动和骨擦感，但这种检查没有必要，应迅速进行X线片检查。

2. 影像学检查

常规摄膝关节正侧位片，如果骨折粉碎，牵引下摄正侧位骨折的形态更清楚，有利于骨折的分类，当骨折涉及膝关节骨折粉碎和合并胫骨平台骨折时，倾斜45°角有利于明确损伤范围，股骨髁间骨折进行CT检查可以明确软骨骨折和骨软骨骨折。车祸所致的股骨髁上骨折应包括髋关节和骨盆正位片，除外这些都位的骨折。如果合并膝关节脱位，怀疑韧带和半月板损伤，可进行MRI检查。正常肢体的膝关节的X线正侧位片对制定术前计划非常有用，有明确的膝关节脱位，建议血管造影，因为这种病例有40%合并血管损伤。

六、治疗

1.非手术治疗

非手术治疗方法包括胫骨结节骨牵引和管型石膏固定，这种方法患者通常需要卧床，不适合多发创伤和老年患者。最主要的问题是骨折畸形愈合和膝关节活动受限发生率高。为了减少股骨髁上骨折牵引时间长的问题，管型石膏治疗成为主要治疗方法，多数作者认为用这种方法住院时间短，可以早期行走和负重，关节功能好、减少不愈合的发生。

股骨髁上骨折非手术治疗的适应证：（1）无移位或不全骨折。（2）老年骨质疏松嵌插骨折。（3）无合适的内固定材料。（4）医生对手术无经验或不熟悉。（5）严重的内科疾病（如心血管、肺和神经系统疾患）（6）严重骨质疏松。（7）脊髓损伤。（8）严重开放性骨折（Gustilo ⅢB型）。（9）部分枪伤患者。（10）骨折合并感染。闭合治疗应当考虑牵引和支具结合应用。老年无移位和嵌插骨折及对线好的骨折，可直接应用夹板或石膏固定。移位骨折通过胫骨结节牵引复位，由于软组织肿胀明显、关节出血和骨折粉碎，股骨远端牵引针插入困难，通常不采用胫骨结节牵引重量成人需要20—30磅，骨折复位和轴线正常后，可减少牵引重量，牵引下股放在Thomas架和Pearson架牵引超过2—3周后再更换为Neufeld牵引。

非手术治疗的目的不是要解剖复位骨折而是恢复下肢长度和力线，由于骨折靠近膝关节，轻微的畸形可导致膝关节创伤性关节炎的发生。虽然每个患者治疗方法不同，股骨髁上骨折可接受的位置一般认为在冠状面（内外）不超过7°畸形，在矢状面（前后）不超过7°—10°畸形，短缩1—1.5 cm，关节面移位不应超过2 cm。在牵引过程中鼓励患者在一定范围活动膝关节，当肿胀消退，骨折端疼痛减轻，X线片有早期骨痂形成，可以把牵引更换为支具。偶尔，支具和有限内固定结合使用，在粉碎股骨髁上骨折合并无或轻微移位的关节面骨折时，可经皮插入空心钉固定股骨假以稳定关节，可结合用胫骨结节牵引或支具进行治疗。

2. 手术治疗

由于手术技术和内固定材料的发展，在过去30年移位的股骨髁上骨折的内固定治疗已被广泛接受，内固定的设计和软组织处理以及应用抗生素和麻醉方法的改进结合使内固定更加安全可靠。从1970年后，所有比较手术和非手术治疗结果的文献均表明用内固定治疗效果要好。

（1）手术适应证及禁忌证

股骨髁上骨折的手术目的是达到解剖复位、稳定的内固定、早期活动和早期进行膝关节的康复锻炼。毫无疑问进行内固定有获得良好结果的机会，需要强调的是这类损伤内固定比较困难，内固定的并发症同样可带来较差的结果，不正确应用内固定其结果比非手术治疗还要差。

手术适应证：由于手术技术复杂，需要齐备的内固定材料和器械和有经验的手术医师及护理和康复。如果具备上述条件手术适应证包括移位关节内骨折、多发伤、开放性骨折、合并血管损伤需修补、严重同侧肢体损伤（如髌骨骨折、胫骨平台骨折）、合并膝重要韧带损伤、不能复位的骨折和病理骨折。移位关节外股骨髁上骨折、全膝置换后股骨髁上骨折。

相对禁忌证：严重污染开放性骨折、广泛粉碎或骨缺损、严重骨质疏松、多发伤患者一般情况不稳定、内固定材料不金和医生缺少手术经验。

单一股骨髁上骨折需要手术治疗，可在48小时内完成，如手术推迟，应做胫骨结节牵引临时固定。多发创伤的闭合骨折，尽可能在胸腹和血管神经手术完成后再做内固定。

（2）手术切口

现在股骨髁上骨折的手术治疗方法来源于瑞士的ASIF。ASIF对于治疗骨折的重要一部分是制定详细的术前计划。医生通过一系列术前绘图，找到解决困难问题的最好方法。在手术室做手术前在纸上操作手术，这样可以缩短手术时间。制定髁上骨折的术前计划，需要高质量的双侧股骨正、侧位X线片，可应用塑料模板，画出骨折及骨折复位后、内固定的类型和大小和螺丝钉的正确位置的草图。要达到合适的内固定和对软组织剥离减少。仔细的术前计划可明确是否需要植骨，保证手术时合适的内固定。手术治疗股骨髁上骨折的顺序是：① 复位关节面。② 稳定的内固定。③ 骨干粉碎部位植骨。④ 老年骨质疏松的骨折嵌插。

⑤ 修补韧带损伤和髌骨骨折。⑥ 早期膝关节活动。⑦ 延迟、保护性负重。患者仰卧位，抬高同侧髋关节有利于肢体内旋，建议用C形臂和透X线片的手术床。消毒和铺单范围包括整个下肢和同侧股骨。多数患者可以用台上止血带。多数患者用一外侧长切口，如髁上骨折合并关节内骨折，切口需向下延长到胫骨结节。切口应在外侧韧带的前方，从肌间隔分离股外侧肌向前向内牵拉，显露股骨远端，避免剥离内侧软组织，当合并关节内骨折，首先复位固定髁间骨折，一旦关节面不能解剖复位，可以做胫骨结节截骨有利于广泛显露。在截骨前结节先应钻孔和攻丝，在切口适当显露后复位股骨髁用克氏针临时固定，临床或X线片证实固定和复位满意，经克氏针用空心钉固定。根据骨的质量决定是否使用垫圈。空心钉应放置在髁的前后，便于接骨板和螺丝钉有足够的空间安置。下一步复位关节外髁上骨折，在简单类型的骨折用克氏针或复位巾钳作为临时固定已足够，但在粉碎骨折最好用股骨牵开器。牵开器近端安置于股骨干，远端安置于股骨远端或胫骨近端，恢复股骨长度和力线。开始过牵有利于粉碎骨折块接近解剖复位。在粉碎髁上骨折，用接骨板复位骨折比骨折复位后上接骨板容易。调节牵开器达到满意的复位。正确安置角接骨板或DCS，需要导针，第一枚导针应平行于前股骨关节面（髌股关节），第二枚导针作为膝关节轴，最后的导针应平行前两枚针，插入凿和钻的人点在股骨的外髁最长径前，在股骨干纵轴线上并平行于最后的导针。入点在关节面近端1.5—2.5 cm，年轻患者骨质较硬，插入钉困难，为防止发生医源性粉碎骨折，应将入点开窗和钻孔，开窗后，确定凿插入的距离，牢记股骨远端是椭圆形并向内侧倾斜25°—30°，当用角接骨板或DCS定时，内固定的末端比内髁应短1—2 cm，以避免穿透内侧骨皮质口用股骨牵开器和关节张力加压装置达到长度和力线。安置接骨板后，静力或动力加压骨折端，恢复内侧皮质的连续性能够有效保护接骨板。如骨折粉碎，接骨板对骨折近端和远端进行固定并跨过粉碎区域，在这种情况下，接骨板可作为内夹板，如果注意保护局部软组织，骨折端有血运存在，则骨折能够快速塑形。

（3）内固定

有两种内固定材料广泛用于股骨髁上骨折：接骨板和髓内针，由于股骨髁上骨折损伤类型变化范围广，没有一种内固定材料适用于所有的骨折。术前必须仔细研究患者状况和X线片，分析骨折的特点。在手术前需考虑以下因素：

①患者年龄。②患者行走能力。③骨质疏松程度。④粉碎程度。⑤软组织的情况。⑥是否存在开放性骨折。⑦关节面受累的情况。⑧骨折是单一损伤还是多发伤。

年轻患者内固定手术的目的是恢复长度和轴线以及进行早期功能锻炼。老年骨质疏松的患者，为加快骨折愈合进行骨折嵌插可以有轻微短缩和成角。Struhl建议对老年骨质疏松的髁上骨折采用骨水泥的内固定。

1) 95°角接骨板：对于多数髁上骨折的患者应手术内固定治疗，95°角接骨板由于内固定是一体，可对骨折提供较好的稳定，是一种有效的内固定物。在北美和欧洲用这种方法治疗成功了大量病例。当有经验的医生应用时，这种内固定能恢复轴线和达到稳定的内固定。但安放95°角接骨板在技术上需要一个过程，因为医生需要同时考虑角接骨板在三维平面的理想位置。

2) 动力加压骨架螺丝钉（DCS）：许多作者报道用动力加压螺丝钉和侧板治疗股骨髁上骨折的优良结果，这种内固定的设计和髋部动力螺丝钉相似，多数医生容易熟悉和掌握这种技术，另外的特点是可以使股骨髁间骨折块加压，对骨质疏松的骨能够得到较好的把持。由于它能在矢状面可以自由活动，安置时只需要考虑两个平面，比95°角接骨板容易捅入。如果骨折不愈合，只需更换侧板而不需要换螺丝钉。它的缺点是在动力加压螺丝钉和接骨板结合部突出，需要去除部分外髁的骨质以保证外侧进入股骨髁。尽管进行了改进，它也比角接骨板在外侧突出，髂胫束在突出部位的滑动可引起膝关节不适。另外，动力加压螺丝钉在侧板套内防止旋转是靠内在的锁定，所以在低位的髁上骨折银螺丝钉不能像95°角接骨板一样提供远骨折端旋转的稳定性，至少还需要一枚螺丝钉通过接骨板固定在骨折远端，以保证骨折的稳定性。

3) 髁支持接骨板：传统的髁支持接骨板是根据股骨远端外侧形状设计的一体接骨板，它属髋动力加压接骨板，远端设计为"三叶草"形，可供6枚6.5 mm的螺丝钉进行固定，由于在设计上"三叶草"的后侧比前侧大，故它也有左右侧之分。力学上，它没有角接骨板和DCS坚强，传统的髁支持接骨板注意的问题是穿过远端孔的螺丝钉与接骨板无固定关系。如应用间接复位技术，用牵开器进行牵开或加压骨折端时，螺丝钉在接骨板孔内移动，牵开产生外翻畸形而加压后变为内翻畸形。应用这种内固定物严格限制在股骨外骨架粉碎骨折和髁间在冠状面或矢状面有多个骨折线的患者。髁内侧严重粉碎，必须进行自体髂骨植骨，当正确应用髁支持接骨板时，它也能够提供良好的力线和稳定性，骨架支持接骨板还可以用于治疗95°角接骨板和动力加压螺丝钉（DCS）固定后骨折不愈合的患者。现在出现锁定髁支持接骨板，使远端螺丝钉和接骨板成为一体，它还能应用过去的螺丝钉加压技术。

4）LISS（Less Invasive Stabilization System）：LISS是微创技术和锁定接骨板技术的结合，他的接骨板设计根据股骨远端形态设计，它由允许经皮在肌肉下滑动插入的接骨板柄和多个固定角度能同接骨板锁定的螺丝钉组成，这些螺丝钉是定向钻、单皮质固定骨干的螺丝钉。LISS同传统固定骨折的概念不同，传统的接骨板的稳定性依靠骨和接骨板的摩擦，导致螺丝钉产生应力，而LISS系统是通过多个锁定螺丝钉获得稳定。LISS在技术上要求直接切开复位固定关节内骨折，闭合复位干骺部骨折，然后经皮在肌肉下固定，通过连接装置钻入螺丝钉，属于生物固定接骨板，不需要植骨。主要用于长节段粉碎的关节内骨折，以及骨质疏松的患者，还可以用于膝关节置换后的骨折。但需要C形臂和牵开器等设备（见图13-7-5）。

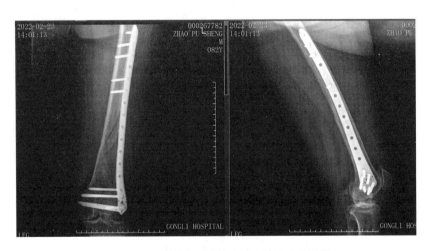

图13-7-5　股骨远端骨折LISS钢板术中透视

5）顺行髓内针：顺行髓内针治疗股骨髁上骨折非常局限。在股骨远1/3的骨干骨折可以选择顺行髓内针治疗，但对真正的髁上骨折，特别是关节内移位的骨折，顺行髓内针技术很困难，而且对多种类型的关节内骨折达不到可靠的固定。

6）髁上髓内针：髁上髓内针是针对股骨髁上骨折和股骨髁间骨折特别设计的逆行髓内针，这种髓内针是空心、闭合截面一体的不锈钢髓内针，接近末端有8°的前屈适用于股骨髁后侧的形态。针壁厚2 mm在纵轴上有多个经皮固定5 mm螺丝钉孔，针可以扩髓或不扩髓插入。针的入口在髁间窝后交叉韧带的股骨止点前方，手术在C形臂和可透X线的手术床上操作，当有关节内骨折，解剖复位骨折，固定骨折块的螺丝钉固定在股骨髁的前侧或后侧，便于髓内针穿过，另外髓内针必须在关节软骨下几毫米才不影响髌股关节。

这种髓内针的优点是：髓内针比接骨板分担负荷好；对软组织剥离少，不需要牵引床，对于多发损伤可以节省时间。髁上髓内针现在主要应用于股骨远端的A型骨折，也可以应用于股骨远端合并股骨干骨折或胫骨平台骨折，也可用于膝关节置换后假体周围骨折和骨折内固定失效的治疗。髁上髓内针固定的禁忌证是膝关节活动屈曲小于40°，膝关节伤前存在关节炎和感染病史和局部皮肤污染。

髁上髓内针的并发症有：膝关节感染、膝关节假窦、髌股关节退变和滑膜金属反应或螺丝钉折断。髁上髓内针的临床应用有几个理论上的问题需要进一步研究，第一髁上髓内针虽然从交叉韧带止点的前方插入，近期对交叉韧带的力学性能影响小，但长期对交叉韧带的血运影响是可能的。第二髓内针的入孔部位关节软骨受到破坏，实验证明入孔部位是由纤维软骨覆盖而不是透明软骨覆盖，在屈曲90°与髌骨关节相接触，长期也可能导致关节炎的发生。

临床上几个问题需要注意，一是膝关节活动受限，这容易与骨折本身和软组织损伤导致的膝关节活动受限相混淆。二是转子下骨折，由于髓内针末端位于转子下部位，这个部位是股骨应力最高的部位，可以造成髓内针末端的应力骨折。另外术后感染的处理和髓内针的取出也是一个棘手的问题。

7）外固定架：外固定架不常用于治疗股骨髁上骨折最终治疗，最常见的指征是严重开放开放性骨折，特别是开放损伤临时固定。对C型骨折，在应用外固定架之前，通常需要使用螺丝钉对关节内骨折进行固定，然后根据伤口的位置和骨折粉碎程度，决定是否简要外固定架的超关节固定。对于多数患者，外固定架可作为处理骨折和软组织的临时固定，一旦软组织条件允许，考虑更换为内固定，因此安放外固定架固定针时应尽量避免在切口和内固定物的位置。通常在骨折的远、近端各插入2枚5 mm的固定针，用单杆进行连接。如不稳定则需在前方另加一平面的固定。

外固定架的主要优点是快速、软组织剥离小、可维持长度、方便换药和患者能够早期下床活动；其缺点是针道渗出和感染，股四头肌粘连继发膝关节活动受限，骨折迟延愈合和不愈合增加，以及去除外固定架后复位丢失等。

建议将外固定架用于治疗多发创伤的闭合髁上骨折，当患者一般情况不允许进行内固定时，可用外固定架作为临时固定，患者一般情况允许后再更换为内固定。与胫骨平台骨折不同，环形外固定架在急性处理髁上骨折时有一定的局限性，另外在安置时耗费时间，治疗严重创伤的患者时间紧迫，很少应用环性外固定架。

七、术后处理

股骨髁上骨折切开复位内固定术前半小时应静脉给予抗生素，术后继续应用抗生素应用1—2天。建议进行负压引流1—2天，如骨折内固定稳定，术后用CPM锻炼。CPM可以增加膝关节活动、减少肢体肿胀和股四头肌粘连。在术后2—3天，CPM可代替治疗，然后逐渐开始步态训练和膝关节主动活动。如不使用CPM，术后膝关节应固定在屈髋90°位或放置在Braun架3—5天，鼓励患者做肌肉等长收缩和在一定范围内主动的活动，内固定稳定的患者，允许患者扶拐部分负重行走。如术后6周X线片显示骨痂逐渐明显，可继续增加负重力量。在12周多数患者可以完全负重，但患者仍需要拐杖辅助。如内固定不稳定，则要支具或外固定保护，一定要在X线片上有明显的愈合征象后才进行负重。

内固定物的取出：股骨髁上骨折的内固定物取出现在还没有一个固定的标准。内固定物的取出最常见的指征是患者年轻，在进行体力活动时内固定物的突出部位感到不适。这些症状常由于使用的内固定物相对突出引起。特别是加压螺钉在加压螺丝钉和侧板柄部位的突出。多数髁上骨折进行稳定的内固定可以获得一期愈合，若不进行植骨这种愈合方式很少或无外骨痂，于多数髁上骨折涉及两侧骨架和骨干下端，骨折塑形慢，内固定物的取出应延迟至术后18—24个月，以避免再骨折。不是所有患者都需要取出内固定物。在多数老年患者，应将麻醉风险和内固定物取出所获得的利益进行比较，以决定是否取出内固定物。如果老年患者骨折愈合好而局部存在持久的疼痛，又无手术禁忌证，则可以取出内固定。年轻患者若无与内固定相关的症状，不应常规取出内固定物，骨折愈合后的3年内应每年进行X线片检查，如发现接骨板下骨质由于应力遮挡逐渐出现骨吸收，则应取出内固定物。在取出内固定物后，患者应扶拐保护负重4—6周，再用几周手杖。参加剧烈的活动和体育活动则因人而异，但至少应推迟至内固定物取出4—6个月以后。

八、并发症

由于内固定材料和技术的改进以及进行详细的术前计划，手术治疗髁上骨折比过去取得了巨大进步，但新技术亦可有并发症。

与手术相关的并发症包括：复位不完全、内固定不稳定、植骨失败、内固定物大小不合适、膝关节活动受限、感染、不愈合、内固定物折断、创伤病关节炎、深静脉血栓形成。

对股骨髁上骨折进行内固定比较困难，需要熟练的技术和成熟的判断。骨折常合并骨质疏松和严重粉碎，偶尔不能进行内固定，需考虑非手术治疗或外固定架固定。

应用最新的内固定和器械也不能保证股骨髁上骨折一定获得满意的结果。医生要详细了解局部解剖、骨折固定的力学和内固定后骨折愈合的方式，才能得到满意的结果。股骨髁上骨折的手术顾忌主要是感染。在大的创伤中心，手术治疗的感染率不超过5%。如术后出现感染则应对伤口进行引流以及积极的灌洗和扩创。如深部感染形成脓肿，则应开放伤口，二期进行闭合。如有窦道而无明显的脓液，可闭合伤口进行引流。其他方面，应用适当的抗生素3—6周。抗生素的应用时间应根据临床伤口、实验室检查（血沉和白细胞计数）和细菌学报道而定。如存在感染，对稳定的内固定可以保留，因为骨折稳定的感染比骨折不稳定的感染容易治疗。如内固定物已发生松动，应取出内固定物，采取胫骨结节牵引或外固定架固定，待感染控制后再进行植骨以防止发生骨折不愈合。庆大霉素链和Ilizarov外固定架对感染的控制作用尚无定论。

髁上骨折部位拥有丰富的血运和松质骨，切开复位内固定后骨折不愈合并不常见。内固定后不愈合常由于固定不稳定、植骨失败、内固定失效或感染等一个或多个因素所致。存在失用性骨萎缩和骨折靠近膝关节及以前进行过手术治疗则给进一步、治疗带来了许多困难。非感染不愈合并有足够的骨储备时可重新手术内固定；肥大型不愈合则可用稳定的内固定和骨折端加压进行治疗。对萎缩性不愈合或存在骨缺损者，需要进行植骨，少数病例可用骨水泥来固定螺丝钉。

股骨髁上骨折创伤性关节炎的发生率尚无精确统计。对于多数患者涉及负重关节的骨折。关节面不平整可导致发生早期关节炎。韧带断裂也可影响正常膝关节功能。对多数骨折后膝关节发生退行性变的年轻患者，不是理想的进行人工膝关节置换的对象。如果内侧或外侧间隔存在关节炎，可以进行截骨矫正。患者若有严重的累及两室或三室的关节炎，可能必须进行膝关节融合和膝关节置换。年龄、膝关节活动范围、屈曲挛缩的存在和感染等因素在手术时应予重视。

第八节　髌骨骨折

一、实用解剖

髌骨是人体内最大的籽骨，位于股四头肌肌腱内。骨化中心在2—3岁时出现，亦可推迟至6岁左右。骨化异常的表现常常是在髌骨外上角出现另外一个附加骨化中心，称之为二分髌骨。如果类似表现也出现在对侧髌骨上，诊断则可成立；否则应行进一步的放射线检查，例如CT扫描，以明确是二分髌骨，还是髌骨骨折不愈合。髌骨的应力骨折很难诊断，常见于骨质疏松的老年患者，在轻微创伤后诉说膝前疼痛，X线片表现并不明显，受伤几天后行髌骨骨扫描检查，如果发现与症状相对应的出现"热区"，则可肯定诊断。

髌骨外形呈倒三角形，下端为顶点。上极宽厚有股四头肌腱附丽。髌骨内、外侧缘分别接纳来自股内侧肌和股外侧肌的纤维。下极是髌腱起点。股四头肌腱的薄层部分常与较厚的Sharpey纤维一起通过髌骨前面，在远端参与组成髌腱。髌骨后方3/4有关节软骨覆盖，由中间分为主要的内侧和外侧关节面，内侧缘又称之为"odd facet"髌骨关节面（内侧偏面），与股骨远端的滑车相关节。

髌骨的血运由伸膝装置之外的疏松组织内的骨外血管网所提供。有几支血管参与组成这个血管网，包括：膝上正中血管，内外侧的膝上、下血管，以及胫骨返血管下支等。进入髌骨内的血供主要由进入髌骨体前方中部的血管网和进入下极的血管来提供。血供组成对于理解髌骨骨折并发症之一的缺血性坏死的发生机制非常重要。髌骨中部骨折，特别是移位明显的，阻断了自髌骨中部进入的主要营养动脉升支，只保留了髌骨上极的血运，使髌骨中部有发生缺血坏死的危险。髌骨下极有来自髌骨中部和下极的双重血供，在横断骨折后不容易发生缺血坏死。据报道髌骨缺血坏死的发生率是3.5%—24%，但并不发生严重的功能障碍，一般无须特殊治疗。

二、生物力学

髌骨的功能是增加了股四头肌腱的力学优势有助于股骨远端前方关节面的营养供给，保护股骨髁免受外伤，并将股四头肌的拉伸应力传导至髌肌，还通过增加伸膝装置至膝关节旋转轴线的距离，加长了股四头肌的力臂，提高股四头肌效能。行走时产生的髌股关节压力是体重的3倍，而在爬楼梯或者完全下蹲时，髌股关节压力可超过体重的7倍。通过髌骨的拉伸应力是3 000牛顿，而在运动员可达6 000牛顿。有几位学者估算髌骨关节接触压力是每平方毫米2—10牛顿，接近于髌股关节接触压力每平方毫米2斗牛顿的两倍。上述研究表明，骨折后恢复关节面的正常解剖关系以及膝关节的功能康复，能够最大限度地增加髌股关节的应力分布。

髌骨的软骨面与股骨髁前方关节面相关节。髌股间的接触区域因膝关节的位置不同而有变化。当伸膝时，只有髌骨远端与股骨髁相接触。随着屈膝角度的增加，髌骨的中部和近端部分才逐渐与股骨前方相接触。有一纵背将髌骨后关节面分为两个主要部分——内侧面和外侧面，并与股骨远端的前方关节沟相关节。髌骨关节面的下方是一个无关节面的粗糙区，称之为下极，为髌韧带提供了附丽点，内侧和外侧的伸膝支持带，称之为"扩张部"，由股内侧肌和股外侧肌的纵形纤维所组成。股外侧肌纤维与阔筋膜纤维绕过髌骨，直接附丽于胫骨近端的Gerdy结节。完整的前方筋膜和Sharpey纤维与内、外侧扩张部，允许髌骨骨折后仍可进行主动仰膝，这点在诊断和治疗上都重要。

三、损伤机制

髌骨骨折约占所有骨骼损伤的1%，主要发生于20—50岁之间的年龄组，并可见于所有的年龄组。男性大约是女性的2倍，没有发现在左、右侧上有什么区别。双侧髌骨骨折罕见，可为直接或间接暴力所致。直接暴力的主要原因有：直接跪倒膝部着地；交通事故致伤。当诊断为髌骨骨折时，一定要注意是否同时存在同侧的股骨干骨折、股骨髁或胫骨骨折，同侧髋部骨折、后脱位等，避免漏诊或误诊。

髌骨位于皮下，增加了直接受伤的机会，受伤区域也常存在皮肤挫伤或有开放伤口。直接创伤所致髌骨骨折的类型有：不全骨折、星状骨折、粉碎骨折。因内侧和外侧的股四头肌扩张部没有撕裂，故骨折块没有或只有轻度分离，患者可以抗重力主动伸膝，在关节内注入局麻药物止痛后，此表现更为明显。当附丽于髌骨的肌肉肌腱和韧带所产生的拉力超过了髌骨内在的强度之后，可产生间接暴力所致的骨折。主要典型表现是跌伤或绊倒伤。发生髌骨骨折以后，股四头肌继续作用。将内侧或外侧的股四头肌扩张部撕裂。骨折近端和远端分离的程度与股四头肌扩张部撕裂的范围有关。支持带损伤的程度比直接损伤者要重。典型表现是横断骨折，某些髌骨下极呈粉碎状，支持带中度撕裂。多数患者不能主动伸膝。直接和间接暴力混合损伤的特征是皮肤有直接创伤所致的证据，骨折块有相当大的分离。

四、骨折分型

髌骨骨折分类一般分为六种：横断骨折、星状骨折、粉碎骨折、纵形或边缘骨折、近端或下极骨折、骨软骨骨折。横断骨折最多见，占所有髌骨骨折的50%—80%。大约80%的横断骨折位于髌骨中部或下1/3。星状和粉碎骨折占30%—35%。纵形或边缘骨折占12%—17%。边缘骨折常为直接暴力所致，累及了髌骨的侧方关节面；极少是间接暴力所致，其损伤机制是：在股四头肌紧张的情况下，快速屈膝，髌骨的侧方运动与股骨外侧撞击所致。

五、诊断

1. 病史体检

通过病史、体检及X线片检查，一般可做出诊断。直接损伤的病史，譬如膝部前方被汽车挡泥板直接撞击，出现疼痛、肿胀及力弱，常提示发生了骨折。直接损伤者常合并同侧肢体的其他部位损伤。另一种损伤的表现是间接损伤，膝部出现凹陷，伴有疼痛和肿胀。

髌骨位于皮下，易于进行直接触诊检查。通过触诊可发现压痛范围，骨折块分离或缺损的情况。无移位骨折仅出现中度肿胀，解剖关系正常，但骨折端压痛是最重要的临床表现。多数髌骨骨折有关节内积血，而且关节积血可进入邻近的皮下组织层，使组织张力增加。关节内积血时可以出现浮髌试验阳性。膝关节内张力性渗出可使疼痛加剧，必要时应进行抽吸或紧急外科减压。

2. 影像学检查

髌骨可拍摄斜位、正位、侧位及轴位X线片。关节造影、CT扫描或MRI检查有助于诊断边缘骨折或游离的骨软骨骨折。因正位像上髌骨与股骨髁部相重叠，不易进行分析，因此多采用斜位，以便于显示髌骨。但正位X线片有助于诊断星状骨折、横断骨折和下极骨折及二分髌骨。侧位X线片很有帮助，它能够提供髌骨的全貌以及骨折块移位和关节面出现"台阶"的程度。行轴位X线片检查有利于除外边缘纵形骨折，多元移位，常常易被漏诊。明显移位的髌骨骨折不建议拍摄轴位片，以免屈膝加重患者疼痛。

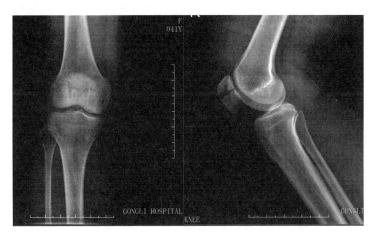

图13-8-1　髌骨骨折X线表现

六、治疗

髌骨骨折的治疗目的是恢复伸膝装置的连续性，保护髌骨的功能，减少与关节骨折有关的并发症。治疗原则是尽可能保留髌骨，充分恢复后关节面的平整，修复股四头肌扩张部的横行撕裂，早期练习膝关节活动和股四头肌肌力。即使存在很大的分离或移位，也不要轻易选择部分或全髌骨切除术。患者的一般情况、年龄、骨质量以及手术危险性决定了是否手术以及内固定的方式。

1. 非手术治疗

若骨折无移位或移位小于1—2 mm，关节面仍平滑，患者可以抗重力伸膝，说明伸膝装置完整性良好，可以采取保守治疗。早期可用弹性绷带及冰袋加压包扎，以减少肿胀；亦可对关节内积血进行抽吸，以减轻肿胀和疼痛以及关节内压力，但应注意无菌操作，以防造成关节内感染。前后长腿石膏托是一种可靠的治疗方法，其长度应自腹股沟至踝关节，膝关节可固定于伸直位，但不能有过伸。应早期行直腿抬高训练，并且贯穿于石膏制动的全过程，并可带石膏部分负重。根据骨折的范围和严重程度，一般用石膏制动3—6周，然后改用弹性绷带加压包扎。内侧或外侧面的纵形或无移位的边缘骨折，一般可不必石膏制动，但仍应采取加压包扎治疗，3—6周内减少体力活动，可进行主动和被动的功能锻炼。

2. 手术治疗

髌骨骨折手术治疗的传统切口是经过髌骨中部的横切口，此切口暴露充分，能够对内侧或外侧扩张部进行修补。现在更多采用的切口是髌骨正中直切口或髌骨侧方直切口，可以获得更充分的外科暴露和解剖恢复，若有必要的话，也便于对膝关节进行进一步探查和修复。

对于年轻患者，特别是横断形骨折者，松质骨比较坚硬，常能够获得稳定的内固定；对于严重粉碎骨折，若同时存在骨质疏松，则很难获得稳定的内固定，需要进行其他的附加固定以及延长制动时间，以期获得良好的骨愈合。

手术适应证包括：关节面移位超过2 mm或骨折块间分离大于3 mm；粉碎骨折合并关节面移位；骨软骨骨折移位至关节腔，边缘和纵形骨折同时有移位或粉碎者。手术主要包括以下三种方式：（1）切开复位，稳定的内固定。（2）髌骨部分切除，即切除粉碎折块，同时修补髌韧带。（3）全髌骨切除，准确地修复伸膝装置。

（1）切开复位和内固定（ORIF）髌骨重建的技术

常常是采用钢丝环绕结合克氏针或拉力螺丝钉固定。最常应用的钢丝环扎技术由AO/ASIF所推荐，它结合了改良的前方张力带技术，适用于横断骨折和粉碎骨折。生物力学研究表明，当钢丝放置于髌骨的张力侧（前方皮质表面）时，与其简单地行周圈钢丝环扎相比，极大地增加了固定强度。这种改良的张力带技术与钢丝环扎技术，即钢丝通过股四头肌腱的止点和髌韧带，然后在髌骨前面打结拧紧相比有所不同。用2枚克氏针或2枚4.0 mm的松质骨螺丝钉以控制骨折块的旋转和移位，有利于钢丝环的打结固定，也增加了骨折固定的稳定性。克氏针为张力带钢丝提供了安全"锚地"，并且中和了骨折块承受的旋转应力。拉力螺丝钉除此之外，还能对骨折端产生加压作用，但对于年轻患者，将来取出内固定物时可能发生困难。在用前方张力带钢丝固定时，可以有意识地使后方关节面产生轻微分离，术后屈膝时这种张应力将转化为压应力，有利于骨折的愈合。对于粉碎骨折，亦可考虑将小的骨折块去除，然后对大的骨折块行张力带固定术。术中应对内固定的稳定性进行检查，通过膝关节被动地屈伸活动，观察骨折块有无异常活动，内固定是否牢靠等。若复位固定满意，术后可早期进行主动的膝关节功能锻炼。可短期使用夹板制动3—7天，在理疗师帮助下锻炼膝关节活动，然后去除夹板，进行部分负重。亦可在术后早期使用膝关节练习器（CPM）进行被动关节锻炼。若骨折粉碎，或内固定不够牢靠，术后应制动3—6周。对于固定满意者，在术后6周X线片表现为出现进行性的骨愈合，可以逐渐至完全负重。

治疗开放髌骨骨折时，可在彻底清创和灌洗之，进行内固定。但必须对伤口的严重程度、污染情况及患者全身状况进行全面的评估。去除所有无血运组织。若

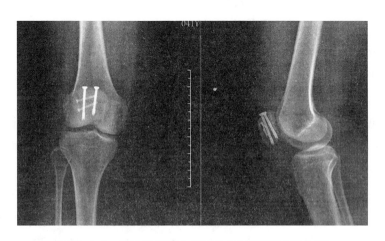

图13-8-2　髌骨骨折经皮多枚空心钉固定X线片表现

伤口污染较重，在进行最后的骨折修复之前，可能需要多次清创和冲洗，但不能将关节敞开时间太长，以防软骨的破坏和关节功能的恶化。对开放伤口可放入较粗的引流管，并结合重复清创和关节镜下灌洗，全身静脉应用抗生素，在这种情况下可考虑闭合伤口。应注意任何内固定物均必须达到牢固稳定的目的，并且对软组织血运影响较小。若同时合并股骨或胫骨骨折，亦应按照原则进行积极的治疗。

（2）髌骨部分切除术

若髌骨骨折后不可能再重建一个平滑的关节面，或一个大的髌骨骨折块合并有粉碎的上、下极骨折不能采用稳定的内固定时，可以考虑进行髌骨部分切除和伸膝装置修补术，应将保留下来的髌骨与伸肌装置进行紧密地、准确地缝合，以防止在屈膝活动时出现髌骨倾斜。对简单横断的非粉碎有血运骨块进行切除，然后修补伸膝装置，是不正确的，不符合现代的骨折治疗原则。将髌骨下极切除，然后将髌韧带与髌骨近端进行缝合，使骨折固定简单化，也是不合理的；但若下极骨折严重粉碎，可以考虑切除，但切除下极后，会导致髌骨下移，出现"错格"现象和髌股关节压力增加。手术治疗骨折的目的应是重建正常解剖。对严重粉碎的髌骨骨折，若能保留髌骨的主要部分，可以进行部分髌骨切除。术中应对保留的髌骨进行牢靠的拉力螺钉内固定，重建髌骨的主要部分。实际上，采用间接复位方法，以几种改良的钢丝环扎方法治疗和固定严重粉碎骨折，可以取代部分或全髌骨切除术。下极骨折常常不累及关节面，可以用1.2 mm钢丝环扎和4 mm拉力螺丝钉固定。可在紧贴下极骨折的远端、髌韧带矢状面的中部穿入钢丝，然后将其拧紧，以稳定骨折块。保护下极骨折，可以维持伸肌装置的功能长度。纵向或边缘骨折，若无移位，表明伸肌装置完整，无需特殊治疗，常能获得愈合。较小的关节面粉碎移位骨折，可行切除术，然后进行早期功能活动。

（3）全髌骨切除术

对严重粉碎、无法保留较大的髌骨骨折块时，可行全髌骨切除术（total patellectomy）。优点是缩短了制动时间，手术操作较简单，可以早期恢复工作，但缺点是远期疗效不佳，并发症较多，包括股四头肌力弱、屈伸受限等。肌腱直接在股骨滑车软骨上滑动，不仅增加了运动时的摩擦力，而且肌腱承受压力及摩擦的能力也远不及其承受拉伸力的能力，容易造成股骨髁软骨的磨损和肌腱断裂。现在已很少采用全髌骨切除术。若不得已进行全髌骨切除时，最好将多发的小骨折块剔除干净，然后将股四头肌腱和肌腱重叠缝合或直接缝合。对吻合口紧张度的判断是：术中将吻合口拉紧之前，膝关节至少能够被动屈曲90°；若术中被动屈膝达120°，会造成术后伸膝延缓、无力。术后可用石膏制动3—6周制动时间越长，发生粘连的机会越多，需要理疗的时间越长。术中应注意修补内外侧支持带，尽量减少术后并发症。

（4）术后处理

若用张力带获得了稳定的固定，术后可进行早期膝关节功能训练，并在外固定保护下部分负重。与控制下肢处于非负重状态相比，负重确实能减少股四头肌的收缩力。采用改良的AO/ASIF张力带固定，在主动屈膝时可对骨折端产生动力加压，允许患者尽早恢复膝关节活动。内固定稳定者，也可以改善活动范围。采用多枚拉力螺钉或张力带钢丝或应用间接复位技术治疗的严重粉碎骨折，需要石膏制动3—6周，在术后早期活动时，若多个小骨折块缺乏稳定性，将增加内固定失效的危险。因此在用内固定治疗粉碎骨折后，术后应保护一段时间，以便在进行功能锻炼之前，骨折和伸膝装置损伤获得早期愈合，但可进行四头肌等长训练，以防止粘连和保持股四头肌弹性。患者常需在超过6周后再行大强度的功能锻炼，待X线片上出现骨折愈合的征象后逐渐负重。若关节内粘连导致屈膝受限，可在麻醉下以轻柔手法推拿治疗，以改善屈曲功能。但一定要谨慎，以防出现固定失败、再骨折、不愈合等并发症，特别是对骨质疏松的患者更应注意。

髌骨部分切除并行肌腱修补，肌腱与骨的愈合需要制动至少3—4周。全髌骨切除术后，至少应保护4周，此后再进行功能康复，并且在锻炼间隔期间，仍用外固定保护。一般需要几个月的时间，以便最大限度地恢复活动范围和肌力。

七、预后

髌骨骨折总体预后良好。关节内骨折可导致关节软骨破坏和软骨软化，出现创伤后骨关节炎，伴骨刺和硬化骨形成。严重的髌骨骨折更易发生退行性关节炎。即使出现上述变化，如果疼痛不剧烈，对运动功能影响不明显。一般在手术后6—12个月仍不能完全恢复膝关节功能。在随诊时间充足的髌骨骨折中，70%主诉存在某些问题，主要是股四头肌力弱但一般行走并无困难。

八、并发症

骨折块分离和再移位少见，常因内固定不牢固或某些病例术后制动时间不足所致。Nummi（1971）报道保守治疗后，晚期移位的发生率是7.4%，手术后骨折块再移位的发生率是11%。所有文献报道再骨折的发生率是1%—5%，造成再骨折的暴力常常很小，治疗上应具体病例具体分析。若不考虑治疗方式，延长制动时间影响最终疗效，石膏制动时间不超过4周，83%初期疗效优良；而超过8周者，仅有15%疗效优良。多数学者报道缺血性坏死少见，但Scapinelli（1967）总结了162例髌骨横断骨折，其中41例有缺血坏死的部分证据，38例累及了近端折块，大多数原始分离较大，并采取了周圈钢丝环扎固定。常在骨折在1—2个月时，X线片上表现为密度增高，2—3个月时，两折块间密度的对比达到高峰。治疗上无特殊，仅采取随诊观察。6—8个月时，常能恢复膝关节全部活动，并表现为不同程度的髌股关节骨性关节炎。一般在2年内出现再血管化。

髌骨骨折的晚期并发症常表现为髌股关节疼痛或骨性关节炎症状。Nummi（1971）在超过700例的患者中，发现远期髌股关节骨性关节炎的发生率是56.4%。保守治疗最主要的是服用非类固醇类抗炎药物或理疗，亦可考虑、Maquet胫骨结节垫高术，可缓解症状或改善伸膝装置功能，但主要适用于膝部疼痛顽固的年轻患者。术后伤口感染的处理包括采取清创术和评估固定的稳定性。固定牢靠，骨块血运良好，可采取清创、灌洗、放置引流、闭合伤口、静脉使用抗生素。若感染持续存在，且有死骨出现，需将无血运骨块切除，并且行伸膝装置成形修补术，术后应严格制动，直至发生愈合。若对慢性感染，敞开暴露关节软骨，会造成膝部功能进一步恶化和关节间隙进一步狭窄。有时需行部分或全髌骨切除，以控制严重感染的扩散。常见后遗症是功能受限和出现退行性改变。

髌骨骨折后的不愈合率是2.4%，不一定常规行手术内固定以获得骨愈合。有时患者对不愈合所致的功能下降或受限能够很好地耐受。Nummi（1971）报道的17例不愈合中，14例临床疗效满意。对体力活动多的年轻患者，可能需要再次行骨连接术。对疼痛性不愈合并发无菌性髌骨坏死者，可考虑行髌骨部分切除。保留内固定物所致的疼痛比较常见，与肌腱或关节囊受到内固定物金属尖端的刺激有关。将内固定物取出，常常能减缓这些症状。但4.0 mm或3.0 mm松质骨螺钉若保留在年轻人坚硬骨质内几年以上，常常很难取出。

第九节　膝关节韧带损伤

一、实用解剖

　　膝关节由三个分别的关节组成，胫骨股骨关节、髌骨股骨关节、胫骨腓骨关节组成。当人在行走时，膝关节所受到的力大约是体重的5倍。膝关节有三个轴向的活动，有六个方向的自由度。膝关节的正常活动度为过伸10°至屈膝140°，伴随着内旋10°—外旋30°的旋转活动。

　　人类胚胎发育期内，妊娠第28天时下肢萌芽开始出现，第37天股骨胫骨腓骨开始软骨化，前交叉韧带、后交叉韧带、半月板约在第45天发生，在胚胎发育期的最后10天，膝关节才完全形成。皮肤的血液供应主要来自两方面，即轴向的和随机的血液供应。膝关节周围的皮肤主要靠随机的血液供应。随机血液供应包括内在的和外在的分支供应。内在分支来源于腘动脉的关节上下支，在膝关

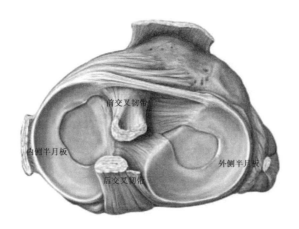

图13-9-1　半月板及韧带（摘自 Atlas of Anatomy, Thieme 出版，2010年）

节前髌骨周围形成血管环，当膝前皮肤与皮下组织剥脱时，此供应将被破坏，此时膝前皮肤只有依靠外在分支的血液供应。外在分支主要来源于三方面。其一是股浅动脉关节降支，其二是胫前动脉返支，其三为旋股外侧动脉关节降支。因此，在做膝关节前的皮肤切口时，以横行或纵轴中线切口为宜。

1.骨结构

膝关节由髌骨、股骨远端、胫骨近端组成。医生在描述膝关节的部位方向时，由于位置变化的干扰，通常会使用混乱的方向语言。因此，解剖命名法及髁间窝手术野命名法规范了描述膝关节的方向语言。

解剖命名法：膝关节位于伸直位，近心端为近端，远心端为远端，还有通用的内侧、外侧、前面和后面。

髁间窝手术野命名法：患者仰卧，膝关节位于屈膝位，近心端为深部，远心端为浅部，近髌骨为上（高），远髌骨为下（低），以及内侧、外侧。

2.前交叉韧带

前交叉韧带长约38 mm（25—41 mm），宽约10 mm（7—12 mm），厚5 mm。前交叉韧带由大量的胶原纤维束组成，其周围有关节内滑膜包裹，滑膜内有来自关节中动脉的毛细血管网。来自膝后的胫神经的神经支分布于前交叉韧带内。前交叉韧带起自股骨外髁内侧面后部，止于胫骨髁间棘。股骨附丽区呈椭圆形或半圆形，附丽区长轴与股骨纵轴交角是26°。胫骨附丽区呈三角形，平面形分布于胫骨髁间棘处，其附丽三角区内侧为胫骨平台内侧关节面，外侧为外侧半月板前角，前方为半月板间横韧带，后方为外侧半月板后角。

3.后交叉韧带

后交叉韧带约有13 mm宽，38 mm长，比前交叉韧带的容积大。后交叉韧带起于股骨髁间窝股骨内慎的外侧面，止于胫骨内外媒之间的后侧面，关节平台以远1 cm处。后交叉韧带是关节外组织，后关节囊滑膜反折后包绕后交叉韧带内外侧和前侧，该韧带的后侧部分与骨膜和后关节囊相混合。其股骨附丽区呈半圆形（图13-9-1），其胫骨附丽区为三角形（图13-9-1）。后交叉韧带和前交叉韧带一样，具有相同的血液供应和神经分布。

4.前方结构部分

前侧结构主要有股四头肌和伸膝装置。股四头肌包括股直肌、股中间肌、股外侧肌和股内侧肌。股直肌最浅表，经过髋膝两个关节，起自髂骨止于髌骨。股内侧肌分成股内斜肌和股内长肌，附丽于髌骨内上缘。股外侧肌肌腱比股内侧肌肌腱长，附丽于髌骨外上缘。股中间肌位置最深，止于髌骨上缘。

伸膝装置则包括了股四头肌、股四头肌肌腱、内外侧髌旁支持带、髌骨股骨韧带、髌骨胫骨韧带、髌腱（髌韧带）、胫骨结节。其中，髌腱是由股直肌肌腱中心纤维延续后，经髌骨表面再至胫骨结节，宽度平均为2.5—4.0 cm，长度平均为4.3—4.6 cm，近髌骨部分比近胫骨结节部分宽约15%。膝关节周围有四个滑囊：髌骨前滑囊、髌骨下浅囊、髌骨下深囊和鹅足滑囊（图13-9-1）。

5. 内侧结构部分

内侧结构也可以称作内侧支持结构，包括从髌腱旁起至后交叉韧带止的内侧区域。分为前中后三个亚区域。前1/3主要由横旁支持带所覆盖，韧带少。中1/3主要是内侧副韧带，后1/3则是关节囊增厚部分称作后斜韧带。依据深浅分布，内侧支持结构还可分为三层（图13-9-2）。

第一层：浅筋膜层。前1/3区域主要由髌旁支持带所覆盖。内中1/3区域可以看见鹅足止于胫骨上端内侧的轮廓，鹅足是此层的重要结构，是内侧支持结构组合之一，其中包括缝匠肌、股薄肌、半腱肌肌腱。内后1/3区域可见腓肠肌内侧头。

第二层：这层的标志是浅层内侧副韧带。浅层内侧副韧带是内侧支持结构组合之二，位于中1/3区域，起自股骨内上骨架的内收肌结节，止于胫骨上端内侧鹅足后方，关节间隙远端5 cm处，分为前平行部和后斜行部，在膝关节屈伸过程中，其中某一部分纤维始终保持着一定的张力。股四头肌内侧头可将其拉得更紧，以对抗胫骨的外旋。但它的抗胫骨的外旋作用比后斜韧带的作用稍差。此层的前1/3区域为前内关节囊和髌骨股骨韧带。后1/3区域为半膜肌及浅层内侧副韧带后斜部分的混合部。半膜肌是内侧支持结构组合之三。半膜肌止于膝关节后内角区域，它有5个扩展附丽点，除主附丽点直头外，第一是腘斜韧带，从主附丽点向外上反折至腓肠肌外侧头。第二扩展至内后角的关节囊加入至后斜韧带及内侧半月板后角。第三扩展到内下方加入浅层腔侧副韧带斜行部。第四扩展至直头的前内侧。半膜肌的作用是屈曲内旋胫骨，回拉内侧半月板，腘斜韧带拉紧后关节囊（图13-9-2）。

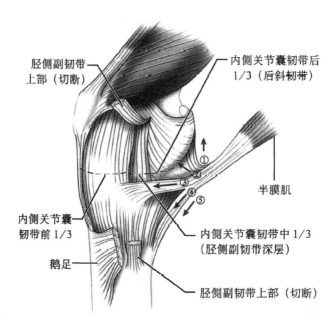

图 13-9-2 膝关节内侧结构（摘自《坎贝尔骨科手术学》，第 12 版）

第三层：关节囊层。在浅层内侧副韧带的深部，是深层内侧副韧带，也称关节囊韧带。

6. 外侧部分

是从髌骨外侧缘开始，向外侧至后交叉韧带止的区域。可以分为前中后三个亚区域。前区部分主要是髌旁外侧伸膝支持带和外前关节囊韧带。中区部分主要是髂胫束。后区部分则主要是后外侧弓形复合，包括外侧（腓侧）副韧带、弓形韧带、腘肌。同时，腘肌、腓肠肌外侧头、股二头肌的作用可以加强弓形复合。依据深浅分布，外侧支持结构还可分为三层（图 13-9-2 ）。

第一层：浅筋膜层。前区为髌旁外侧伸膝支持带，股外侧肌位于其近侧。中区为髂胫束，是外侧支持结构四重组合之一。髂胫束在股骨外上髁处插入股骨，并继续向远端覆盖后止于胫骨前外侧的 Gerdy 氏结节。在膝关节屈伸过程中，髂胫束有前后方向的移动。后区为股二头肌，是外侧支持结构四重组合之二。股二头肌止于腓骨头后面，胫骨外侧及后外侧关节囊结构，具有屈膝、外旋胫骨，加强后外侧弓形结构的作用。

第二层：外侧（腓侧）副韧带层。在这一层中最重要的结构是外侧（腓侧）

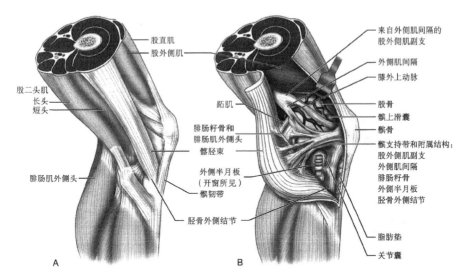

图 13-9-3 膝外侧结构的第 1 层和第 2 层。图 A 显示第 1 层主要由髂胫束和股二头肌扩张部的浅部构成。图 B 中，第 1 层已被切开，自髌骨外侧缘向后游离牵开，显露第 2 层。第 2 层包括股外侧肌及其扩张部、髌骨韧带和髌半月板韧带。（摘自《坎贝尔骨科手术学》，第 12 版）

副韧带。是外侧支持结构四重组合之三，它位于后部区域，近端附丽于股骨外上髁，远端附丽于腓骨头。在伸膝位置有明确的抗内翻作用。此层其他的结构主要有髌骨股骨韧带和髌骨半月板韧带。

第三层：在这一层中最重要的结构是弓形韧带和腘肌，是外侧支持结构四重组合之四，它也位于后侧区域。腘肌有三个起点：第一个是最强壮的，来源于股骨外上髁的腘肌腱。腓肠肌起于股骨外上髁外侧副韧带附丽点的前方，然后向后远侧行走在关节腔内，经过外侧半月板与关节囊间的腘肌腱裂，至胫骨的后侧面。第二个来源于腓骨的后侧腘腓韧带。

第三个来源于外侧半月板后角。腘肌和腘腓韧带形成了弓形韧带（图）。腘肌具有内旋胫骨，屈膝，后拉外侧半月板和后交叉韧带协同作用（图）。此层其余区域为滑膜组织所覆盖。

7. 后侧结构部分

后侧部分主要包括后侧关节囊，腓肠肌的内外侧头和腘肌。后侧关节囊起自股骨远端干骺线水平，止于胫骨上端后侧关节线以远 3—4 cm 处。腓肠肌的内外

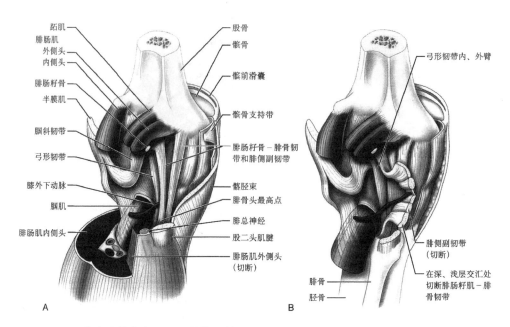

图13-9-4　祛除关节囊浅面两层结构后的右膝后外侧区的斜面观。A：第3层的浅层包外侧副韧带和豆排韧带；B：切断并牵开关节囊浅层、外侧副韧带和豆排韧带，显露穿越深层的膝下外侧血管。（摘自《坎贝尔骨科手术学》，第12版）

侧头起自股骨后髁接近关节囊的起点部位，内外侧头随后合为一体。腘肌起自腓肠肌外侧头的近端，以细长肌腱止于跟骨的内侧。这些结构加上腘斜韧带和腘肌在股骨后面组成了腘窝的底部，膝后有很多神经血管通过腘窝。腘窝呈菱形，外侧边由腓肠肌外侧头和股二头肌组成。内侧边由用腓肠肌内侧头、半肌腱和半膜肌组成。通过腘窝的神经血管有：腘动、静脉，腓总神经，胫神经，隐静脉，股后侧皮神经，闭孔神经关节支。

二、膝关节韧带损伤的诊断

1.体格检查

韧带损伤在国外属于运动损伤医学项目，多发生于运动中，例如：足球、冰球等。在高速的现代社会，摩托车机动车伤中也有不少是韧带损伤。损伤的外在因素常常是肢体的直接接触，来自各个方向的外力的撞击或是自身的扭转应力损伤的内在因素则是体位的影响，如膝关节屈曲外展外旋、屈曲内收内旋和过伸等。对于韧带损伤的检查诊断应从病史开始，明确的外伤史，对于膝关节的强力扭转、撞击，以及损伤发生时的响声等等，医生应警惕有可能存在韧带损伤。膝关节的肿胀、疼痛、无力、活动受限等只是韧带损伤的非特异性征象。因此，诊断韧带损伤要采用一些特殊的检查方法，如稳定性试验，韧带测试仪检查，磁共振扫描及关节镜检查等。这些方法都具有较高的诊断价值。

（1）稳定性试验

稳定性试验的结果是因医生的经验不同而有所不同的。医生对韧带功能解剖和生物力学的认识，对试验技术的熟练掌握程度会影响到稳定性试验的结果。

1）外翻应力试验仰位。被检查下肢位于检查者侧，下肢外展至床边并屈曲约30°，检查者一手顶住膝的外侧，另一手持下肢踝部，缓慢施加外翻应力。注意力量不要太大。两侧对比。再将下肢放在仰位做同样检查（见图13-30）。试验诊断意义见分类表。

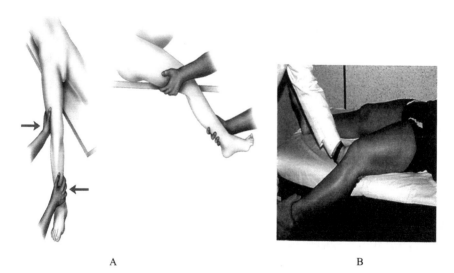

A　　　　　　　　　　　　　　B

图13-9-5　外翻和内翻应力试验（A和B）（摘自《坎贝尔骨科手术学》，第12版）

2）内翻应力试验仰位。被检查肢位于检查者侧，下肢外展至床边并屈曲约30°，检查者一手顶住膝的内侧，另一手持下肢踝部，缓慢施加内翻应力。两侧对比。再将下肢放在0°位做同样检查。试验诊断意义见分类表。

3）重力试验。在做前抽屉试验之前，首先做重力试验以明确胫骨平台是否存在后侧移位。如果后侧移位存在，应以对侧为标准调整基点。重力试验的做法，仰位，双下肢屈膝90°，屈髋90°，双足跟放在检查者手上，比较双膝胫骨结节的高低。

4）前抽屉试验。仰位下肢屈膝90°，屈髋45°，足放在检查台上，检查者坐于足上。双手拇指放在膝前象眼处，其余四指放在膝后。向前缓慢施加力量，两拇指感受胫骨两侧平台向前的相对于股骨的移位。与对侧比较，移位相差8 mm时为阳性。将胫骨放在旋转中立位，外旋15°，内旋30°三个位置上检查并记录结果。在急性韧带损伤期或是有半月板阻挡时，检查前抽屉试验会有假阴性。内旋位时后交叉韧带被拉紧，也会有假阴性。

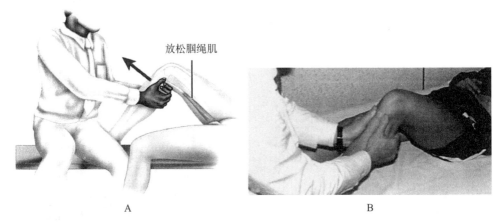

放松腘绳肌

A   B

图13-9-6　前抽屉试验（摘自《坎贝尔骨科手术学》，第12版）

5）Lachman试验。仰位，被检查肢位于检查者侧，屈膝15°—30°，以一手自外侧紧握固定股骨，另一手拇指握住胫骨上端前面内侧关节缘，其余四指在膝后施加向前的提升力，这时拇指感觉胫骨相对于股骨的前移。在急性韧带损伤期，由于肿胀、疼痛、不能屈膝，不易做屈膝位前抽屉试验检查，而Lachman试验是最易做的痛苦最小的检查。

6）后抽屉试验仰位，下肢屈膝仰，屈髋45°，足放在检查台上，检查者坐于足上。双手拇指放在膝前象眼处，其余四指放在膝后。向后缓慢施加力量，两拇指感受胫骨两侧平台向后的相对于股骨的移位。与对侧比较。将胫骨放在旋转中

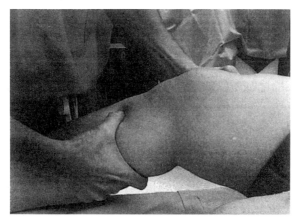

图 13-9-7　Lachman 试验用于检查前方不稳（摘自《坎贝尔骨科手术学》，第 12 版）

立位，外旋 15°，内旋 30°三个位置上检查并记录结果。胫骨前面内侧的关节缘与股骨内髁之间相差有 10 mm，如果两者齐平，说明胫骨内髁向后移位约 10 mm，等于 2+ 的移位。又称为 step off 试验阳性。后抽屉试验也同样在中立位、外旋位、内旋位检查，单纯后交叉韧带损伤，后抽屉试验中立位阳性，外旋位阳性，但内旋位阴性。如合并内侧结构损伤则内旋位后抽屉试验阳性。

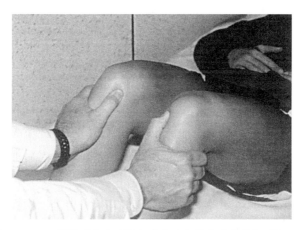

图 13-9-8　后抽屉试验（摘自《坎贝尔骨科手术学》，第 12 版）

7）主动伸膝试验抽屉试验位，足部固定。主动伸膝，已经后移的胫骨平台被股四头肌的收缩而拉向前方。主要用于诊断后交叉韧带失效。

8）旋转试验

A. 轴移试验

a. Jerk轴移试验：仰位，屈膝90°，胫骨内旋。检查者以一手拇指顶在被检查肢的腓骨头的后侧向前施力，其余四指放在股骨远端前外侧向后向内施力使膝外展，另一手持足保持胫骨内旋外展。由屈向伸活动膝关节，当伸膝至20°—40°时，胫骨外髁突然向前半脱位，继续伸直则恢复原位。

b. Loose轴移试验：仰位，屈膝40°，胫骨内旋，检查者一手拇指顶在被检查肢的腓骨头的后侧向前施力，其余四指放在股骨远端前外侧向后向内施力使膝外展，另一手持足保持股骨内旋外展，胫骨外髁向前半脱位，继续伸直膝关节胫骨恢复原位。

c. Macintosh轴移试验：仰位，伸膝0°，胫骨内旋。检查者以与患者相对应的一手拇指顶在被检查肢的腓骨头的后侧向前施力，其余四指放在股骨远端前外侧向后向内施力使膝外展，另一手持足保持胫骨内旋外展。膝关节由伸直位向屈曲活动，当屈膝至20°—40°时，胫骨外髁突然向前半脱位，继续屈曲则恢复原位。

d. Slocum轴移试验：半侧卧位，骨盆后倾30°，被检查肢体在上，被检查足内侧紧贴检查台，膝关节伸直。检查者站于背侧，双手拇指分别顶在关节线两端后侧，食指放在关节线两端的前侧，双手同时施加外翻前推力，在25°—45°，有复位时为阳性。

e. Slocum试验：中立位做前抽屉试验时，胫骨出现外旋，用以诊断前内侧旋转不稳定。Noyes屈曲旋转抽屉试验：仰位，被检查肢体在检查者侧并抬高屈曲15°，检查者以相应的一手把持小腿近端外侧，另一手持踝部内侧，双手施加适当的力使小腿内旋外展，使胫骨外侧平台向前半脱位，然后加大屈曲角度，有胫骨外侧平台复位为阳性。

f. 外旋膝反屈试验：仰位，双下肢伸直放在检查台上，检查者同时提起两足大趾，比较两膝的反屈和胫骨近端的外旋。阳性者表示有后交叉韧带、后外角、外侧副韧带的损伤。

g. 外旋位后抽屉试验：仰位，髋关节屈曲45°，膝关节屈曲80°，胫骨外旋15°，后抽屉试验。阳性者存在后外侧旋转不稳定。北京积水潭医院实验研究，单纯后交叉韧带损伤外旋位后抽屉试验即可阳性，如有后外侧旋转不稳定则明显阳性，同时膝关节位30°位内翻应力试验阳性，而单纯后交叉韧带损伤其内翻应力试验为阴性。

2.韧带测试仪

由于稳定性试验的不可靠性，以及试验结果的主观性，近些年来，韧带测试仪的研究有了发展。其中以韧带测试仪KT-1000，KT-2000最具代表性。

1988年，Daniel医生在临床研究的基础上，发明设计了KT-1000韧带测试仪。这是一套便携式仪器，可以在任何膝关节屈曲角度上准确测量膝关节的前后稳定性。既可用于治疗前诊断，也可应用于手术中测试以及手术后的康复治疗中。关于测试仪的准确性，1994年Daniel报道指出，应用最大限度手动试验项目准确率可以达到98%。继KT-1000以后，其换代产品是KT-2000最大限度手动试验：将被检查肢体固定于屈膝30°位，将KT-1000的髌骨感应垫稳定在髌骨上，设置试验参照负荷为89N。一手以30-SON的力压髌骨感应垫，另一手自小腿近端后侧施加向前的力，读取胫骨向前最大移位数字（见图13-34）。

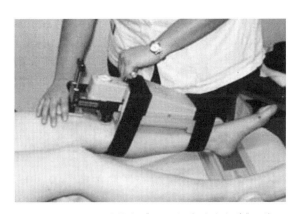

图13-9-9　KT-1000（摘自《坎贝尔骨科手术学》，第12版）

在各种韧带测试仪中，还有一种不是用于测量稳定性的，而是用于韧带重建手术的张力等长仪。张力等长仪也是由Daniel医生发明的，是为手术中寻找交叉韧带附丽区等距点而设计的。当韧带重建手术中附丽区标识不清楚时，使用张力等长仪可以帮助术者寻找等距点，选择建立重建位置。但是，对于张力等长仪的作用以及它在韧带重建术中具有的价值，说法不一致。从理论上讲，由于交叉韧带损伤后失去其功能，即将被施行韧带重建手术的关节已经发生了运动学变化，在这种变化后的关节上再使用张力等长仪，所得出的等距点结果能够在重建手术的结果中起到多少作用是值得怀疑的。

3. 放射学检查

（1）X线片检查。在膝关节韧带损伤的检查诊断中，X线片检查是必要的。其目的在于探察发现撕脱骨折片，如胫骨棘、胫骨平台后侧的撕脱骨片、内外侧副韧带附丽点骨片、关节内骨软骨骨折片等；对于陈旧性韧带损伤，在应力像上可以探察测量移位；进行关节不稳定的方向的鉴别诊断；进行儿童骨骺损伤与关节不稳定的鉴别诊断。拍摄X线片包括标准的前后位、侧位、髌骨轴位。必要时采用应力下成像。急性损伤期应尽量避免使用应力下成像，以免加重损伤。

（2）磁共振。磁共振以其优质的图像，对人体的无创性而受到越来越多的重视。在探查膝关节韧带损伤时，磁共振的磁通量至少应在1.5特斯拉以上。应在冠状面和矢状面两个平面上扫描影像，扫描厚度每层3—5 mm以获得交叉韧带的低密度影像。如果影像连续性中断，可以判断韧带损伤。1989年，Glashow对应用磁共振诊断交叉韧带作了双盲的研究，其结果是磁共振在韧带损伤组中，阳性诊断准确率为74%，在无韧带损伤组中阴性诊断准确率为70%。敏感度为80%。目前，磁共振在诊断交叉韧带损伤方面，总体的诊断正确率是65%—90%。随着磁共振的发展，在检查诊断交叉韧带损伤方面，特别是对于后交叉韧带损伤，磁共振以它的非介入性将比关节镜检查更具魅力。

（3）关节镜检查

1）关节镜历史：膝关节镜的应用和发展是在其他内镜的基础上开始的。1918年，Takagi医生首先应用膀胱镜检查了膝关节，1931年发明了膝关节镜。1919年，Bircher应用腹腔镜检查了膝关节。1957年，第一本关节镜图谱在日本问世。1978年，北京积水潭医院首先引进膝关节镜应用于临床，1981年发表了首篇临床应用的总结报道。

2）关节镜适应证诊断急性损伤，如前交叉韧带断裂、半月板损伤、关节囊损伤、伸膝装置损伤、骨软骨骨折和髌骨脱位等。但是，在关节镜下诊断韧带断裂，特别是对于前交叉韧带股骨附丽区损伤，韧带实质部断裂损伤时，应注意可能有假阴性，应附加应力试验或用探勾探察韧带的强度加以鉴别。

三、韧带损伤分类与诊断

（一）韧带损伤的分度

根据1968年美国医学会为韧带损伤的定义，损伤是指附丽于骨与骨之间的（韧带）结缔组织的损伤，或是附着于骨组织部位的撕脱伤。

韧带损伤分三度：Ⅰ度：少量纤维或1/3以下的韧带损伤，无关节不稳定；Ⅱ度：中盘或2/3以下韧带损伤，无不稳定；Ⅲ度：2/3以上的纤维损伤，有关节不稳定。

在临床应用中，常以对侧肢体作为对比检查的对象。当与对侧关节的稳定试验比较无差别时，记为0°；差别在5 mm以内时为Ⅰ度；差别在5—10 mm为Ⅱ度；10 mm以上为Ⅲ度。在标定不稳定的移位时，美国骨科学会使用。—3+表示法：0代表正常；1+代表5 mm以下移位；2+表示5—10 mm移位；3+为10—15 mm移位。以后有人又在此基础上定义了4°，为15 mm以上的移位。

（二）膝关节不稳定分类与诊断

由于韧带损伤或是其他因素，造成膝关节发生异常的活动，被称作膝关节不稳定。本节主要涉及的是由于韧带损伤而引起的膝关节不稳定。

1. 膝关节的运动膝关节运动的主要表现是伸屈、旋转和收展。这些运动实际上是沿着运动轴的轴向的移位活动和绕着轴的旋转活动。

膝关节每活动一度都是三维空间的运动，在三维空间内共有三个运动轴，分别是X（矢）轴、Y（冠）轴和Z（垂直）轴。因此，沿着三个轴上的六个方向的移位活动，和绕着三个轴的六个方向的旋转活动被称为膝关节六相自由度。在膝关节屈伸过程中，胫骨髁和股骨髁相对运动形式包括了滚动（沿着X轴向的前后移位），滑动（绕着Y轴的旋转活动），旋转（绕着Z轴的旋转活动）和摆动（绕着X轴的旋转活动），以及上下的活动（沿着Z轴向的远近移位）。膝关节屈伸运动瞬时中心的心形曲线描述了膝关节运动在二维空间的活动轨迹，反映了胫骨股骨之间的滚动与滑动的比例关系。对扣锁机制的表述则充分体现了膝关节三维运动的特点。描述膝关节运动，临床上多以股骨作为主要活动对象，股骨作为相对静止的一方。如屈曲往往指胫骨相对于股骨的屈曲运动。X轴代表矢状轴。对应于X轴的活动是沿着轴向的前后移位和绕着轴的旋转活动膝关节的内收外展。

Y轴代表冠状轴。在某种意义上，Y轴是股骨髁的轴。与其相对应的活动是沿轴向的内外移位和绕着轴的膝关节的屈曲和伸直。在正常的膝关节屈伸运动中，Y轴有一定范围的移动，即膝关节屈伸运动的瞬时中心型曲线。另外，在本节涉及的活动中均不包括沿Y轴的内外移位，只有在创伤性膝关节脱位章节里才涉及沿Y轴的内外侧移位。Z轴代表垂直轴，是胫骨的纵轴。正常位于胫骨平台中心附近，与其相对应的活动是沿轴向的远近端移位和绕着轴向的旋转-胫骨的内旋外旋。

当膝关节不稳定发生异常活动时，胫骨相对于股骨的活动方向是以此为标准而确定的。例如：胫骨内侧相对于股骨内侧向前移位，内侧关节间隙张开，称为前内侧旋转不稳定。其意义是胫骨内髁沿X轴的前移，沿Z轴的远近端分离移位，但不是绕Z轴旋转，而是绕着病理性的胫骨平台的前外侧区域轴旋转（见图13-35）；胫骨内侧相对于股骨内侧发生远近端分离移位，称为单平面内侧不稳定

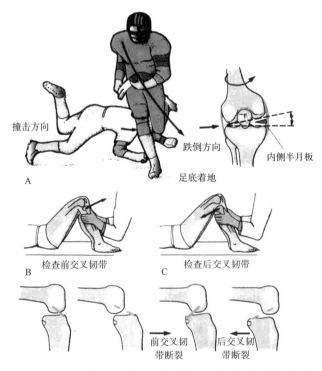

图13-9-10　A. 踢足球引起膝关节内侧半月板损伤的机制。注意右膝关节处于半屈曲位，且股骨在胫骨上内旋。撞击导致胫骨在股骨上暴力外展，内侧半月板被拉至异常位置；B. 检查前交叉韧带的完整性；C. 检查后交叉韧带的完整性。（摘自：美国骨科医师学会，膝关节韧带损伤指南，2010年）

（沿Z轴的远近端移位）等。

　　2. 膝关节不稳定分类与诊断 1976年美国骨科协会运动医学研究教育委员会公布了目前公认的膝关节不稳定分类。包含了损伤外力方向，机制，应力试验种类以及病理解剖基础等。

　　分类表的描述，非常有利于我们理解膝关节不稳定。不过读者应注意第二类和第三类所述的旋转不稳定。所谓"旋转"，实际上不是指围绕正常旋转轴的旋转，而是指围绕着病理性的旋转轴的旋转。这种由以正常旋转轴为轴心的活动转变为以异常旋转轴为轴心的移动的过程，或是相反的移动过程都称为旋转轴移位，简称"轴移"。

表 13-9-1　膝关节不稳定分类（1976年美国骨科协会运动医学研究教育委员会）

第一类单平面不稳定（单轴向移位，单病理性旋转轴） A. 内侧不稳定：伸膝0°位，外翻应力，膝内侧张开。内侧副韧带、内侧关节囊韧带、前交叉韧带、后斜韧带、前后关节囊的内侧部分等损伤，甚至有后交叉韧带损伤。屈膝30°位，外翻应力，膝内侧轻度张开。内侧结构有限损伤，不包括交叉韧带损伤 B. 外侧不稳定：伸膝0°位，内翻应力，膝外侧张开。外侧关节囊韧带、外侧副韧带、股二头肌腱、髂胫束、弓形复合、腘腓韧带、后交叉韧带，甚至是前交叉韧带损伤。屈膝30°位，内翻应力，膝外侧轻度张开。外侧结构有限损伤，或正常。需与健侧对比 C. 后侧不稳定：后抽屉试验应力，胫骨后移。后交叉韧带、弓形复合、后斜韧带损伤（部分或完全） D. 前侧不稳定：旋转中立位前抽屉试验应力，胫骨前移。可能包括前十字韧带、内外侧关节囊韧带损伤；其中应注意复合前侧旋转不稳定的存在 第二类旋转不稳定（双轴向移位，双病理性旋转轴） A. 前内旋转不稳定：胫骨内髁相对于股骨内髁向前移位（X），内侧关节间隙张开（Z）。内侧关节囊韧带、内侧副韧带、后斜韧带、前交叉韧带损伤 B. 前外旋转不稳定：屈曲90°位，胫骨外髁相对于股骨外髁向前移位（X），外侧关节间隙张开（Z）。外侧关节囊韧带、弓形韧带复合、前交叉韧带损伤。近伸直位，胫骨外髁相对于股骨外髁向前半脱位（X）前交叉韧带损伤，可能有外侧关节囊韧带损伤（轴移实验，Jerk，MacIntosh） C. 后外旋转不稳定：胫骨外髁相对于股骨外髁向后移位（X），外侧关节张开（Z）。腘肌腱、弓形韧带复合、外侧关节囊韧带、后交叉韧带损伤（外旋位膝反张实验，反轴移实验） D. 后内旋转不稳定：胫骨内髁相对股骨内髁向后移位（X），内侧关节张开（Z）。内侧关节囊韧带、内侧副韧带、后斜韧带、后交叉韧带、后侧关节囊内侧、半膜肌止点损伤，可能前交叉韧带损伤 第三类复合不稳定（双轴向移位，多病理性旋转轴） A. 前外+前内旋转不稳定：胫骨平台两侧同时相对于股骨髁向前移位，关节两侧可有不同程度的张开。但是，在胫骨平台外旋或内旋时，胫骨平台向前移位可以消失

（续表）

B. 前外+后外旋转不稳定：胫骨外髁相对于股骨外髁既可以向前也可向后移位，外侧关节间隙张开。广泛外侧结构损伤，前交叉韧带损伤，偶有后交叉韧带损伤	
C. 前内+后内旋转不稳定：胫骨内髁相对于股骨内髁前后移位，内侧张开。内侧结构，半膜肌，前后交叉韧带损伤	

四、治疗原则

由于膝关节周围韧带结构复杂，且治疗方法繁多，由于本书的篇幅有限，此处仅仅罗列相应韧带损伤的治疗原则，具体手法方法，可以参加相应的运动医学手术书籍。

表 13-9-2　治疗方法概要（引自《日本骨科新标准手术图谱——膝踝关节韧带损伤的治疗》，2013 年）

损伤韧带	手术或保守治疗	伤后至手术时间	保守治疗要点	手术要点
MCL损伤	保守治疗（Ⅲ度损伤治疗3个月无改善者考虑手术治疗）	至少3个月	急性期过后在MCL支具保护下行半蹲、弓步、直腿抬高等肌力锻炼 4—6周开始慢跑	使用半腱肌腱行韧带重建术
ACL损伤	手术治疗（活动水平低，胫骨前移度小者可考虑保守治疗）	3—6周（关节活动度完全恢复）	肌力锻炼与平衡锻炼（有自愈希望者延缓） 非手术治愈疗法寄希望于韧带获得愈合 通过肌力锻炼弥补韧带缺失的保守疗法是指ACL无愈合希望，通过肌力与平衡锻炼代偿	有各种术式在日本一般采用半腱肌腱行解剖学重建术
PCL损伤	保守治疗（Ⅲ度损伤治疗3个月残留疼痛无改善者行手术治疗）	至少3个月	急性期伸膝位保持局部制动 以直腿抬高与下蹲锻炼为主，禁忌屈膝活动	确认胫骨附着部，行解剖重建术
LCL损伤（+后外侧复合体损伤）（+PCL损伤）	保守治疗（合并PCL损伤时手术治疗）	3—6个月	参照PCL康复计划进行康复锻炼	LCL、后外侧复合体重建难度较大

（续表）

损伤韧带	手术或保守治疗	伤后至手术时间	保守治疗要点	手术要点
ACL+MCL损伤	ACL手术，MCLⅢ度损伤时手术，Ⅲ度以下保守治疗	3—6周	与ACL术后康复计划基本一致	使用半腱肌腱、股薄肌腱行MCL重建术
ACL+PCL损伤	ACL、PCL均需手术治疗	3—6周	可基本参照PCL康复计划进行康复锻炼	注意有无腘动脉、腓总神经损伤重视PCL的重建术

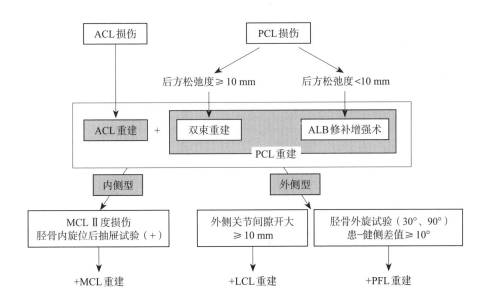

第十节　膝关节半月板损伤

一、实用解剖和生物力学

1. 半月板的大体解剖

半月板是C形的纤维软骨盘，与胫骨相延续。弓背向外侧，与关节囊相连，滑膜缘厚、逐渐向中央过渡为薄的游离缘。覆盖1/2—2/3的胫骨关节面。半月板的股骨面呈凹形，加深了胫股关节的深度。胫骨面平坦，与胫骨的关节面相匹配。

两侧半月板的形态不同，内侧半月板为半圆形，前后角间的直线距离为3.5 cm，后角明显宽于前角。前角的附丽点在前交叉韧带前6—8 mm，与内侧髁间棘同处于一条矢状线上。由于位置靠前，所以常为脂肪垫所遮盖。关节镜下如果要观察清楚，就必须适当清除髌下脂肪垫。前角的纤维融合为连接两侧半月板的半月板板间韧带或称横韧带。后角附丽于后交叉韧带胫骨附丽点的前方、外侧半月板后角附丽点的后方，即位于外侧半月板后角与后交叉韧带胫骨附丽点之间。内侧半月板的全长均与关节囊相连。

外侧半月板的形态更接近圆形。它覆盖外侧胫骨平台2/3的关节面，较内侧半月板多。前后角宽度几乎相等，前后角间的长度稍小于内侧。前后角均附丽于胫骨，前角的附丽点位于外侧髁间棘的前方，非常接近前交叉韧带的胫骨附丽点，后角附丽于外侧髁间棘的后方、后交叉韧带附丽点的前方。外侧半月板与关节囊结合松散，在腘肌腱裂孔处与关节囊分离。外侧半月板的一个特征是存在半月板股骨韧带。起自外侧半月板后角，止于股骨内髁的外侧面，紧邻后交叉韧带的股骨附丽点。位于后交叉韧带前方者称为Humphrey韧带，位于其后者称为Wrisberg韧带。半月板股骨韧带的大小及发生率都有很大的变异：可以缺如，也可以有一条或两条。由于不恒定性，其确切功能未明，推测半月板股骨韧带可以向前牵拉半月板的后角，增加股-胫关节的适合性。Brantigan与Voshell认为，外侧半月板直径小、周围厚、体部宽、活动度大、与交叉韧带相连，而内侧半月板正相反，所以内侧半月板更易于损伤。

2.半月板的显微解剖半月板由致密的纤维软骨构成。

胶原纤维编织成网架结构，纤维软骨细胞充填其间。纤维软骨细胞是成纤维细胞与软骨细胞的混合体。浅层的细胞形态为梭形及纺锤形，类似成纤维细胞。其余部位的细胞接近卵形或多角形，许多特性类似于软骨细胞。

细胞外基质主要由胶原纤维构成，它由纤维软骨细胞分泌并维持恒定。大部分胶原纤维呈环形分布，同时还存在放射状排列的纤维及穿支纤维。胶原纤维的排列方向有其生物力学意义。环形纤维的作用颇类似于木桶周围的铁箍：当木桶受到向外扩张的水压作用时，铁箍的张力可以维持木桶的稳定性。同样，当半月板承受股骨—胫骨间的轴向负荷时，有被挤出关节间隙的趋势，而环状纤维的张力抵消了这种向外的放射状应力，从而维持了半月板的整体稳定性。当半月板出现完全性的放射状裂时，这种作用就完全消失。所以，一个简单的、完全性的放射状裂相当于半月板全切除。放射状纤维的作用类似于网格中的"结"，可以增加结构的稳定性，协助抵抗压缩应力，防止出现纵形撕裂。胶原纤维分为浅层、表层、中间层，由浅至深纤维逐渐粗大，在结构上更为重要。Arnoczky及Wanen对半月板血运的研究清楚地表明：膝内、外侧动脉的上、下支供应半月板前部及周围关节囊的血运、膝中动脉供应半月板后部的血运，这些血管分支形成半月板周围的毛细血管丛，位于滑膜及关节囊，呈环形分布，发出放射状分支供应半月板的边缘区域。两侧半月板靠近滑膜缘的10%—30%区域接受毛细血管网的血供，前后角的血运更丰富，有一些小血管直接进入。外侧半月板的腘肌腱裂孔处没有直接的血运进入，靠周围的血运供给。有血运的半月板区域称为红区，即半月板滑膜缘的血供区；靠近游离缘的无血运部分称为白区；二者中间的区域称为红白区，此区靠近红区的一侧有血运，而靠近白区的一侧没有血运。半月板血运分区的概念对于判断半月板的愈合能力及手术操作有重要的意义。

半月板体部的神经分布类似于血运分布，前后角的神经支配比体部丰富。半月板的神经末梢有本体感觉功能，其确切的功能尚未明确。原构成纤维网架，占90%—95%。Ⅱ型、Ⅲ型、Ⅴ型、Ⅵ型胶原的含量很少其功能未明。也可能存在弹性蛋白（elastin）。

半月板中存在不同类型的葡胶聚糖（GAG）。其含量随半月板的区域及年龄有所差异，主要包括硫酸软骨素、硫酸角质素、硫酸皮质素、透明质酸。也存在功能未明的非胶原性蛋白。

3. 半月板的生物力学功能。

半月板具有液、固态双相的特点。破相主要为间质内的水分，固态主要为胶原组成的细胞外基质。间质内的水分可以通透基质内的空隙达到不同程度的形变，适应不同的生物力学要求。与关节软骨一样，半月板也是勃弹性物质，形变的程度可随负荷的大小及速率而变化。

半月板具有重要的生物力学功能，包括：承重、分配载荷、稳定关节、润滑关节、本体感觉。承担股骨，胫骨间的负荷为最基本的功能。半月板可以承担很大的负荷，它与关节的接触面积可随屈伸及旋转活动而变化。如上所述，胶原纤维的走行方向对于半月板的承重功能具有重要的意义。分配载荷也可认为是吸收振荡。半月板将大的应力分配在较大的接触面积上，从而对关节软骨及软骨下骨起到了保护作用。Talker 及 Erkman 的研究表明：站立位时，半月板承受体重的40%—60%。许多研究都证实：部分或全部切除半月板使得股骨—胫骨间的接触面积减小，导致应力集中。切除内侧半月板可以使接触面积减少40%。这样，按照 Wolf 定律，关节面将会重新塑形，出现扁平状股骨，同时软骨软化、关节间隙变窄、骨赘形成，即出现骨性关节炎。

半月板也有助于稳定股骨，胫骨的相对位置关系，即通过加深关节的球臼关系增加股骨-胫骨间的适合性，尤其是内侧半月板后角的稳定作用最为重要。半月板对关节各方向的运动，尤其是旋转运动具有稳定作用，例如在伸膝最后20°的胫骨旋转时。半月板切除后对关节松弛度的影响取决于韧带的完整性：韧带完整时影响较小，而一旦合并韧带损伤，关节的不稳定将明显增加。由于内侧半月板与关节囊结合紧密性大于外侧半月板，所以限制胫骨前移的"棋子作用"更加重要。Levy（1989）的研究表明：切除内侧半月板明显加重前交叉韧带的失效程度。

虽然半月板润滑关节作用的确切机制尚存争论，但可以肯定的是：半月板实质部的液体可以渗出。同时半月板也可以均匀分配关节内滑液，协助营养关节软骨。半月板内分布的神经末梢完成本体感觉功能。虽然目前还没有动物模型的证实，但临床可以发现：半月板切除后，膝关节的本体感觉功能减退。

二、半月板的损伤机制

创伤性的半月板损伤常发生于屈膝位时的扭转动作。屈膝时，如果股骨强力内旋，可迫使内侧半月板向后及髁间窝区域移动。一旦半月板后方的稳定结构无法抵御这种应力，半月板的后部会被推向关节的中央区域并被股骨、胫骨所挟持固定。此时如果突然伸膝，就会发生后角的纵形撕裂。如果纵裂向前方继续延伸，撕裂的部分就会进一步向髁间窝区域移动并嵌顿，无法复位，形成典型的桶柄样撕裂及关节交锁。撕裂程度及位置取决于受伤时半月板后角与股骨-胫骨的相对位置。同样的机制也可见于外侧半月板，但由于外侧半月板活动度大，所以出现桶柄样撕裂的机会比内侧小。外侧半月板曲度大且与外侧副韧带无连接，更易于出现不完全的放射状裂。内侧半月板相对固定，更容易受损。移动度差的半月板（囊性变或是外伤性病变）在轻微外力下即可受损，盘状软骨更易于退变及撕裂，退变半月板的承受能力下降，也易于受损。关节面不吻合、韧带损伤、先天性关节松弛、股四头肌异常都可以导致力学环境的异常，使半月板处于高危状态。

半月板后角的纵裂最为常见，内侧的损伤率是外侧的5—7倍。撕裂可以是完全的或不完全的，多数累及半月板的胫骨面。Andrews，Nonvoocl及Cross统计：内侧半月板各部位的损伤中，后角占78%。后角的小撕裂不会造成交锁，但会导致疼痛、反复肿胀及不稳定感，大的纵裂可以造成交锁。Smillie认为，只有当撕裂部分向中央区明显移位，造成机械性阻挡时才会出现交锁。如果桶柄样撕裂进一步向前延伸，嵌顿的部分就会离开髁间窝区域向前方移位，导致伸膝受限。如果桶柄样撕裂的前或后部断裂，就会出现带蒂的半月板撕裂瓣。放射状或斜形裂更常见于外侧半月板，通常位于前中结合部，为作用于半月板游离缘、使前后部分离的应力造成。由于外侧半月板接近圆形、曲率半径小，所以比内侧更易于出现此种撕裂。放射状裂还可见于退变的半月板或半月板囊肿。包含放射状裂与纵裂的复合裂也会出现并且更易于出现退行性改变。

三、半月板损伤的分类

1. 根据损伤原因分型，可以分为创伤性及退行性两种。创伤性撕裂最常见于经常从事体育运动的年轻患者，为非接触性损伤，常合并ACL及PCL损伤，最常见的撕裂类型为纵裂及放射状裂。退行性损伤出现于40岁以上的患者，没有外伤史，通常合并关节的退行性变，这种损伤没有愈合能力，最常见的损伤类型为水平裂、瓣状裂及复合裂。

2. 根据解剖形态分型：① 纵裂，其特殊类型为桶柄样撕裂。② 放射状撕裂或斜形裂。③ 纵裂加放射状裂，特殊类型为瓣状裂。④ 水平裂。⑤ 半月板囊肿伴撕裂。⑥ 盘状软骨撕裂。

四、半月板损伤的诊断

诊断症状及体征不典型的半月板损伤有时对于有经验的医生也是很困难的。通过综合评估，包括详细的病史、体检、放射学检查、特殊的影像学检查，直至关节镜检查，可以将误诊率减小至5%以下。但有时的确存在这样的情况：术前怀疑半月板损伤而关节镜下却未见或仅见轻微的异常，与症状不相符。此时，常易犯的错误是诊断为过度活动型半月板或脂肪垫肥厚。正确的做法是不要草率地切除不足以解释症状的异常结构。

半月板损伤常合并关节软骨及韧带损伤，应该同时熟悉这些并发症的特点，以免误诊或漏诊。

1. 病史　通常都有明确的外伤史。异常或退变的半月板不一定存在外伤史，这类损伤通常为中老年患者。

2. 症状　可以分为两大类。第一类为交锁症状，诊断明确，但需要强调的是：表现为伸膝轻度受限的交锁，有时需要双膝对比才能发现。因为正常情况下，有的膝关节会有5°—10°的过伸，而交锁后仍可以伸膝至0°中立位。只有纵裂才会造成交锁，其中，内侧半月板的桶柄样撕裂最常见，但交锁绝不是桶柄样撕裂的同义语，因为关节内肿物、游离体等都会造成交锁。无论哪一种原因造成的交锁，在经过抽吸关节内积血及一段时间的保守治疗后仍无效者，都应手术治疗。假性交锁（false locking）最常见于关节损伤后，积血刺激后方关节囊及侧副韧带，加上腘绳肌牵拉，引起伸膝受限。抽吸关节内积血及短期的制动可使反应消退，伸膝恢复正常。第二类为非交锁症状。常见的症状为反复关节不适，常伴有关节积液及短暂的功能障碍。也可能存在其他的非特异性症状，如：疼痛、轻度肿胀、活动后膝前痛、打软腿、弹响、别卡感等。打软腿现象本身无助于诊断，因为关节内的其他疾患如游离体、髌骨软化、韧带损伤所致的关节不稳定、肌力弱都可以造成打软腿。半月板损伤造成的打软腿常见于关节扭转时，伴有关节错位的感觉。其他原因所致的打软腿常出现于抗阻力屈膝位，如下楼梯时。积液表明滑膜受到刺激，无特异性诊断价值。损伤性的积液常为血性，包括半月板血运区损伤；半月板体部或退变的半月板损伤不会积血；带蒂的半月板碎块反复移位，刺激滑膜产生慢性滑膜炎，出现非血性积液。没有积液或积血并不能排除半月板损伤。

3. 体检　最为重要的体征为局限性关节间隙（半月板边缘）的压痛。最常见于后内及后外侧。压痛来源于局部滑膜炎。

4. 诊断性试验　在膝关节屈伸及旋转活动中出现可触及或闻及的弹响都具有诊断价值，需要反复引出并精确定位。如果弹响位于关节间隙，那么半月板损伤的可能性很大。另外需要注意鉴别的是其股关节的类似弹响。McMurray试验及Apley试验是最常用的试验，目的都在于引出弹响及定位。

Mc Murray试验最广为熟悉，具体做法如下：患者仰卧位，膝关节全屈位，检查内侧半月板时，一只手触及后内关节间隙，另一只手抓住足部。维持全屈位，尽量外旋或内旋小腿，并内收小腿，逐渐伸膝。当股骨髁滑过半月板撕裂部分时，会引出弹响。在出现弹响前多先有疼痛，出现弹响后疼痛缓解。相反，膝全屈位，小腿外展，内旋或外旋并逐渐伸直，出现疼痛及弹响可以检查外侧半月板损伤。McMurray试验引出的弹响通常为半月板后部的边缘裂、于全屈及屈膝90°位时引出。接近伸膝位时的关节间隙弹响提示半月板的中、前部损伤。出现弹响时的膝关节屈伸位置有助于定位。股四头肌萎缩常在半月板损伤中存在。膝关节被动过伸试验产生疼痛，且局限于关节间隙部位时对诊断半月板损伤有一定意义。

另一个试验称为"下蹲试验"，具体做法为：小腿及足交替内外旋位，反复做下蹲动作。内旋位疼痛提示外侧半月板损伤，外旋位提示内侧半月板损伤；关节间隙疼痛对应两侧半月板损伤，其定位作用更准确。

5. X线检查　常规拍摄正侧位及髌股关节切线位片。意义在于排除游离体、剥脱性骨软骨炎及其他关节内扰乱。

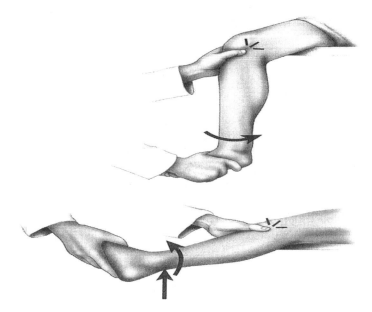

图13-10-1 半月板损失的McMurray试验

（引自：Tria AJ Jr: Clinical examination of the knee. In Scott WN, ed: *Insall & Scott surgery of the knee*, 4th ed, Philadelphia, 2006, Churchill Livingstone Elsevier. ）

6. 关节造影 诊断的准确率与检查者的经验密切相关，有时具有极其重要的诊断意义，但不应作为常规检查。随着CT及MRI的出现，关节造影已经很少使用。

7. 其他 超声、X线断层、CT、MRI均为无创性辅助检查，关节镜检查为微创操作。Polly的前瞻性研究表明：MRI对内侧半月板的准确率为98%，外侧为90%。Manco研究了高解析度CT对半月板损伤的诊断意义：敏感性为6.5%，特异性为81.3%，准确率为91%。

五、半月板损伤的治疗

1. 非手术治疗

不完的、小的（＜5 mm）、稳定的边缘撕裂，如果不合并关节不稳定，可采取保守治疗而且预后很好。经3—6周的保守治疗后，撕裂可以愈合。症状轻微的半月板撕裂可以采用康复治疗限制关节活动。合并关节不稳定者，如果不进行韧带重建，也应保守治疗。因为此时切除半月板，尤其是内侧半月板，会加重关节不稳定。

保守治疗需制动中6周，可持拐进行足尖点地式负重，加强髋、膝周围肌肉的等长收缩。制动解除后，进行髋、膝、踝肌肉的康复锻炼。保守治疗最为重要的是急性期过后肌力的恢复，尽量通过进行关节活动及一系列锻炼恢复四头肌、腘绳肌、屈膝、外展髋肌力。如果症状复发，则需要进行特殊检查，如MRI等，并采取手术治疗。

经保守治疗的陈旧损伤再次急性发作后，不应再采取保守治疗，应手术治疗。对于桶柄状撕裂引起交锁者，不要试图强行复位，因为复位只能缓解疼痛症状，并可能造成撕裂进一步增大，而且这种陈旧撕裂即使复位也不会愈合。

2. 手术治疗

关节镜下手术为常规的治疗方法。大量的动物实验及临床观察都证实：关节软骨的退变程度及范围直接与半月板的切除量相关。因此要尽量行部分切除术，只切除半月板的病损区域，保留健康的部分。只有当损伤范围过大，实在无法保留时，才行全切除术，但也要尽量保留边缘部分，特别是对于运动员及活动量大的年轻人。但也不要强求保留可能会引起症状的病损区域，因为这种危害要远远超过远期的关节退变。总之，半月板损伤的治疗原则为：遵循缝合、部分切除、次全切除、全切除的次序。在保证半月板残留边缘稳定、光滑的前提下，尽量多保留半月板组织。尽量行关节镜下手术。

（1）半月板缝合术（meniscus repair）：

早在1885年，Annandale就报道了半月板的缝合方法。但是直到近20年，由于对半月板的功能及缺失后的结果有了充分的认识，半月板缝合技术才受到广泛重视。

半月板愈合的生物学基础：半月板的愈合能力取决于血运状况，即损伤部分必须要进入红区才有可能愈合，位于白区的损伤基本不会出现愈合反应，但如果设法使之与红区相通，血运就可以进入，愈合就有可能。有许多基础及临床研究都证实，半月板周围的血运区可以

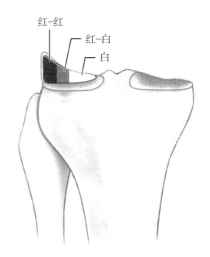

图13-10-2　半月板愈合能力的分区
（引自：Miller MD, Warner JJP, Harner CD: Meniscal repair, In Fu FH, Hamer CD, Vince KG, eds: *Knee surgery*, Baltimore, 1994, Williams & Wilkins.）

产生类似于其他结缔组织愈合的反应。初始阶段为纤维血管瘢痕的形成，需要约10周时间。经过数月，甚至数年，逐渐转变为正常的纤维软骨。半月板完全愈合后的强度及生物力学特性尚无法证实。

1）半月板缝合的手术指征：最理想的手术指征为急性的、创伤性的、位于血运区的、半月板周围纤维环完整的、半月板体部未受损、长度大于 8 mm 撕裂（过短的撕裂不会出现症状且有自发愈合的能力）。符合上述标准的最常见撕裂类型为边缘的或接近边缘的纵形撕裂；半月板前角附丽点的骨性撕脱也适于缝合。相对适应证为非血运区或血运不肯定区域的撕裂。如果要缝合这种撕裂，可采用促进愈合的措施。其他的相对适应证包括延伸至半月板滑膜边缘的完全性放射撕裂及体部严重受损的撕裂。这种撕裂即使愈合，其最终的生物力学功能也难以肯定。

2）半月板的可缝合性：术前判断对于医生及患者都很重要，医生可以进行充分的手术设计，患者也可以做好术后康复的准备。体育运动损伤（大部分合并 ACL 损伤）的年轻患者（年龄20岁左右），可缝合性通常较大。MRI对于半月板损伤诊断很可靠，但无法准确判断其可缝合性。最适合缝合的半月板边缘裂，通常在MRI上表现为假阴性。最准确的方法为关节镜检查：需要确切辨认损伤类型、位置、程度、半月板滑膜边缘的情况。进一步要判断血运状况。松止血带观察创缘出血是一种方法。但是创缘不出血或没有肉芽组织也不能断定没有血运，因为关节内的水压同样也可以阻断毛细血管出血，而且位于血运区的撕裂经常没有肉芽组织存在。此时就需要根据撕裂的部位与滑膜边缘的距离进行判断。根据 Arnoczky 及 Warren 的结论：距滑膜缘 3 mm 以内的区域为有血运区；大于 5 mm 者为无血运区；3—5 mm 者血运状况不肯定。由于大多数的纵裂都是斜形的，所以就需要判断是否大部分的撕裂区处于血运区，如果决定缝合位于无血运区或区域难以判断是否有血运的撕裂，应使用促进愈合的技术。

3）缝合技术：近20年来，出现了许多半月板缝合方法，而且还在不断完善。基本技术分为关节镜下缝合及切开缝合两类，关节镜下缝合又包括自内向外缝合、自外向内缝合、全关节内缝合三种。无论采用何种缝合方法，必须遵循两个基本原则；第一，处理创缘，包括半月板侧及滑膜缘。切除游离的、不稳定的半月板碎块，打磨创缘。第二，滑膜新鲜化，即打磨半月板周围滑膜，包括半月板股骨侧及半月板胫骨侧。半月板的愈合还需要一个稳定的力学环境，即半月板缝合后必须稳定，所以缝合强度是需要考虑的一个重要问题。实验结论是垂直缝合的初始强度大于水平缝合（大约是其2倍以上），关节内一端打结缝合的强度最小。各种可吸收缝合内固定物中：T形缝合棒（T-Fix Suture Bar，Smith&Nephew，EndoscopyDi vision，Andover，Massachusetts）及半月板缝合箭（Meniscus Arrow，Bionx，Blue Bell，Pennsylvania）的初始强度略小于水平缝合。总之，垂直缝合的强度最大，水平缝合次之，可吸收内固定最小。常用的缝合方法：A.关节镜下自内向外缝合，B.关节镜下自外向内缝合，C.关节镜下全关节内缝合。

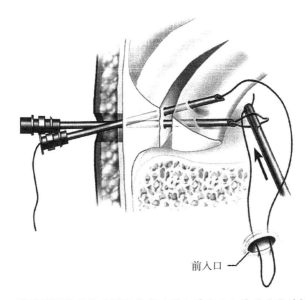

前入口

图13-10-3　关节镜下由外向内缝合技术（摘自《坎贝尔骨科手术学》，第12版）

4）半月板缝合的术后处理：分为最大保护期及降解，或者至少有部分可以降解。限制活动期两阶段康复。前者的目的在于提供半月最早的全关节内缝合内固定物为可吸收半月板最佳愈合期内的保护；后者的意义为：在愈合后板缝合箭（Meniscus Arrow，Bionix）。

（2）半月板切除：晚期改变，目前有充分的证据表明，半月板切除会引起关节的退行性变化。'Tapper及Hoover发现，半月板切除术后10年，有85%的病例出现X线片异常表现。Gear及Huckell的统计分别为62%及56%。如果同时合并前交叉韧带损伤，这种变化更早。目前不认为半月板切除后可以再生半月板，半月板样组织无论从组织学与形态学均不同于正常半月板。再生的半月板样结构非常脆弱，胶原纤维排列混乱，没有环形纤维的排列结构，生物力学功能微不足道。因此，仍然要提倡尽量不做半月板的全切除。

（3）半月板手术的并发症：最常见的两种并发症为关节积血及慢性滑膜炎。缝合伤口之前松止血带，可以最大限度地减少关节积血。大量的积血可以抽吸。慢性滑膜炎可由于术后活动过早引起，特别是肌力没有恢复或关节积血没有消退前。抽吸、制动、免负重、等长收缩功能锻炼有助于恢复。

1）滑膜瘤：少见。出现于关节严重肿胀时（积血或慢性滑膜炎），四头肌收缩或关节活动，使滑膜及关节囊的缝合受到牵拉、断裂，关节液自小伤口喷出。患膝伸直位制动7—10天，管通常会闭合，无须再次手术。

2）痛性神经瘤：通常为隐神经的棋下支受累。手术中需细致分离及定位，做前内侧关节切开时，要轻柔牵拉。通常需手术切除，保守治疗无效。

3）血栓性静脉炎：使用止血带、过多牵拉腘窝部（切开手术时）及术后制动都是诱发因素。表现为术后小腿及股体远端疼痛、肿胀伴低热。

4）感染：是最为严重的并发症。如果术后2—3天开始肿胀、疼痛加重、体温升高，即可疑关节感染，需抽吸积液并做染色培养，立即静脉应用抗生素。如果为脓性积液，同时培养阳性，必须进行彻底的关节灌洗。如果24小时后反应好转，则表明感染已得到控制才日果再度肿胀、体温高，则必须采取手术切开引流。通过关节镜进行灌洗、清理、去除感染失活组织，是有效的治疗手段。

5）反射性交感神经萎缩（RSD）：可出现于任何一种膝关节损伤，但更常见于半月板术后，即使是关节镜下手术也是如此。RSD是交感神经反应过重所致。临床表现为超过损伤及手术正常恢复期的长期疼痛，血管舒缩功能失调，皮肤过分敏感，皮肤营养不良，运动功能丧失，四头肌萎缩。X线片表现为斑点状骨疏松，最明显见于髌股关节；核素扫描可见受累膝关节，尤其是髌骨的血流增加；温度测量显示患膝皮温下降1℃以上。最重要的诊断方法为腰部交感神经阻滞后症状缓解。上述表现无法早期发现。虽然目前对它的认识越来越多并逐渐为人们所熟悉，但病因尚未明确。Schutzer及Gossling认为极有可能是周围及中枢因素共同起作用，因为只是中央部位的关节如膝关节受累，而不是整个肢体。镇痛药及NSAIDs有效，心理及社会康复也有一定意义。在发病早期、症状轻时，可以采用交感神经阻止剂治疗，配合严密观察及理疗。此阶段是最佳的治疗时机。但顽固病例很难处理，即使行交感神经切断术也难以奏效。必须充分认识这种并发症，不要轻易再次手术，包括关节镜检查。

第十一节　胫骨平台骨折

一、胫骨平台（Tibial Plateau）

是膝关节的重要负荷结构，包括内侧和外侧平台，分别与股骨的内外侧髁形成关节。胫骨平台表面显示出外凸、内凹形态，周边分别由外侧半月板和内侧半月板大部分围绕，并通过半月板韧带与胫骨近端边缘附着连接。半月板填充了胫骨平台与股骨髁接触面的空缺，加大了关节接触面积，起到稳定膝关节的作用。内外侧平台之间的髁间嵴，限制股骨髁内外滑动，是稳定膝关节的骨性结构。前后交叉韧带分别止于胫骨平台的中间前后部位，起到防止胫骨过度向前或向后移动、稳定膝关节的作用。内侧副韧带防止膝关节外翻，外侧副韧带和腘斜韧带防止膝关节内翻，起到侧方及旋转稳定关节的作用。胫骨平台的外侧后下方，与腓骨近端形成上胫腓关节。与胫骨平台相关的结构是保持膝关节稳定的重要基础。

1. 前后稳定结构：包括前交叉韧带、后交叉韧带、腘斜韧带、髌韧带。

2. 侧方稳定结构：内侧副韧带、外侧副韧带。

3. 水平稳定结构：髁间嵴、内侧半月板、外侧半月板（图13-11-1）。

4. 胫骨平台的解剖特点：

（1）外侧平台：呈凸面，高点偏内侧。相对内侧平台较高、面积较小。（图13-11-1）

（2）内侧平台：呈凹面，低点偏外侧。相对外侧平台较低、面积较大（图13-11-2）。

（3）前高后低：形成胫骨平台后倾角。正常值范围：0°—18°（平均值：7°，国人10°±2°）（图13-11-3）。

（4）与股骨后髁向匹配，胫骨平台向后方延伸，分为后内和后外侧区。后外侧平台受到腓骨支撑。

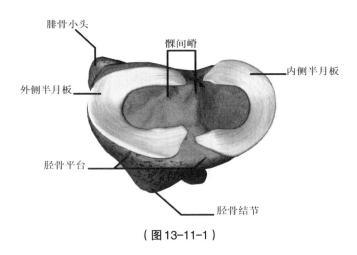

（图13-11-1）

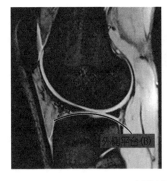

（图13-11-2）

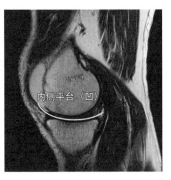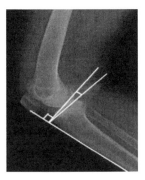

（图13-11-3）

二、胫骨平台骨折Schatzker分型

1.损伤应力方向：

（1）外翻应力：多见外侧平台骨折多见；

（2）垂直压力：多见T型或Y型骨折；

（3）内翻应力：多见内侧平台或并髁间嵴骨折；

（4）低能量创伤：老年人骨质疏松、转移瘤等病理性骨折；

（5）高能量创伤：剧烈运动、坠落、直接暴力伤。

2. Schatzker分型（图13-11-4）：

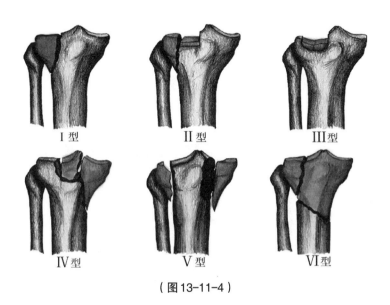

Ⅰ型　　　　Ⅱ型　　　　Ⅲ型

Ⅳ型　　　　Ⅴ型　　　　Ⅵ型

（图13-11-4）

（1）Schatzker Ⅰ型：

单纯胫骨外髁楔形劈裂骨折，无任何关节凹陷或塌陷（占6%）。

（2）Schatzker Ⅱ型：

外髁劈裂合并平台塌陷骨折（占25%）。

（3）Schatzker Ⅲ型：

单纯平台中央塌陷骨折（占36%）。

（4）Schatzker Ⅳ型：

内侧平台骨折，可表现为单纯胫骨内髁劈裂骨折，或内侧平台塌陷骨折，或伴有髁间棘部分骨折（占10%）。

（5）Schatzker Ⅴ型：

胫骨内、外髁楔形劈裂骨折（占3%）。

（6）Schatzker Ⅵ型：

胫骨平台骨折同时有胫骨干骺端或胫骨干骨折（占20%）。

计算机断层扫描（CT）图像可以发现Schatzker Ⅳ型、Ⅴ型和Ⅵ型骨折多于传统Schatzker分型所占的比例，同时发现胫骨平台骨折存在4个主要特点：膝关节有7°左右的外翻角，胫骨平台75%骨折存在外侧平台劈裂；43%骨折存在后内侧骨折块、16%骨折存在胫骨结节撕脱、28%骨折存在胫骨棘处粉碎骨折且骨折线多累及外侧平台。

3. 胫骨平台三柱分型（Three-column classification for fracture of tibial plateau）：

胫骨平台三柱分型示意图（图13-11-5）

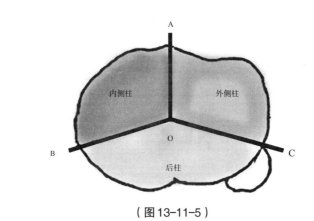

（图13-11-5）

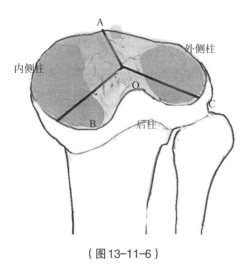

（图13-11-6）

取胫骨平台俯面观，A点为胫骨结节，O点为胫骨棘连线中点，C点为腓骨头前缘，B点为胫骨平台内侧嵴。胫骨平台被OA、OC、OB三条线分割为三个部分，分别定义为外侧柱、内侧柱及后侧柱，将累及皮质破裂定义为柱骨折。（图13-11-6）

（1）零柱骨折

（2）内侧柱骨折

（3）外侧柱骨折

（4）后侧柱骨折（后内侧骨折、后外侧骨折）

（5）双柱骨折（内侧+外侧柱骨折，内侧+后侧柱骨折，外侧+后侧柱骨折）

（6）三柱骨折

三、胫骨平台骨折的诊断

1. 临床表现

（1）常见病因：

受伤原因大多为车祸、坠落、运动损伤及动力机械事故等。老年人骨质疏松，往往低强度的外力就可以造成胫骨平台骨折。胫骨平台骨折占全身骨折的1%。

（2）受伤机制

胫骨平台骨折可由间接暴力或直接暴力引起。在外力作用下，股骨髁撞击胫骨平台，在垂直或成角、屈曲及旋转的作用力下产生平台的压缩、压缩、劈裂，甚至粉碎。高处坠落伤、竞技性体育运动时足先着地，再向侧方倒下，力的传导由足沿胫骨向上，坠落的加速度使体重的力向下传导，共同作用于膝，由于侧方倒地产生的扭转力，导致胫骨内侧或外侧平台塌陷骨折。当外部暴力、动力机械事故时可能会发生胫骨平台粉碎性骨折。打击膝内侧或外侧时，使膝关节发生外翻或内翻，导致外侧或内侧平台骨折或韧带损伤。老年骨质疏松患者摔倒，可能会发生胫骨平台骨折。

（3）症状与体征

受伤处膝关节明显肿胀，且伴有局部疼痛。皮肤表面可见瘀青，严重时可以看到局部有张力性水泡。膝关节因疼痛无法走路，膝关节活动受限。如果发生了开放性骨折，可以看到患者暴露性的开放创口甚至骨外露。如果伴有足下垂的症状，应警惕腓总神经损伤。小腿远端及足部皮肤苍白、足背动脉减弱或消失，应警惕腘动脉损伤。小腿肿胀明显，皮肤青紫、软组织张力大，皮肤感觉减退，足背动脉减弱或消失，需要警惕骨筋膜室综合征。骨筋膜室综合征5个特有的症状体征，5P主要是指：1. Pallor，苍白，主要是指出现骨筋膜室综合征以后，肢体皮肤苍白发绀，并部分病人出现大理石花纹。2. Paresthesias，感觉异常，主要表现为肢体麻木、疼痛，有的病人会出现肢体感觉丧失。3. Pulesless，无脉，也就是肢体的远端，不能触及动脉搏动。4. Paralysis，瘫痪，主要是指肢体麻痹不能活动，不服从大脑的调控。5. Pain，疼痛，拉伸骨筋膜室时所产生的剧烈疼痛，对于这种疼痛，往往是深在、持续，不能准确定位的疼痛。

（4）辅助检查

1. X光片

胫骨近端正侧位的X光片检查简单、高效，分型后有利于指导保守或手术治疗，以及治疗后的复位与治愈的评估。胫骨平台骨折X线分型以Schatzker分型为常用。

2. CT

CT检查可以减少对患者的搬动，是当前诊断胫骨平台骨折的首选检查。CT检查速度，断层与三维重建，可以精准分型，分析受伤机制，建立手术治疗3D模型，模拟手术方法，评估复位固定效果。荷兰Rik作者利用CT影像分析127例胫骨平台骨折，发现其中Schatzker Ⅳ型、Ⅴ型和Ⅵ型骨折多于传统Schatzker分型所占的比例，同时发现胫骨平台骨折存在4个主要特点：75%骨折存在外侧平台劈裂、43%骨折存在后内侧骨折块、16%骨折存在胫骨结节撕脱、28%骨折存在胫骨嵴处粉碎骨折且骨折线多累及外侧平台。胫骨平台骨折CT支持三柱理论分型。

3. 核磁共振

胫骨平台骨折伴有非骨性结构损伤时，核磁共振检查，可以对腘后血管损伤、膝关节相关韧带损伤、半月板损伤、髌韧带、骨挫伤、隐匿性骨折都有诊断意义。

4. 彩超

对怀疑有腘后及小腿血管损伤、骨筋膜室综合征、DVT形成时，具有诊断意义。

5. 关节镜

属于有创操作，一般是在术中进行。是对关节内结构情况进行检查、诊断、监视辅助复位和相应治疗作用。特别是监视平台复位固定情况，以及交叉韧带损伤、半月板损伤、关节面软骨损伤等的诊断与立即或二期手术处理。应该注意：压力注水，可能出现液体渗入小腿肌肉或肌间隔内，发生医源性骨筋膜室综合征。

四、胫骨平台骨折治疗方法

胫骨平台骨折属于关节内骨折，涉及关节内的软骨、韧带、肌腱及周围神经血管等结构，可能影响关节的稳定性、功能及下肢力线，诊断和治疗应该受到重视。

1. 保守治疗

胫骨平台骨折无移位或者骨折塌陷 < 2 mm，劈裂移位 < 5 mm，粉碎骨折或不易手术切开复位骨折。由于手术技术提高和新固定材料的应用，精准而快速，上述条件已经被缩小范围，做到有限有创下的尽量解剖复位和固定，可以早期进行康复训练。

（1）跟骨牵引方法：重量3—3.5公斤，可以做关节穿刺，抽吸关节血肿，牵引期4—6周。依靠牵引力使膝关节韧带及关节紧张，间接牵拉整复部分骨折移位纠正膝内翻或外翻成角，在牵引期间积极锻炼膝关节活动度，能使膝屈曲活动达90°，并使关节塑型；膝关节周围肌力训练。

（2）长腿管状石膏或下肢铰链支具固定：大腿、膝、踝、足一起固定，膝关节屈曲15°—25°固定，可以防止小腿旋转。

2. 手术治疗

胫骨平台骨折的关节面塌陷超过2 mm，侧向移位超过5 mm；合并有膝关节韧带损伤及有膝内翻或膝外翻超过5°时应采取手术治疗。

关节镜下辅助复位及固定：关节镜下辅助复位及固定技术正在开始使用，关节镜下手术的软组织损伤少，提供较好关节面显露并能诊断及治疗并发的半月板损伤、交叉韧带损伤。术后早期开始CPM被动活动锻炼功能。

（1）Schatzker Ⅰ型骨折的治疗

① 无移位，部分皮质骨连续的，可以长腿石膏或支具固定6—8周。

② 手术固定。外侧平台骨折，可以闭合复位或有限切口，使用螺钉固定。螺钉由外向内固定时，应避免穿透内侧平台的凹陷处。此时由C形臂下透视，或关节镜辅助监视关节内情况可能有效避免。老年性、骨质疏松患者，可以选择L型锁定支撑钢板固定（图13-11-7）。

上图：复位后，年轻人单纯用2—3枚6.5 mm半螺纹拉力钉和1—2枚螺钉皮质骨螺钉固定即可；老年人伴有骨质疏松者，使用支持钢板更有利于牢固固定。

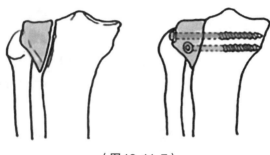

（图13-11-7）

（2）Schatzker Ⅱ型骨折的治疗

① 关节镜辅助监视下，将塌陷的平台关节面，通骨折线撬拨抬高复位、植骨，外侧支持钢板固定。（图13-11-8）

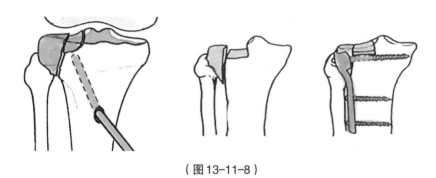

（图13-11-8）

② Schatzker Ⅱ骨折常常伴有半月板损伤，其中外侧半月板损伤的几率明显多于内侧半月板损伤。可以在关节镜下一期修复。

（3）Schatzker Ⅲ型骨折的治疗

① 关节镜辅助监视下，将塌陷的平台关节面，通过胫骨平台下方隧道，胫骨上端的前外侧皮质骨，用骨凿形成骨洞，用骨冲击器，由骨孔插入，向上至塌陷骨折片下面，顶撞抬高复位，在塌陷区空腔植骨，外侧支持钢板固定。如果塌陷不严重，可用1—2枚松质骨螺丝钉由外向内，沿塌陷骨块的软骨下骨固定（图13-11-9）。

② Schatzker Ⅲ骨折可能伴有的半月板损伤，可以在关节镜下一期修复。

（4）Schatzker Ⅳ型骨折的治疗

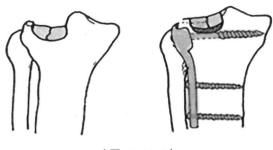

（图13-11-9）

① 关节镜辅助监视下，将塌陷的平台关节面，通过撬拨等方法复位，内侧支持钢板坚强固定。（图13-11-10）伴有内侧半月板损伤的，可以一期修复。

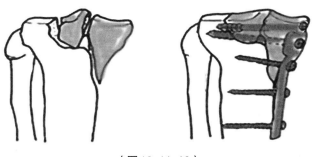

（图13-11-10）

② Schatzker Ⅳ型骨折有时伴有内侧副韧带损伤，可以同期修复。

（5）Schatzker Ⅴ型骨折的治疗

① 可以使用外固定架，固定好股骨远端和胫骨近端，利用膝关节周围韧带的张力，牵引复位，利于切开复位的操作。将内外侧塌陷的平台关节面复位，克氏针暂时固定。内外侧双支持钢板坚强固定（图13-11-11）。因为内侧平台塌陷，可能合并内侧半月板损伤。可以通过关节镜辅助监视下，可以一期修复。

② 伴有内侧副韧带损伤和交叉韧带损伤的，也可以同期修复。

（6）Schatzker Ⅵ型骨折的治疗

① 同Schatzker Ⅴ型骨折的方法，使用外固定架临时固定在内侧，牵引复位，利于切开复位的操作。将外侧劈裂的平台关节面复位，克氏针暂时固定。再复位远端，外侧支持钢板固定（图13-11-12）。注意下肢力线。

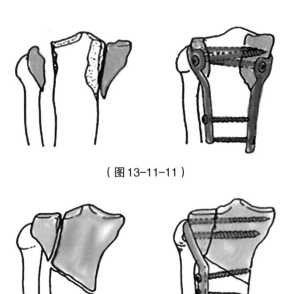

（图13-11-11）

（图13-11-12）

② 因为外侧平台塌陷，可能合并外侧半月板损伤。可以通过关节镜辅助监视下，可以一期修复。

（7）胫骨平台基于三柱理论（图13-11-13）的手术治疗

① 后柱内侧劈裂：膝后内侧入路。一般需要L形或T形支持钢板固定（图13-11-14）。可以在关节镜监视下，恢复后内平台的高度，软骨修复。

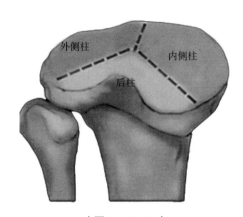

（图13-11-13）

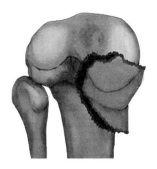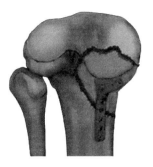

（图13-11-14）

② 后柱外侧、外侧柱、内侧柱的手术治疗同Schatzker各型骨折方法

五、胫骨平台骨折合并损伤及手术并发症

1. 骨折早期：50%的胫骨平台骨折伴有周围软组织损伤。如（1）半月板损伤，其中外侧半月板损伤的概率明显多于内侧半月板损伤。常见于胫骨平台劈裂与塌陷的Schatzker Ⅱ骨折。（2）内侧副韧带损伤。（3）前交叉韧带损伤。（4）骨折出血引起小腿骨筋膜室综合。（5）合并膝关节脱位时，腘后神经和血管损伤。（6）开放骨折，感染。（7）软组织损伤、水泡、缺损及坏死。

2. 手术并发症：关节镜的灌注液体，特别是在高压状态下，会因灌注引起骨筋膜室综合征。神经血管再损伤。

3. 术后畸形愈合：因胫骨平台具有良好的血液供给及成骨能力，骨折容易愈合，但由于过早负重致胫骨内髁或外髁的塌陷；内固定不牢靠，粉碎骨折有缺损，未充分植骨造成畸形愈合，当膝内翻＞5°，外翻＞15°，患者行走时疼痛。

4. 创伤性关节炎：关节面不平滑和关节不稳定可导致创伤后关节炎的发生。

5. 膝关节僵硬：胫骨平台骨折后膝关节活动受限比较常见。这种难治的并发症，是由于伸膝装置受损、原始创伤致关节面受损以及手术的软组织暴露所致。术后的制动使上述因素进一步恶化，一般制动时间超过3—4周，常可造成某种程度的关节永久僵硬。建议坚强固定，早期积极关节活动度与股四头肌训练。

六、胫骨平台骨折康复训练

术后应立即进行踝泵训练，促进消肿，防止静脉血栓形成。关节活动度训练，促进膝关节功能的恢复，防止关节僵硬。加强膝关节周围肌肉的肌力训练，防止肌肉萎缩和软组织粘连。术后6—8周，复查X光片，根据情况，适当负重1/5—1/4体重，加强骨质强度，防止废用性骨质疏松。

第十二节　胫腓骨干骨折

一、胫腓骨干解剖特点

1.胫腓骨及关节：胫骨近端的平台与股骨远端的内外侧髁对应关节连接，胫骨远端及内踝外侧面分别与距骨上关节面和距骨内侧关节面对应关节连接，腓骨远端内侧面与距骨外侧面关节连接。胫骨和腓骨在近端和远端，分别形成上胫腓关节和下胫腓关节（图13-12-1）。正常胫骨干并非完全平直，而是有一向前外

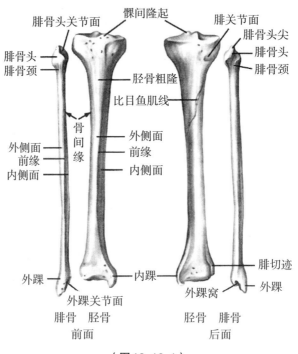

（图13-12-1）

侧形成10°左右的生理弧度。运动时膝与踝关节在同一平行轴上活动，因此治疗胫腓骨骨折必须注意防止成角和旋转移位，以保持正常的生理弧度和使膝、踝关节轴能够平行一致，维持好下肢力线，以免发生创伤性关节炎。

胫骨干中上段略呈三角形，由前、内、外三嵴将其分成内、外、后三面。内外两面被前嵴分隔。前嵴的上端为胫骨结节，胫骨内侧面仅有皮肤覆盖。胫骨结节及胫骨前嵴均位于皮下，是良好的骨性标志。中、下交界处较细弱，略呈四方形，是骨折的好发部位。

2. 血管与神经：胫骨的营养血管由胫骨干上1/3后外侧穿入，在致密骨内行一段距离后进入骨髓腔。胫骨干中、下段骨折时，营养血管易受伤，导致下骨折段供血不足，发生迟缓愈合或不愈（图13-12-2）。

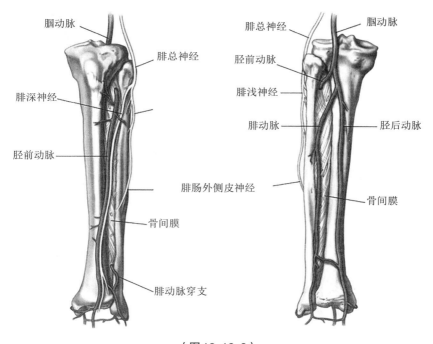

（图13-12-2）

胫骨上端有股四头肌及内侧腘绳肌附着。此二肌有使近侧骨折端向前向内移位的倾向（图13-12-3）。小腿肌肉主要附着在胫骨后外侧，中下1/3无肌肉附着，仅有肌腱通过，因此小腿中下1/3骨折时易向前内侧成角，穿破皮肤形成开放性骨折。

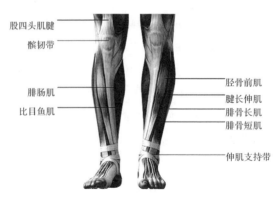

股四头肌腱
髌韧带
腓肠肌
比目鱼肌

胫骨前肌
腱长伸肌
腓骨长肌
腓骨短肌
伸肌支持带

（图 13-12-3）

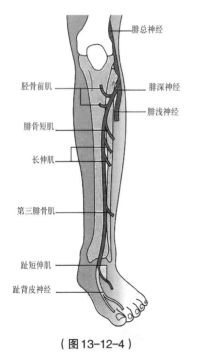

腓总神经
胫骨前肌
腓骨短肌
长伸肌
第三腓骨肌
趾短伸肌
趾背皮神经
腓深神经
腓浅神经

（图 13-12-4）

动脉在进入比目鱼肌腱弓后，分胫前、胫后动脉，二动脉都贴近胫骨下行，胫骨上端骨折移位时易损伤血管，引起缺血性挛缩腓骨四周均有肌肉保护，虽不负重，但有支持胫骨的作用和增强踝关节的稳定度。骨折后移位常不大，易于愈合。腓骨头后有腓总神经绕过，如发生骨折要注意神经损伤的可能性（图 13-12-4）。

3. 小腿筋膜间隙：胫腓骨及骨间膜与小腿筋膜形成四个筋膜间隙。胫前间隙、外侧间隙、胫后浅间隙与深间隙。骨折后出血、血肿以及肌肉挫裂伤后肿胀使间隙内压力增高，受到筋膜限制时又可发生筋膜间隙综合征，造成血循环和神经功能障碍，严重者甚至发生缺血性坏死。在小腿骨折治疗中，尤其闭合性骨折的发生率较开放性者为高，必须注意防止。由于分型中没有包含软组织的损伤程度，因此这不是个完整的分型。通常可以通过检查每个间室内的神经和相关肌肉功能评估间室内肌神经组织的状态。

二、胫腓骨骨折原因

1. 直接暴力：胫腓骨干骨折（fracture ofshaft of tibia and fibula）以重物打击，

踢伤，撞击伤或车轮碾轧伤等多见，暴力多来自小腿的外前侧。骨折线多呈横断型或短斜行。巨大暴力或交通事故伤多为粉碎性骨折。两骨折线常在同一平面，如横断骨折，可在暴力作用侧有一三角形碎骨片，骨折后，骨折端多有重叠、成角、旋转移位。因胫骨前面位于皮下，所以骨折端穿破皮肤的可能极大，肌肉被挫伤的机会较多。如果暴力轻微，皮肤虽未穿破，如挫伤严重，血供不良，亦可发生皮肤坏死，骨外露发生感染。较大暴力的碾挫、绞轧伤可有大面积皮肤剥脱，肌肉撕裂和骨折端裸露。骨折部位以中下1/3较多见，由于营养血管损伤，软组织覆盖少，血供较差等特点。延迟愈合及不愈合的发生率较高。

2. 间接暴力：为由高处坠下、旋转暴力扭伤或滑倒等所致的骨折，特别是骨折线多呈斜行或螺旋形；腓骨骨折线较胫骨骨折线高，软组织损伤小，但骨折移位骨折尖端穿破皮肤形成穿刺性开放伤的机会较多。骨折移位取决于外力作用的大小、方向。肌肉收缩和伤肢远端重量等因素。小腿外侧受暴力的机会较多，因此可使骨折端向内成角，小腿重力可使骨折端向后侧倾斜成角，足的重量可使骨折远端向外旋转，肌肉收缩又可使两骨折端重叠移位。儿童胫腓骨骨折遭受外力一般较小，加上儿童骨皮质韧性较大，多为青枝骨折。

3. 应力性骨折：运动或长途行走之后，局部出现酸痛感，休息后好转，运动、长途行走或工作后则加剧。局部可有肿胀、压痛，有时可出现硬性隆起。X线片上的改变出现较晚，一般在2周后可出现不太清晰的骨折线，呈一骨质疏松带或骨质致密带，继而陆续出现骨膜性新骨形成和骨痂生长。应力性骨折多无移位，确诊后停止运动、患肢休息即可。症状明显时，可用石膏托固定。

三、诊断

1. 临床表现：疼痛、肿胀、畸形。上端骨折可能有腓总神经损伤，足背伸功能障碍。中下段骨折时，开放性骨折机会增加，有皮肤破损、出血、骨外露等。开放性骨折没有及时正确处理，伤口可能感染。小腿骨折可能发生骨筋膜室综合征（osteofascial compartment syndrome），需要及时处理。

2. 影像学表现：X光片是诊断胫腓骨骨折的主要手段。CT及三维重建（图13-12-5），可以立体观察受伤机制、骨折的类型及指导制定治疗方案。

3. 彩色多普勒：对怀疑有骨筋膜室综合征、跟腱损伤等，有助于诊断。

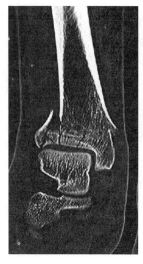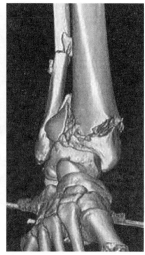

（图13-12-5）

四、骨折类型

1. 胫骨骨折可分为三种类型（图13-12-6）

（1）单纯骨折：包括斜行骨折、横行骨折及螺旋骨折；单纯腓骨干骨折较少见，多由直接暴力打击小腿外侧所致。在骨折外力作用的部位，骨折线呈横行或

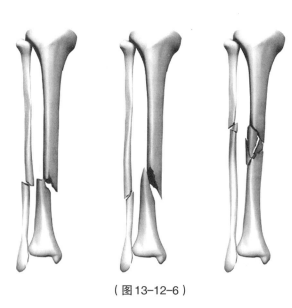

（图13-12-6）

粉碎。因有完整的胫骨作为支柱，骨折很少移位。但腓骨头下骨折时，应注意有无腓总神经伤，一般腓骨骨折如不影响踝关节的稳定性，均不需复位，用石膏托或夹板固定4—6周即可；如骨折轻微，只用弹力绷带缠紧，手杖保护行走，骨折即可愈合。

（2）蝶形骨折：蝶形骨块的大小和形状有所不同，因扭转应力致成的蝶形骨折块较长，直接打击的蝶形骨折块上可再有骨折线；

（3）粉碎骨折：一处骨折粉碎，还有多段骨折。

（4）胫骨远端Pilon骨折

累及胫骨远端关节面骨折称Pilon骨折，典型的胫骨Pilon骨折是指累及上关节面的干骺端骨折，常伴有不同程度的嵌压，不包括单纯内、外踝骨折。AO/ASIF国际内固定研究学会（Association for the Study of Internal Fixation）对踝关节骨折与Pilon骨折进行了区分：踝关节骨折累及踝穴顶部，而Pilon骨折主要是踝上方损伤（图13-12-7）。

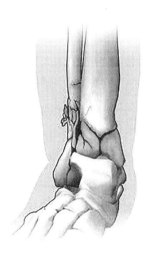

（图13-12-7）

2. Pilon骨折分型

（1）AO分型根据骨折部位及关节面骨折移位和粉碎程度分型（图13-12-8）。

A型骨折：胫骨远端的关节外骨折，根据干骺端粉碎情况再分为A1、A2及A3三个亚型。

B型骨折：部分关节面骨折，一部分关节面仍与胫骨干相连。根据关节面撞击及粉碎情况又分为B1、B2和B3三个亚型。B型骨折属于关节内骨折。

C型骨折：累及关节面的干骺端骨折，根据干骺端及关节面粉碎程度再分为C1、C2和C3三个亚型。C型骨折属于关节内骨折。

大多数Pilon骨折属于C型骨折，B2（部分关节骨折伴劈裂压缩）和B3型（部分关节骨折伴多骨折块压缩）也应被认为是Pilon骨折。

（2）Ruedi-Allgower分型根据关节面及骨折移位程度分型是目前最常用分型，将胫骨远端骨折分三个类型（图13-12-9）：

Ⅰ型：累及关节面无移位劈裂骨折

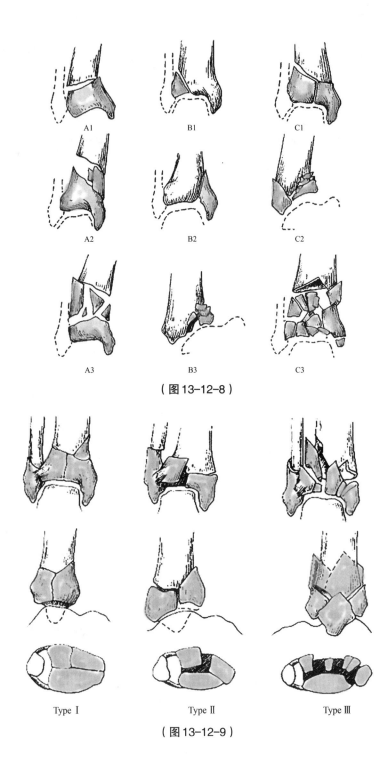

（图13-12-8）

（图13-12-9）

Ⅱ型：累及关节面有移位劈裂骨折，但关节面无压缩或大体上无粉碎

Ⅲ型：累及干骺端及关节面粉碎骨折，关节面压缩。

（3）马元璋分型根据骨折时踝关节位置及受力方向分型。

Ⅰ型（垂直压缩和背伸）

① 前侧骨折：胫骨下关节面前侧骨折。

② 前内部骨折：胫骨下关节面前内侧及内踝骨折。

③ 前外侧：胫骨下关节面前外侧骨折。

Ⅱ型（垂直压缩和跖屈损伤）

① 后部骨折：胫骨下关节面后部骨折

② 后内部骨折：胫骨下关节面后内部骨折，常伴有内踝后部骨折

③ 后外部骨折：胫骨下关节后外部骨折，可伴有胫腓下后韧带和横韧带牵拉胫骨下关节面后缘骨折，常伴内、外踝骨折。

Ⅲ型（垂直压缩和内收损伤）：胫骨内侧关节面嵌插骨折，向上移位，常伴有内、外踝骨折。

Ⅳ型（垂直压缩和外展损伤）：胫骨外侧关节面嵌插骨折，向上移位，常伴有外及内踝骨折。

Ⅴ型（垂直压缩损伤）：胫骨下关节面全部骨折，移位，常伴有内、外踝骨折。

以上三种分型以Ruedi-Allgower分型比较符合临床应用，但必须有较清晰踝关节正侧位像，踝内旋15°的侧位像，建议行CT检查，以判定骨折粉碎情况。

五、治疗

1. 治疗原则

胫腓骨骨折的治疗目的是恢复小腿的承重功能。因此骨折端的成角畸形与旋转移位应该予以完全纠正，以免影响膝踝关节的负重功能和发生关节劳损。除儿童病例外，虽可不强调恢复患肢与对侧等长，但成年病例仍应注意使患肢缩短不多于1 cm，畸形弧度不超过10°，内外翻不超过5°，两骨折端对位至少应在2/3以上。

2. 保守治疗

手法复位外固定，适用于稳定性骨折，或不稳性骨折牵引3周左右，待有纤

维愈合后，再用石膏进行外固定。

（1）稳定性骨折

无移位或整复后骨折面接触稳定，无侧向移位趋势的横断骨折、短斜行骨折等，在麻醉下行手法复位及外固定，即长腿石膏固定。膝关节应保持20°左右轻度屈曲位，待石膏干固后可扶拐练习以足踏地及行走，2—3周后可开始去拐练习持重行走。

（2）不稳定骨折

斜行、螺旋形或轻度粉碎性的不稳定骨折，单纯外固定不可能维持良好的对位。可在局麻下行跟骨穿针牵引，用螺旋牵引架牵引复位，小腿石膏行局部外固定。术后用4—6 kg重量持续牵引3周左右。待纤维愈合后，除去牵引，用长腿石膏继续固定直至骨愈合。骨折整复后，在稳定性骨折，轴线良好者，亦可考虑用可塑形夹板固定。可塑形夹板固定的优点是匹配性好，固定范围不超关节，膝、踝关节功能不受影响，如能保持良好的固定，注意功能锻炼，骨折愈合常较快。固定期中要随时观察，包扎过紧应及时剖开，发生松动应及时更换。一般胫腓骨骨折急诊固定后，常需于3周左右更换一次石膏。更换后包扎良好的石膏不再随意更换，以免影响骨折愈合。但仍应定期随访观察石膏有无松动及指导病人进行功能锻炼长腿石膏固定的缺点是固定范围超越关节，胫骨骨折愈合时间长，常可影响膝、踝关节活动功能。为此，可在石膏固定6—8周已有骨痂形成时，改用可塑形固定，开始关节活动。

3. 开放复位内固定

对不稳定性骨折采用开放复位内固定者日渐增多，并可根据不同类型的骨折采用不同的方式和内固定方法。软组织覆盖良好的一般选择内固定，如接骨板或螺钉；骨折伴有软组织条件差、缺损、感染；骨折粉碎或有骨缺损需辅助固定者，一般选用外固定架。

（1）螺丝钉内固定

斜行或螺旋形骨折，可采用螺丝钉内固定，于开放复位后，用1或2枚螺丝钉在骨折部固定，用以维持骨折对位，然后包扎有衬垫石膏，2—3周后改用无垫石膏固定10—12周。但1或2枚螺丝钉仅能维持骨折对位，只起到所谓骨缝合（bone-suture）的作用，固定不够坚固。整个治疗期内必须有坚强的石膏外固定。

（2）接骨板固定（图 13-12-10）

有移位的不稳定胫骨近端和远端 1/3 骨折，合并用膝、踝关节内骨折，特别是当难于插入髓内针或者要求精确的解剖复位时，采用接骨板治疗是最佳选择。然而对于软组织受损或者有缺损的病人，接骨板固定是禁忌的。使用接骨板应该满足以下条件：接骨板表面应该有健康的软组织覆盖，建立稳定的骨接骨板结构，允许有效愈合，不过多剥离骨膜及软组织。骨折间隙水平的骨膜要被剥离，但仅仅限于清理骨折段和判断骨折复位所必需的范围之内。接骨板将放置于未剥离的骨膜表面。对于简单骨折，可以采用传统的 AO 原则，采用碎片间拉力螺钉加压的接骨板固定方法；对于复杂骨折，不要求精确复位，采用微小显露和间接复位技术，恢复肢体长度，纠正旋转和对线。经皮接骨板的应用是近期在传统

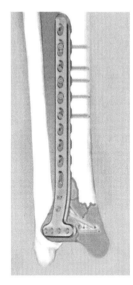

（图 13-12-10）

ORIF 技术的改良，是生物型骨折固定理念（BO）的体现。微创入路减少了创口和骨折愈合时并发症的发生微创性接骨板保持了局部的血供。通过非常有限的切口，以减少软组织的损伤和保留骨的血供，使用接骨板的兴趣有所增加。复位技术也由通常需要较多骨暴露的骨块间复位和内固定，转向"间接复位"。使用 AO 牵开器或外固定器有利于获得间接复位，间接复位技术使软组织得以保留，保护了外骨膜的血供，避免了应力遮挡效应，有利于骨折愈合。

（3）髓内钉固定（图 13-12-11）

临床进展非交锁髓内钉特别适用于治疗闭合横行无粉碎的胫骨干中段骨折。在交锁髓内针常规应用后，大多数胫骨干骨折使用髓内钉都十分稳定，很少发生感染及其他并发症。髓内钉已成为治疗移位胫骨干骨折的常规手段，大部分闭合性的胫骨中段骨干骨折，髓内钉治疗是较好的选择它同样适用于有足够软组织覆盖的开放骨折。根据术中是否需

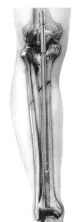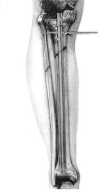

（图 13-12-11）

要用动力钻扩大髓腔可以把髓内钉分为扩髓髓内钉和非扩髓髓内钉两种。置入髓内钉将影响骨内膜的血液循环，会即刻发生髓腔血供减少及钉体周围一定厚度的骨坏死。这正是有人提倡开放性骨折应用非扩髓髓内钉的主要原因。但尚未有临床证据表明非扩髓髓内针有更好的效果。

（4）外固定架（图13-12-12）

当髓内钉和接骨板不适合立刻使用或存在风险时，外固定架对中度或重度胫骨骨折的治疗是有价值的。外固定架对软组织损伤小，可以根据具体情况在以后用内固定替代，也可以作为最终的治疗手段。

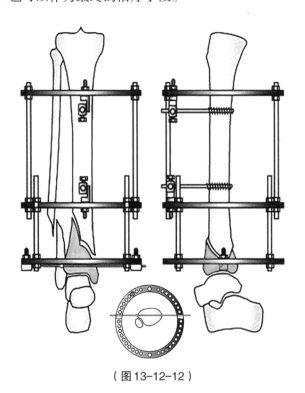

（图13-12-12）

外固定架与接骨板相比可以减少开放性骨折中感染的风险。外固定架有骨折愈合较慢、难以维持力线，以及针道感染等问题。目前倾向于将外固定架限制在对严重的软组织或复合伤病人的临时固定上。较早更换为髓内钉或晚一些时候更换为接骨板，则可以在利用外固定架优点的同时避免了其长期固定所存在的问题。

胫骨外固定架的适应证有：1）髓内钉或微创接骨板手术中的复位辅助装置；2）伴有血管损伤时的迅速固定；3）严重软组织损伤的临时支撑；4）开放骨折伴有髓内污染；5）灾难或战地的固定；6）用于固定解剖学上不适合髓内钉固定的骨折（近端或远端骨折，髓腔畸形或有骨髓炎）；7）严重损伤的重建；8）可用于骨折的最终固定；9）用于治疗骨折部位的感染。

（5）开放性胫腓骨骨折

小腿开放性骨折的软组织伤轻重不等，可发生大面积皮肤剥脱伤，组织缺损，肌肉绞轧挫灭伤，粉碎性骨折、骨外露、骨缺失和严重污染等。早期处理时，创口开放或是闭合，采用什么固定方法均必须根据不同损伤原因和损伤程度做出正确的判断。小腿的特点是前侧皮肤紧贴胫骨，清创后勉强缝合常因牵拉过紧造成缺血、坏死或感染。因此，对较清洁的伤口、预计清创后一期愈合无大张力者可行一期缝合；对污染严重，皮肤缺损或缝合后张力较大者，应清创令其开放。如果骨折需要内固定，也可在内固定后用健康肌肉覆盖骨折部，令皮肤创口开放，等炎症局限后，延迟期闭合创面或二期处理。大量临床资料证实，延迟一期闭合创口较一期缝合的成功率高。

对骨折的固定问题：预计创口能够一期愈合或延迟一期闭合创面的病例，可按闭合性骨折处理原则进行治疗；如果需要内固定，可以在手术同时进行。对于污染严重或失去清创时机，感染可能性大的伤例，单纯外固定不能维持骨折对位时，可行跟骨牵引或用外固定架固定，一般不一期内固定。

（6）Pilon骨折：

胫骨远端骨折的Pilon骨折是最难治的骨折之一，治疗方法争议较多。手术治疗目的：① 恢复胫骨下关节面；② 修复维持胫骨内侧的支持；③ 修复骨缺损；④ 维持腓骨的长度与稳定。术前临时固定（跟骨牵引、外固定架）、消肿、初步复位、预防下肢静脉血栓。适应证：① 开放性骨折；② 骨折伴有血管损伤；③ 骨折移位 > 2 mm或关节面台阶 > 1 mm，成角 > 5°；④ 不能接受的下肢力线改变。

禁忌证包括：① 出现软组织肿胀或张力性水泡；② 有周围血管疾病；③ 出现或可能出现局部感染；④ 存在骨筋膜室综合征；⑤ 患者全身情况不允许麻醉和手术。

1）治疗方法选择

① 对于AO分类中A1、B1和C1型，或者Ruedi-Allgower分类Ⅰ型，无移位累及关节面骨折，可采用石膏固定，或者可采用小切口，用3.5或4.0 mm螺丝钉做有限内固定，并辅以石膏外固定，如果骨折有不稳定可能，可用外固定架代替石膏。

② 对于AO分类中A2、A3、B2、B3、C2、C3各型或Ruedi-Allgower分类Ⅱ、Ⅲ型有移位骨折仍首选手术治疗。

③ 对于胫骨远端严重粉碎及关节面难以复位骨折，可以考虑用外固定架固定，以维持其对位对线而获得骨性融合，晚期，如果病人有明显症状可行关节融合术。对于合并胫骨及距骨关节面软骨广泛缺损严重开放性损伤亦可考虑初期关节融合术，外固定架固定。

2）手术治疗原则先整复和固定腓骨；显露和复位固定胫骨下端关节面；胫骨骨折支撑固定；干骺端缺损植骨。

3）手术时机：骨折急诊手术或暂时维持距骨中立位，在伤后7—10 d软组织肿胀消退后再施行手术。但Patterson等认为伤后应急诊行腓骨固定，择期行胫骨固定，伤后软组织损伤较轻，肿胀不明显，可于8—10 h内急诊手术，否则应在伤后10 d待肢体肿胀消退后再行手术治疗。如果患者存在进行性的软组织损伤，过早进行切开复位内固定容易导致皮肤坏死和伤口裂开通常认为手术时间窗分为2个阶段，早期（6小时内）和晚期（6—12天后）。如果存在严重的肿胀和软组织挫伤，手术时间可以延长到3周可以进行手术的软组织条件为：手术部位的瘀血吸收，骨折水疱处出现表皮再生，开放性骨折的伤口愈合且没有感染，软组织水肿消退且皮肤出现皱缩低能量损伤，软组织损伤较轻，伤后68小时内可急诊手术。但多数情况下，软组织损伤的临床表现具有滞后性，谨慎的方法是伤后7—10天后再行手术高能量损伤，软组织损伤较重，适合于伤后10—21天行延期切开复位内固定。老年患者，常需要延期至软组织肿胀完全消退时再手术，一般需2周时间伤后6—8小时为清创的黄金时间，大部分可一期缝合创口，进行重要组织修复和骨折固定。伤后8—12小时如污染轻，损伤不重，根据创口感染可能性的大小，骨折固定可以选择外固定架或钢板固定，清创缝合或部分缝合伤口。伤后12—24小时酌情是否清创，可选择骨牵引或外固定架固定，创口缝或不缝。遇骨外露情况，选择合适的时机，尽早采用皮瓣移植消灭创口。

4）手术方法

① 复位固定腓骨骨折，踝关节外侧切口，沿腓骨后缘做与腓骨平行切口，切开皮肤、皮下，将腓骨骨折解剖复位并用钢板和拉力螺丝固定，以恢复骨折的胫骨远端长度。

② 显露胫骨下端关节面及临时固定：踝关节前内侧切口，沿内踝前缘距胫骨嵴外侧1 cm，由远端向近端做前内侧直切口，注意与踝外侧切口之间保留一约7 cm宽前侧皮桥。切开皮肤、皮下及伸肌支持带，并深达骨膜，不做皮下分离，在胫前肌与前侧筋膜之间内侧切开，分离至骨膜，显露胫骨下关节面，复位并暂时用克氏针固定。胫骨关节面复位时，注意以下几个问题：首先是胫骨外侧关节面复位，尤其是在合并腓骨骨折时，随着腓骨长度的恢复，胫骨外侧关节面的骨折块经常被下胫腓韧带牵拉发生进一步移位，且其位置较深，容易造成复位困难。第二，由于骨折后胫骨干骺端发生压缩及粉碎，缺乏明显复位标志，因此应利用距骨顶作为对照。第三，因胫骨远端关节面整体压缩，术中对胫骨关节面复位情况经常估计不足，应当适当"过度"复位，必要时术中X线检查的监测。

③ 骨移植胫骨干骺端骨松质嵌压后缺损，可采用取髂骨移植充填。要注意对植骨有适当压力，量足够。以促进愈合及防止畸形。

④ 胫骨干骺端固定：选择应用内固定时，应根据软组织条件，骨折类型，术中情况选择不同方式，如拉力螺钉，T型钢板，三叶钢板及4.5 mm动力加压钢板等。固定中应强调：a. 不论何种情况，都应优先考虑使用有限，简单内固定如螺丝钉或异型钢板以减少骨与软组织损伤，降低其并发症发生；b. 对严重干骺端粉碎骨折，应使用标准AO技术，将选择钢板固定于胫骨内侧面，以防止出现内翻畸形；c. 当前侧皮质粉碎且后侧骨块较大时，可在前面用小的T形钢板固定，以提供稳定的前侧支撑。术后可用胫骨及距骨外固定架固定或石膏固定，外固定架也是固定的重要方法，尤其是在严重粉碎骨折、局部软组织条件差或开放骨折治疗时此时一味强调内固定是不恰当的。这时常常采取有限内固定结合外固定的方式治疗。外固定架最好应用立体混合式架，该类架可不超过踝关节，远端利用两枚骨圆针作支撑同时可利用其固定胫骨远端的关节面，从而减少对踝关节的影响。外固定架可作为最终的治疗方式，也可酌情作为临时的固定方式，待软组织条件好转或创面条件允许时再改行内固定。

六、并发症及其处理

1.骨筋膜室综合征

（1）由疼痛（pain）转为无痛。（2）苍白（pallor）或发绀、大理石花纹等。（3）感觉异常（paresthesia）。（4）麻痹（paralysis）。（5）无脉（pulselessness）。

小腿部骨折或肌肉等软组织损伤，发生血肿、反应性水肿，使筋膜间隙内压力增高时，可以造成血循环障碍，形成筋膜间隙综合征（图13-12-13）。其中以胫前间隙综合征的发生率最高。胫前间隙位于小腿前外侧，胫前肌、踇长伸肌、趾长伸肌、第3腓骨肌、腓深神经和胫前动、静脉位于其中，当发生胫前间隙综合征时，小腿前外侧发硬、压痛明显，被动伸、屈各趾时疼痛加剧。疼痛情况与腓深神经受压程度有关，早期可出现第1、2趾蹼间感觉减退，继而发生踇长伸肌、趾长伸肌、胫前肌麻痹。由于腓动脉有交通支与胫前动脉相通，因此早期足背动脉可以触及。

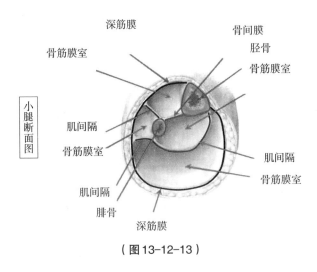

（图13-12-13）

除胫前筋膜间隙外，胫后处3个间隙亦可发生本综合征。其中以胫后深间隙综合征的发生率较胫后浅间隙及外侧间隙高，特点为后侧间隙疼痛、跖底麻木、足趾屈曲力减弱，被动伸趾时疼痛加剧，小腿三头肌远端内侧筋膜张力增加，压痛明显。如症状持续发展未及时处理，可以发生间隙内肌群缺血挛缩，形成爪形足。行小腿内后侧切口，自比目鱼肌起始部，纵行切开深层筋膜，必要时同时将肌外膜切开，可以达到减压目的。

胫前间隙综合征是间隙内压力持续增加，血管痉挛，组织渗透压增加，组织缺血缺氧所形成的。尤其软组织有明显挫伤的闭合性胫腓骨骨折病例，有发生筋膜间隙综合征的可能，故应尽早进行骨折复位，并静脉滴注20%甘露醇，以改善微循环，及减轻水肿，并严密观察。

除筋膜间隙综合征外，胫前间隙下方近踝关节部，胫前肌，□?橐?长伸肌、趾长伸肌腱紧贴胫骨。该部骨折愈合，骨痂形成后可使肌腱遭受磨损，引起症状，必要时亦应手术切开筋膜进行减压。

2. 感染

胫骨开放骨折，清创后行钢板内固定者，感染率最高，其原因是开放骨折，软组织已有损伤，再行6孔以上钢板固定，剥离骨膜软组织太多，又破坏了供养胫骨折处的血供，因而感染率高，在笔者近几年处理的骨折内固定后感染成慢性骨髓炎的病例中，胫骨开放骨折钢板内固定者占1/3。胫骨前内为皮下骨，一旦感染，伤口露出内固定和骨面，可长达1年至数年不愈，因此胫骨开放骨折，Ⅰ度者可行髓内钉固定；Ⅱ度者清创闭合伤口，伤口愈合后再行髓内钉固定；Ⅲ度者视软组织修复情况，先用外固定器固定，伤口闭合后，换髓内钉固定。

3. 延迟愈合、不愈合或畸形愈合

构成胫骨延迟愈合与不愈合的原因很多，大致可分为骨折本身因素和处理不当所致两大类。

但不论哪种原因，多半不是单一因素引起种原因同时存在，处理时必须针对不同原因，采取相应措施，才能达到治疗目的。

（1）延迟愈合这是胫骨骨折常见的并发症，般成人胫骨骨折20周尚未愈合者，即属延迟愈据不同资料统计占1%—17%。虽然大部分病例继续固定骨折仍可愈合，但延长固定时间，可以加重肌肉萎缩和关节僵直，增加病废程度，处理不当便可形成不愈合。因此，在骨折治疗期中，必须定期观察，做好确实的固定，指导伤员进行患肢功能锻炼。胫骨骨折在20周内仍有愈合之可能，不一定手术治疗。对骨折后12周左右有愈合不良者，应及时加强患肢功能锻炼，在石膏固定下，进行患肢负重行走，以促进骨愈合。也有主张，12周以上骨折有不愈合趋势者，可将腓骨骨折端截除2.5 cm左右，以增加患肢负重时胫骨骨折端的纵向嵌插压力，促进骨痂生长；如果20周左右骨折端仍有间隙存在，则不愈合的可能极大，应及时手术植入骨松质。

此外，对延迟愈合的病例，采用电刺激疗法、用电磁场脉冲或直流电，利用电流的不同频率及波形，改变骨折部电位差，亦可达到促进骨折愈合的目的。

（2）不愈合：胫骨折不愈合，即X线片可见骨折端有明显的硬化现象，两骨折端虽有骨痂存在，但无骨性连接，临床体征有局部压痛，负重痛或异常活动等。不少病例不愈合多有其内在因素，如骨折过度粉碎，严重移位，开放伤或皮肤缺损等。开放伤合并感染更是不愈合的重要原因。此外，处理不当，如过度牵引，外固定不确实或内固定应用不当，亦可造成不愈合。

胫骨延迟愈合与不愈合的界限不很明确，延迟愈合的病例，患肢负重可以促进骨折愈合，但如已经构成不愈合，过多活动反而可使骨折端形成假关节，因此应采取积极的手术治疗。一般胫骨不愈合，如果对位良好，骨折端已有纤维连接。手术时只要注意保护骨折部位血循环良好的软组织，骨折部不广泛剥离，在骨折端周围植入足量的骨松质，多半可以愈合。在不愈合的早期或延期愈合阶段，Brown、Sorenson等认为行腓骨截骨术，以增加胫骨骨折端的生理压力，促进骨折愈合而不须植骨。但如骨折端已有假关节形成，腓骨愈合后胫骨骨折端间隙存在，则应在截骨的同时行植骨手术。Mullen等认为骨不连的病例，单纯采用加压钢板固定和早期患肢负重，加强功能锻炼，患肢负重，不须植骨亦可达到骨愈合。但如骨折对位不良，骨折端纤维组织愈合较差者，采用坚强内固定的同时，植入骨松质，仍属必要。Lott等认为行髓腔扩大，髓内钉固定术，同时截断腓骨，术后患肢早期负重，也不一定同时植骨。但根据大量资料统计，在手术内固定的同时，植入骨松质的效果较单纯内固定者为好。笔者对骨不连病例，以髓内钉固定并同时植骨，愈合良好。

对不愈合的处理如下：

1）改善骨折处局部血供：这有利于骨折愈合，对局部皮肤有瘢痕或缺损的修复：可采用以下方法。

① 在胫前内、中及上1/3皮肤缺损，可选用腓肠肌内侧头肌皮瓣向前转位覆盖胫前。此方法不但可修复皮肤缺损，且为骨缺损部植骨提供肌肉覆盖、增加血供，利于植骨愈合。

③ 在胫骨中下部的皮肤缺损，可用比目鱼肌肌皮瓣向前转位覆盖植骨，肌面植游离皮，亦可用腓肠肌内侧头延伸肌皮瓣或双蒂皮瓣转位修复。

④ 带旋髂血管的皮肤髂骨瓣游离移植，修复胫骨缺损与皮肤缺损。

2）对胫前皮肤瘢痕广泛而缺少局部肌皮瓣可转位修复的病例，可选用胫腓骨后路植骨术。

（3）畸形愈合：胫骨骨折复位后如内翻、外翻或前后成角超过5°以上者，应及时更换石膏或将石膏楔形切开，进行矫正。如果已有骨性愈合，则应以患肢功能是否受到影响或外观畸形是否明显来决定是否截骨矫形；不应单纯以X线表现作为手术依据。旋转畸形中，内旋畸形的影响较大，一般内旋5°以上，即可出现步态不正常，外旋畸形 > 20°亦可无明显影响胫骨骨折的畸形容易发现，便于及时纠正，因此发生率低。但粉碎性骨折，有软组织缺损及移位严重者容易发生畸形愈合，早期处理时应注意防止。必须注意的是，胫骨骨折愈合后对位不良可能导致膝或踝的创伤后关节炎。然而，这种可能性并不是确定无疑的。对此，Tetswonh和Paev做了很好的论述。假设随着时间的推迟，轴线畸形会导致关节的损害，但多大的畸形程度视为显著尚不明确。畸形愈合的位置非常重要，远端畸形多为症状性的。每个病人可接受的畸形程度也不同，而且对下肢恢复的要求也不同。将畸形的后果从损伤后果中分别出来是困难的，为此外科医生通常必须在缺乏可以判断预后数据的情况下来决定能否接受某种复位程度。

七、康复训练

早期康复训练是必要的。根据不同伤情，制订个性化康复训练课程。早期肿胀，需要做踝泵、患肢抬高，促进消肿，预防DVT形成。

（1）稳定骨折，有石膏外固定者，主要对腰部、髋部及大腿的肌肉进行等长、等张训练，避免肌肉萎缩和肌肉减少。预防DVT的形成。

（2）有坚强内固定或外固定者，术后1—3天即可开始功能锻炼；主要对腰部、髋部及大腿的肌肉进行等长、等张训练，髋、膝、踝关节的主被动训练。胫骨中段横行骨折的髓内钉固定后，可以扶助行器部分负重。

（3）不稳定的固定方式，或有DVT，或有骨筋膜室综合征者，需要6—8周开始进行个性化功能锻炼，避免加重移位或其他病症加重。

八、预后

胫骨干骨折会妨碍负重和运动并会引起疼痛和不稳。如果是开放骨折，严重的感染会威胁生命或下肢。开放骨折可伴有即刻性或延迟性的神经血管缺损，同样会威胁下肢的存活和功能。虽然胫骨骨折的平均愈合时间大约为17周，但是病人往往需要更多的时间以完全恢复，有些病人需要1年或更长时间。Gaston等发现，在采用髓内钉治疗孤立胫骨骨折后的一年，患肢膝关节的伸屈力量要比对侧小15%—25%。胫骨骨折造成的长期功能损害是常见的，而且骨不连只有经过附加治疗才会愈合。骨折对位不良或者膝踝关节软组织挛缩，会导致畸形。胫骨骨折本身通常不是致命的，但是其恢复期长，而且存在潜在的永久性功能障碍的可能，这必须引起重视。出现骨筋膜室综合征、开放性骨折、皮肤缺损或坏死等问题，对小腿功能可能致残。

第十三节　踝部骨折

一、踝

1. 解剖特点

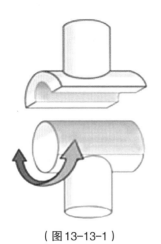

（图13-13-1）

踝关节是人体负重量最大的关节，由胫、腓骨下端的关节面与距骨滑车构成，故又名距骨小腿关节，是屈戌关节（图13-13-1）；胫骨的下关节面及内、外踝关节面共同形成的"门"形的关节窝，近平面关节，容纳距骨滑车（关节头）。胫距关节部分内、外踝关节由于滑车关节面前宽后窄，当足背屈时，较宽的前部进入窝内，关节稳定；但在跖屈时，滑车较窄的后部进入窝内，踝关节松动且能作侧方运动，此时踝关节容易发生扭伤，其中以内翻损伤最多见，因为外踝比内踝长而低，可阻止距骨过度外翻。作为一个承重关节，在平稳步态下，踝关节会承受1.25倍体重的力；在剧烈活动下，则会承受5.5倍体重的力。日常生活中行走、跳跃活动，主要依靠踝关节的背伸、跖屈运动。

踝部骨折均为关节内骨折，需要完全复位，如果关节面对位不良，踝穴增宽或变窄，都会引起负重疼痛或关节不稳定，松动或运动受限，日后必将发生创伤性关节炎。因此对踝关节损伤的治疗，必须严格要求。不论采用哪种治疗方法，均应使骨折解剖对位，损伤韧带愈合良好为原则。

（1）踝关节组成由胫、腓骨远端的内、外踝和距骨组成（图13-13-2）。胫骨远端后缘稍向后突出，称为后踝。腓骨干虽不如胫骨重要，但其远端的外踝是构成踝关节的重要组成部分，尖端比内踝长约0.5 cm，位于内踝后约1.0 cm。由内、外、后三踝构成踝穴，距骨上、内、外各关节面位于踝穴之内。

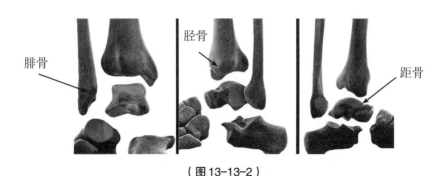

腓骨

胫骨

距骨

（图13-13-2）

（2）距骨分体、颈、头三部，有六个关节面。仅颈部覆有骨膜，为主要的营养血管进出部。距骨体前宽后窄，其上面的鞍状关节面与胫骨下端的凹形关节面相接。两侧关节面与内、外踝的关节面正好嵌合。距骨体下部有两个关节面，与跟骨的相应关节面对合，距骨头的关节面与舟状骨构成距舟关节。

（3）胫腓骨下端被坚强而有弹性的骨间膜，胫腓下前、后联合韧带及横韧带连接在一起（图13-13-3）。

（4）踝关节囊前后部较松弛，以利踝关节的伸屈活动。踝关节内踝较外踝短，外侧副韧带较内踝侧薄弱。内侧为三角韧带，分深浅二层，浅层止于载距突上部，深层呈三角形止于距骨颈及体部。外侧副韧带中距腓前韧带起自外踝前面，向前内侧行，止于距骨颈。韧带界限清楚，呈扁平状，宽6—8 mm，长约2 cm。外侧副韧带可分为跟腓、距腓前及距腓后三束，较薄弱，易受损伤。足部

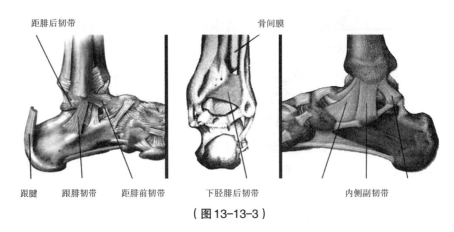

距腓后韧带　　　　　　　　　　　　骨间膜

跟腱　　跟腓韧带　　距腓前韧带　　　　下胫腓后韧带　　　　　　内侧副韧带

（图13-13-3）

内翻肌群较外翻肌群力量强。因此当快速行走等运动时，如果足部来不及协调位置，容易造成内翻跖屈位着地，使外侧副韧带遭受超过生理限度的强大张力，发生损伤。距腓后韧带是三条韧带中最宽大的一条呈三角形，起自外踝后面，向后内侧行，止点较宽，附于距骨滑囊后缘。跟腓韧带为关节囊外组织，起自外侧腓骨尖端，向后内呈30°走行，止于跟骨外侧面、腓骨结节的后上方。当足部内翻跖屈位着地时，距腓前韧带遭受的张力最大，因此损伤的机会也最多。Johson发现，切断该韧带后，踝关节前后可松动4.3 mm，踝关节旋转活动增加10.8°，说明该韧带是稳定踝关节的重要结构。单纯跟腓韧带断裂，正位应力摄片，可显示距骨轻度倾斜，距骨无向前半脱位，只有合并距腓前韧带断裂，才出现距骨明显倾斜和距骨向前半脱位；距腓后韧带断裂，踝关节则未见明显不稳定。由此可知距腓前及跟腓韧带损伤病例，踝关节前后、旋转和内收均不稳定，如治疗不当，韧带松弛，瘢痕形成，尤其在不平坦的路上，踝关节有不稳感，可反复扭伤。据统计陈旧性踝关节扭伤，关节不稳定者占5%—25%，由于外侧不稳，关节内侧负荷增加，可导致距骨和胫骨关节内侧部分退行性关节炎。

（5）踝关节有背伸、跖屈和足的内翻、外翻等活动功能（图13-13-4）；足的内外翻活动发生在距跟、距舟和跟骰关节之间。这些跗间关节的活动，可以缓冲暴力的冲击，从而减少踝关节损伤的机会。踝关节的伸屈范围背伸10°—20°，跖屈14°—50°。活动度与年龄及鞋跟高低均有关系，当背伸位时，踝关节可增宽1.5—2.0 mm，以容纳较宽的距骨体前面。因而使下胫腓联合韧带相应紧张，距骨两侧关节面与内外踝关节面贴紧，使踝关节稳定。因此背伸损伤，易发生骨

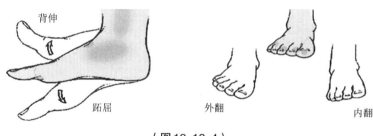

（图13-13-4）

折。跖屈时，距骨体较宽的关节面部分滑出踝穴，较窄部分进入关节内，踝穴变窄。距骨与两踝关节面虽仍接触，但下胫腓联合韧带变松，踝关节显得不稳，容易发生韧带损伤，尤其是侧副韧带损伤。

（6）踝关节内侧副韧带（三角韧带），分深浅二层，浅层起于内踝前丘部，远端大部分止于舟骨、足底韧带和载距突，小部分止于距骨；深层粗大，起于内踝后丘及前。后丘间沟，止于距骨滑囊面骨缘，走向较水平，能限制距骨侧向移位，胫腓骨之间有胫腓联合韧带。三角韧带遭外翻外旋暴力，可自内踝起点或距骨附着点撕脱，多数病例可深、浅层同时断裂，但也可浅层完整，单纯深层撕脱，有的可合并内踝撕脱骨折及下胫腓韧带断裂。陆宸照等通过实验观察，如浅层断裂距骨可无明显倾斜及侧向移位；深浅层韧带同时切断，距骨倾斜可达14°，但无侧向移位，关节不稳定程度相当于外侧韧带断裂，如三角韧带与胫腓下关节韧带同时切断，距骨倾斜可达20°，并向外移位，踝关节内侧间隙增宽，对踝关节的稳定性影响更大。如发生旋后外旋骨折，可同时有三角韧带断裂及胫腓下关节韧带损伤，踝关节将极度不稳定。

2. X光片

X光片对踝关节结构关系、关节间隙变化，测量关节线等，对踝关节骨折的诊断、复位、固定及愈合判定，具有最基本的影像学意义（图13-13-5）。

3. CT

CT的断层扫描及三维重建（图13-13-6），对踝关节骨折及骨折分型具有显著意义。可以克服X光片可能误诊的缺陷。

4. 核磁共振

核磁共振检查，有利于对踝关节软骨损伤、骨小梁微骨折、骨髓水肿、韧带损伤、创伤性关节炎等诊断（图13-13-7）。

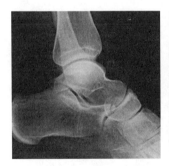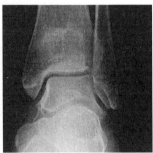

（图 13-13-5）

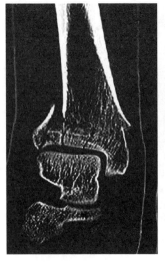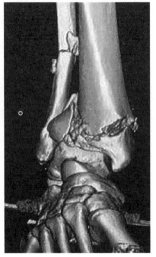

CT断层扫描　　　　　　　　　　CT三维重建

（图 13-13-6）

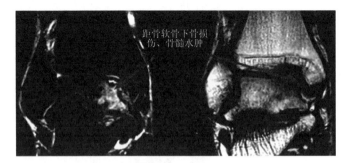

距骨软骨下骨损伤、骨髓水肿

（图 13-13-7）

5.踝关节镜

踝关节镜对于踝关节骨折复位有监视作用，特别是骨折后期软骨损伤、创伤性关节炎、韧带损伤等检查与修复，非常具有价值（图13-13-8）。

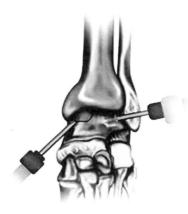

（图13-13-8）

二、踝部骨折

分型由于外力作用方向，作用力的大小和受伤时肢体的姿势不同，可造成各种不同类型的踝部骨折。

1. Lange-Hanson（力学分型）（图13-13-9）：分型名称的第一部分是指受伤

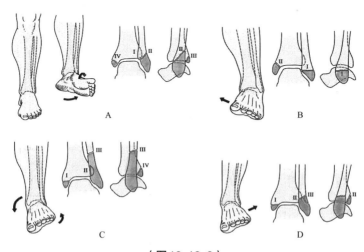

（图13-13-9）

踝关节所处的位置，即旋前或旋后；第二部分是指受到外力的方向，即外旋、外展或内收。

Ⅰ型：旋后—内收型（supination-adduction type，SA），即受伤时足处于旋后位，距骨在踝穴内受到强力内收，踝关节外侧受到牵拉，内踝受到距骨的挤压外力所致。Ⅰ度骨折为单纯外踝骨折或韧带断裂。Ⅱ度为同时有内踝骨折（图13-13-10）。

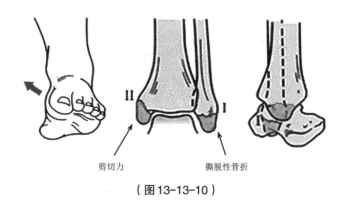

剪切力　　　　撕脱性骨折

（图13-13-10）

Ⅱ型：旋后—外旋型（supination-eversion type，SE），为受伤时足部处于旋后位，距骨受到外旋应力，以内侧为轴，发生向外后方的旋转移位，冲击外踝，使之向后外方脱位。Ⅰ度为下胫腓韧带损伤，Ⅱ度为同时有外踝斜行骨折，Ⅲ度为Ⅰ度加后踝撕脱骨折，Ⅲ度为Ⅱ度加后踝撕脱骨折，Ⅳ度为Ⅲ度加内踝骨折或三角韧带断裂（图13-13-11）。

Ⅲ型：旋前外展型（pronation-abduction type，PA），受伤时足位于旋前位，

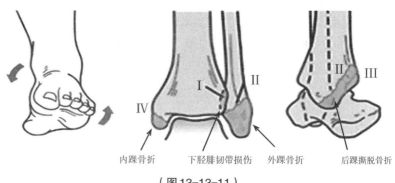

内踝骨折　　下胫腓韧带损伤　　外踝骨折　　后踝撕脱骨折

（图13-13-11）

距骨受到强力外展或外翻外力，踝关节内侧结构受到强力牵拉，外踝受到挤压外力。Ⅰ度为内踝撕脱骨折，Ⅱ度为同时有下胫腓韧带损伤，Ⅲ度为Ⅱ度加外踝骨折（图13-13-12）。

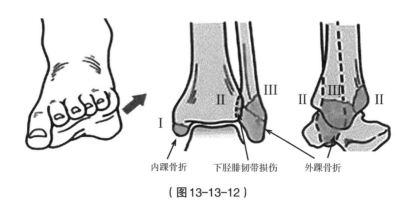

内踝骨折　　　　下胫腓韧带损伤　　　外踝骨折

（图13-13-12）

Ⅳ型：旋前—外旋型（pronation-eversion type，PE），受伤时足处于旋前位，踝骨受到外旋应力，以外侧为轴，向前方旋转，踝关节内侧结构受到牵拉破坏。Ⅰ度为内踝撕脱骨折，Ⅱ度为Ⅰ度加下胫腓间韧带损伤。Ⅲ度为Ⅱ度加腓骨骨折，是螺旋形或斜行骨折，具有特异性，通常从近端前面向远端后面走向，不同于旋后—外旋骨折中见到的相反类型。该类型中腓骨骨折的位置是最重要的特性，腓骨骨折的位置可达腓骨中下1/3或中1/3，骨间膜损伤范围较大，下胫腓分离也常最为明显。如腓骨骨折至上1/3或腓骨颈平面，即称为Maconserve骨折。Ⅳ度为Ⅲ度加后踝骨折（图13-13-12）。

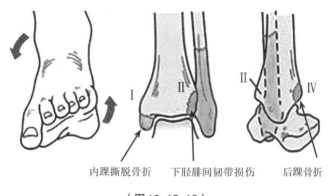

内踝撕脱骨折　　　下胫腓间韧带损伤　　　后踝骨折

（图13-13-12）

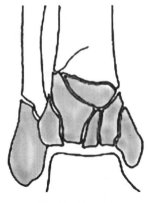

（图 13-13-13）

V 型：垂直压缩型（vertical-compress type，VC），为高处跌下等垂直暴力所致的损伤，可根据受伤时足部处于跖屈或背伸位，分为跖屈型或背伸型，表现为前缘或后缘压缩性骨折，单纯垂直位则为胫骨下端粉碎性骨折（图 13-13-13）。

2. Weber（图 13-13-14）、Denis（图 13-13-15）分型（手术分型）：为了适应 AO 学派的手术治疗，将踝关节骨折分为 A、B、C 三型，分类的基础是腓骨骨折的位置相对于胫骨关节面顶部的关系。

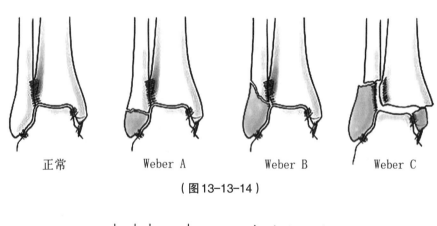

| 正常 | Weber A | Weber B | Weber C |

（图 13-13-14）

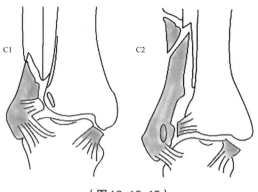

（图 13-13-15）

A 型：主要为旋后内收应力引起，外踝骨折低于胫距关节水平间隙，外踝为撕脱骨折或韧带断裂，外踝骨折多为横行，有的可合并内踝斜行骨折，联合韧带很少损伤。

B型：为强力外旋引起，外踝为斜行骨折，位于胫腓联合水平，约有50%发生下胫腓关节损伤，并可同时有后踝、内踝骨折或三角韧带损伤。

C型：骨折累及腓骨，骨折位于胫距关节面顶部上方。胫腓骨间联合韧带完全撕裂，胫腓骨骨间膜撕裂部分至少延伸到腓骨骨折的平面。可分C1型和C2型。C1型为外展应力引起，腓骨骨折高于下胫腓联合水平；C2型为外展与外旋联合应力引起，腓骨为高位骨折。两型均可同时合并后踝、内踝骨折或三角韧带断裂。

3. Ashurst和Bromer分型：

按踝部外伤的基本机制与骨折特点分为内翻、外翻和外旋型骨折，并根据骨折的严重程度分为单踝、双踝和三踝骨折，以及高处坠落等所致的纵向挤压骨折和直接暴力引起的骨折（图13-13-16）。

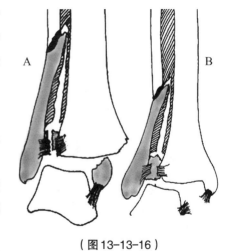

（图13-13-16）

A. 外旋型骨折：发生在小腿不动，足部强力外旋，或足不动，小腿强力内转时，距骨体的前外侧挤压外踝前内侧，迫使其向外、向后移位，造成腓骨下端斜行或螺旋形骨折。骨折面呈矢状，亦可分成三度。

Ⅰ度：骨折移位较少，如有移位，其发生规律为骨折远端向外，向后并向外旋转。

Ⅱ度：如果暴力较大，发生内侧韧带断裂或发生内踝撕脱骨折，即双踝骨折。距骨向外移位。

Ⅲ度：强大暴力，距骨向外侧移位，并向外旋转，撞击后踝，发生三踝骨折

B. 外展（外翻）型骨折：为足部强力外展所致。如高处跌下，足部内侧着地，或小腿下部外侧受到暴力直接冲击使足骤然外翻，或足踏入凹地，身体向腓侧倾斜。当足外翻时，暴力先作用于内侧韧带、内踝三角韧带不易断裂，而发生内踝撕脱骨折，按骨折程度可分为三度。

Ⅰ度：单纯内踝撕脱骨折，骨折线呈横行或短斜行，骨折面呈冠状，多不移位。

Ⅱ度：暴力继续作用，距骨体向外踝撞击，发生外踝斜行骨折，即双踝骨折。如果内踝骨折的同时胫腓下韧带断裂，可以发生腓骨下端分离，此时距骨向外移位，可在腓骨下端相当于联合韧带上方，形成扭转外力，造成腓骨下1/3或中1/3骨折，称为Dupuytren骨折。

Ⅲ度：如暴力过大，距骨撞击胫骨下关节面后缘，发生后踝骨折，即三踝骨折。

C. 内收（内翻）型骨折：此种骨折乃足部强烈内翻所致，如高处落下，足外缘先着地，或小腿内下方受暴力直接冲击，或行走在不平的路上，足突然内翻，距骨向内侧撞击内踝，引起骨折，可分三度。

Ⅰ度：单纯内踝骨折，骨折缘由胫骨下关节面斜上内上，接近垂直方向。

Ⅱ度：如暴力较大，内踝发生撞击骨折的同时，外踝发生撕脱骨折，称双踝骨折。距骨有移位。

Ⅲ度：如暴力较大，在内外踝骨折的同时距骨向后撞击胫骨后缘，发生后踝骨折（三踝骨折）。

D. 垂直型骨折：高处坠落，足跟垂直落地时，暴力沿小腿纵轴向下传导，足前部着地后，撞击力向上前方反击，可致胫骨前缘骨折，伴踝关节向前脱位。如果暴力过大，可造成胫骨下关节面粉碎骨折或形成T形或Y形骨折。

发生三踝骨折时，踝关节完全失去稳定性并发生显著脱位，称为Pott骨折。

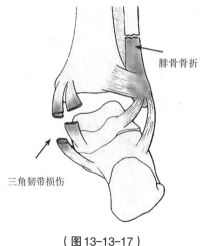

腓骨骨折

三角韧带损伤

（图13-13-17）

4. 直接暴力骨折：如重物压伤、车辆碾伤及枪弹伤等，多为粉碎性骨折，横断骨折次之，直接暴力多有软组织开放性损伤，并常与足部外伤合并发生。

三、踝部骨折表现

1. 临床表现

（1）局部肿胀、畸形、压痛和功能障碍是关节损伤的主要临床表现。

（2）伴有脱位时，踝部扭曲、畸形、关节弹性固定，叩痛、挤压痛、骨擦音、骨擦感。

（3）皮下瘀血、皮肤破裂、骨外露。

（4）可同时伴有神经、血管、肌腱、韧带及关节囊损伤。注意触摸足背动脉、足部皮肤感觉、各趾活动度。

2. X线片

诊断时，首先应根据外伤史和临床症状以及X线片显示的骨折类型，分析造成损伤的机制（Lange- Hanson损伤机制分型）。因为不同方向的暴力，虽可发生同样的骨折，但其整复和固定方法则不尽相同。X线片是判定踝关节骨折的基本影像手段，也是选择治疗方法、骨折愈合过程的判定手段。

3. CT

CT检查对精准诊断和指导精准治疗具有指导意义。CT检查速度，断层与三维重建，可以精准分型，分析受伤机制，建立手术治疗3D模型，模拟手法或手术方法，评估复位固定效果。

4. 核磁共振

对踝关节骨折可能伴有周围韧带损伤、骨挫伤（距骨多见）、隐匿性骨折都有诊断意义。

5. 关节镜下影像

一般用于创伤治疗后期的疼痛，对关节面软骨损伤、韧带损伤等结构进行探查、修复。

四、踝部骨折治疗方法

踝关节面比髋、膝关节面积小，但其承受的体重却大于髋膝关节，而踝关节接近地面，作用于踝关节的承重应力无法得到缓冲，因此对踝关节骨折的治疗水准较其他部位要求更高，踝关节骨折解剖复位的重要性越来越被认识，骨折后如果关节面稍有不平或关节间隙稍有增宽，均可发生创伤性关节炎，甚至致残。Ramsey等指出，距骨向外错位1 mm，即可使胫距关节面的接触减少42%。Wilson统计距骨有倾斜或移位者，发生创伤性关节炎者占75%。只有精确复位，才能得到良好的治疗效果。无论哪种类型骨折的治疗，均要求胫骨下端凹形关节与距骨体的鞍状关节面（屈戌关节）吻合一致；而且要求内、外踝恢复其正常生理斜度，以适应距骨后上窄、前下宽的形态。即使简单的单踝骨折，只要移位，距骨必然发生脱位，踝穴正常的解剖关系也必然遭受破坏。治疗时对这些问题均应给予足够的重视。

1. 保守治疗

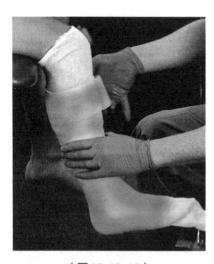

（图13-13-18）

（1）对无移位骨折可用小腿石膏固定踝关节于背伸90°中立位，1—2周待肿胀消退、石膏松动后，可更换一次，可在足护具保护下，锻炼行走。石膏固定时间一般为6—8周（图13-13-18）。

（2）对有移位骨折可手法复位外固定。其原则是采取与受伤机制相反的方向，手法推压移位的骨块使之复位。如为外翻骨折则采取内翻的姿势，足部保持在90°背伸位，同时用两手挤压两踝使之复位。内翻骨折，足部90°背伸位然后外翻整复。合并胫腓骨分离者，用双手对抗挤压踝部，使之复位。

三踝骨折时，应先复位内、外踝，再复位后踝。后踝复位时，足先稍向背屈，然后用力将足跟向前推挤，以矫正距骨后移，使之复位。如果后踝骨折片较大，超过关节面的1/3时，因失去距骨的支点而易再错位。可用袜套悬吊牵引法，即用纱套套在足部，近端包在小腿远端，用牵引绳通过滑轮将固定于足上的纱套远端悬吊牵引，利用肢体重量使后踝复位，骨折复位后，小腿石膏固定6—8周。

（3）跟骨牵引：对骨折移位的患者、粉碎性骨折、软组织高度肿胀或皮肤破损等原因、有或暂时有手术禁忌者，可以进行跟骨牵引。等待病情稳定、皮肤条件好转后，进行手术治疗。注意牵引方向、重量及时间，早期2—3天拍摄床头片，调整牵引方向和重量。消肿后，位置良好，可以更换石膏固定；位置不好，切开复位内固定。

2. 手术治疗

（1）手术适应症：

1）手法复位失败者。

2）内翻骨折，内踝骨折块较大，波及胫骨下关节面1/2以上者。

3）外翻外旋型内踝撕脱骨折，尤其内踝中部骨折，骨折整复不良，可能有软组织（骨膜、韧带）嵌入骨折线之间，将发生骨折纤维愈合或不愈合者。

4）足背强度背伸造成的胫骨下关节面前缘大骨折块。

5）后踝骨折手法复位失败者。

6）三踝骨折手法不易复位者。

7）开放性骨折，经过彻底清创术后。

8）陈旧性骨折在1—2个月以内，骨折对位不良踝关节有移位者。

9）陈旧性骨折，继发创伤关节炎，影响功能者。

（2）手术原则：

踝关节发生骨折的力学机制极为复杂，因此类型较多，不同类型之间的骨折部位和移位情况，可有很大差异。手术治疗应根据骨折类型，选用不同的方式，一般原则为：

1）踝穴要求解剖对位。

2）内固定必须坚强，以便早期功能锻炼。

3）须彻底清除关节内骨与软骨碎片。

4）如决定手术应尽早施行，如果延迟，尤其在多次手法操作之后再行手术，关节面不易正确对位，影响手术效果。

（3）手术时机

手术的时机取决于软组织的状态，踝关节的理想手术时机是在骨折局部水肿和水疱出现以前。初期的肿胀是由于血肿而非水肿引起，切开复位内固定可以减轻血肿，允许手术切口在无张力的情况下关闭。但是多数情况下无法在软组织受到干扰前进行手术。如果有明显的肿胀和水疱，切开复位内固定应延迟到局部软组织恢复正常，其标志是表面水疱消退，擦伤处的上皮形成，手术部位的皮纹征出现（踝关节内翻或外翻时皮肤皱纹正常），这大概需要7—10天。这期间，骨折应用轻柔的手法复位，用衬垫良好的石膏托制动，患肢抬高。

1）内踝骨折：如果骨折间隙较大，多半有软组织嵌入，手法不易复位，手术时，清除嵌入组织，即可达到对位要求，用螺丝钉固定即可（图13-13-19），如果螺丝钉达不到固定要求，可用克氏针与钢丝行"8"字张力带加压固定。但

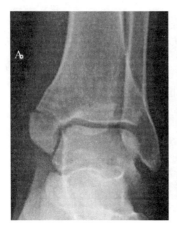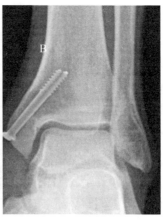

（图13-13-19）

在切开复位时应注意踝穴内上角骨质是否塌陷，如有塌陷则应予整复，并可自邻近胫骨取骨松质充填，然后内固定，否则日后距骨可在踝穴内倾，因而发生创伤性关节炎。

2）外踝骨折：如为横断骨折，可用螺丝钉固定，如果腓骨骨折面高于下胫腓联合平面以及骨折面呈斜行者，手术时必须注意，不使骨折端发生重叠缩短，否则外踝必然上移。正常解剖位腓骨纵轴与外踝纵轴形成向外开放的角为15°。如果外踝上移，踝穴可随之增宽，使距骨在踝穴中失去稳定性，是日后发生创伤性关节炎的重要原因。这类骨折螺丝钉不易达到固定要求，可用钢板或加压

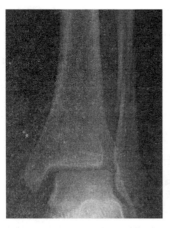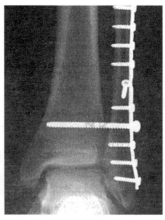

（图13-13-20）

钢板固定（图13-13-20）。合并下胫腓联合分离时，使用长皮质骨螺丝钉，在下胫腓联合韧带上方，借助钢板将外踝推向内侧，复位下胫腓关节和踝穴；一般在10—12周取出此长皮质骨螺丝钉，有利于恢复下胫腓联合韧带强度及其关节功能。

手术复位内固定踝关节骨折的治疗，应要求解剖复位。虽然手术感染率文献报道高达18%，但对手法复位不能达到治疗要求者，仍多主张手术治疗。

3）后踝骨折：如果波及胫骨下端关节面的1/4或1/3，手法复位较为困难且不稳定，一般应开放复位，螺丝钉或钢板螺钉内固定。若为胫骨下端压缩骨折，闭合复位不能达到满意要求，应手术整复加压螺丝钉或钢板螺钉内固定（图13-13-21）。

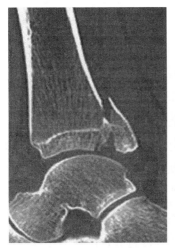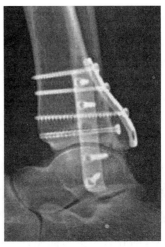

（图13-13-21）

4）Dupuytren骨折：下胫腓韧带断裂的同时骨间膜可以向上撕裂至腓骨骨折线以上，同时有三角韧带断裂，下胫腓关节完全分离，手法复位不易成功，可用骨栓横行固定下胫腓关节，并同时修补三角韧带。

下胫腓联合是否需要进一步固定取决于胫腓联合的稳定性。如果下胫腓联合分离，内、外踝骨折通过内固定获得稳定，下胫腓联合可不再内固定。腓骨是否需要进一步固定取决于术中牵拉试验（Cotton试验）。即用骨钳或骨钩拉住腓骨，检查胫腓骨是否有明显的不稳定。此外，术中应在外旋应力下测试，如果内侧关节间隙增大2 mm以上，提示不稳定。如果胫腓联合不稳定，需要从腓骨向胫骨固定螺钉。固定在距骨弯曲背屈的情况下进行螺钉的方向由后向前25—30°，平行于胫骨关节面，在不加压解剖复位的情况下使用3.5 mm骨皮质螺钉固定。胫腓联合螺钉的取出存在争议。韧带通常需要6周时间才可恢复最低强度。可以在完全恢复正常活动以前6—8周时取出螺钉。如果损伤的内侧结构和胫腓联合均未做韧带修复，建议保留螺钉并限制完全的活动到10—12周。

此外，按AO学派观点，根据Weber的ABC Ⅲ型分类法，除A型外，B、C两型均需手术治疗。

5）开放性踝关节骨折：踝关节开放性骨折的特点是踝关节接近地面，伤口污染机会多。踝部软组织覆盖少，血供差，创口多为骨折端自内向外穿破皮肤形成的横行创面，如果清创后直接缝合，皮肤有一定张力，创缘容易发生坏死及感染，所以彻底清创后，必要时应行植皮或转移皮瓣修复创面。

在彻底清创的基础上，对外固定不能达到解剖复位的骨折应以内固定为主，如果骨折粉碎，难以用螺丝钉固定时，可用克氏针固定，对损伤或污染严重不能内固定的病例，可依赖软组织缝合后的张力和管型石膏，维持骨折对位，肿胀消退后及时更换，以期保持最大限度的功能复位。

6）陈旧性骨折：对陈旧性骨折有内、外踝畸形愈合或下胫腓关节分离者，卢世璧等采用踝关节调整术、方法为经踝部外前切口，直视下截断畸形愈合的内踝。由胫腓关节上方3—5 cm处横断腓骨，将腓骨向下翻开，暴露下胫腓关节面及踝关节外侧面，清理增生骨质及瘢痕组织，经踝前外侧切口，直视下将距骨向内推移，使距骨与胫骨下关节面贴合，用螺丝钉固定内踝。用螺栓固定下胫腓关节，并调整踝关节宽度至内外踝与距骨接触为度。术后石膏托固定，7例术后平均随访27.9个月，均可正常行走，无踝关节痛。

对已有创伤性关节炎，关节功能基本丧失的病例，可行踝关节融合术（图13-13-22），如果跗中关节与距跗关节的活动良好，可以代偿踝关节固定后的活动功能时，术后可使步态接近正常。对青壮年患者，该手术是既可获得稳定，又可消除疼痛的治疗方法。也可以人工全踝关节置换术（图13-13-23），国内部分医院已经开展此类手术，可以大大缓解疼痛和恢复踝关节一定的活动功能。

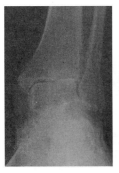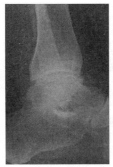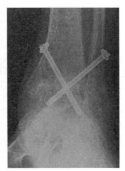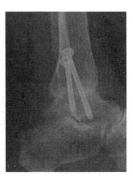

（图13-13-22）

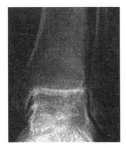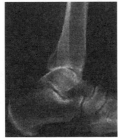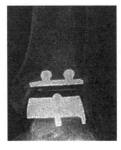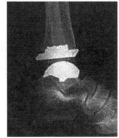

（图13-13-23）

五、踝部骨折并发症

1. 韧带损伤：主要有下胫腓联合韧带损伤、内侧副韧带损伤、外侧副韧带损伤等，严重的会影响踝关节的稳定，需要一期修复。

2. 软骨及软骨下骨损伤：在踝关节骨折中，往往在骨折愈合恢复了基本运动后，出现了关节疼痛。此时往往通过核磁共振发现存在软骨和/或软骨下骨损伤，甚至出现软骨下骨囊肿（图13-13-24）。比较容易出现在距骨的内上、外上角的部位。也可以踝关节镜清理加微骨折处理；或内外踝截骨后，软骨移植。

3. 神经血管损伤：严重的直接暴力等损伤可能造成踝前、踝后神经血管的损伤，应及探查处理。

4. 感染：踝部血液循环较差，没有大量肌肉包裹，受伤后血液循环功能下降，容易造成软组织甚至骨感染。注意清创和感染预防。

5. 创伤性关节炎：踝关节骨折要求解剖复位，恢复结构与力线。一旦复位不佳，发生创伤性关节炎较高。轻度对症治疗，中度可以关节镜清理，重度可以人

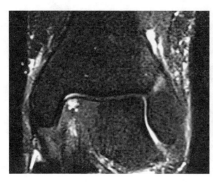 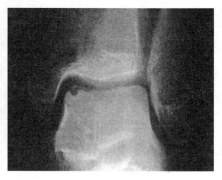

MRI　　　　　　　　　　X-RAY

（图13-13-24）

工关节置换或关节融合。

6. 踝关节不稳定：如果踝穴增大，可以尝试下胫腓关节再复位。如果韧带软组织问题，需要重建韧带。对于关节的骨与软骨缺损造成的踝关节不稳定，可以考虑关节融合。

六、康复训练

踝关节骨折后的复位、固定方式方法，会决定踝关节功能康复的好坏。手术很好的复位和固定是康复训练有利基础。无论石膏外固定还是其他的内固定，都要做好有效的康复训练。特别是加强股四头肌、股二头肌、腘绳肌、小腿三头肌、足底等肌力训练，避免肌肉萎缩以及避免下肢DVT形成。尽早在屈髋、屈膝情况下加强踝关节活动度训练，避免骨折愈合后，踝关节僵硬了。

第十四节　跟腱断裂

一、跟腱解剖特点

1. 跟腱是小腿三头肌（腓肠肌和比目鱼肌）的肌腹下端移行的腱性结构，止于跟骨结节，是人体最粗最大的肌腱之一，对机体行走、站立和维持平衡有着重要的意义（图13-14-1）。

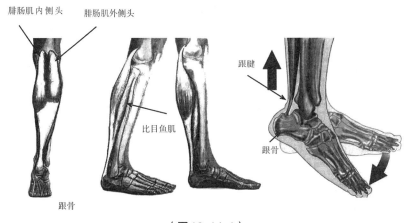

（图13-14-1）

2. 跟腱没有真正意义上的腱鞘，而是由腱周组织（脂肪性间隙组织以分隔肌腱和腱鞘）包绕。

3. 跟腱发挥足踝跖屈作用，主导行走、跑步、弹跳、蹲起等动作。

二、跟腱断裂原因

1. 跟腱断裂伤有两类原因，一类为锐器或钝器直接切割或打击跟腱致其断裂，为开放损伤；另一类为闭合性损伤，多系跑跳等运动损伤，在跟腱有退行性变的基础上，外伤使跟腱撕裂。也有钝器击于跟腱部，发生断裂，而皮肤未破裂。

2. 跟腱断裂的病理基础：跟腱自上而下逐渐变窄增厚，以跟骨结节上方3—6 cm为最窄。Langeren等跟腱血管造影证实，邻近止点及肌肉侧有较好的血供，在腱中间血供少，受损伤后可引起局部营养不良，发生退行性变，为断裂的基本病理基础。跟腱附着于跟结节后端，当踝关节背屈时，跟腱在杠杆的顶端，受压应力最大，在起跳时虽然胫后肌、腓骨肌、趾屈肌都收缩，但这些肌肉都是通过踝部，在跟腱之前，所受张力较小。在起跳时，跟腱可承担3—4倍体重，在退变的基础上易发生撕断。严重的腱周围炎和痛风等都可使跟腱变弱而断裂。

三、临床表现及诊断

1. 新鲜损伤表现为跟部疼痛，无法承重，跖屈、提踵动作受限。患足不能以足趾站立。小腿三头肌是踝关节跖屈作用的主要肌肉但不是唯一屈肌，因跛肌腱、趾长屈肌腱、长屈肌腱及腓骨长短肌等也具有一定跖屈踝关节的功能，所以跟腱断裂后，踝关节仍能完成小范围30°左右的跖屈、提踵动作。因此，急诊时不能因踝关节仍能进行跖屈而排除跟腱断裂。认为跟腱断裂后足跖屈活动必然丧失的观点，是造成误诊的主要原因。也不能因有轻度跖屈运动认为系跟腱部分损伤，手术探查闭合损伤时多可见完全性断裂。退变性断裂（部分或完全），有的并不疼痛或仅仅轻度疼痛，主要表现行走、踮脚无力。胫后肌、腓骨肌、趾屈肌也有协同作用。

2.陈旧损伤多为跛行，平足行走，不能提踵，触及跟腱有凹陷，小腿肌肉萎缩，但因瘢痕粘连连续，Thompson征往往为阴性，踝背屈角度比对侧小，足跟较突出，一般认为诊断不困难。

检查局部肿胀，触痛并能摸到跟腱连续性中断及凹陷，跖屈力弱、Thompson征阳性（俯卧位，捏患者小腿三头肌时踝不动）。O'Brien试验时插入的针不动或针体与肌腱运动的方向相反移动。

3.影像学检查：

超声检查和MRI检查都可显示跟腱断裂，超声检查具有较高的敏感性，但对检查者技术要求较高。当超声显示部分断裂时，尤其是腱内连接时，只有50%的敏感性。而MRI检查对软组织灵敏性较高，可比较准确地判断跟腱断裂情况。X线片检查有时可见软组织钙化或增厚影像，超声检查可显示腱纤维断裂或囊肿样变（图13-14-2）。

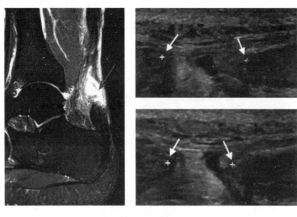

（图13-14-2）

4. 跟腱损伤类型：

（1）依据手术时跟腱损伤所见病理情况，可分为三种类型，它与伤因有密切关系。

1）横断型：割伤或砍断所致的开放损伤，跟腱横行断裂部位多在止点上3 cm左右，断面齐整，向近端回缩3—5 cm。根据损伤程度可分为完全或部分断裂。

2）撕脱型：跟腱部直接遭受砸、碰伤所致，开放或闭合，跟腱的止点撕脱或于止点上1.5 cm处完全断裂，断面呈斜行，尚整齐，近侧腱端有少量纤维撕脱，近端回缩均＞5 cm。

3）撕裂型：运动幅度、强度较大者，跟腱止点上3—4 cm处完全断裂，断端呈马尾状，粗细不等，长度参差不齐。此型损伤的解剖基础是跟腱有退行性变。病理检查，肌腱有透明变性，纤维性变，腱纤维间有脂肪组织，小圆细胞浸润，血管增生等退行变性。

（2）跟腱断裂可分为两类：一类是自发性断裂，常见于运动员和演员；一类是外伤，通常伴有皮肤的损伤或骨折。

5. 治疗

（1）非手术治疗：踝跖屈位（石膏、支具等）外固定6—12周，每周更换外固定并逐渐增加背屈，使足跟抬高，继续在中立位踝足支具4—14周，此法多适宜撕裂型。治疗后跟腱的强度、力量及耐力与手术相比无显著差异。

（2）手术治疗：

1）新鲜损伤：适于横断、撕脱型的跟腱损伤。跟腱手术治疗目的是修复肌腱，保持其生理长度。对于新鲜跟腱部位开放性损伤，清创手术时，均应探查跟腱有无断裂，未探查跟腱者，即有遗漏的可能。手术方法：取俯卧位，做跟腱内侧切口，长10—15 cm，锐性切开皮肤，皮下及"腱鞘"。将皮瓣及"腱鞘"一起翻转至外侧。对新鲜断裂伤，应予直接缝合。跟腱从其止点撕脱者，可用Bunnell钢丝缝合法（图13-14-3），固定跟腱于跟骨。对撕裂型断裂，跟腱如马尾状，顺行整理断裂肌腱，用丝线行Bunnell缝合，必要时可游离跖肌腱加强修复。

2）陈旧跟腱断裂伤断端间瘢痕一般长3—4 cm，大者可达6 cm，并有肌肉挛

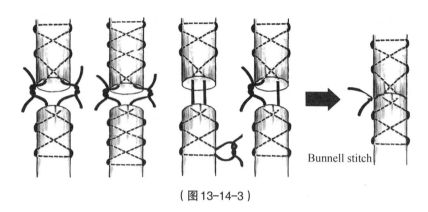

（图13-14-3）

缩，为改进其功能亦行修复，方法有以下几种：

① Bosworth法：由腓肠肌中间纵行取一条长13—15 cm腱膜，向下翻转与远端盘绕后固定。（图13-14-4）

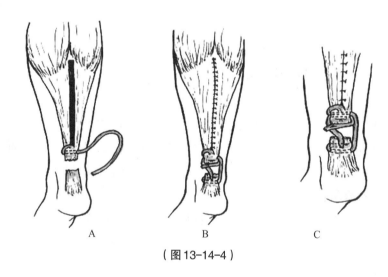

（图13-14-4）

② Lindholm法：由腓肠肌两侧边各翻一条腱膜与跟腱远端缝合。（图13-14-5）

③ Abrahan倒V—Y腱成形术：切除或切开断端间瘢痕，在腓肠肌的肌肉、腱移行部下方1 cm向下，做腱的倒V形切开，V臂的长度，约大于缺损段的1.5倍。将V部向下拉以使腱的断端接触，在无张力下直接缝合，然后缝合倒V部。对未切除瘢痕者，可将远断端劈开，行鱼嘴状插入缝合，再缝合下移的倒V部。（图13-14-6）

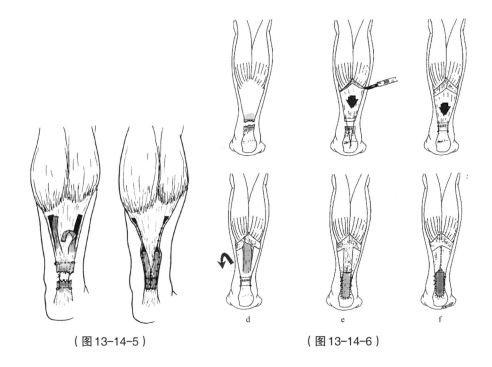

（图13-14-5）　　　　　（图13-14-6）

④ Kessler缝合（图13-14-7）

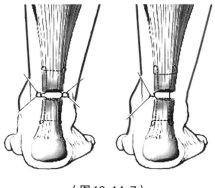

（图13-14-7）

⑤ Krackow缝合（图13-14-8）

⑥ gift box技术

gift box技术就是Krackow技术的改良，只是改变了打结的部位。Krackow技术是两根缝线由两端向断端逐渐锁边缝合，最后交互打结。gift box也通过锁边缝合来增加缝合后的强度，但结束锁边后缝线穿入对侧断端以远再各自打结，使线结远离修复区域，结合锁边缝合提高了修复强度，这样最大限度地避免应力在跟腱断端的集中及线结反应。

3）肌腱瓣加强缝合术：用于严重撕裂伤、缺损、陈旧性损伤跟腱短缩等情况。

① 腓肠肌腱瓣翻转（图13-14-9）

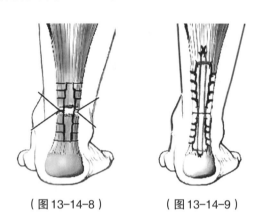

（图13-14-8）　　　　（图13-14-9）

Hamza等选择术中修复跟腱前，切开小腿后深筋膜间室，然后运用Krackow技术先减张缝合跟腱断端，跖屈踝关节，缩短断端分离至约0.5 cm。然后近端作"单条翻转腱瓣"，约6—8 cm长，1—1.5 cm宽。肌腱瓣翻转180°至远侧断端并保持张力，直接缝合供区，在断端加强缝合，小腿石膏固定在踝关节跖屈20°。观察手术患者，结果显示均能恢复到伤前活动水平。

② 腓肠肌腱瓣旋转

Corradino等报道旋转腱瓣的方法：从腓肠肌近端肌腱的外侧游离出腱瓣，宽约2.0 cm，长7—8 cm，旋转跨越断端。腱瓣的底部超越断端3—4 cm以上缝合，在踝最大跖屈位下缝合。踝关节跖屈位固定术后2周，随访未出现踝关节的僵硬或松弛，无跟腱再断裂。

4）自体肌腱移植

腘绳肌腱移植及足踇长屈肌腱、腓骨长肌腱转位等较多运用于陈旧跟腱断裂重建，而很少应用于新鲜跟腱断裂。新鲜跟腱断裂多就近选用影响较小的自体跖肌腱移植。

5）同种异体肌腱移植

Huang等使用长20—28 cm的同种异体肌腱穿入远侧断端，缝合固定后，采用系鞋带的编织技术跨越肌腱断端。完成编织后，跟腱的远端固定在适当的生理张力，缝合。术后1、3、6、12月随访，患者恢复良好。

6）半开放技术

Sanjay等采用跟腱旁切口，不越过断端，呈"L"形，切开腱围组织，使其断端暴露，然后采用改良的Kessler's法缝合断端，同时加强跖肌肌腱。

7）腱皮缝合

Ding等采用断端横向小切口，首先微创显露断端，然后外辅以减压管做减张缝合治疗急性跟腱断裂。该研究认为腱皮缝合技术优势，但尚未交代去除皮外减压管的时间。

8）缝线导出器缝合术

Keller等在小腿中下段行一长约2 cm的旁正中切口，其下缘在跟腱断端2 cm上。于腱围间隔往跟腱远端插入两个缝线取出器，3根缝线经取出器远侧的孔道置入跟腱远侧断端，分别间隔约0.5—1.0 cm。然后两侧的缝线取出器将线拉向切口处，跖屈位下在近端缝合打结。术后踝关节保持跖屈位，2周内不负重，2周后使用3厘米高鞋垫，并允许患者可耐受的负重，4周后物理治疗并每周降低鞋跟垫1 cm，7周恢复日常生活，12周慢跑。

9）跟腱导航器缝合术

导航吻合器是经断端的横行切口插入跟腱从而行缝线引导，而缝线导出器则是纵型切口，同时二者设备造型也明显不同。导航器优势是减小创口以及腓肠神经损伤。

10）经皮微创手术

多项研究表明：经皮微创切口治疗跟腱断裂在踝关节跖屈强度和耐力方面与传统切口无明显差别。经皮微创切口出血少，创伤小。此外，在跟腱愈合时间、再断裂率、术后完全负重时间、重返工作时间等方面，经皮微创与常规切口组比较无明显差别。

但是经皮微创手术也有缺点：无法准确定位腓肠神经，有可能会损伤腓肠神经。

11）可视化缝合技术

① 超声引导下微创缝合术

虽然超声并非真正的可视化，但其可显示跟腱断端的高度、程度、严重度，在跟腱断裂缝合中有重要的意义。

术中超声使手术更加准确，而且是一种非侵入性探查方法，易用且不昂贵，更不会引起感染。术中超声可引导修复跟腱、术后超声能观察缝合处的血流变化。总而言之，超声引导可提供相对更直观的认识，能使断端更好对合，既能避免因分离增加再断裂风险，又能减少断端过度重叠而导致术后皮下结节。

② 内镜可视下缝合

内镜可提供真正意义的完全可视化。其优势在于更直观、更清晰，损伤更小。内镜辅助手术可避免单纯经皮手术的盲目性和不确定性，同时也能证实断端是否紧密对合。

内镜下手术可避免神经损伤，也可以防止腱围损伤。内镜辅助下经皮缝合可能是患者伤口美容愈合、缩短恢复时间的首选。但该手术需在内镜辅助下进行，其技术复杂，学习曲线漫长，临床报道较少，但必是未来发展的一个重要方向。

12）外固定器治疗：1945年，Nada 提出新的、跟腱外固定方法，用2枚克氏针分别横向插入跟腱近端和跟骨，再用金属外固定器架连接，使断端接近愈合。

6. 手术并发症

跟腱手术并发症包括：伤口瘘管，皮肤和肌腱坏死，再断裂，深部感染等。对于术后肌腱坏死和感染应彻底清创，用腓侧皮瓣覆盖，待皮肤愈合后用滑移肌腱或局部供腱（如跖肌）进行二期修复或肌腱重建。

7. 预后

（1）新鲜损伤：术后3个月提踵有力，无疼痛，走路无跛行，仅踝活动范围稍小，半年后恢复原工作，胜任较大的活动量和体力劳动。

（2）陈旧损伤：术后半年走路有力，踝活动好，恢复工作。演员于1年后恢复演出，但行 Bosworth 及 Lindholm 法修复全切除或保留部分瘢痕的病例，虽然能满足工作及生活需要，但踝过度背屈，蹬力为健侧的1/2（35 kg），小腿肌肉轻度萎缩，周径比健侧细2 cm。行 Abraham 倒"VY"腱成形的，蹬力同健侧（60 kg），踝无过度背屈，小腿肌肉无萎缩，但均有跟腱腱吻合局部增粗，

Abraham法者平均增粗0.3 cm；而Bosworth及Lindholm法者平均增粗0.5 cm，以VY腱成形术效果较好。

第十五节　足部骨折

一、足部解剖特点

足部是负担体重、站立和行走的重要结构。足部诸骨由坚强的韧带紧密相连，并且构成具有弹性的足弓，能缓冲在行走、跑跳等运动中所产生的震荡，并保持步态的稳定（图13-15-1）。

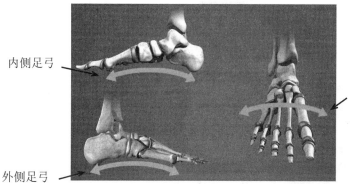

内侧足弓

横断面足弓

外侧足弓

（图13-15-1）

（1）足部骨结构：足部由7块跗骨、5块跖骨、14块趾骨和2块籽骨组成（图13-15-2）。跗骨中跟、距二骨特别增大，使站立时能够负担50%的体重，跗、距骨间由韧带相连，结构紧密，形成内、外两个纵弓和个横弓。内纵弓较高，由跟骨、距骨、舟骨和1—3跖骨组成，有较大的弹性，又称弹性足弓。外纵弓较低，由跟骨、骰骨和4、5跖骨组成，是足的支撑部分，又称支撑足弓。足中部的3个楔骨、骰骨和5个跖骨基底部背宽底窄，组成拱桥式的横弓。支持足弓的肌肉除足部内在肌外，尚有胫前肌、胫后肌、伸屈趾肌等，对足部运动功能和保持步态稳定均有重要作用。

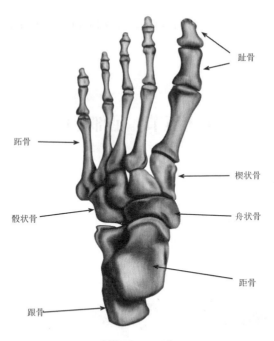

（图13-15-2）

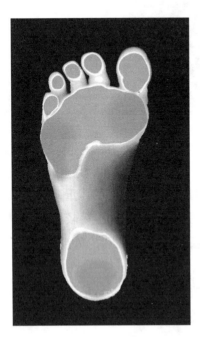

（图13-15-3）

（2）负重特点：站立时足部呈三点负重，即足跟、第1跖骨头和第5跖骨与骰骨。跟骨和距骨组成纵弓的后臂，负担体重的50%。趾和小趾头部联合负重约50%。其中第1跖骨比其他跖骨长，而且头下有两个籽骨，因而趾头部承担体重是其他四趾的2倍（图13-15-3）。

（3）距骨与跟骨一起，均由坚强的侧副韧带与小腿相连，距骨被紧紧地嵌入踝穴中，故胫距关节仅有伸屈活动。足的内、外翻及内收、外展活动则发生在跟距关节，以适应在凸凹不平的道路上行走。

（4）跟骨结节为跟腱附着处，其上缘与跟距关节面构成30°—45°的结节关节角（Bohler's角）（图13-15-4），为跟距关系的重要标志。

跟骨结节关节角
（Bohler angle）
20-40°

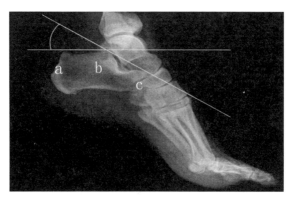

（图13-15-4）

此角可因跟骨骨折而减少、消失或成负角，影响足弓后臂，从而减弱腓肠肌肌力及足的弹簧作用。

足部外伤最常见的原因为直接暴力打击、强力跖屈或外翻暴力。外伤的严重程度与外力作用方式和部位有直接关系。开放伤、多发性骨折以及骨折合并脱位的发生率极高；软组织损伤常较严重。因此骨折常常难以达到解剖对位。治疗足部损伤时，必须注意保护足部解剖和生理功能的特点，始可避免发生病废。治疗足部骨折应注意做好骨折复位和保持完好的足弓。固定时要做好石膏塑形，使足部的纵弓、横弓不致由于固定而发生影响。因为长期固定所导致的肌肉萎缩和僵直，可以破坏足部的弹力和韧性。如果不注意，有可能因石膏固定使足弓遭受破坏，形成继发性扁平足，后遗足痛。除因特殊治疗需要外，均应功能位固定，在水肿消失之后要及时更换石膏。每次石膏包扎均需注意塑形，使足弓不受影响。为了促进足部功能恢复，一般闭合性损伤均应早期开始功能运动。患足不能踏地负重时，即应指导伤员进行足趾主动运动。伤情一旦允许，应尽早鼓励伤员开始用患足负重。石膏固定期间可用铁足镫保护行走，这对促进水肿消失、防止肌萎缩和足部僵硬，均有明显效果，是减少足病，缩短康复期的重要治疗措施。

二、足部骨折的诊断

1. 外伤史，疼痛，不能站立、行走。

2. 疼痛，局部肿胀、张力性水泡、瘀血、畸形，摸到骨擦感（音），皮肤可能破损。

3. X光片包括足的正位、侧位、斜位及跟骨轴位。必要时可以拍摄检测进行Bohler's角等角度、跟骨宽度和内外翻情况、跟骨长度等测量。

4. CT的冠状位、水平位、矢状位平扫，对距下关节、跟骰关节平整度及跟骨宽度、外侧壁完整度、跟骨压缩短缩程度进行评估；三维重建，也有利于分型及手术指导。通过CT数据，建立骨折3D模型，精准复位和固定。

三、足部骨折临床特点及治疗

1. 跟骨骨折（fracture of calcaneus）

（1）跟骨骨折为跗骨骨折中最常见者，约占全部跗骨骨折的60%。多由高处跌下，足部着地，足跟遭受垂直撞击或足底受到反向的力量所致。有时外力不一定很大，仅从椅子上跳到地面，也可能发生跟骨压缩骨折。因此若患者有足跟着地的外伤史，并有足跟疼痛时，即应怀疑有跟骨骨折的可能。跟骨为内外弓的共同后臂，其形态和位置对足弓的形成和负重影响极大。跟腱附着于跟骨后结节，如结节因骨折而向上移位，可造成腓肠肌松弛，使踝关节发生过度背伸动作，从而妨碍足跟及足趾的正常功能。跟骨如骨痂形成增厚可引起站立时足跟底疼痛，足跟外翻畸形甚至可以引起痉挛性扁平足；跟距关节遭受破坏时亦可引起严重的后果。因此跟骨骨折必须做好早期治疗，以免发生病废。

跟骨骨折后，足跟可极度肿胀，踝后沟变浅，整个后足部肿胀压痛，易被误诊为扭伤。X线检查，除摄侧位片外，应拍跟骨轴位像，以确定骨折类型及严重程度。此外，跟骨属海绵质骨，压缩后常无清晰的骨折线，有时不易分辨，常须依据骨的外形改变、结节、关节角的测量，来分析和评估骨折的严重程度。

（2）Sanders CT分型（图13-15-5）：是一种基于冠状位和轴向位CT的分型方法：

Ⅰ型：指所有未移位的骨折，无论骨折线的多少，均无须手术治疗；

Ⅱ型：指后关节面被分为两个部分的骨折，根据原发骨折线的位置可分为ⅡA、ⅡB和ⅡC；

Ⅲ型：指中心的压缩骨块将关节内骨折分为三部分，包括ⅢAB、ⅢAC ⅢBC；

Ⅳ型：指骨折高度粉碎，经常有3个或3个以上关节内骨折线存在。

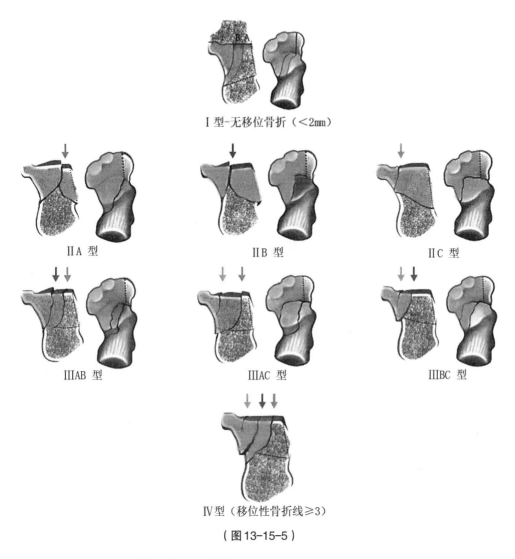

Ⅰ型-无移位骨折（＜2mm）

ⅡA 型　　　　　　　ⅡB 型　　　　　　　ⅡC 型

ⅢAB 型　　　　　　ⅢAC 型　　　　　　ⅢBC 型

Ⅳ型（移位性骨折线≥3）

（图13-15-5）

（3）不波及跟距关节的跟骨骨折

1）跟骨结节纵行骨折多为高处跌下时，足跟外翻位结节底部着地，结节的内侧隆起部受剪切外力所致。很少移位，一般不需处理跟骨结节骨骺分离，系骨骺未闭合前遭受上述暴力所致，骨折片可有明显的向上移位，如不整复则跟骨底不平，影响步行或站立。可在腰麻下，膝关节屈曲位用克氏针行跟骨结节牵引，助手固定足部，方向为先向后牵拉，使骨片分开再向下牵拉，使骨折复位。骨片复位后，用长腿石膏固定患足于跖屈，膝略屈位4周，必要时可将克氏针封在石膏内，1周后拔去钢针，改短腿石膏，再固定4周。

2）跟骨结节水平（鸟嘴形）骨折为跟腱撕脱骨折的一种。如撕脱骨块小，不致影响跟腱功能。如骨折片超过结节的1/3，且有旋转及严重倾斜，或向上牵拉严重者，可手术复位，螺丝钉固定。术时可行跟腱外侧直切口，以避免手术瘢痕与鞋摩擦。术后用长腿石膏固定于屈膝30°跖屈位，使跟腱呈松弛状态。

3）跟骨载距突骨折为足内翻位时，载距突受到距骨内下方冲击而引起，极少见。一般移位不多，如有移位可用拇指将其推回原位，用短腿石膏固定4—6周。

4）跟骨前端骨折较少见，损伤机制为前足强烈内收加上跖屈，其是分叉状的跟舟跟骰韧带，在跟骨前上突损伤中，可能起到撕脱骨折的作用。故足的跗中关节扭伤后出现位于跟骰区的疼痛，应摄X线斜位片，以排除跟骨前上突撕裂骨折，这类骨折极少移位，短腿石膏固定1—6周即可。

5）接近跟距关节的骨折，为跟骨体的骨折损伤机制，亦为高处跌下跟骨着地，或足跟受到从下向上的反冲击力量而引起。骨折线为斜行，X线片正面看，骨折线由内后斜向前外，但不通过跟距关节面。因跟骨为骨松质，因此轴线位观，跟骨体两侧增宽；侧位像，跟骨体后一半连同跟骨结节向后上移位，使跟骨腹面向足心凸出成摇椅状。跟骨结节向上移位，减弱了腓肠肌的张力，直接影响跟腱的作用，跟骨结节关节角可以变小，消失或成负角。治疗：可在硬膜外麻醉下整复，用双手掌鱼际部叩挤跟骨两侧，纠正跟骨体向两侧的增宽，同时在跖屈位，用力向下牵拉跟骨结节，以恢复结节关节角。复位后可用小腿石膏固定4—6周。单纯手法整复不满意时，可行牵引复位。患肢置Brown's复位架上，透视下跟骨结节部横行穿过克氏钉，先沿跟骨纵轴牵引，待骨折线分离后再向下牵引，待Bohler角恢复后，用跟骨夹挤压跟骨两侧，以恢复跟骨的正常宽度。但不少学者认为，Brown's架牵引复位虽然Bohler角及宽度恢复较好，只是暴力较大，术后常遗留跟骨痛。因此，主张采用手法整复，早期功能运动，骨折整复虽较差，但功能恢复较强力复位效果好。

6）不涉及距下关节跟骨骨折的切开复位内固定的手术指征：

①前突骨折：如果发生疼痛性的骨不连，可以切除前突。

②跟骨粗隆后上骨折块分离≥1 cm的鸟嘴型骨折，大多发生在跟腱止点上

方，撕脱性骨折块与跟腱相连。

③ 跟骨体骨折，严重移位、压缩、短缩、增宽等。

④ 跟骨外侧壁的剪切骨折块。

（4）波及跟距关节的跟骨骨折：

跟骨关节内的骨折，移位越大，发生距下关节创伤性关节炎的可能性越大，晚期融合率高。对此，手术成为跟骨关节内骨折首选，虽然并发症高，但是创伤性关节炎的发生率却明显降低。跟骨不规则，需要在冠状位、水平面、矢状位立体复位。手术目的是恢复跟距关节的准确对位及距下关节的早期活动锻炼；恢复跟骨正常的形态，恢复跟骨高度、长度、宽度、负重力线、关节面的对合关系尤为重要；足中部相对于足前部的准确对位。

1）非手术方法（包括手法复位和撬拨复位）（图13-15-6）

适用于没有涉及关节的骨折或没有成角、移位的骨折，可以石膏外固定。患有严重的内科疾病而禁忌手术的各种类型骨折。严重的开放性骨折、威胁生命的严重损伤。非手术方法难以使其恢复正常的功能，因为跟骨畸形愈合将发生。以致跟骨关节面未获得复位、跟骨仍然缩短和增宽、距骨在踝关节中仍然处于背屈、跟骨外侧壁引起撞击征和腓骨长短肌腱卡压征。

撬拨复位斯氏针固定的指征：

① 后关节面连接于粗隆骨折块上的舌型骨折，骨折块与载距突分离的

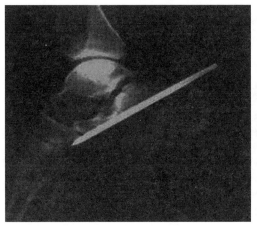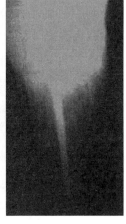

（图13-15-6）

Sander Ⅱc型骨折，以及少数的Sander Ⅱb型骨折。

②骨折线没有跨越或压缩后关节面的Sander Ⅰa—c型骨折。

③跟骨后结节撕脱性骨折（鸟嘴样骨折）

2）涉及距下关节跟骨骨折的切开复位内固定的手术指征：

①跟骨的长度明显短缩（轴向长度、水平长度）

②跟骨的宽度增加≥1 cm

③跟骨的高度降低≥2 cm

④跟骨的Bohler's角，缩小≥15°、消失或呈反角

⑤跟骨的Gissan's角，缩小≥90°

⑥跟骨距下关节不平整，骨折块移位≥2 mm

⑦跟骰关节不平整，骨折块移位或有间隙≥2 mm

⑧跟骨骨折伴有跟骰关节、距下关节或后关节面的脱位或半脱位

⑨跟骨增宽外突，影响外踝腓骨长短肌腱的活动通道

⑩跟骨轴线内翻、外翻，成角≥15°

⑪跟骨粗隆的明显外翻

钢板的放置及螺钉的固定位置遵循三点固定原则：1. 注意钢板放置的方向，2. 螺钉打满并穿过内侧壁，3. 要有螺钉固定于载距突。

3）早期距下关节融合术

有些病人有明显的关节面粉碎性骨折（Ⅳ骨折），要想获得解剖复位非常困难，甚至不可能。有距下关节融合（图13-15-7）的指证：

①Sander's Ⅳ型骨折中距下关节面严重破坏的

②难以通过手术恢复距下关节面的平整

③术中发现距下关节面软骨严重的损伤

④骨折时间≥1月

2. 距骨骨折与脱位

距骨无肌肉附着，全部骨质几乎为软骨关节面所包围，血液供应主要来自由距骨颈前外侧进入的足背动脉关节支（图13-15-8）。胫距关节和距跟骨间韧带所供应的血供有限，因此当距骨骨折有移位或距骨脱位后，容易发生缺血性坏死。距骨脱位多由外力所造成，由于周围关节囊和韧带牵拉，手法复位比较困难，但

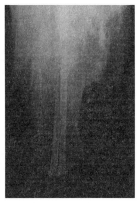

（图 13-15-7）

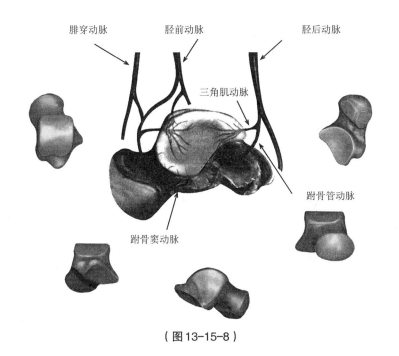

（图 13-15-8）

一经整复后，再移位的可能性较小。

（1）距骨脱位

距骨脱位（dislocation of astragalus）（图 13-15-9）的发生率较其骨折多，多由足部跖屈位强力内翻所引起。此外，当足部急剧内翻，踝关节外侧副韧带断裂，内、外踝骨折时，可发生胫距关节暂时性脱位。当足部轻度跖屈位，强力内

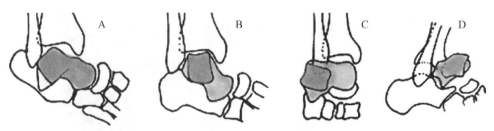

A.胫距关节脱位；B.距跟舟状骨脱位；C.距骨全脱位（正位）；D.距骨全脱位（侧位）

（图13-15-9）

翻损伤时，距骨下关节的骨间韧带撕裂伤，跗骨向内脱位，而距骨仍保留在踝穴内时，称为距骨下脱位或距跟舟状骨脱位。在距骨下骨间韧带断裂的同时，踝关节外侧副韧带亦同时断裂，距骨体可自踝穴脱出，称为距骨全脱位。距骨全脱位时，局部皮肤往往被撕裂，露出距骨关节面或外踝骨折端。皮肤未撕伤者，距骨突出部的皮肤也很紧张，有压迫坏死的可能。

1）胫距关节脱位多并发于踝部骨折或踝部韧带撕裂伤。在整复骨折时，胫距关节脱位常可一并整复。但当胫后肌腱、血管，神经或腓骨长、短肌腱移位，发生交锁，手法不能复位时，应手术切开整复。

2）距骨下脱位（距—跟—舟状骨脱位）距骨下脱位时，距骨由于其他跟骨的支持而呈下垂畸形。整复方法为麻醉后，由助手把持小腿，术者一手握住足跟，一手握前足，先将足向跟侧强度屈曲牵引，然后将足外翻、外展即可使之整复。整复后用石膏管型将患足固定于背伸90°中立位。如脱位时，距骨头的内侧或舟状骨的外侧因撞击而骨折，整复后固定不稳时，可将足固定于外翻位。

3）距骨全脱位：距骨全脱位（图13-15-10）发生于足部最大内翻位，距骨可以从其垂直轴心上旋转90°，以至距骨头指向内侧，并可沿其长轴再旋转90°，使其下关节指向后侧，因此距骨体处于外踝之前，距骨颈在内侧，与跟骨相接触的关节面指向后侧，与胫骨相接触的关节面位于皮下，手法复位极

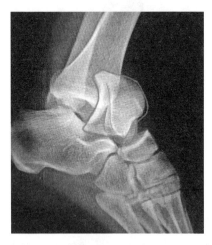

（图13-15-10）

困难。须在麻醉下，膝部屈曲位，助手行对抗牵引；另一助手一手握足跟，一手握前足，跖屈位牵引，增大胫跟间隙，在将足强力内翻的同时，术者用两拇指向内、后推挤距骨后部，同时沿其纵轴推挤，矫正旋转移位。如有困难可用跟骨牵引以增宽胫、跟间隙，进行整复，复位后用下肢石膏固定。距骨脱位后，严重地损伤了距骨血供，为了血管再生和防止缺血坏死，石膏固定时间一般不应少于3个月。

手术复位：对手法复位失败，或开放性损伤的病例，应及时手术复位，以免发生皮肤坏死。一般采用踝部前外侧横切口，术中须注意保护附着于距骨上的软组织，以防发生坏死。术后石膏固定时间与手法整复后相同。陈旧性距骨全脱位，可行距骨切除术或踝关节融合术。

（2）距骨骨折（fracture of astragalus）距骨骨折较少见，但并发症较多，这与血液供给特点和有多个关节面有关：① 距骨无单独的营养血管，血供主要来源一是通过跗骨窦内的动脉，一是通过距骨颈背侧进入该骨的一些血管，另有少量不恒定的血管通过距骨后结节和踝关节侧副韧带进入距骨。由于主要血管通过距骨颈进入距骨，因此颈部骨折时可能严重损害血管，发生缺血性坏死。② 距骨表面约有3/5为关节软骨所披覆，骨折时多波及关节面，应注意正确对位。

1）距骨后突骨折发生于足部强烈跖屈时，胫骨后缘撞击距骨后突，或暴力向上传递时，距骨后突被跟骨冲击而折断，多为小骨块，不移位。诊断时应与先天性距骨后三角骨相鉴别，鉴别点为三角骨与距骨后侧紧密相连，骨片界线清晰、光滑且多对称。距骨后突骨折一般不需复位，用短腿石膏固定踝关节于90背伸位4—6周即可。

2）距骨颈骨折：骨折多为高处跌下足部着地时处于背屈姿势引起，也可发生于撞车事故时足踩踏板，足部会过度背屈并承受轴向负荷，剪切暴力造成距骨颈骨折，踝穴中的距骨体有跖屈倾向。

① 分类：按骨折移位情况，Hawkins将其分为三型（图13-15-11）

Ⅰ型：距骨颈骨折，骨折线垂直、无移位。距骨体缺血坏死发生率小于13%。

Ⅱ型：最常见，距骨颈移位，距下关节脱位或半脱位，距骨体缺血坏死发生率低于50%。

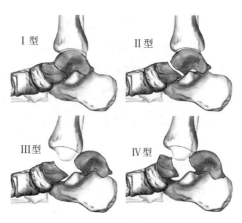

Hawkins 距骨骨折分型

（图 13-15-11）

Ⅲ型：距骨颈移位骨折，伴有距下关节及胫距关节半脱位或全脱位，骨折坏死率可达80%—100%。

Ⅳ型：距骨颈移位骨折，合并胫距、距下及距舟关节的半脱位或全脱位，骨折坏死发生率几乎100%。

②治疗：

Ⅰ型无移位骨折，小腿石膏固定8—12周即可，但4—6周内不可负重，以防发生无菌性坏死。

Ⅱ型骨折移位较轻，一般手法复位即可，麻醉后，术者一手握住胫骨下端向前拉，另一手握住前足，先将前足轻度外翻，而后强力跖屈，再向后推，使距骨颈骨折面向后与距骨体骨折对位。经X线证实复位满意后，用短腿石膏固定踝关节及足部跖屈轻度外翻位6—8周，再更换石膏固定于功能位，直至骨性愈合。更换石膏时应注意不能使足强力背伸，否则有引起骨折再移位的可能。一般固定时间需3—4个月始能愈合，固定期不宜过早负重。手法复位失败者约占50%，可以手术复位，方法为行前内侧相当于胫前肌腱内侧纵切口至距骨颈部直接暴露骨折线，经X线证实复位满意后，可用2根克氏针与距骨颈平行穿针内固定，再用石膏管型固定8—12周。此外，亦可采用加压螺纹钉由距骨体后缘固定（图13-15-12）。

Ⅲ型骨折移位严重，约有25%为开放伤，须行清创手术，同时复位。闭合性

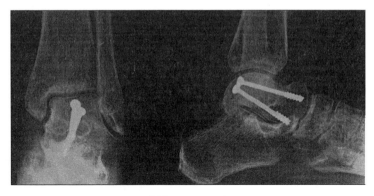

（图13-15-12）

骨折可行跟骨结节骨牵引，使踝穴间隙增大后，手法整复。对移位严重手法整复困难者，可开放复位，用加压螺丝钉固定。石膏固定同前。

3）距骨头骨折较距骨颈骨折少，多为高处跌下，暴力通过舟状骨传至距骨时造成。一般移位不明显，治疗用小腿石膏固定4—6周即可。

4）距骨体骨折多为高处跌下，暴力直接冲击所致。距骨体可在横的平面发生骨折，也可形成纵的劈裂骨折。骨折可呈线状，星状或粉碎性。距骨体骨折往往波及踝关节及距下关节，虽然移位很轻，但可导致上述关节的阶梯状畸形，最终产生创伤性关节炎，因此距骨体骨折预后比距骨颈骨折更差。

治疗：无移位骨折，石膏固定至骨愈合即可。对有移位骨折，常需开放复位，用螺丝钉作牢固的内固定。一般认为，即使骨折得到整复，亦不易得到良好的无痛运动范围，因此对粉碎性骨折，或有进行性缺血性坏死征象时，可行胫距和距下关节固定术，距下关节固定术，有踝关节外侧、足后外侧及外踝前下方不同进路。

（3）其他跗骨骨折

1）足舟骨骨折

舟骨骨折可分为三个类型：舟骨结节撕脱骨折；舟骨背侧缘骨折；舟骨横行骨折。

① 舟骨结节撕脱骨折：胫后肌腱大部止于舟骨结节，当胫后肌强力收缩或足处于内收内翻位而突然受到外翻暴力时可引起舟骨结节撕脱骨折。由于胫后肌腱有部分延伸到邻近骨，因此骨折后一般移位很少，仅局部压痛、稍形隆起。临

床上须与先天性副舟骨相鉴别。后者边缘光滑且为双侧性。

② 舟骨背侧缘骨折：前足强力跖屈，可引起舟骨背侧缘小片撕脱。

③ 舟骨横形骨折：当前足强力背伸，舟骨被挤于楔骨与距骨之间，可引起舟骨在水平面上的横形骨折。其较大的背侧碎片向背侧移位。由于滋养血管的损伤，晚期可发生缺血性坏死，导致距舟与楔舟关节的创伤性关节炎。

治疗方法根据骨折的类型而定：① 舟骨骨折无明显移位者，用短腿石膏固定4周。② 有移位的舟骨横形骨折：应在满意麻醉下进行手法整复。足在跖屈位，用拇指加压于移位之骨折片上，使变位之骨折复位。如复位后骨折片不稳定，可用钢针贯穿距骨头、舟骨骨折片和楔骨作固定，防止再移位，外用石膏管固定。舟骨结节骨折不连接而有症状者则可切除。③ 舟骨发生缺血性坏死吸收，继发创伤性关节炎，影响患者行走者，应作距舟、舟楔关节融合术。

2）楔骨和骰骨骨折

多为重物坠落击伤等直接暴力引起，很少见。多合并中跗关节或跗跖关节的脱位。用短腿石膏固定4—6周。如有创伤性关节炎而有症状者，可作中跗关节融合术。

（4）跖骨骨折

扭伤、直接暴力等是造成跖骨骨折的主要原因。根据骨折有无移位及复位情况，而酌情选择相应的治疗措施。

1）无移位的骨折

可获得满意复位者，伤后或复位后患肢以小腿石膏或短靴石膏固定4—6周。

2）有移位的骨折

① 跖骨头跖屈移位可行开放复位，若局部嵌插稳定，仅辅以石膏外固定；对合后仍不稳定者，则需用克氏针交叉固定，7—10天后拔除，再换小腿石膏制动。

② 跖骨干骨折一般移位无须手术，严重错位尤其是影响足弓者则需切开复位，之后视骨折线形态选用钢丝、克氏针或螺钉固定。

③ 应力骨折症状较轻者可行弹性绷带固定及适当休息3—4周，骨折线明显者则需石膏固定。

④ 第5跖骨基底部骨折较为常见，不同区域骨折（图13-15-13），固定方式

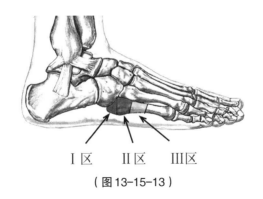

Ⅰ区　　Ⅱ区　　Ⅲ区

（图13-15-13）

也不同。仅极个别患者需行切开复位加内固定术（小螺钉或克氏针等），术后仍需辅以石膏制动。

（5）附跖关节脱位（Lisfranc损伤）

1）Lisfranc关节（图13-15-14）的三柱结构：

① 内侧柱：第一跖骨+内侧楔骨

② 中柱：第二、三跖骨+中外楔骨

③ 外侧柱：第四第五跖骨+骰骨

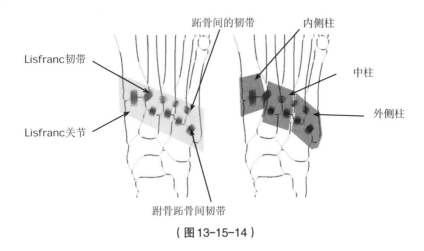

（图13-15-14）

2）Lisfranc损伤特点：① 附跖关节位于足弓的近顶点部位，负重大；② 附跖关节稳定性较近排中足关节弱；③ 附跖关节是行走时重要的微动关节。是一种容易致残的损伤。直接暴力（砸伤、碾压伤）、间接暴力（扭伤）引起，常伴有跗骨或跖骨基底部骨折。因为结构复杂，X光片有重叠影，约有20%的漏诊率。CT扫描可以降低漏诊率。

阅X光片注意：

① 前后位X线片上，第二跖骨干内侧应与中间楔骨的内侧面在一条直线上；

② 斜位X线片上，第四跖骨干内侧应与骰骨内侧面在一条直线上；

③ 第一跖楔关节外形应规则；

④ 应注意寻找内侧楔骨和第二跖骨间隙的"斑点征"，该征象提示有Lisfranc韧带的撕脱；

⑤ 侧位片上第五跖骨和内侧楔骨之间跖侧弧度消失和（或）正常对线消失；

⑥ 评估舟楔关节有无半脱位；

⑦ 寻找有无骰骨的压缩性骨折。

3）Lisfranc损伤分型

① Myerson分型（图13-15-15）

A型损伤：包括全部5块跖骨的移位伴有或不伴有第二跖骨基底骨折。常见

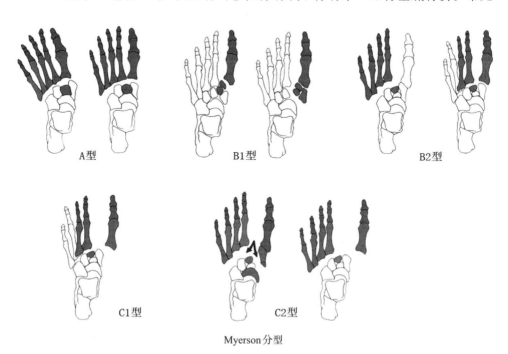

A型　　　　　　　　　　B1型　　　　　　　　　　B2型

C1型　　　　　　　　　　C2型

Myerson分型

（图13-15-15）

的移位是外侧或背外侧，距骨作为一个整体移位。这类损伤常称为同侧性损伤。

B型损伤：一个或多个关节仍然保持完整。B1型损伤的为内侧移位，有时累及楔间或舟楔关节。B2型损伤为外侧移位，可累及第一跖楔关节。

C型损伤：C型损伤为裂开性损伤，可以是部分（C1）或全部（C2）。这类损伤通常是高能量损伤，伴有明显的肿胀，易于发生并发症，特别是骨筋膜室综合征。

② Quenu-Kuss分型

1909年Quenu和Kuss首次提出，1982年Hardcastle改进，较实用，将跖跗关节骨折脱位分为三型。

A型：同侧性损伤（5根跖骨共同向背外侧移位）。

B型：孤立性损伤（第1跖骨、内侧楔骨损伤）。

C型：裂开性损伤（第1跖骨和其余跖骨分别向内、外侧移位）（图13-15-16）

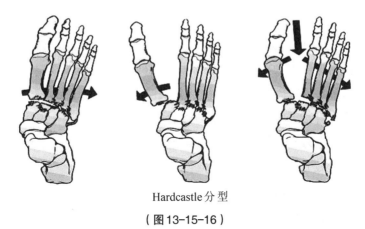

Hardcastle分型

（图13-15-16）

4）治疗

根据不同类型的Lisfranc损伤，选择不同的固定方法。

Lisfranc损伤往往有跗骨和距骨的骨折。半螺纹拉力螺钉、交叉克氏针、门型钉及钢板等固定（图13-15-17）。术中直视或透视下，主要恢复结构要点：

① 前后位上，第二跖骨干内侧应与中间楔骨的内侧面在一条直线上；

② 斜位上，第四跖骨干内侧应与骰骨内侧面在一条直线上；

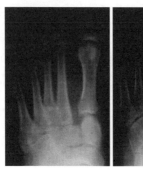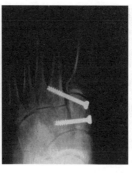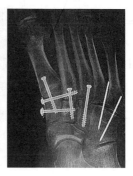

（图13-15-17）

①第一跖楔关节外形应规则；

②内侧楔骨和第二跖骨间隙的"斑点征"消失；

③舟楔关节无脱位，骰骨骨折复位。

同时修复关节囊、Lisfranc关节周围组织间韧带。如果复位后，不是很稳定，可以辅助石膏3—6周。

（6）跖骨骨折

跖骨骨折（fracture of metatarsal）在足部最为常见。原因有重物压伤，肌肉牵拉和严重扭伤等。重物直接降落足背击伤，可以造成任何部位骨折或多发性骨折。间接暴力多为足趾固定，足部扭曲外力，造成的跖骨干骨折，尤易造成中间三条跖骨螺旋形骨折或第5跖骨基底撕脱骨折。此外，第2、3跖骨颈部及第5跖骨近端容易发生应力性骨折。

1）第1跖骨较其他跖骨粗大，骨折发生率低，但第1跖骨是支持体重的重要组织。如有骨折，应力求恢复解剖轴线，使能恢复负重功能。直接暴力打击足背可以发生足背皮肤严重的挫伤和撕裂伤，足部迅速肿胀，影响血循环。骨折远侧端可移位至近骨折端的跖侧形成重叠畸形；跖骨颈骨折时，跖骨头可明显移位转向跖侧。

①无移位骨折，小腿石膏固定4周左右即可。

②有移位骨折，尤其骨折远端与近骨折端形成重叠畸形时，必须做好复位，否则必将形成疼痛性病废，影响足部负重。一般需要用牵引复位，手法复位失败时可开放复位，克氏针固定。

足部肿胀严重，影响血循环，单纯采用抬高患肢等方法不能缓解症状时，应及时进行足背横韧带及深筋膜切开减压。切开韧带后，可将皮肤缝合，以减少感染机会。

2）第5跖骨基底骨折发生率虽不太高，但在跖骨骨折中则较常见。跖骨基底由韧带与骰骨牢固相连。当足部跖屈、前足内翻时，腓骨短肌猛烈收缩，可发生第5跖骨茎突撕脱骨折。移位骨折块须与该部之籽骨相鉴别。治疗为石膏固定6周。

此外，直接暴力打击或内翻外力亦可发生跖骨干横断骨折，骨折线多位于离距骨茎突1.5 cm左右处。该处骨折的特点是移位较少，但不易愈合，容易发生再骨折。不愈合率可达66.7%。

跖骨茎突部撕脱之小骨块，常可在短期内愈合，不致造成长期病废，可用小腿石膏固定2—3周，亦可采用弹性绷带或锌氧软膏包扎固定，早期扶拐活动，如骨折在4—6周后仍未愈合，一般多无症状，不须特殊治疗。

跖骨干部横断骨折愈合慢，且有不愈合可能，小腿石膏固定6周，一般多可愈合；如果发生不愈，亦可局部植骨。

四、足部骨折并发症

1. 足部开放伤的特点是虽有鞋袜保护，但较其他部位污染程度高，感染率也相应增高，一旦感染，可以使足部功能发生严重损害，形成永久性病废，因此对开放伤处理，应较其他部位更加重视。早期处理不当，容易发生感染，骨折畸形愈合，足弓消失，足部僵硬等后遗症，使足部功能遭受严重影响。

2. 闭合性骨折的特点是可以合并严重的软组织损伤。由于足背横韧带和深筋膜等组织的限制（图13-15-18），常常影响静脉回流，发生肿胀，肿胀严重时可以影响血循环，而且不易消失。较长时期存在，必将导致组织纤维化，足部僵硬，引起行走痛，由此形成严重病废。

3. 手术时机：切开复位手术可在病人伤后12—24 h内施行，如肿胀严重手术推迟10—14 d，待肿胀消退到皮肤出现皱纹，3周后切开复位会比较困难。

4. 目的：切开复位内固定目的是恢复跟骨高度、长度、宽度，也就是重建距下后关节面的外形，恢复跟距角及跟骨宽度，以利于早期活动关节。

预防并发症：防治外伤性水肿，应与防治感染同样重要。对水肿的防治应联

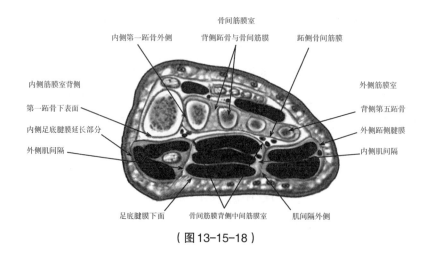

内侧第一跖骨外侧　骨间筋膜室　跖侧骨间筋膜

内侧筋膜室背侧　背侧跖骨与骨间筋膜

第一跖骨下表面　　　　　　　　　外侧筋膜室

内侧足底腱膜延长部分　　　　　　背侧第五跖骨

外侧肌间隔　　　　　　　　　　外侧跖骨腱膜

　　　　　　　　　　　　　　　内侧肌间隔

足底腱膜下面　骨间筋膜背侧中间筋膜室　肌间隔外侧

（图 13-15-18）

合应用患肢抬高，加压包扎和休息。抬高患肢时，应注意将足置于比膝部高的位置，膝部位置又应比髋部高，故应将患肢置于枕头上或勃朗架上。不须石膏包扎者，应用弹性绷带适当加压包扎，使足部得到休息和固定。注意尽早开始关节活动度训练和下肢肌肉训练。并可采用理疗，中药熏洗及药物外敷等，以促进血循环和水肿消失。如果水肿持续加重或程度严重不易消失，有影响血循环可能时，应及时手术切开足背横韧带减压。急诊处理时，对可能发生水肿影响血循环的闭合性骨折，可早期切开足背横韧带，预防水肿发生。

严重的骨折、脱位和开放伤同时存在的多发性损伤，骨折处理十分困难，应注意以下原则：① 保持血循环；② 保持足部感觉（跖部感觉尤为重要）；③ 维持足跖部良好的功能位置；④ 控制感染；⑤ 保护跖底皮肤及脂肪垫；⑥ 保持足部的主要运动功能（背伸、跖屈、内翻、外翻等主动和被动运动）。

参考文献：

[1]于学钧，胥少汀，刘树清.胫骨平台骨折的分型及治疗［J］.中华外科杂志，1990，28（12）：716

[2]王书智，孙丽敏，叶彬，等.臣骨平台骨折的CT应用和价值［J］.中华放射学杂志，1997，31（6）：419

[3]张桂林，荣国威，吴新宝，等.胫骨平台手术复位效果不佳的原因分析［J］.中华骨科杂志，2000，20：219

[4]罗从风，陈云丰，高洪，等.改良双钢板法治疗复杂胫骨平台骨折［J］.中华骨科杂志，

2004，24：326

［5］罗从风，高洪，眭述平，等.经皮微创钢板固定法治疗高能量胫骨平台骨折［J］.中华创伤骨科杂志，2004，3（1）：6

［6］侯筱魁，孙骏.胫骨平台骨折的现代治疗［J］.中华创伤骨科杂志，2004，3：244

［7］曾炳芳，罗从风.重视胫骨近端骨折的治疗［J］.中华创伤骨科杂志，2004，6：241

［8］张建政，刘智.微创内固定系统治疗膝关节周围骨折的并发症［J］.中华创伤骨科杂志，2008，7：619

［9］Burri C, Bartzke G. Coldeway, J, et al. Fractures ofthe tibial plateau. Clin Orthop. 1979, 138: 84

［10］Apley AG. Fractures of the tibial plateau. Orthop ClinNorth Am, 1979, 10: 61

［11］Gausewitz S, Hohl M. The significance of early motionin the treatment of tibial plateau fractures. Clin Orthop, 1986, 202: 135

［12］Moore TM, Patzakis MG, Harvey JB. Tibial plateaufractures: Definition, demogra-phics, treatment rationale, and long term results of closed tractionmanagementor operative reduction. J Orthop Trauma, 1987, 1: 97

［13］Rafi M, Lamont JG, Firooznia H. Tibial plateau fractures: CT evaluation and classification. Crit Rev DiagnImaging, 1987, 27: 91

［14］Stokel EA, Sadesivan KK. Tibial plateau fracturesstandardized evaluation of operative results. Orthope-dics, 1991, 14: 263

［15］Andrews JR, Tedder JL, Godbout BP. Bicondylar tibial plateau fracture complicated by compartment syndrome. Orthop Rev, 1992, 21: 317

［16］Blake R, Watson JT, Morandi M, et al. Treatment ofcomplex tibial plateau fractures with the llizarov external fixation Trauma, 1993, 7: 167

［17］Fowble CD, Zimmer JW, Schepsis AA. The role ofarthroscopy in the assessment and treatment of tibialplateau fractures. Arthroscopy, 1993, 9: 584

［18］Weiner LS, Keley M, Yang E, et al. The use of combination internal fixation and hybrid external fixationin severe proximal tibia fractures. J Orthop Trauma, 1995, 9: 244

［19］Schutz M. Kaab M, Haas N. Stabilization of proximaltibial fractures with the LISS ystem: Early clinical experience in Berlin. Injury, Int. J. Care Injured, 34(2003)SA30−SA35

［20］胥少汀，葛宝丰，徐印坎，实用骨科学，人民军医出版社，2016年9月

［21］Burri C, Bartzke G, Coldeway, J, et, al, Fractures ofthe tibial plateau. Clin Orthop, 1979, 138: 84

［22］Apley AG. Fractures of the tibial plateau Orthop Clin North Am, 1979, 10: 61

［23］Schatzker J, McBroom R. Tibial plateau fracture . The Toronto experience1968−1975. Clin Orthop 1979, 138: 94

［24］Gausewitz S, Hohl M. The significance of early motionin the treatment oftibial plateau fractures. Clin Orthop, 1986, 202: 135

［25］李健民，胥少汀，李铁仿，等.组合式防旋转髓内针的研制及临床应用［J］.中华骨科杂

志，1996，16（9）：547

［26］李健民，华筑信，胥少汀，等.组合式防旋转髓内针的研制及力学分析［J］.中国生物医
学工程学报，1996，17（1）：82

［27］于学均，胥少汀，刘树清，等.胫骨平台骨折的分型及治疗［J］.中华外科杂志，1990，
28（12）：718

［28］Houben PF, van der Linden ES, van den WildenbergFA, Stapert JW. Functional and radiological
outcomeafter intra-articular tibial plateau fractures. Injury, 1997, 28(7): 459

［29］Horwitz DS, Bachus KN, Craig MA, Peters CL. A biomechanical analysis of internal
fixation of complextibial plateau fractures. J Orthop Trauma, 1999, 13(80): 54565、Mazoue
CG, Guanche CA, Vrqhas MS. Arthroscopicmanagement of tibial plateal fractures: an
unselectedseries. Am J Orthop, 1999, 28(9): 508

［30］Segur JM, Tomer P, Garcia S. et al. Use of bone allograft in tibial plateau fractures. Arch Orthop
Trauma Surg. 1998, 117(6-7): 357

［31］李健民，胥少汀，邹德威，等.髓内扩张自锁钉的结构特点及力学行为［J］.中华骨科杂
志，1998，18（9）：728

［32］胥少汀.长骨干骨折的生物学固定［J］.中华创伤骨科杂志，2001，3（3）：161

［33］Court-Brown CM. Reamed intramedullary tibial nailing: an overview and analysis of 1106
Cases. J Orthop Trauma. 2004, 18: 96-101（扩髓胫骨髓内钉1106例临床分析）

［34］TP鲁迪，WM墨菲，主编。主译：王满宜，杨庆铭，曾炳歌芳，周肇平。骨折治疗的
AO原则［J］.北京：华夏出版社，2004

［35］Ruedi TP, Allgower M.The Operative treatment of intra-articular frac-tures of the lower end of
the tibia. Clin Orthop, 1979, 13: 105-109.

［36］Kalenderer O, Gunes O, Ozcalabi IT, et al.Clinical results of tibial pilon fractures treated by
open reduction and internal fixztion. Acta Or-Thopaedica Et Traumatologica Turcica, 2003,
37(2): 133-137.

［37］张佰静，李衡，李增利，等.超踝关节可动外固定支架治疗严重粉碎性和开放性Pilon骨
折初步报告［J］.中华骨科，2003，23（4）：220-222.

［38］高洗，施慧鹏，罗从风，等.带关节外固定支架在高能量Pilon骨折治疗中的应用［J］.
中华骨科，2003，23（4）：216-219.

［39］Burns WC 2nd, Prakash K, Adelaar R, et jointdynamics: indications for the syndesmotic
screw-a cadaverAnkle, 1993, 14(3): 153-158.

［40］Michelson JD, Waldman axially loaded model of the ankleafter pronation external rotation
Orthop, 1996, (328): 285-293.

［41］Geissler WB, Tsao AK, Hughes and injuries of theRockwood CA, Greens DP, Bucholz RW, in
adults, 4th ed, NewYork: Lippincott-Raven, 1996, 2201-2254.

［42］Yablon IG, Heller FG, Shouse key role of the lateral mallelusin displaced fractures of the Bone
Jiont Surg(Am), 1977, 59: 169. 6

［43］Ebraheim NA, Mekhail AO, Gargaz SS, et fracturesinvolving the fibula proximal to the distal tibiofibular Amkle1nt, 1997, 18: 513-521.

［44］Clare MP, Crawford WS.. Managing Complications of Calcaneus Fractures［J］. Foot Ankle Clin., 2017, 22(1): 105-116

［45］袁锋，李兵，俞光荣，周家铃，杨云峰，祝晓忠，李海丰.跖骨骨折手术治疗［J］.中国骨与关节损伤杂志，2010, 8: 689-692.

| 第十四章 |

骨盆与髋臼骨折

第一节　骨盆骨折

骨盆骨折常由高能量创伤造成，并发症较多且重，致残、致死率较高，治疗及恢复困难。近年来，社会老龄化严重，老年骨盆骨折发病率有上升趋势。随着骨盆骨折诊疗水平的提升，其致死率已有所下降。但是，研究表明骨盆骨折约占全身骨折的3%，病死率为8%—16%，开放性骨盆骨折的病死率高达23.7%。随着对骨盆骨折的分型、手术入路和微创治疗等方面认识的不断深入，手术治疗水平不断提高，患者术后出现严重并发症较过去少见，但骨盆骨折仍然有较高的死亡率，处理起来比较棘手。

一、骨盆环解剖

骨盆是由骶骨和两块髋骨（髂骨、坐骨和耻骨）组成的环形结构。骨盆的三个骨块没有内在的稳定性，担当结构性角色；然而，骨盆可以承受巨大的外力，主要依赖于韧带等软组织。

1. 骨性结构

（1）髂骨

髂骨呈扇形，是构成髋骨的三块骨中最上端也是最大的部分。髂骨与骶骨连接形成骶髂关节，呈"L"形，位于髂骨后上方，由一个垂直纵向的"短臂"（垂直平面）和一个相对横向的"长臂"（前后向平面）构成，见图14-1-1。髂前上棘是许多软组织的附着点（如缝匠肌），髂前下棘是股直肌的部分肌纤维附着点，髂后上棘也是众多软组织的止点，髂前上棘和髂后上棘常被作为评估骨盆带位置的骨性标志，两者之间的骨质较厚硬，称为坐骨支撑柱，是LC-Ⅱ螺钉通道。

（2）坐骨

坐骨是髋部三块骨骼中最强壮的部分，将近2/5的髋关节窝由坐骨构成。其后缘有突起的坐骨棘，棘下方为坐骨小切迹，坐骨棘与髂后下棘之间为坐骨大切迹。坐骨结节是重要的骨性标志，为坐骨最低部，是坐位时体重的承受点（见图14-1-2、图14-1-3）。

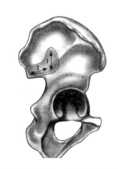

图14-1-1　骨盆外侧观（引自《骨盆和骶髂关节功能解剖——手法操作指南（第1版）》John Gibbons 主编）

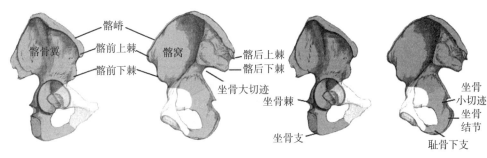

图14-1-2　髂骨侧面观（引自 https://teachmeanatomy.info/pelvis/bones/hip-bone/）　　**图14-1-3　坐骨侧面观**（引自 https://teachmeanatomy.info/pelvis/bones/hip-bone/）

（3）耻骨

耻骨构成髋骨前下部，分体和上、下二支。体组成髋臼前下 1/5。与髂骨体的结合处骨面粗糙隆起，称髂耻隆起，是髂耻筋膜附着点。由此向前内伸出耻骨上支，其末端急转向下，成为耻骨下支。耻骨上、下支相互移行处内侧的椭圆形粗糙面，称耻骨联合面，两侧联合面借纤维软骨相接，构成耻骨联合（见图14-1-4）。

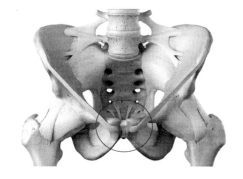

图14-1-4　耻骨正面观（引自《临床解剖学（第2版）（3）（腹盆部分册）》刘树伟，邓雪飞，杨晓飞著）

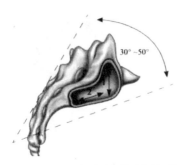

图14-1-5　骶髂关节侧面观
（引自《骨盆和骶髂关节功能解剖—手法操作指南（第1版）》John Gibbons主编）

（4）骶骨

骶骨呈三角状，位于腰椎底部，形成骨盆腔的后面，可以看作是腰椎的延续结构。骶骨侧面位于S1—S3水平，称作"骶骨翼"（骶骨的翅膀），这些耳郭状"L"形区域与髂骨形成骶髂关节（见图14-1-5）。

2. 韧带组成

（1）耻骨联合

耻骨联合关节相对应的骨面被覆透明软骨，并与耻骨联合中间的纤维软骨相连接，耻骨联合关节拥有强壮的上侧和下侧韧带，而后侧韧带却很薄弱；在下方耻骨联合通过更加独立的结构-耻骨下韧带（弓状韧带）来加强。耻骨联合为骨盆前环重要的稳定结构。成人耻骨上支距离约5 mm，孕妇可增宽2—3 mm，若大于10 mm提示耻骨联合分离（见图14-1-6）。

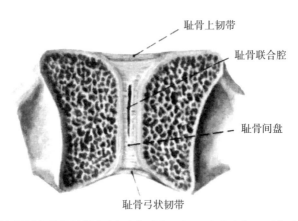

图14-1-6　**耻骨联合冠状面剖面图**（引自《实用解剖图谱（第3版）》高士濂主编）

（2）骶髂关节韧带

骶髂关节属于人体的中轴关节，有着中轴关节的最根本的特征，也就是稳定性强而活动度小，其最本质的生理功能就是将脊柱所承受的生理负荷转导至双侧无名骨，其稳定性高于一切。周围韧带有三组，骶髂前韧带、间韧带和后韧带。前韧带最弱，骶髂间韧带是人体中最为强壮的韧带（见图14-1-7）。后两组韧带除紧张骶髂关节防止楔形的骶骨下沉及后沉，还在于对骶骨的悬吊。Marvin Tile 将骶髂复合体比作吊桥既生动形象又符合事实，骶髂复合体包括骶髂关节及其两侧的骨性结构以及其周围的韧带结构，双侧的髂骨就像吊桥的支柱，骶骨就像吊桥的桥面，骶髂关节后方的两组韧带就像吊桥结构的吊索，其自身的强韧是物种进化和自然选择的结果。骶髂关节复合体为骨盆后环的重要稳定结构（见图14-1-8）。

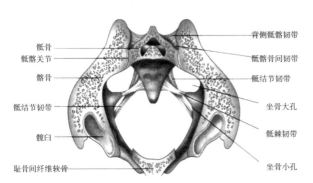

图 14-1-7 骶髂关节横截面剖面图（引自《骨盆和骶髂关节功能解剖—手法操作指南（第1版）》John Gibbons 主编）

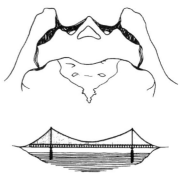

图 14-1-8 骶髂关节稳定性示意图（引自 Tile M . Pelvic ring fractures: should they be fixed?［J］. J.Bone Joint Surg, 1988, 70(1): 1—12.）

二、骨盆骨折的分型

目前临床应用较多的骨盆骨折分型包括Young-Burgess分型和OTA-Tile分型。Young-Burgess分型可以更好地反映骨盆骨折的损伤机制，对骨折的复位具有较强的指导意义。OTA-Tile分型则较为全面，有助于骨折稳定性的判断以及手术指征的把握。

1.骨盆骨折的Young-Burgess分型（见图14-1-9）

从受伤机制分类，Young-Burgess分型将骨盆骨折分为侧方挤压（lateral compression，LC）型、前后挤压（anteroposterior compression，APC）型、垂直剪切（vertical shear，VS）型及混合机制（combined mechanism，CM）型。

（1）侧方挤压（LC）型（见图14-1-10）

1）LC-Ⅰ型：同侧骶骨扭转，冠状位耻骨支骨折

作用力偏后，表现为骶骨骨折、一侧坐骨和耻骨支水平骨折和伤侧骶骨压缩

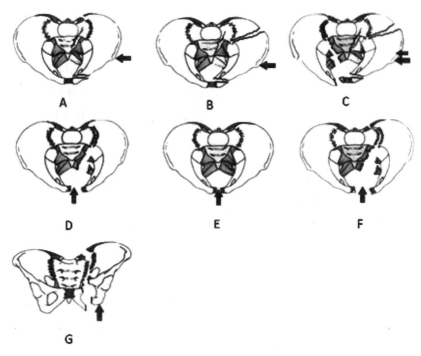

图 14-1-9 骨盆骨折的 Young-Burgess 分型：ABC：APC Ⅰ型、Ⅱ型、Ⅲ型；DEF：LC Ⅰ型、LC Ⅱ型、LC Ⅲ型；G：VS型（引自 J.R. Langford, A.R. Burgess, F.A. Liporace, G. J. Haidukewych, Pelvic fractures: Part 1. Evaluation, classification, and resuscitation, J. Am. Acad. Orthop. Surg. 21 (2013) 448—457.）

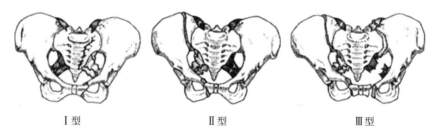

Ⅰ型　　　　　　　　　Ⅱ型　　　　　　　　　Ⅲ型

图 14-1-10 侧方挤压（LC）型（引自《骨与关节损伤（第5版）》王亦璁 姜保国主编）

骨折。由于侧方的挤压作用，受伤侧的骶结节韧带和骶棘韧带松弛。因此，复位时可将受伤侧向外牵拉，利用软组织合页的作用进行复位。

2）LC-Ⅱ型：Ⅰ型+同侧髂骨翼骨折后，后部骶髂关节分离

作用力偏后，表现为骶骨骨折、一侧坐骨和耻骨支水平骨折和伤侧骶骨压缩骨折。由于侧方的挤压作用，受伤侧的骶结节韧带和骶棘韧带松弛。因此，复位

时可将受伤侧向外牵拉，利用软组织合页的作用进行复位。

3）LC-Ⅲ型：Ⅱ型＋对侧半骨盆外旋 ± 矢状位耻骨支骨折

一侧Ⅰ型或Ⅱ型损伤加对侧外旋损伤（对侧开书样损伤）。同时合并有对侧骶结节韧带和骶棘韧带的断裂，又称为"风吹骨盆"。复位时首先利用股骨髁上牵引沿下肢轴线方向进行解锁，然后将伤侧骨盆拽向外侧以对抗内侧的挤压应力后即可复位。

（2）前后挤压型（APC）

1）APC-Ⅰ型：一侧或两侧耻骨支骨折或耻骨联合分离，移位不超过2.5 cm和（或）骶髂关节轻度分离，前后韧带拉长但结构完整。

2）APC-Ⅱ型（开书样损伤）：一侧或两侧耻骨支骨折或耻骨联合分离，移位超过2.5 cm和（或）骶髂关节分离，其前部韧带断裂、后部韧带完整。

3）APC-Ⅲ型：通过骶髂关节的半骨盆分离无垂直方向移位。

（3）垂直剪切型（VS）

轴向暴力作用于骨盆产生骨盆环前后韧带和骨复合物破裂。骶髂关节分离并纵向移位，偶有骨折线通过髂骨翼和（或）骶骨。

（4）混合机制型（CM）

前和（或）后部纵和（或）横行骨折，可见各类骨折的组合形式（LC-VS型和LC-APC型）。

2. 骨盆骨折的OTA-Tile分型

（1）A型：骨盆环稳定。

1）A1：骨盆边缘撕脱骨折，不累及骨盆环，包括：A1-1髂骨棘骨折；A1-2髂骨嵴骨折；A1-3坐骨结节骨折。

2）A2：骨盆环受累，无移位或轻微移位，骨折稳定，包括：A2-1髂骨翼骨折；A2-2单侧骨盆前环骨折；A2-3骨盆前环两处骨折。

3）A3：A3-1尾骨脱位；A3-2无移位的骶骨骨折；A3-3有移位的骶骨骨折。

（2）B型：旋转不稳定但垂直稳定。

1）B1型：外旋损伤，开书样损伤，包括：B1-1骶髂关节及骨盆前环分离；B1-2骶骨骨折并前环分离。

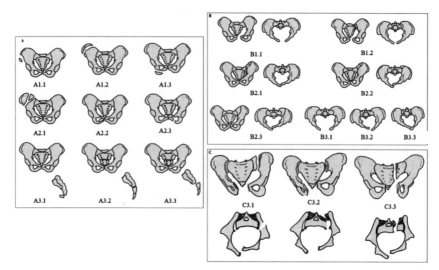

图 14-1-11　Tile 分型（引自《骨科疾病的分类与分型标准（第 2 版）》胡永成，马信龙，马英主编）

2）B2 型：合书样损伤，前后环损伤局限于一侧半骨盆内。骨盆后环损伤多表现为骶髂复合体的挤压伤，前环损伤多是耻骨上下支骨折。

3）B3 型：B3-1 双侧翻书损伤；B3-2 翻书损伤，侧方挤压伤；B3-3 双侧侧方挤压损伤。

（3）C 型：旋转及垂直均不稳定。

1）C1 型：单侧后环损伤。包括：C1-1 单侧髂骨翼后方骨折；C1-2 单侧骶髂关节骨折脱位；C1-3 单侧骶骨骨折。

2）C2 型：双侧后环损伤。一侧 Tile B 型损伤合并一侧 Tile C1 型损伤，一侧垂直向不稳定合并一侧旋转不稳定。

3）C3 型：双侧 Tile C 型损伤，双侧垂直向不稳定。

三、骨盆骨折的治疗

骨盆骨折半数以上伴有合并症或多发伤，最严重的是创伤性失血性休克及盆腔脏器合并伤，目前还没有统一的救治策略，无法及时控制的出血是死亡主要的原因。因此，骨盆骨折的诊治和护理关系着患者的生命，应积极谨慎对待。其总体治疗原则：对于 A 型损伤，通常不建议手术；对于 B 型损伤，临床医生根据术后功能锻炼要求可单独固定前、后环或前后环同时固定；而对于C型损伤，建议前后环均固定。

1. 骨盆骨折的急救

有约1/3的骨盆损伤患者的出血来自骨盆以外的组织。当确定出血来源于骨盆时，需尽快确定出血部位。然后通过稳定和固定骨折部位或进行骨盆填塞来控制撕裂血管或软组织的出血。其中骨盆骨折的早期复位和稳定是治疗大出血的关键原则，也是骨盆骨折院前急救和院内早期治疗最为有效的措施。

（1）骨盆骨折主要出血来源

首先要分析出血来源于腹膜后（骶骨和底部血管）、腹膜内（腹腔脏器和血管）还是腹膜外（盆内主要血管，闭孔血管和死亡冠等）。一般出血来源包括骨折端，但为非决定性的，盆腔静脉丛出血约占85%，知名动脉出血约占15%。

1）骨盆壁的主要血管损伤：前段：占70.2%；包括坐、耻骨及耻骨联合；髂外、闭孔、阴部内动静脉。中段：占6.5%，髋臼窝处；闭孔动、静脉。后段：约17%，包括骶髂关节、骶骨及髂骨翼后部；髂内动、静脉及其主要分支。

2）骨盆壁静脉丛。

3）贴近骨盆壁的肌肉及盆腔内脏。

4）骨盆骨折断端。

（2）控制骨盆出血的策略

1）第一步：迅速评估、液体复苏。首先分析出血来源，骨盆骨折断端和静脉丛出血是肯定有点，是否合并动脉出血需要增强CT或造影检查才能明确，另外还要排除腹腔内出血，可以床边血管超声（FAST）来进行鉴别。然后进行液体复苏，目前采用的策略是损伤控制性复苏，迅速识别凝血功能异常，院前控制输液的速度和量，使收缩压维持在80 mmHg左右，院内以血浆为主的主要复苏液体，血浆与浓缩红细胞的比例为1：2或1：1。

2）稳定骨盆来控制骨盆容积。

① 临时稳定　早期在抢救室可以临时用床单来稳定骨盆，有条件的医院可以用骨盆带来固定；

② 骨盆支架固定　骨盆前环可以用骨盆外固定支架，用于开书样骨盆；后环用骨盆"C"形钳。

3）如病情不能控制，考虑纱布填塞或者栓塞治疗。

如果经过复苏和骨盆环固定，及液体复苏，一般持续处理3小时、扩容达3 000 ml以上血流动力学还不稳，要考虑知名动脉出血或腹膜后间隙破裂。要考虑骨盆填塞或栓塞治疗，至于首先选择填塞还是栓塞目前仍有争议，目前更多倾向于填塞，因为骨盆出血85%为静脉丛出血，对于小的动脉出血也有效，对于骨折端出血及容积稳定可以自限止血；且填塞简单易行，不受场地和人员限制，外科医生可以在自己控制下完成，填塞可以同时行髂内动脉结扎。骨盆填塞是骨盆骨折出血后迅速止血且有效的方法，比造影快速。填塞常用三块纱条，分别于骶骨前方、真骨盆和耻骨后，填塞需注意的是为腹膜外填塞并均在真骨盆缘下，48小时内取出填塞纱布。若填塞后90 min内仍有动力学不稳定，则考虑栓塞。

2. 骨盆骨折的手术治疗

骨盆骨折手术复位不理想和并发症多的原因，除骨盆骨折复杂、手术复位难度大外，外科医生对骨盆骨折手术指征把握不熟练也是原因之一。骨盆骨折的手术指征主要根据伤后骨盆环的稳定性来判断，手术的目的是为了尽可能解剖复位前提下重建或维持骨盆环的稳定性。Tile分型可以有效指导骨盆骨折的手术治疗。

1）耻骨联合分离对于前环损伤表现为耻骨联合

对于耻骨联合分离患者，推荐首选切开复位钢板、螺钉内固定术。但是，当患者全身情况不允许切开复位或局部软组织条件存在高感染风险时，则推荐使用经髂前下棘的前方型外固定支架固定。

2）耻骨支骨折

对于前环损伤表现为耻骨支骨折的不稳定骨盆损伤患者，当耻骨支骨折部位邻近耻骨体时，即可参照耻骨联合分离处理，推荐采用Phannestiel入路钢板、螺钉内固定术。当耻骨支骨折位于耻骨支中1/3或外1/3时，虽可采用髂腹股沟入路或Stoppa入路钢板、螺钉内固定，但此类手术创伤大。经皮骨盆内支架具有操作简单、固定可靠、不影响活动等优点。因此对于耻骨支骨折，尤其是双侧损伤，推荐采用经皮骨盆内支架固定，也可考虑采用经皮长螺钉固定，但在骨质疏松患者中存在一定失效风险。不常规推荐切开复位。

3）骶髂关节脱位

骶髂关节脱位，首选闭合复位经皮骶髂关节螺钉固定；当存在骶髂通道螺钉高神经损伤风险时，推荐采用前路骶髂钢板固定。

4）经髂骨翼的骶髂关节骨折脱位或髂骨翼骨折

Day等根据后方残留的新月形骨块大小或髂骨翼骨折块涉及骶髂关节的部位不同，将新月形骨折脱位分3个亚型，以指导治疗：

① Ⅰ型：髂骨翼骨折涉及骶髂关节不及1/3，新月形骨块大，如单纯髂骨翼骨折，推荐采用前方髂窝入路切开复位双钢板固定；

② Ⅱ型：涉及1/3—2/3骶髂关节，新月形骨块中等大小，前后路均可复位固定，后路固定可不涉及骶髂关节，操作较前路简单，但需评价后方臀部软组织条件，以及俯卧位对前环损伤、合并伤处理及麻醉的影响；

③ Ⅲ型：损伤涉及骶髂关节超过2/3，残留新月形骨块小，如骶髂关节脱位，手术方式也即如骶髂关节脱位治疗，首选骶髂关节螺钉固定，当不能采用通道螺钉固定技术时，可采用前路切开复位钢板固定。

5）骶骨骨折

对于Dennis型骶骨骨折，推荐首选闭合复位经皮骶髂关节螺钉固定。对于严重粉碎的骶骨骨折或合并L5/S1不稳定时，可以考虑采用三角固定。对于Roy-Camille分型的U形骶骨骨折，建议采用双侧腰髂固定，伴腰骶丛受压表现时建议同时减压。

参考文献：

[1] 裴国献.开展数字骨科技术提升骨科诊治水平 [J].中华创伤骨科杂志，2017，19（4）：277-278.

[2] 陆声，辛欣，黄文华，等.3D打印骨科手术导板的临床应用进展 [J].南方医科大学学报，2020，40（8）：1220-1224.

[3] 韩庆辉，张毅杰，陈雁西，等.计算机辅助治疗AO C型桡骨远端骨折 [J].中华创伤杂志，2016，32（11）：980-985.

[4] 赵猛，江勇，徐圣康.数字骨科技术在创伤骨科的应用及前景 [J].临床外科杂志，2020（4）：307-309.

[5] 翟志凯，张国梁.计算机辅助技术在骨科手术中的应用进展 [J].机器人外科学杂志（中英文），2021，2（6）：485-491.

[6] Yanxi Chen, Xiaoyang Jia, Minfei Qiang, Kun Zhang, Song Chen. Computer-Assisted Virtual Surgical Technology Versus Three-Dimensional Printing Technology in Preoperative Planning for Displaced Three and Four-Part Fractures of the Proximal End of the Humerus [J] .The Journal of Bone and Joint Surgery. American Volume, 2018, 100/A(22): 1960-1968.

第二节　髋臼骨折

髋臼骨折常见于高能量损伤或交通事故，最常见的原因是经股骨大转子或屈曲膝关节所传导的暴力，可能导致残疾或创伤性关节炎。常伴发的髋关节后脱位和股骨头骨折使其治疗和预后更加复杂。

一、髋臼的解剖学及生物力学（见图14-2-1）

髋臼构成部分包括髋骨、耻骨和坐骨，呈现出椭球形骨性深凹状态，与股骨头相关节，可以将髋臼视为包含在由后柱、髂骨-坐骨部分和前柱形成的倒"Y"形"臂"内。Judet提出髋臼的双柱理论，可包括前柱、后柱（髂坐柱）。前柱与后柱呈60°相交形成髋臼的拱形臼顶，具有厚而坚强的特性，有利于置入螺钉。

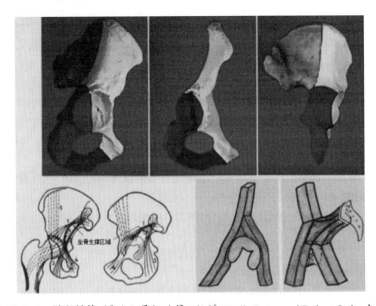

图14-2-1　髋臼结构（《髋臼骨折（第2版）》Emile Letournel Robert Judet 主编）

髋臼骨折中臼受损后，其受损区域的复位存在不合理现象，导致关节负重减小，而髋臼需承受更大的应力，易导致继发创伤性关节炎。

1. 前柱

又为髂耻柱。从上到下分为3段，髂骨、髋臼和耻骨。其中有个重要的解剖为髂耻隆起，为髂耻筋膜的附着点，该筋膜坚韧，分隔外侧的血管间隙（股动脉和股静脉）和内侧的肌间隙（股神经和髂腰肌）。前路做髂腹股沟入路时需将该筋膜剪开松解。

2. 后柱

又为髂坐柱。上部为髂骨，下部为坐骨组成。非常厚，表面易识别，为内固定植入提供了坚实的基础。坐骨体的内侧面为四边区。

3. 与负重相关的无名骨结构

无名骨的形状和内部结构与脊柱至股骨头的重力传导有关。髂骨耳状面临近坐骨大切迹上缘向下传导的，这一区域被称为坐骨支撑区域。基于此出现两个骨小梁系统，第一个系统与直立姿势有关，对应髋臼后上部分相关的结构，并延伸至前柱；第二个在坐位时具有功能性意义，骨结构增厚并垂直通过坐骨结节，基本上涉及全部后柱。坐骨支撑区域大量增厚的骨小梁诠释了这个区域很少有骨折线累及，涉及任何一个柱的骨折线均在该骨质增厚区的下方停止。这一区域被称为主骨，髋臼骨折重建时可作为复位标志。

二、髋臼骨折的分型（见图14-2-2）

临床多以髋臼解剖双柱理论的Letournel-Judet分型来对髋臼骨折进行类别划分，以此来明确手术方案的制定方向，但对预后判断欠佳。Letournel-Judet分型：该分型分为基本骨折和联合骨折，具体分为10种。基本骨折的分类标准为单柱单壁或单一骨折线的骨折，具体包括前柱骨折、横形骨折、后壁骨折、前壁骨折、后柱骨折；联合骨折分类标准为同时涵盖2种基本骨折，具体包括后柱伴后壁骨折、前柱伴后横形骨折、T形骨折、双柱骨折、横形伴后壁骨折。

髋臼骨折的影像学评估

（1）髋臼的三个基本影像

虽然目前CT在骨盆及髋臼骨折检查已经普及，但是基于骨盆X线观察和分

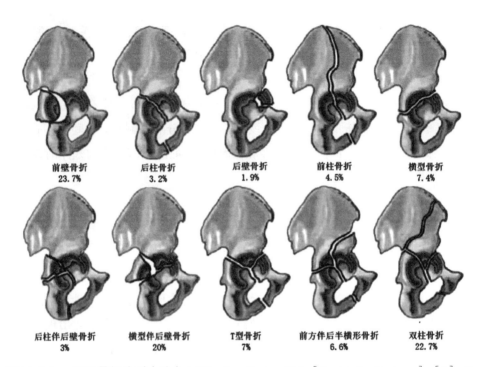

| 前壁骨折 23.7% | 后柱骨折 3.2% | 后壁骨折 1.9% | 前柱骨折 4.5% | 横型骨折 7.4% |
| 后柱伴后壁骨折 3% | 横型伴后壁骨折 20% | T型骨折 7% | 前方伴后半横形骨折 6.6% | 双柱骨折 22.7% |

图 14-2-2　髋臼骨折分型（引自 A Gänsslen, Oestern H J . [Acetabular fractures] . [J] . Der Chirurg; Zeitschrift für alle Gebiete der operativen Medizen, 2011, 82(12): 1133—1150.）

析，可以更好地理解髋臼骨折的损伤机制和特点，有利于对骨盆三维构建的理解。

1）髋臼的前后位（见图 14-2-3、图 14-2-4）

①髋臼前缘

起于臼顶的外缘，比后缘更水平，中点为一成角切迹，然后沿着一条弯曲的弧线与影像学上的闭孔的上缘相连，称之为髋臼闭孔线。髋臼关节面前下缘位于中间段的中点，这个点非常重要，此点以上的骨折线均破击髋臼关节面。

②髋臼后缘

近似直线从关节面后角向下延续。

③臼顶

是由放射线与髋臼月状关节面顶端相切产生的。它并不意味着髋臼的完整性，髋臼顶的完整性必须结合附着于髋臼顶的前、后唇的连续性进行综合评估。解剖学上的臼顶范围 50—60°，臼顶负重区的复位非常重要。

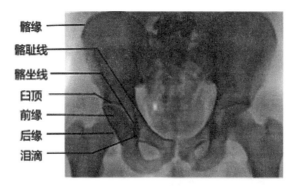

图14-2-3 （引自《髋臼骨折（第2版）》Emile Letournel Robert Judet 主编）

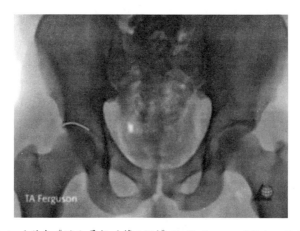

图14-2-4 （引自《髋臼骨折（第2版）》Emile Letournel Robert Judet 主编）

④ 泪滴 外缘与马蹄窝相切，内缘由闭孔管的外壁形成。

⑤ 髂坐线 代表后柱，是X线投射与坐骨的方形区骨面相切产生的。

⑥ 髂耻线 代表前柱，表示骨盆边缘线。

2）髂骨斜位片（见图14-2-5）

可以很好显示后柱和前壁缘。还可以扩大髂缘骨折的认识。

3）闭孔斜位片（见图14-2-6）

可以很好显示前柱和后壁缘。还可以扩大闭孔完整性的认识。

（2）X线分型思路

1）影像评估策略

要用程序化的方法来分析分型，正位片回答四个问题：哪条线断了（髂耻线

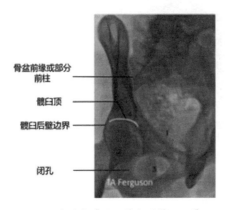

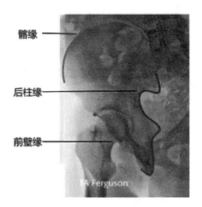

图 14-2-5 （引自《髋臼骨折（第2版）》Emile Letournel Robert Judet 主编）　图 14-2-6 （引自《髋臼骨折（第2版）》Emile Letournel Robert Judet 主编）

和髂坐线）？哪里有骨折（髂缘和闭孔）？

髂耻线-前柱骨折，髂坐线-后柱骨折，髂缘骨折-双柱骨折，闭孔骨折-T形骨折。

① 髂耻线和髂坐线均断：双柱：髂缘骨折伴马刺征（支撑骨与关节面不连）；前方伴后半横：髂缘骨折无马刺征；T型：髂缘无骨折，闭孔骨折；横行：髂缘无骨折，闭孔无骨折；横行伴后壁：髂缘无骨折，闭孔无骨折，后壁有骨折。

② 髂耻线断，髂坐线不断：后壁：闭孔无骨折，后柱：闭孔骨。

③ 髂耻线不断，髂坐线断：后壁骨折；后柱骨折：后壁无骨折；后柱伴后壁：后壁有骨折。

2）分型流程图（见图14-2-7）

三、治疗

不是所有的髋臼骨折均要手术治疗，对于关节匹配好的骨折可以不用手术而且具有良好的长期效果。

1. 保守治疗

保守治疗适应证为手术禁忌；有既往骨关节炎病史；局部感染；无名骨骨质疏松；无移位的骨折、创伤后少量残留不匹配的骨折和双柱骨折实现二次匹配。保守治疗的方法为卧床5周，3—4天后被动运动，抗凝治疗，5周后允许

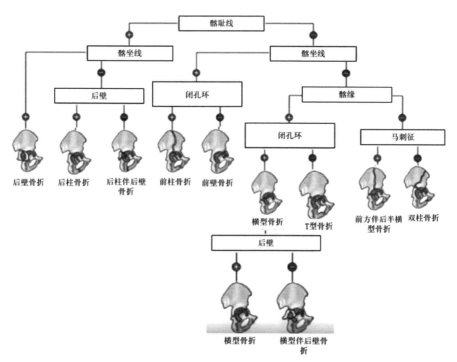

图14-2-7　分型流程图（引自 A Gänsslen, Oestern H J . [Acetabular fractures] . [J] . Der Chirurg; Zeitschrift für alle Gebiete der operativen Medizen, 2011, 82(12): 1133—1150.）

扶拐行走。需要强调的是不建议使用牵引。

2. 手术治疗策略

（1）手术入路选择：髋臼手术会因局部软组织条件、骨折分型等因素来决定其手术入路，临床会以达到复位效果的基础上暴露最少来作为手术入路的选择标准。常用髋臼骨折的手术入路包括K-L入路、髂骨腹股沟入路、Stoppa入路、腹直肌旁入路、髂骨股骨入路、扩展的髂骨股骨入路或前后联合入路。其中K-L入路适用于后壁、后柱、横断骨折等；髂腹股沟入路适用于前壁、前柱、横断、双柱骨折等；Stoppa入路常与髂窝入路（髂腹股沟入路第一窗）联合使用，适用于双柱或四边体骨折等；腹直肌入路适应证狭窄，但比Stoppa入路暴露更广泛，主要适用于老年髋臼骨折或前柱涉及四边体的骨折；前后联合入路则适用于前方伴后方半横形骨折、双柱骨折、"T"形骨折等。无论选择何种入路，追求复位质量才是关键。

（2）髋臼骨折的复位和固定策略

1）术中应遵循"先复位柱、后复位壁"的原则，对旋转移位应及时判断和纠正。

2）注意钢板螺钉固定既有复位作用，也可能造成复位丢失；讲者利用"门轴效应"解释了旋转移位在对侧不易被发现的原因，因此术中一定要用手触摸，确保对侧骨折线对齐。

3）如要追求高质量复位或涉及双柱以上髋臼骨折的复位，螺丝钉复位钳非常重要，因为它同时能把持住骨折远端三维旋转。

4）对于多数髋臼骨折，骨折端存在挛缩，复位过程中要注意牵引。当螺钉复位固定后，若还是存在骨折端间隙，此时利用接骨板进行复位可达到满意疗效。

5）对于髋臼压缩骨折，一定要撬起髋臼骨软骨块，并在其下进行植骨，取骨位置可选择大粗隆或髂后上棘。

6）要保证髋臼骨折固定术后可早期下地活动，因此牢固固定必不可少，比如固定后壁骨折块使用拉力螺钉，使用重建接骨板进行保护固定或使用"弹簧板"等。

（3）不同骨折类型的手术治疗要点。

1）后壁骨折

K-L入路。可以常规切除圆韧带以更好地暴露关节，因为髋关节后脱位时圆韧带大多撕裂，切记去除与圆韧带相连的小骨块。一定要注意边缘压缩骨折的复位。固定时先用1枚或多枚螺钉维持骨折的复位，然后塑形钢板固定。置入螺钉方向的几个技巧：将股骨头牵开，直视下与关节面垂直的方向放置临时克氏针，与克氏针平行或更为倾斜的螺钉不会进入关节内。顶棒的应用、克氏针固定防旋转、弹簧钢板固定粉碎性后壁骨折等对后壁骨折复位很有帮助。

2）后柱骨折

K-L入路。复位时需要用复位钳进行后柱复位，一侧钳口放在坐骨大切迹，另一侧钳口放在髋臼顶的近端偏外侧，或者放在这个部位预置的复位螺钉上。通常后柱会有旋转移位，在内侧的复位判断能协助纠正旋转移位，四边区和坐骨大切迹的准确复位可以确保后柱骨折的解剖复位，如果旋转移位难以纠正，可以在坐骨结节放置Schanz针来控制整个后柱骨折块。

3）前壁骨折

髂腹股沟入路。前壁骨折复位可能会碰到两个困难：耻骨上支的骨折线不能显露，必要时要切开腹股沟韧带的耻骨部分来显露，前壁骨折块可能存在纵向或者横向骨折线，导致复位困难。可尽量先用1—2枚螺钉固定骨折，再用钢板固定。钢板跨越前壁骨折的部位，近端到髂窝的内侧，骶髂关节前方，远端到耻骨上支的未骨折部分和耻骨体部。所有的前壁骨折和前柱骨折，确保骨折的复位质量非常重要，因为髋臼前方即使存在很小的复位台阶，也会导致关节间隙不匹配，引起股骨头轻度向前半脱位。

4）前柱骨折

低位和中位前柱骨折手术入路选择髂腹股沟入路，用塑形的很长的弧形钢板沿骨盆入口缘固定。高位前柱入路需根据骨块累及部位选择手术入路，如果骨折块累及髂骨翼的前部，选择髂股入路较简单，需要确认的是只要固定前柱的近端部分，否则髂股入路选择不充分。前柱骨折常累及髋臼顶，因此髋关节脱位复位较困难，需要将髋臼后壁和髋臼顶复位到正常的部分，这需要牵引内旋。可以用两枚螺钉固定，一枚从髂前下棘植入，另一枚植入髂峰。通常用钢板固定，通常我们在复位钳维持在骨折复位后，现在髂窝内侧骨折的尖部用一枚螺钉固定，然后放第一块钢板，塑形后固定在髂峰的凸侧。然后沿骨盆入口缘放置第二块钢板。有些前柱骨折不完全，复位困难，需将骨折变为完全骨折更易复位。髋臼侧直接植入螺钉的技巧：贴四边区并与之平行；向内向下倾斜，从四边区穿出；选用段落的。

5）横行骨折

手术入路要基于3个因素：骨折的部位（经髋臼顶型、髋臼顶边缘型及髋臼顶下缘型）；受伤时间三周以上选髂股入路；骨折的移位程度。髋臼顶边缘或下缘型根据前后柱移位程度选择入路，移位相似选择后路，如果后柱没有移位，前柱移位明显更大，选择髂股入路。通常使用Farabeuf钳把持临时植入的骨折端螺钉来维持骨折的临时复位。用手指经过坐骨大切迹判断骨盆入口缘复位情况，如果大切迹已经复位，盆骨入口缘缘仍内移，最可能是远端骨折沿水平轴的旋转，可用股骨头取出器或Schanz钉植入坐骨结节作为手柄复位。经髋臼顶型的横行骨折选用髂股入路能同时暴露前柱和后柱。可以打开关节囊直视下检视复位情况。前柱用通道螺钉固定，进针点在髋臼顶3—4 cm，入点范围约直径2 cm，从髂骨外板开道，术者把左手食指尖放到髂耻隆起的内侧，引导方向，指尖感触到螺钉正好预穿出皮质。然后将6—8孔的钢板塑形后固定到后柱，远端到髋臼下切迹或坐骨结节上极，近端到髋臼顶后部。

6）后柱合并后壁骨折

后侧入路。后柱骨折块为后壁骨折的复位标志，轻度移位会影响后壁复位，必须解剖复位。当后柱无移位或轻度移位时，用一块钢板固定后壁和后柱，也可在放置钢板前首先植入一枚螺钉固定后壁骨折。当移位明显时，采用分步固定，先用一块钢板沿着坐骨大切迹放置固定后柱，再用一块长钢板固定后壁。

7）横行合并后壁骨折

此型骨折可合并中心性脱位或后脱位，且无论横行骨折线的位置及移位是什么情况，后壁必须固定，因此后侧入路或者髂股入路必不可少。联合前侧入路是不值得的。手术入路选择基于三个因素：高位经髋臼顶型，选择髂股入路，低位或边缘型15天内选择K–L入路，3周以上选髂股入路。复位和固定类似于横行骨折。

8）"T"形骨折

"T"形骨折位于横行骨折线下方的前后柱骨折间不仅需要完全复位，同时各自还需要与近端的髂骨翼完全复位，因此该类型骨折最难处理。手术入路参照横行骨折的手术入路。K–L入路：复位后柱骨折时除要确保后方骨折线复位满意，还需用手指触摸四边区，确认后柱内侧也复位满意。通常先用1—2枚3.5 mm拉力螺钉固定后柱，放置弧形钢板，需要注意远端螺钉只位于后柱内，以防影响前柱复位。对于前柱的复位一般采用Matta钳，经大切迹钳夹，前方夹持点位于前柱骨折线远端，后方夹持点位于髋臼顶上方。前柱可在后柱向前柱植入一枚长螺钉。髂腹股沟入路："T"形骨折较少采用前路治疗。

9）前方伴后半横行骨折

绝大多数横行入路需要前方入路。髂腹股沟彻底暴露整个前柱，对于前柱必须完美复位，然后通过中间窗用手指沿着四边区触及坐骨大切迹的前缘，从而确认后半横行的复位。高位的可以植入经髂嵴前方或髂前上下棘间切迹由前向后通过髂骨翼最厚部骨质植入螺钉，远端也可单独采用螺钉固定。接着处理后半横行骨折，若骨折经坐骨棘或坐骨小切迹的低位骨折，则由前路处理困难，一般骨折仅涉及后下壁一小部分关节面，对预后不产生影响。若后半横行为高位，必须处理。可用骨膜剥离子直接推压复位或在真骨盆缘与后柱间放置不对称复位钳或Matta钳，复位满意后经外侧窗，真骨盆中、后 1/3 区域（在真骨盆缘的后端画一条冠状线，螺钉的起点在此线前方 10 mm，骨盆缘外侧 25 mm 处），经骨面或经前柱钢板近垂直向下植入长螺钉固定后柱。操作时将手指放置于四边区内侧至横行骨折线，以确保复位及螺钉穿出四边区。

10）双柱骨折

双柱骨折复位时没有正常的髋臼顶部可以作为复位标志，所以手术比较复杂。手术入路需要根据具体情况决定。K-L 入路：首先复位后柱，必须复位后柱在垂直方向上的旋转。然后进行有效固定。然而，后方入路固定双柱骨折只适用于后壁有骨折块的病例。髂腹股沟入路：复位时探查了髂骨的骨折和后柱移位后，可暂时不管，复位的主要目标是完全恢复前柱解剖，首先从髂翼开始，大致复位或者复位不良往往是髂骨翼旋转移位所致，髂骨窝的凹陷程度往往超过我们想象，可以用 Farabeuf 钳夹持髂前上、下棘间切迹，或髂嵴的两端进行复位控制。髂骨翼必须解剖复位。髂骨翼往往形成三角形骨折块，该骨折块复位开始时就需要固定，可以将它与后方的髂骨翼一起固定。对于真骨盆缘后方的骨块，该骨折线将前柱与骶髂关节断开，骨折端存在分离的骨折块，需要用螺钉固定。在此之后的复位过程如前。复位要保持髂缘凸度和髂窝凹陷程度的恢复，阻止前柱向上移位。为了固定髂窝内其余骨折线，可以在真骨盆缘的上方加一块塑形的长弧形髋臼钢板。前柱用钢板固定前柱的近端骨折线。前柱固定后可以用长螺钉固定后柱。

后柱复位困难的几种情况：前柱螺钉过长；穿出或拧入后柱中，阻碍复位。一些情况下，后柱额外的骨折线，尤其是通过坐骨大切迹前缘上部的骨折线，使用手指尖及手术器械操作难以复位，需要联合入路。联合入路的适应证：另一柱无法获得有效的复位；骶髂关节的骨折脱位，骶髂关节下方关节面的骨折块可能同时会涉及髂后下棘、坐骨大切迹的上缘及坐骨支撑。如果要将后方重建，前路切口须向内侧延伸很多，手术时间变长，导致臀肌损伤的风险和感染的机会增加。

参考文献：

［1］王琦，周东生，于震，李琳.骨盆骨折大出血骨盆填塞与血管造影栓塞的临床急救进展［J］.中华创伤骨科杂志，2020，22（6）：501-506.

［2］王钢.骨盆骨折的诊治现状与进展［J］.中华创伤骨科杂志，2020，22（6）：473-474.

［3］张建政，何红英，王浩，吕东东，孙天胜.骨质疏松性骨盆骨折的诊断与微创治疗研究进展［J］.中华创伤骨科杂志，2021，23（6）：548-552.

［4］李珂璇，梁永辉.老年人骨盆脆性骨折的诊治进展［J］.中华老年多器官疾病杂志，2020，19（7）：508-511.

［5］MarvinTile.骨盆与髋臼骨折：治疗原则与技术.第1卷，骨盆［M］.上海科学技术出版社，2016：3-85.

［6］Emile Letournel，Robert Judet.髋臼骨折（第2版）［M］.辽宁科学技术出版社，2021.57-227.

第十五章

脊柱与脊髓损伤

第一节 脊柱解剖及功能

一、脊柱解剖

脊柱是躯体的中轴骨，上端承载头颅，下端连接肢带骨，构成支持胸、腹、盆腔脏器的骨干，并有负重、运动、缓震和平衡身体的作用。

1. 骨结构

婴幼儿时期椎骨有33节，包括颈椎7节、胸椎12节、腰椎5节、骶椎5节、尾椎4节。成年时5个骶椎和4个尾椎融合为1块骶骨和1块尾骨（见图15-1-1）。

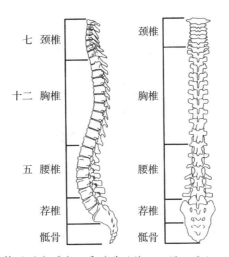

图15-1-1 脊柱骨结构（引自《实用骨科学（第四版）》，胥少汀，葛宝丰，徐印坎主编）

除第 1，2颈椎和骶尾椎外，其余椎体的结构基本相同，可分为椎体，椎弓及由检弓发出的突起三部分。椎体位于前方，主要由松质骨构成。由于以椎体前面为基底。以椎体中心点为尖顶，存在一个骨小梁密度较稀的锥形区，因此骨折后椎体常呈楔形。椎弓由椎弓根和椎板组成，根与板的交界处，位于上下关节突之间的部分较为狭窄，称峡部，在腰椎最为明显。椎体、椎弓根和椎板共同构成椎孔（各椎骨的椎孔连成椎管，内含脊髓），椎体、椎弓根和椎板分别为椎孔的前壁、侧壁和后壁。相邻两个椎骨椎弓根的上下切迹组成椎间孔，脊神经从该孔穿出椎管。若椎间孔部位发生骨赘或骨折，能压迫神经根引起疼痛等症状。除第1、2椎体外，其余每个椎弓发出7个突起，包括后侧1个棘突，两侧2个横突和上下侧的2个上关节突和2个下关节突。其中颈椎横突有横突孔，除较小的第七横突孔外均为椎动脉所通过。另外，第2颈椎棘突特大，第7颈椎棘突特长（又名隆椎）。第3腰椎横突一般较长，常为腰痛的部位之一。骶骨呈倒三角形，其背面伸出的关节突与第5腰椎下关节突形成关节，其尖向下与尾骨相接。尾骨由3—5块尾椎融合而成，借一软骨盘和骶椎尖相接。

2.骨连接结构

脊柱各椎骨间借关节突关节、椎间盘和韧带相连接（见图15-1-2）。自第2颈椎到第1骶椎，每个椎骨的上下各有1对关节突，上位椎骨的下关节突与下位

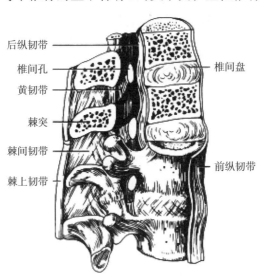

后纵韧带
椎间孔
黄韧带
棘突
棘间韧带
棘上韧带
椎间盘
前纵韧带

图15-1-2　脊柱骨连接（引自《实用骨科学（第四版）》，胥少汀，葛宝丰，徐印坎主编）

椎骨的上关节突构成关节突关节，属微动关节，周围有坚强的关节囊，囊内有少许滑膜和滑液。椎间盘共23个，位于第2颈椎至第1骶椎之间。覆盖椎体上下而介于椎体和椎间盘之间还有软骨板，两软骨板之间充满富有弹性的半固体状的髓核组织，其周围有纤维环环绕。

严重骨折脱位时软骨板或纤维环均可破裂，髓核组织也可挤入椎管或椎体松质骨内。脊柱前方和后方有由枕至骶的前纵韧带和后纵韧带以阻止脊柱过度屈伸。各椎弓之间有黄韧带相连，黄韧带坚韧而富有弹性。相邻椎骨间的横突之间借横突间韧带相连，棘突间借棘上韧带和棘间韧带相连。其中颈部的棘上韧带比较发达，称为项韧带。第1、2颈椎的形态结构与其他椎骨有较大不同。第1颈椎称寰椎，呈环状，无椎体、关节突及棘突。与横突相连的两侧骨块骨质肥大坚强，称侧块，寰椎前后部均细小。第2颈椎称枢椎，椎体小而棘突特别大，椎体上面有一齿状突，并向寰椎的环内前部突起，齿状突的稳定主要依赖寰椎的横韧带。

3. 脊髓

脊髓位于椎管内，上端与延髓连接，下端终于第一腰椎下缘水平（圆锥），自圆锥向下延长为终丝止于尾骨背面的骨膜。脊髓发出31对脊神经，包括颈神经8对、胸神经12对、腰神经5对、骶神经5对及尾神经1对。腰骶尾部的神经根在未出相应的椎间孔之前，有一段在椎管内行走，并围绕终丝形成马尾神经。由于在人体发育过程中脊髓的生长速度低于脊柱，因此至成年时脊髓节段与脊柱节段不相符合。一般来说，颈段脊髓分节平面等于颈椎椎骨数加1，上胸段脊髓相当于胸椎骨数加2，下胸段脊髓相当于胸椎椎骨数加3，腰段脊髓位于第10—11胸椎之间，骶尾段脊髓位于第12胸椎和第1腰椎之间。另外，在脊髓颈段和腰段分别有一个膨大区，颈膨大位于颈3—颈7椎体间，腰膨大位于胸10至腰1椎体间。上肢和下肢的运动感觉中枢及膀胱自主排尿中枢分别集中于颈、腰膨大区，该区域的骨折脱位常引起损伤部位以下的肢体瘫痪。

二、脊柱功能

脊柱的功能是支持躯干和保护脊髓。脊柱上端承托头颅，胸部与肋骨构成胸廓。上肢借助肱骨，锁骨和胸骨以及肌肉与脊柱相连，下肢借助骨盆与脊柱相连。上下肢的各种活动均通过脊柱调节，保持身体平衡。脊柱的4个生理弯曲，使脊柱如同一个弹簧。能增加缓冲震荡的能力，加强姿势的稳定性。椎间盘也可吸收震荡，在剧烈运动或跳跃时，可防止颅骨，大脑受损伤，脊柱与肋骨，胸骨和髋骨分别组成胸廓和骨盆，对保护胸腔和盆腔脏器起到重要作用。另外，脊柱具有很大的运动功能。

第二节　脊柱骨折

一、上颈椎骨折

上颈椎致寰椎和枢椎，上颈椎损伤的主要表现是颈部疼痛、头疼、项背部疼痛和颈椎活动受限。神经损伤无或轻微，如有神经损害常危及生命或高位截瘫。

1.枕骨髁骨折

（1）发生机制　枕骨髁骨折占颈椎损伤的5.4%，枕骨髁骨折是一种颅骨基底部特殊类型骨折，多为垂直暴力所致，常合并寰椎骨折。由于两侧受力不均匀，以一侧枕骨髁部骨折为多见，还可能因韧带牵拉造成撕脱骨折。随着头颅CT在头颅外伤中的应用，枕骨髁骨折诊断逐渐增多。可应用牵引试验判断枕骨髁骨折的稳定性。

（2）骨折分型　根据CT扫描结果，Anderson和Montesano分型如下（见图15-2-1）：Ⅰ型，轴向垂直暴力致伤，往往是枕骨髁尖粉碎骨折，相对枕寰关节影响

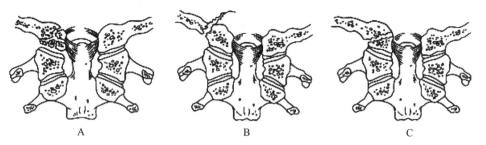

图15-2-1　枕骨髁骨折分型（引自《实用骨科学（第四版）》，胥少汀，葛宝丰，徐印坎主编）

A.枕骨髁粉碎骨折（Ⅰ型）；B.枕骨线形骨折延伸至髁部（Ⅱ型）；C.翼状韧带部撕脱骨折（Ⅲ型）

不大，为稳定骨折。Ⅱ型，自枕骨髁表面至颅底的斜行骨折，由头部受到直接打击所致，大多是稳定骨折。Ⅲ型少见，侧屈或旋转暴力使翼状韧带经过枕骨髁撕脱骨折，常为不稳定骨折，常意味着有颈枕脱位。

（3）治疗　损伤后枕寰关节稳定性及合并伤决定了治疗方法。一般对于急性损伤采用牵引复位和头颈胸石膏或支具固定常可愈合。对于陈旧性损伤、枕寰不稳定伴局部损伤严重者考虑手术融合。

2. 寰椎骨折

寰椎骨折占急性颈椎骨折的7%—10%，单纯寰椎骨折大多是两处或多处前、后弓骨折；寰椎骨折常合并脊柱其他部位损伤，约44%的寰椎骨折合并有枢椎骨折。

（1）发生机制　寰椎骨折的机制是暴力由颅骨向颈椎轴向传导，寰椎作为枕颈移行部的重要结构，寰椎没有椎体及关节突，外观呈椭圆形，由两侧块及前后弓组成。两侧块外厚内薄，与前，后弓联结处相对薄弱，当轴向应力转化为离心向的水平应力，导致寰椎发生爆裂性骨折。其特点是寰椎骨折呈现4块骨块，即两个侧块和两个前弓。当暴力方向不同时，应力可能作用于一侧，导致一侧椎弓或侧块骨折。

（2）骨折分型（见图15-2-2）

Ⅰ型：单独的横突骨折，多为关节外横突骨折，稳定骨折，骨折块波及椎间孔可造成椎动脉损伤。

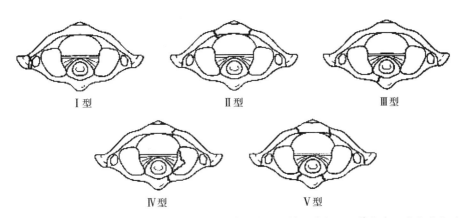

Ⅰ型　　Ⅱ型　　Ⅲ型

Ⅳ型　　Ⅴ型

图15-2-2　寰椎骨折分型（引自《实用骨科学（第四版）》，胥少汀，葛宝丰，徐印坎主编）

Ⅱ型：过伸暴力引起的后弓骨折，为稳定骨折。

Ⅲ型：侧块骨折或关节外劈裂骨折，或粉碎骨折。由侧方屈曲或旋转暴力引起，为不稳定骨折。

Ⅳ型：单独的前弓骨折又进一步分为轻微移位、粉碎和不稳定骨折。

Ⅴ型：爆裂骨折，又称"Jefferson骨折"，由轴向暴力引起，寰椎分为4个骨折块，向四周移位。

（3）治疗

横韧带无损伤的寰椎骨折、合并横韧带断裂和合并齿突骨折的三种情况，首选非手术治疗。

1）非手术治疗　非手术治疗主要有过伸位颅骨牵引、支架固定等方法。牵引时间为3周，牵引重量3—5 kg。复位后行头颈胸石膏外固定，也可把牵引器与支具背心连接，固定3—5个月。

2）手术治疗　手术目的包括矫正畸形、神经结构减压、脊髓和神经根减压，寰枢椎不稳的重建。通常采用植骨内固定。包括寰枢间融合术和枕颈融合术。

3. 齿状突骨折

齿状突骨折累及到寰枢椎关节的稳定，是上颈椎严重损伤，由于特殊的解剖位置，其不愈合率较高，日后不稳定的持续存在，可能导致急性或迟发性颈髓压迫危及生命。

（1）发生机制　水平剪切与轴向压缩力的共同作用是造成齿突骨折的主要机制。

（2）骨折分型　齿状突骨折可分为三种类型（见图15-2-3）：

Ⅰ型为齿状突尖部撕脱性骨折，通常由齿状突尖部和翼状韧带拉伤所致。

Ⅱ型是齿状突与轴椎交界处骨折，即齿状突基底部骨折，是最常见的类型。

Ⅲ型是通过枢椎椎体轴部骨折。

（3）治疗

1）非手术治疗

① 对新鲜骨折，采用牵引复位加头颈胸石膏固定。牵引重量通常为1.5—2 kg，牵引方向应根据骨折移位情况而定，2—3 d后摄片复查，包含前后位及侧位片，必要时可将牵引位置作适当调整。一经获得良好复位即可取正中位，维持牵引3—4周，然后在维持牵引下取仰卧位实施头颈胸石膏或支具固定，持续3—

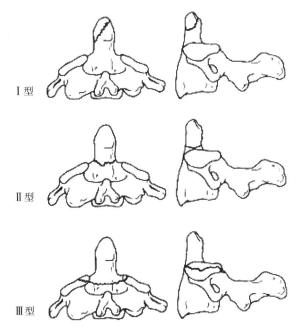

I 型

II 型

III 型

图 15-2-3 齿状突骨折分型（引自《实用骨科学（第四版）》，胥少汀，葛宝丰，徐印坎主编）

4 个月。拆除石膏后，摄 X 线片了解骨折复位情况，并常规采用石膏或颈托保护 2—3 个月。

② I 型齿状突骨折较少见，且稳定性较好，因而采用简单的局部制动多能达到骨性愈合而无后遗症；对于 III 型骨折则几乎都用坚强的外固定支具等 II 型骨折晚期骨不连的发生率最高，达 50% 左右。

2）手术治疗 齿状突骨折及由此引起的不连接是寰枢椎不稳定的主要原因之一，尽管对于新鲜的齿状突骨折特别是 II 型和有移位骨折的处理意见尚未统一，但通常认为融合术的指征是：① 颈脊髓损伤；② 持续的颈部症状；③ 骨折不愈合且移位超过 4 mm；④ 寰齿间距 > 5 mm。融合方法的选择也不一致。从生物力学的观点看，枕颈融合欠合理，但由于其易于操作且稳定性好而仍为不少学者采用。

4. 枢椎创伤性滑脱

枢椎创伤性滑脱又称 Hangman 骨折，占到颈椎骨折的 4%—7%，占枢椎骨折的第二位，达 38%。普遍认为 Hangman 骨折的典型骨折部位在横突孔后结节与枢椎下关节突之间。这是一个力学薄弱区域，又是一个受力集中点，因而骨折概率大。

（1）发生机制　以往发生于绞刑者；现多见于交通事故和跳水运动员中间，但损伤机制与以往实施绞刑所致的Hangman骨折截然不同，仅仅是在影像学上有相似之处。

（2）骨折分型　Levine-Edwards分类法可以分四型（见图15-2-4）：

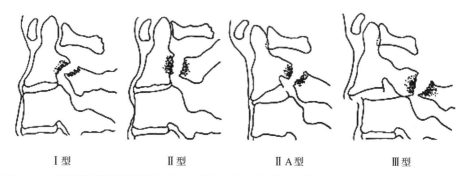

　　　　Ⅰ型　　　　　　　Ⅱ型　　　　　　　ⅡA型　　　　　　Ⅲ型

图15-2-4　寰枢椎创伤性滑脱分型（引自《实用骨科学（第四版）》，胥少汀，葛宝丰，徐印坎主编）

Ⅰ型：无移位骨折，稳定性骨折，由轴向暴力引起。Ⅱ型：由轴向暴力加屈曲暴力引起，为稳定骨折。ⅡA型：骨折合并有C2—C3椎间盘和椎间韧带撕裂。Ⅲ型：同时伴有单侧或双侧的C2—C3脱位，为非常不稳定骨折，不能用非手术治疗获得稳定。

（3）治疗　治疗方法取决于骨折的稳定程度。

1）非手术治疗　可直接采用石膏或支具固定12周，拍片复查获得骨性愈合后改用颈托圈定6周。Ⅰ型骨折合并寰椎后弓骨折，使用颈围固定。合并Ⅱ型齿突骨折和创伤性前滑脱使用Halo支架固定。

2）手术治疗　为了减压、复位及提供稳定。① 前路手术：前路手术内固定适用于前纵韧带断裂或椎间盘突出的Ⅱ或ⅡA型损伤。对于Ⅲ型损伤单纯前路手术不能解决枢椎关节突脱位的问题。② 后路手术：后路手术对Ⅲ型损伤尤为合适，可以将交锁和前脱位的枢椎下关节突复位。另外，对于不合并有前纵韧带断裂和椎间盘突出的患者，现在流行的枢椎侧弓螺钉固定是针对椎侧弓骨折部位的固定，被有的学者称为"恢复生理状态"的手术。

5. 枢椎椎体骨折

（1）发生机制　除齿状突骨折和创伤性枢椎前滑脱如以上描述外，枢椎椎体部骨折的受伤机制同下颈椎损伤。

（2）分型　Ⅰ型：过伸型损伤，常有椎体下缘撕脱骨折，为稳定骨折；Ⅱ型：椎体的水平剪切骨折；Ⅲ型：C2椎体爆裂骨折；Ⅳ型：矢状位劈裂骨折，为非常不稳定骨折。

（3）治疗

1）非手术治疗　对无神经损害，无明显移位的患者行石膏固定；有移位的患者行牵引复位，注意事项同Hangman骨折的治疗。

2）手术治疗　如症状无改善或症状改善后停滞，则根据影像学检查所显示脊髓压迫的部位选择手术的入路及术式。对Ⅱ型骨折不能复位者，为防止长期的不稳、畸形愈合和退变性寰枢关节炎也可考虑行后路融合手术。

6. 治疗要点

颈椎损伤常合并脊髓损伤，表现为不同程度的截瘫，严重者出现呼吸功能障碍而危及生命。因此，未能明确排除脊髓损伤之前，均应按照损伤处理。

（1）现场处理

1）迅速将伤员撤离事故现场，避免重复损伤或加重损伤。

2）颈椎制动。可采用临时固定器材或支具，避免支具影响对呼吸状况及颈部其他组织伤情的观察，致气管受压。

3）保持呼吸道通畅，清理口腔分泌物。可采用器械辅助呼吸。

4）搬运要求：① 搬动患者时保持脊柱轴线稳定，抬运平放，避免颈椎扭曲和转动。② 使用无弹性担架或硬板，保持头略低位，避免过伸过屈。③ 运送途中尽可能避免颠簸，并注意观察生命体征，保持呼吸道及输液管道通畅，注意保暖，但应避免用热水敷，以免烫伤。防止发生压疮，每1—2小时翻身一次。远距离运送以直升机最为便捷。

（2）急诊救治

1）急诊室时应迅速进行简要的全身检查，首先处理危及生命的合并伤，待全身情况稳定后方允许做颈椎检查，初步确定损伤部位和损伤的严重程度以及是否合并脊髓损伤。

2）确定颈椎损伤是稳定性还是不稳定性后，再行牵引或Halo架固定，过牵性颈椎损伤禁忌牵引。

3）保持呼吸道通畅，必要时吸氧。

4）建立静脉通道，输液，输血。

5）如合并脊髓损伤可静脉早期大剂量激素（甲泼尼龙）冲击疗法，目前认为有减轻脊髓损伤的作用。

6）经初步处理病情稳定后可行X线摄片、CT或MRI等特殊检查。危重伤员必须有医护人员陪同，特殊体位摄片需有医师协助，防止发生意外。

二、下颈椎骨折脱位

1. 下颈椎骨折分类

（1）屈曲压缩骨折：过屈暴力伴垂直压缩外力同时作用，导致受力节段的椎体相互挤压引起椎体楔形骨折。按照暴力大小可以分为：

Ⅰ型：椎体上缘中度楔形变。

Ⅱ型：椎体中度楔形变，但后部韧带结构无损害，为稳定骨折。

Ⅲ型：有自椎体上缘至下缘的斜形骨折线，但无移位。

Ⅳ型：椎体后缘半脱位向椎管内移位，但不超过3 mm。

Ⅴ型：椎体骨折，向椎管内严重移位，棘间韧带、后纵韧带撕裂，关节突、关节囊脱位，为不稳定骨折，需手术治疗。

（2）垂直压缩骨折：颈椎在中立位受到来自纵向的压缩暴力，最典型的是椎体爆裂性骨折。可分为3型：

Ⅰ型：椎体上终板或下终板压缩骨折。

Ⅱ型：上、下终板均为压缩性骨折，但无移位。

Ⅲ型：骨折块向四周移位，可造成后纵韧带撕裂。

（3）颈椎附件骨折：

1）椎板骨折：颈椎受过伸暴力作用时，致上下椎板之间相互猛烈撞击而引起椎板任何部位的骨折，多伴有椎体、关节突和棘突骨折，单纯椎板骨折比较少见。

2）棘突骨折：由于颈椎骤然过屈所致。当头颈部被重物打击，颈椎猛烈屈曲，在力作用点之下的棘突和肌肉发生猛烈的对抗牵引时，造成棘突撕脱骨折。

3）颈椎钩突骨折：致伤原因系颈椎受到侧屈暴力所致。当颈椎遭受到侧方屈曲或垂直暴力作用时，一侧钩椎关节受到张应力而分离，而另一侧受到旋转及压应力或旋转撞击作用，可造成骨折。严重者该侧椎体也可引起压缩骨折。这种不对称的骨折，常伴有数个附件骨折。

（4）颈椎过伸性损伤：颈椎过伸伤大多见于高速行驶的车辆急刹车及撞车时。颈椎过度伸展性暴力造成的颈脊髓损伤，通常有较轻微或隐匿骨损伤，X线摄片多无异常，故容易疏漏，影响治疗。MRI检查对椎间盘、软组织及脊髓受累程度的判断有较大意义。

（5）颈椎骨折脱位：颈椎椎体骨折的同时，伴有颈椎脱位者，称为颈椎骨折脱位，常见于屈曲性损伤。好发于C4/5、C5/6、C6/7三个节段，由于暴力大小、旋转程度不同，可有半脱位、全脱位、单侧性或双侧性脱位。

2. 下颈椎骨折治疗

（1）非手术治疗　无神经或脊髓受压，脊柱稳定性没有破坏，常规使用颌枕带牵引，牵引重量1.5—2.5 kg。牵引位置宜取颈椎略屈15°，持续牵引2—3周，然后改用外固定保护1—2月。牵引期间可予以激素及利尿剂，脱水并提高机体应激能力。如发现不稳定，改用手术治疗。

（2）手术治疗　颈椎骨折有脊髓、神经根损伤，或脊柱不稳定骨折者；经非手术治疗，脊髓损伤症状不见好转或逐渐加重者；骨折脱位非手术复位失败者；影像学检查提示椎管内有骨折块者。颈椎损伤何时采用手术治疗，应根据全面情况决定。脊髓不全损伤、椎管内占位、神经根受压患者应行急诊减压术，多发损伤患者应行急诊椎体内固定术。对脊髓完全损伤截瘫的下颈椎骨折骨折患者一般行择期手术，因为即使急诊手术，脊髓功能也难以恢复。

颈椎减压手术根据脊髓压迫的部位和范围，选择适宜的入路和减压方法。以前方为主的压迫，如单个或少数节段宜行前路减压，减压后减压部位植骨融合，同时进行内固定，重建颈椎椎间隙高度和颈椎稳定性。脊髓压迫以后方为主的压迫或广泛的后纵韧带骨化的前方压迫，应选择后路减压，采用椎板切除术或椎管成形术，同时予以后路颈椎内固定。常用的颈椎后路手术：① 植骨融合术：取颈椎后正中切口，只融合不稳定节段，去除椎板和关节突关节的皮质骨和软骨面，行松质骨植骨。② 颈椎椎弓根螺钉内固定。③ 钢丝固定，包括关节突钢丝、椎板下钢丝、棘突间钢丝等。④ 侧块钢板螺钉固定。⑤ 椎板夹后路内固定。

（3）术后处理

1）术后外固定 术后应用外固定可以减少颈部的有害运动。根据不同的患者，不同的内固定方法，可以选择不同的外固定物。外固定可选用颈托、颈胸石膏或 Halo 架。外固定一般维持6—8周。随访时注意外固定与皮肤接触处是否有炎症。术后8—12周去除外固定摄动力片可确定颈椎是否已融合或仍存在不稳定。

2）康复 康复的首要目的是最大限度恢复患者的功能。康复治疗可提高脊柱脊髓损伤患者的生存质量，延长寿命，应自损伤后早期开始，贯穿治疗的全过程。包括心理康复、护理康复、理学康复、生活和社会活动训练等内容。应遵守循序渐进原则，有计划有步骤地进行。

3. 并发症

（1）神经并发症

颈椎骨折颈损伤的患者5%以上早期出现神经症状进一步加重，其中约一半可以避免。颈髓水肿的不稳定颈椎骨折手术操作有加重神经损伤的危险，后期瘫痪平面的上升可能是灰质中心的缺血坏死所致。

（2）手术并发症

颈椎术后常见并发症有：① 伤口感染。② 植骨区并发症。③ 固定失败。伤口感染需要应用抗生素和清创。不常见的并发症是前入路食管功能障碍，导致下咽困难、食管瘘，假性动脉瘤或喉返神经损伤，去除前路内固定物时也会出现这些并发症。后期的神经功能损害或不稳定见于只行减压而未行植骨融合的患者。

（3）其他并发症

脊髓损伤常见的其他并发症是肺炎、泌尿系感染和褥疮。

三、胸腰椎骨折

1. 损伤机制分类：

（1）轴向压缩：引起爆裂骨折。

（2）屈曲损伤：椎体前方压缩，后柱牵伸损伤，引起压缩骨折。

（3）侧方压缩损伤：引起侧方压缩骨折，后方韧带常完整。

（4）屈曲旋转损伤：常伴发脊髓损伤，后方韧带及关节囊破裂，椎体和椎间盘斜向断裂。

（5）屈曲牵伸损伤：旋转轴位于脊柱前方，前后柱均承受张力，又称安全带损伤。

（6）剪切损伤：可使所有脊柱稳定结构损伤，脊柱前后或侧方移位。

（7）过伸损伤：前柱承受张力，后柱承受压力。

2. 骨折分类

（1）Denis 分类：在各种分类系统中，基于平片和 CT 分析研究所得的 Denis 分类方法及三柱概念被广为接受，其简便易懂，有助于胸腰段脊柱损伤的治疗。三柱模型有助于理解损伤的机制和评价脊柱稳定性，但不能反映椎管受累的情况。根据三柱结构损伤分类：

1）前柱损伤：前纵韧带，椎体及椎间盘的前 1/2 部分损伤。

2）中柱损伤：椎体和椎间盘的后 1/2 及后纵韧带损伤。

3）后柱损伤：椎弓，椎板、附件及黄韧带，棘间韧带，棘上韧带损伤。

（2）根据骨折类型分类

1）压缩性骨折：常为楔型压缩，当压缩 > 50%，必同时合并后柱损伤。

2）爆裂性骨折：椎体呈爆炸样裂开，椎体后缘骨折块连同椎间盘组织突入椎管，引起椎管狭窄，脊髓或马尾神经受压，但后纵韧带有时仍完整。其后柱亦可受累，椎板发生纵行骨折。X 线可见椎体前高，后高及侧高有不同程度的减少，椎间盘高度可能减少或不变，椎弓根间距增宽。

3）Chance 骨折：由屈曲分离性剪切力所致，其骨折线呈水平走行，由椎体前缘向后经椎弓根，至棘突发生水平骨折，或棘间韧带断裂，骨折移位不大，脊髓损伤少见；当剪力通过棘间韧带、关节突和椎间盘时，形成软组织损伤型 Chance 骨折，此型损伤需要手术固定。

4）骨折脱位：此损伤是严重暴力所致，机制较为复杂，可由屈曲、剪力、牵张或旋转灯复合应力所致。过去依暴力不同分为屈曲旋转型、剪力型或牵张型等。该型累及三柱，造成不同程度的神经损伤。

3. 诊断

（1）外伤史：一般有严重的外伤史，如车祸、高处坠落伤、重物砸伤、塌方砸伤等。

（2）临床表现：腰背部疼痛、畸形及功能障碍。

（3）影像学检查：X线检查所见对确定脊柱损伤部位、类型和骨折脱位现状，以及在指导治疗方面有极为重要价值。CT检查比X线具有优越性，它是目前检查脊柱损伤的理想方法。CT可测量椎管横截面和中矢状径，很容易测定并能标明椎管的狭窄程度。除此之外，CT还能显示骨折的特征，常见的有：① 椎体上半部压缩骨折；② 椎体下半部压缩骨折；③ 椎间盘损伤；④ 骨折块突入椎管；⑤ 椎板骨折。MRI检查则对于评价脊髓损伤程度、致压物来源、周围韧带损伤等情况具有重要价值。

4. 治疗

（1）非手术治疗

对稳定性骨折，不伴有神经功能障碍的骨折，后凸畸形＜20°，椎体压缩＜50%，突入椎管的骨块＜50%，后柱完整的爆裂性骨折可采取保守治疗。保守治疗以绝对卧床休息、镇痛为主，辅助腰背肌功能锻炼，6—8周后路可起床活动。对于稳定性屈曲压缩性骨折可采用悬吊过伸牵引复位和垫枕复位法等。非手术治疗虽然可以避免手术并发症和腰椎运动节段的减少，但易出现卧床并发症、慢性腰背痛、后凸畸形及功能障碍恢复时间太长等不良反应。

（2）手术治疗

1）适应证：① 急性胸腰椎脊柱损伤伴不完全脊髓损伤。② 爆裂骨折，虽无神经损伤，但椎管内骨块大于椎管矢状径的50%。③ 爆裂骨折有神经损伤，脊髓前方有骨块或椎间盘突出物压迫。④ 有骨折脱位者或关节交锁。⑤ 虽无神经损伤，但椎体压缩大于50%的不稳定骨折。⑥ 椎板下陷压迫脊髓，或有硬膜外血肿压迫脊髓。⑦ 陈旧骨折脊髓前方有压迫，或进行性的后凸畸形面出现迟发性神经损伤。

2）手术时机：手术一般在病情稳定后再进行。

3）手术方法　后路手术：后路手术创伤小，方法相对简单，适用于绝大多数胸腰椎骨折脱位，目前最常用的是经椎弓根钉棒内固定，已得到国内外公认。

应用经后路椎弓根螺钉内固定具有下列优点：① 同时固定前中后三柱，达到三维矫形和固定的功能，力学性能佳。大多数难以复位的骨折均可做到解剖复位。② 术式为节段性固定，避免长段脊柱融合对活动度的影响。③ 在损伤早期可矫正脊柱的前后移位和后凸畸形。④ 可同时行椎板减压和经椎管侧前方行椎体后方减压。⑤ 操作方便，显露充分。⑥ 手术安全，创伤小，并发症少。

对无神经损伤的不稳定性下行腰椎骨折采用椎弓根系统固定和后外侧植骨融合，对合并神经损伤的不稳定性下腰椎骨折后路减压，经椎弓根固定和横突间植骨融合，以恢复腰椎前突和重建腰椎稳定性。任何坚强内固定都只能起临时的辅助作用，为骨性愈合提供条件。

前路手术：有人认为经胸或胸腹联合入路进行的前方减压，可更彻底的去除椎管前方的骨块，脊髓功能可以恢复得更理想，椎间植骨融合率较高，由于术中不牵拉硬脊膜神经，损伤加重的可能性也较少。目前认为前路减压的手术适应证为：

① 骨折块游离至椎管前方的严重爆裂性骨折或陈旧性爆裂骨折并不全瘫。

② 后路减压后椎管前方残留骨块 > 33%。

③ 椎体前方高度压缩 > 2/3，后路手术椎体前高恢复，但仍需前路减压植骨。

④ 陈旧骨折。

前路手术要注意以下几点：

① 控制性低血压可减少手术失血，缩短手术时间。

② 椎体暴露后，避免不必要的血管结扎，尽量少分离节段血管。

③ 先判断出伤椎上下椎间盘的位置，融合时要将伤椎的上方或上下方椎间盘切除。

④ 先咬去椎弓根，确定硬脊膜前方的位置，由于压迫脊髓的骨块常位于椎体后上角或椎弓根中上部，因此，此处是减压的重点。

⑤ 减压的深度一直要达对侧椎弓根，深度从椎弓根外侧皮质向下，一般为3.5—4 cm。

⑥ 减压完毕后，取髂骨或肋骨行植骨融合。

4）手术并发症：伤口感染，神经损伤，脑脊液漏，硬膜外血肿，内固定松动等。

第三节　脊髓损伤

脊髓损伤是脊柱骨折的严重并发症，由于椎体的移位或碎骨片突出于椎管内，使脊髓或马尾神经产生不同程度的损伤。胸腰段损伤使下肢的感觉与运动产生障碍，称为截瘫；而颈段脊髓损伤后，双上肢也有神经功能障碍，为四肢瘫痪。

一、按脊髓损伤的程度分类

1. 脊髓震荡

脊髓神经细胞受到强烈刺激而发生短暂性功能抑制状态。脊髓功能处于生理停滞阶段，脊髓无实质损伤，一般伤后24小时内开始恢复，不遗留功能障碍。

2. 脊髓休克

脊髓与高级中枢联系中断后，断面以下的脊髓功能的暂时性完全抑制，处于无反应阶段。临床表现为迟缓性瘫痪，肌张力低下或消失，感觉完全丧失。24小时内开始恢复，一般3—6周内完全恢复。

3. 不完全性脊髓损伤

根据脊髓损伤节段水平，范围不同，临床可有很大区别，损伤平面以下可有部分感觉、运动功能存在。脊髓损伤的部位和遭受外力不同，则表现出相异的神经损伤体征，主要分为以下类型：

（1）脊髓前侧损伤综合征：当脊髓遭受前方致压物压迫时（常见椎体后缘骨块或间盘等），临床主要表现损伤平面以下四肢瘫，痛觉、温度觉丧失，而位置觉等深感觉存在。

（2）脊髓后部损伤综合征：多见于后伸性外力使椎管后结构破坏，临床特点是感觉障碍和神经根刺激症状为主，损伤平面以下深感觉障碍。

（3）脊髓中央损伤综合征：此种损伤亦常见于过伸暴力，因根动脉或椎前动脉受阻，临床表现特征是瘫痪表现不一，上肢重于下肢，上肢为下运动神经元性损伤表现，下肢为上运动神经元性损伤表现，手部功能障碍明显。

（4）脊髓半侧损伤综合征：典型的半侧脊髓损伤表现为损伤平面以下同侧肢体上位神经元损害性瘫，深感觉丧失，对侧肢体痛觉、温度觉丧失。

（5）脊髓圆锥综合征：骶髓（圆锥）损伤，损伤发生在L1段，通常引起大小便功能和会阴部感觉障碍，而下肢感觉、运动正常。

（6）神经根损伤综合征：临床表现损伤节段的1—2个神经根支配区功能障碍。

（7）马尾综合征：椎管内圆锥以远腰骶神经根的损伤，导致下肢和二便功能障碍。如神经根丝未完全断裂或毁损，就有恢复可能。

4. 完全性脊髓损伤

脊髓损伤平面以下为完全瘫痪，肢体感觉、运动功能完全丧失，无任何肌肉收缩存在。

二、脊髓损伤检查

系统的检查包括检查运动、感觉、反射及直肠括约肌运动肛门周围的感觉。进行神经系统检查首先要诊断是完全性脊髓损伤还是不完全性脊髓损伤。不完全性脊髓损伤预后好，至少有一定程度的运动功能恢复，而完全性脊髓损伤有99%患者功能无恢复。

严重的脊髓损伤后出现脊髓休克，损伤平面以下运动、感觉、反射全部消失，脊髓休克可持续4—8 h，但很少超过24 h。24 h后99%患者都从脊髓休克中恢复，其标志是出现骶神经反射（即尿道球海绵体反射、肛门反射）。此时如存在肛门括约肌自主运动，正常的肛周感觉则可诊断不完全性脊髓损伤，反之则为完全性脊髓损伤。但当骨折时圆锥遭受破坏或其他原因导致骶神经反射弧中断，骶神经反射未出现就不能判断脊髓休克的结束。

颈髓损伤节段水平的定位表现：

1. 感觉检查

检查身体两侧各自的28个皮区关键点，每个关键点要检查2种感觉，即针刺感觉和轻触觉，并按3个等级分别评定打分。

0 = 缺失

1 = 障碍（部分障碍或感觉改变，包括感觉过敏）

2=正常

NT=无法检查

针刺觉检查常用一次性安全针。轻触觉检查用棉花。在针刺检查时，不能区别钝性和锐性刺激的感觉应评为0级。

C2——枕骨粗隆	C3——锁骨上窝
C4——肩锁关节的顶部	C5——肘前窝的外侧面
C6——拇指	C7——中指
C8——小指	T1——肘前窝的尺侧面
T2——腋窝	T3——第3肋间*
T4——第4肋间（乳头水平）*	T5——第5肋间*
T6——第6肋间（剑突水平）*	T7——第7肋间*
T8——第8肋间*	T9——第9肋间*
T10——第10肋间（脐）	T11——第11肋间*
T12——腹股沟韧带中部	L1——T12与L2之间上1/2处
L2——大腿前中部	L3——股骨内髁
L4——内踝	L5——足背第三跖趾关节
S1——足跟外侧	S2——腘窝中点
S3——坐骨结节	S4-5——肛门周围（作为一个平面）

（*指位于锁骨中线上的关键点）

除对这些两侧关键点的检查外，还要求检查者作肛门指检，测试肛门外括约肌，感觉分级为存在或缺失。该检查用于判定损伤是完全性还是不完全性。

2.运动检查

运动检查的必查项目为检查身体两侧各自10对肌节中的关键肌。检查顺序为从上向下，各肌肉的肌力均分为6级：

0级完全瘫痪。

1级可触及或可见肌收缩。

2级在无地心引力下进行全关节范围的主动活动。

3级对抗地心引力进行全关节范围的主动活动。

4级在中度抗阻下进行全关节范围的主动活动。

5级正常肌内可完全抗阻力进行全关节范围的正常活动

NT：无法检查

C5——屈时肌（肱二头肌、肱肌）

C6——伸腕肌（桡侧伸腕长肌和短肌）

C7——伸肘肌（肱三头肌）

C8——中指屈指肌（固有指屈肌）

T1——小指外展肌

L2——屈髋肌（髂腰肌）

L3——伸膝肌（股四头肌）

L4——踝背伸肌（胫前肌）

L5——拇长伸肌

S1——踝跖屈肌（腓肠肌、比目鱼肌）

除上面这些肌肉的两侧检查外，还要检查肛门外括约肌，以肛门指检感觉括约肌收缩，这一检查在于判断是否为完全性损伤。

三、脊髓损伤分级

目前被公认和被广泛采用的为1992年美国脊髓损伤学会（ASIA）根据Frankel分级修订的分级。

A. 完全性损害：在骶段（骶4—骶5）无任何感觉和运动功能保留；

B. 不完全损害：在损伤神经平面下包括骶段（骶4—骶5）存在感觉功能，但无运动功能；

C. 不完全损害：在损伤神经平面以下存在感觉和运动功能，但大部关键肌的肌力在3级以下；

D. 不完全损害：损伤平面以下存在感觉和运动功能，且大部分关键肌的肌力等于或大于3级；

E. 正常感觉和运动功能异常。

四、脊髓损伤的治疗

脊髓损伤的治疗越早越好，伤后6 h内是黄金期，24 h内为急性期。包括手术和非手术治疗，手术治疗旨在解除脊髓压迫、通过内固定维持脊柱稳定性。非手术治疗旨在稳定脊柱，防止二次损伤，减轻脊髓继发性损伤，促进神经功能恢复或再生。

1. 合适的固定

防止因损伤部位的移位而产生脊髓的再损伤。一般先采用颌枕带牵引或持续的颅骨牵引。

2. 药物治疗

（1）地塞米松10—20 mg，静脉滴注，连续应用5—7天后，改为口服，每日3次，每次0.75 mg，维持2周左右。

（2）20%甘露醇250 ml，静脉滴注，每日2次，连续5—7天。

（3）甲泼尼龙冲击疗法每公斤体重30 mg剂量一次给药，15分钟静脉注射完毕，休息45分钟，在以后23小时内以5.4 mg/（kg·h）剂量持续静脉滴注，本法只适用于受伤后8小时以内者。

（4）神经节苷脂：它在正常神经元的发育和分化中起重要作用，外源性神经节苷脂能促进神经轴突生长，增加损伤部位轴突存活数目。最近有报道，在急性脊髓损伤后48—72小时给予神经节苷脂GM-T 100 mg/d，持续几周，能促进神经功能恢复。

（5）抗氧化剂和自由基清除剂：目前已有多种抗氧化剂和自由基清除剂已被应用于脊髓损伤，如维生素E，维生素C、硒、超氧化物歧化酶（SOD）等；最近报道21-胺类固醇如U-7400F能促进神经功能恢复，而其作用是甲泼尼龙100倍，被认为是一种极有希望的治疗药物。

3. 高压氧治疗

高压氧治疗能改善脊髓损伤的缺氧，一般伤后6小时内进行，每间隔6小时次，在24小时内连续3次，可收到良好的效果。

4. 手术治疗

手术只能解除对脊髓的压迫和恢复脊柱的稳定性，目前还无法使损伤的脊髓恢复功能。手术的途径和方式视骨折的类型和致压物的部位而定。

五、并发症

脊髓损伤患者由于肢体瘫痪和感觉丧失，更容易导致各类并发症的发生。常见的并发症有呼吸衰竭和呼吸道感染、泌尿生殖道的感染和结石、深静脉血栓形成、压疮、关节挛缩、体温失调等。

六、脊髓损伤的康复

细致的康复治疗包括：心理治疗，树立信心，养成良好的饮食习惯和训练排泄规律、进行肌力及肌肉牵张训练及多种功能位置的运动疗法，配合电刺激、超短波理疗等物理疗法，以及学习矫形器和助行工具的使用，以代偿不同程度的功能丧失，使患者得到最大可能的康复，使脊髓损伤患者逐步重新回归社会，恢复一定的生活自理能力和工作劳动能力。

参考文献：

［1］Michael P. Steinmetz（美）Jeffrey C. Wang（美）Thomas E. Mroz（美）.AO脊柱外科学：脊柱外科手术精粹［M］.李危石，罗卓荆，译.北京：中国科学技术出版社，2022

［2］Max Aebi（瑞士）Vincent Ariet（美）John K. Webb.AO脊柱手册-临床应用［M］.陈仲强，袁文，译.济南：山东科学技术出版社，2014

［3］陈孝平，汪建平，赵继宗.外科学［M］.第9版.北京：人民卫生出版社，2018

［4］黄公怡，刘长贵，温建民.现代创伤骨科学［M］.上海：第二军医大学出版社，2007

［5］张英泽，潘进社.临床创伤骨科学［M］.石家庄：河北科技出版社，2004

［6］王志成.骨科主治医生1510问［M］.第3版.北京：中国协和医科大学出版社，2012

［7］胥少汀，葛宝丰，徐印坎.实用骨科学［M］.第4版.北京：人民军医出版社，2012

［8］袁文，王新伟.颈椎创伤早期基本治疗原则［J］.中华创伤杂志，2011（02）：97-100.

［9］Cross III William, Swiontkowski Marc. Treatment principles in the management of open fractures［J］. Indian Journal of Orthopaedics, 2008, 42(4).

［10］戴力扬.胸腰椎骨折的治疗原则［J］.中华创伤杂志，2007（09）：643-645.

［11］李宗洋，张俐.神经元外泌体在脊髓损伤治疗中的作用与机制研究［J］.中国中医骨伤科杂志，2022，30（07）：77-82.

［12］袁绍港，谢晶军，范彦瑞，王朝亮.神经生长因子对创伤性脊髓损伤大鼠膀胱功能和轴突损伤修复的作用研究［J］.卒中与神经疾病，2022，29（03）：230-235.

［13］朱正桓，邹红军，宋志文，刘锦波.脊髓损伤后神经修复过程中的细胞微环境［J］.中国组织工程研究，2023，27（01）：114-120.

［14］陈教想，李孙龙，胡孙理，黄崇安，谢成龙，田乃锋，武垚森，林仲可，林焱，徐华梓，王向阳.单节段胸、腰椎骨折脱位分型的建立及其临床应用［J］.中华骨科杂志，2021，41（22）：1589-1597.

［15］王洪立，聂聪，吕飞舟，马晓生，夏新雷，姜建元.成人无骨折脱位型急性颈脊髓损伤影

像学分型及可信度评价［J］.中华创伤杂志，2021，37（10）：911-918.

［16］中国医师协会骨科医师分会脊柱创伤专业委员会.过伸性颈脊髓损伤诊疗临床循证指南［J］.中华创伤杂志，2021，37（07）：586-592.

［17］杨俊松，刘鹏，刘团江，闫亮，张正平，张海平，赵元廷，赵勤鹏，邹鹏，陈浩，拓源，贺宝荣，郝定均.后方骨-韧带复合体损伤分级和严重程度评分对下颈椎骨折脱位手术入路选择的价值［J］.中华骨科杂志，2020，40（22）：1503-1512.

［18］何思羽，王清，李广州，王高举，谭明生，田纪伟，胡勇，刘鹏，吴超，韩玉建，姜霞.枢椎环骨折部位及损伤机制的三维CT分型研究［J］.中华骨科杂志，2020，40（20）：1387-1396.

［19］梁爱萍，李文辉.小剂量超短波对脊髓损伤功能恢复及对血清iNOS、TNF-α、VEGF、BDNF表达的影响［J］.中国临床解剖学杂志，2020，38（05）：588-592+596.DOI：10.13418/j.issn.1001-165x.2020.05.019.

［20］江伟，方园，张仕涛等.上颈椎损伤分型及治疗方法选择［C］//.第十五届中国医师协会神经外科医师年会摘要集.，2020：70.DOI：10.26914/c.cnkihy.2020.017066.

［21］安忠诚，朱宇尘，王国强，魏浩，董黎强.AO胸腰椎损伤分类系统和胸腰椎骨折损伤分类和严重程度评分系统在指导胸腰椎骨折手术中的差异［J］.中华创伤骨科杂志，2020，22（07）：598-603.

［22］周英杰，黄勇.齿状突骨折微创治疗方法选择的相关问题［J］.中华创伤杂志，2019（10）：865-870.

［23］徐荣明，吕亮.胸腰椎骨折诊治的热点问题［J］.中华创伤杂志，2019（01）：2-5.

［24］梁朝革，于荣华.胸腰椎爆裂性骨折治疗［J］.创伤外科杂志，2018，20（04）：318-321.

［25］郑博隆，郝定均，杨小彬，闫亮，许正伟，郭华，刘仲凯，惠华，贺宝荣.下颈椎骨折分型和治疗的研究进展［J］.中华创伤杂志，2017，33（09）：849-854.

［26］袁文.下颈椎损伤的分型、手术时机和治疗方法［J］.中华创伤杂志，2016，32（05）：385-387.

［27］刘少喻，李浩淼，廖鹰扬.颈椎外伤的国内治疗现状［J］.中华创伤杂志，2010（08）：677-679.

第十六章

手外伤及断肢（指）再植

第一节　手外伤

手的各种动作都是建立在其复杂的解剖、组织结构精细的基础上，不同原因所致的手外伤，轻者遗留瘢痕，重者功能障碍，甚至缺失。因此正确的诊断、有效的治疗显得尤为重要。本节就手外伤的相关诊治进行阐述。

一、手外伤的概述

1. 应用解剖

可参阅相关解剖学。手的基本姿势有休息姿势和运动姿势。休息姿势又分为休息位和功能位（图16-1-1）。运动姿势多种多样，每一种运动都有赖于一系列的结构参与完成。一旦手的任何结构的完整性遭到破坏，手的功能将受到影响。手的休息位是手在休息时的自然位置，此时手部的神经、肌肉、肌腱、骨和关节等结构处于相对平衡状态，即手自然静止的状态。表现为腕关节背伸10°—15°，全部手指处于屈曲状态，其屈曲程度由桡侧向尺侧依次递增，即拇指最小，小指最大，各指轴线延长线交汇于腕舟骨结节；拇指轻度外展，指腹正对示指远侧指间关节桡侧。手的休息位是手最稳定的姿势，当手的肌肉、肌腱或神经系统受损伤时，都会破坏手肌张力的平衡，导致手的畸形。手的功能位是手发挥功能时的准备体位，呈握球状。表现为腕关节背伸20°—25°，伴有约10°的尺偏，拇指外展、外旋与其余指处于对掌位，其余手指略微分开，掌指、近指间关节半屈位，远侧指间关节轻微屈曲，各手指关节的屈曲程度较一致。处理手部的损伤时，特别是手部骨折后用石膏固定时，应将手保持在功能位，如果估计日后关节功能难以恢复正常，甚至会发生关节强直时，在此位置固定可使伤手保持最大的功能。

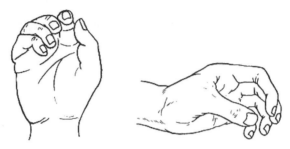

图 16-1-1　手的休息位和功能位（《外科学》，第 8 版，陈孝平，汪建平主编）

2. 损伤原因及特点

（1）刺伤　由尖、锐利物造成，如钉、针、竹签等。特点是伤口小，可达深部组织，并可将污染物带入造成感染，可引起神经、血管损伤，易漏诊，应高度重视。

（2）切割伤　多见于做家务时和木工，如刀、玻璃、电锯等所致。伤口较齐，污染较轻，若伤口过深，可造成血管、神经、肌腱断裂，重者致断指断掌。肌腱的近端由于部位的不同可有不同程度的回缩和功能障碍。神经断裂，则神经支配的远侧感觉和运动障碍。血管断裂有不同程度缺血，但由于手部血循环丰富，一般不发生远侧血运障碍。

（3）钝器伤　如锤打击、重物砸伤。皮肤可裂开或撕脱，神经、肌腱、血管损伤，严重者可造成手部毁损。

（4）挤压伤　不同致伤物表现不同，如门窗挤压可引起甲下血肿、甲床破裂、末节指骨骨折。若车轮、机器滚轴挤压，可致广泛皮肤撕脱伤或脱套伤，同时合并深部组织损伤，多发性骨折，甚至发生毁损伤。

（5）火器伤　由雷管、鞭炮和枪炮所致。损伤性质高速、爆炸、烧灼。伤口呈多样性、组织损伤重、污染重、坏死组织多、易感染。重者可有手指缺损。若损伤系子弹导致，通常为贯穿性损伤，创口的大小、性质取决于贯穿物的大小、速度以及爆破力的强弱，除皮肤裂伤外，深部软组织亦因贯穿物性质不同，往往造成比皮肤更加严重的损伤，骨折常是严重粉碎性骨折。

3.检查与诊断

（1）皮肤损伤检查　了解创口的部位和性质，是否有深部组织损伤；皮肤是否有缺损及缺损的范围；皮肤损伤后的活力判断至关重要。损伤性质是影响皮肤存活的重要因素，如切割伤，皮肤裂口边缘血供未受破坏，伤口易愈合；而碾压伤，皮肤可呈广泛撕裂、撕脱，特别是潜在撕脱，皮肤虽完好但其来源于基底的血液循环遭破坏，存活受影响。判断皮肤活力有以下方法：

1）皮肤的颜色和温度：如与周围一致，则表示活力良好。呈苍白、青紫、冰凉者，表示活力不良。

2）毛细血管回流试验：手指按压皮肤时，呈白色，放开手指皮肤由白很快转红表示活力良好，反之，则表示活力不良或无活力。

3）皮肤边缘出血情况：清创时，用无菌纱布擦拭或修剪皮肤边缘，有点状鲜红色血液渗出，表示皮肤活力良好，反之则活力差。

（2）肌腱损伤检查

手部有伸屈肌腱及不同平面之分，当损伤后，表现不一。首先注意伤口的位置，尽可能明确可能受损的结构。固定近节指骨，嘱患者屈曲或伸直指尖，检测拇长屈肌和拇长伸肌是否损伤。任何手或手指背部伸肌腱断裂，将有明显的伸指功能受损，近节指骨背侧伸肌腱损伤则近侧指间关节屈曲，中节指骨背侧伸肌腱损伤时远侧指间关节屈曲呈锤状指畸形（见图16-1-2）。如怀疑有指深屈肌腱损伤，固定手指，嘱患者屈曲指尖，如果有指深屈肌腱断裂，则患者不能屈曲远节指骨。如怀疑有指浅屈肌腱损伤，固定损伤手指以外的其他手指于完全伸直位，如患者能无法屈曲近端指间关节，则表明指浅屈肌腱损伤（见图16-1-3）。

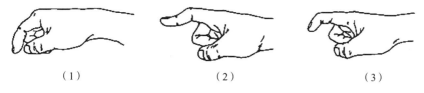

| （1） | （2） | （3） |

图16-1-2　伸肌腱检查法（《外科学》，第8版，陈孝平，汪建平主编）

（3）神经损伤检查

手部的感觉主要由正中、尺、桡三条神经支配（见图16-1-4）。在腕平面以

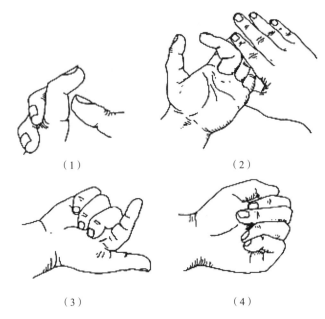

（1）　　　　　　　　　　　（2）

（3）　　　　　　　　　　　（4）

图16-1-3　屈肌腱检查法（《外科学》，第8版，陈孝平，汪建平主编）

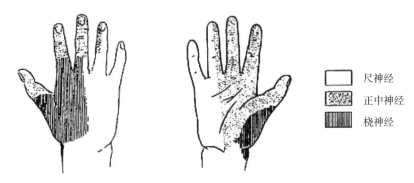

□ 尺神经

▨ 正中神经

▮ 桡神经

图16-1-4　手部感觉神经的分布（《外科学》，第8版，陈孝平，汪建平主编）

远，正中、尺神经还支配手部内在肌。正中神经损伤其运动功能障碍表现为拇短展肌麻痹导致的拇对掌功能及拇、示指捏物功能丧失，尺神经则表现为第3、4蚓状肌麻痹所致的环、小指爪形手畸形，骨间肌和拇收肌麻痹所致的Froment征，即示指与拇指对指时，表现为示指近侧指间关节屈曲，远侧指间关节过伸，而拇指的掌指关节过伸、指间关节屈曲（见图16-1-5）。

（4）血管损伤检查

了解手指的颜色、温度、毛细血管回流试验和血管搏动状况。由于手部尺、桡动脉组成的掌浅弓、掌深弓加之侧支循环丰富，单独的尺、桡动脉损伤，不易引起手指血供障碍。Allen试验是判断尺、桡动脉吻合通常的有效方法之一（见图16-1-6）。

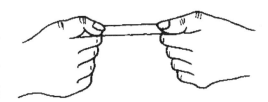

图16-1-5　Froment征，左侧为阳性

（5）骨与关节检查

骨关节损伤的检查，以X线平片最为重要，辅以某些特殊体位。CT检查适用于复杂的或细微的骨折，MRI检查则可以发现韧带软骨的损伤。除此之外，可以通过测量手部各关节的活动度来发现损伤以及评估损伤的程度，需要注意的就是两侧对比。

4. 现场急救　手外伤现场急救处理原则包括止血、创口包扎、局部固定和迅速转运。

（1）止血　手外伤创面出血，甚至腕平面的尺、桡动脉损伤，均可通

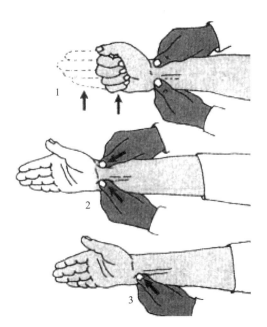

图16-1-6　Allen试验（《骨科临床检查图解》第5版，［美］马雷（Mcrea, R.）著，王延宙译）

过局部加压包扎达到减少出血的目的。禁忌采用束带类物在腕平面以上捆扎。

（2）创面包扎　采用无菌辅料或清洁布类包扎伤口，避免进一步污染。创面内不宜涂抹或使用药水或消炎药物。

（3）局部固定　因地制宜、就地取材，如木板、硬纸板等，固定于腕平面以上，减轻转运途中的疼痛，防治进一步损伤。

（4）迅速转运

5. 处理原则与步骤

手外伤大多伤情不重，但个别特别严重的损伤，除局部损伤的治疗外，因有

时合并休克、颅脑、胸部、腹部等严重并发症或合并症，而且这些损伤长危及患者的生命，应首先给予处理。

（1）首先要重视全身情况的处理：在处理这类损伤时，必须重视全身检查，给予相关处理，比如抗休克等治疗。有些情况下，手部损伤如不及时处理，全身情况不能恢复，这时两者必须同时进行。

（2）早期彻底清创：与开放性创伤和开放性骨折内容基本相同。清创是处理一切开放性损伤的重要措施，手部开放性损伤更为重要。清创应在良好的麻醉和气囊止血带控制下进行。

（3）尽可能恢复损伤的解剖结构：严重的开放性损伤除皮肤挫伤或撕脱外，深部软组织即肌肉、肌腱、神经和血管等多有不同程度的损害，且常伴有骨折脱位，因此必须及时尽可能恢复损伤组织的解剖学结构。须在清创时从浅到深层，按顺序将各种组织清晰辨别，以利修复。

（4）早期修复：以下情况下，在清创后应尽量立即做创面修复：① 全身情况好，无严重的全身合并伤和休克；② 局部创面污染不严重，并能排除厌氧菌感染；③ 受伤手部末梢血循环良好；④ 来院及时，一般不超过12小时。

（5）延期修复：适用于以下几种情况：① 受伤后患者有其他合并伤或休克；② 局部损伤严重，早期修复创面对患者影响较大；③ 创面污染严重，特别是不能排除厌氧菌感染者；④ 受伤肢体末梢循环欠佳，虽经血管的修复，仍不能排除发生肢体坏死者。以上情况不宜在急诊做一期创面修复，应在清创后先覆盖创面，适当加压包扎，观察3—5天后进一步检查创面，若条件改善，再做创面修复。

（6）二期修复：指由于失去早期和延期修复创面时机或由于发生创面早期修复失败和感染，经2—3周的创面准备进行修复。① 患者早期未能得到正确处理，失去了早期或延期修复的时机；② 由于患者全身情况严重，短期内不能得到纠正；③ 创面严重污染，早期清创观察72小时发现有暗中感染；④ 早期或延期修复创面失败。

（7）术后处理：在手功能位包扎创口及固定。固定时间依修复组织的不同而定，肌腱缝合后固定3—4周，神经修复4周，关节脱位3周，骨折4—6周。术后10—14天伤口拆线。组织愈合后应尽早拆除外固定，开始主动和被动功能锻炼，并辅以物理治疗，促进功能早日恢复。

二、手部骨折与脱位治疗

手部骨折在上肢骨折中仅次于桡骨远端骨折，指骨骨折及掌骨骨折，每年 10 000 人中发生率在 12.5% 和 8.4%。治疗方案因人而异，从最稳定的骨折的即刻活动到复杂的骨折使用植入物治疗。

手部骨折治疗的目的是恢复手的运动功能，避免手部僵直及畸形。治疗原则包括骨折准确复位、有效固定、早期康复锻炼。早期的手指功能训练，可以防止肌腱粘连和关节挛缩。良好的骨折复位及固定，获得足够临床意义上的稳定，可以避免畸形。但过早的活动可能引起骨折延迟愈合，甚至不愈合。

合理正确得使用矫形器可以在骨折复位后获得临床意义上的稳定。"临床意义上的稳定"，我们理解为，临近关节主动活动约平时的 50% 时，使用简单的矫形器，骨折不发生移位以及不引起剧烈疼痛。某些骨折类型，如果无法达到该标准，则认为其不稳定，此时需要手术干预（见图 16-1-7）。

此外，关节内骨折常常被忽略，可能导致关节活动受限，继而出现废用性骨质疏松（Post-traumatic Osteoarthritis，PTOA）。特别是近节指间关节向背侧的骨折脱位，由于骨折块的原因，导致关节活动受限，从而引起 PTOA。

多处骨折（见图 16-1-8）和开放性骨折（见图 16-1-9）也是手术指征。开

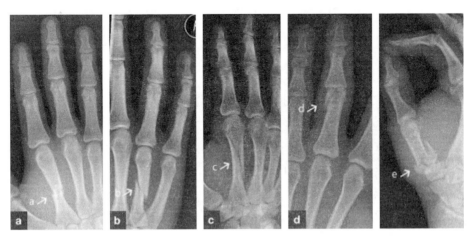

图 16-1-7　常见的骨折类型：（a）横形，（b）短斜形，（c）长斜形，（d）关节内，（e）粉碎性（Popova D, Welman T, Vamadeva SV, Pahal GS.Management of hand fractures.Br J Hosp Med (Lond). 2020 Nov 2; 81(11): 1–11. ）

放性远端指骨骨折最常见，临床上治疗一般需要清创，预防性抗生素使用等。

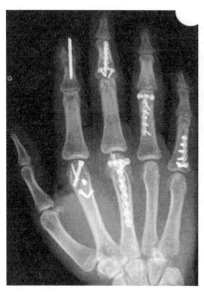

图16-1-8 多处骨折，采用多种治疗方法，包括了克氏针，空心钉，钢板等（Andre EJ C, Jeffrey Y.Hand Fractures: Indications, the Tried and True and New InnovationsJ Hand Surg Am. 2016; 41 (6): 712—722.）

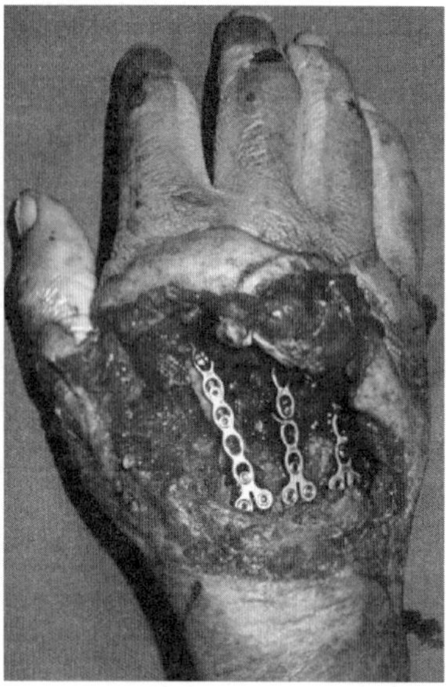

图16-1-9 采用钢板固定，随后将软组织皮瓣覆盖开放性第2，3，4掌骨骨折（Andre EJ C, Jeffrey Y.Hand Fractures: Indications, the Tried and True and New InnovationsJ Hand Surg Am. 2016; 41 (6): 712—722.）

综上所述，手部骨折的手术指征为：

（1）临床意义上的不稳定骨折，或难复性骨折

（2）多处移位性手部骨折

（3）移位的关节内骨折

（4）需要切除性清创的开放性骨折

（5）合并血管神经肌腱损伤

1. 开放性骨折

开放性骨折一般需要在24—48小时内进行急诊清创，不仅仅是骨折固定，还需要对软组织进行修复，同时使用预防性抗生素。

2. 远节指骨骨折

最常见的是碾压伤，通常伴有甲床损伤。骨折往往粉碎，一般无须内固定，夹板固定即可。合并的软组织损伤往往才是最重要的，需根据开放性损伤的原则进行处理，如有甲下血肿，可在指甲上刺孔引流，达到减压和止痛的目的。

横形骨折，移位不明显情况下，一般可选择保守治疗。若存在明显移位，可在局麻透视下进行克氏针固定，一般需要固定远节指间关节来保证骨折的稳定。

锤状指也是远节指骨骨折中较常见的一种类型，累及伸肌腱止点。若骨折移位不明显，采用夹板过伸位固定6—8周（见图16-1-10）。最近的文献显示，可以采用伸直位阻挡克氏针固定，有一定的临床效果。

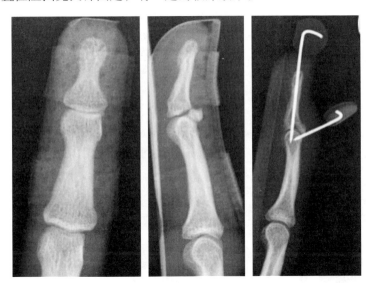

图16-1-10　锤状指采用伸直位克氏针固定治疗（Popova D, Welman T, Vamadeva SV, Pahal GS.Management of hand fractures. Br J Hosp Med (Lond). 2020 Nov 2; 81(11): 1-11.）

3. 中节及近节指骨骨折

中节指骨远端骨折，一般需要克氏针固定（见图16-1-11），需要固定远节指间关节。近节指骨骨折，根据情况，螺钉，克氏针都可采用（见图16-1-12，见图16-1-13）。

4. 掌板损伤

中节指骨掌侧基底部的撕脱骨折（见图16-1-14），常常合并掌板损伤。生活中很常见，通常由于运动中近节指间关节过伸引起，大部分患者可采用保守治疗，即背侧阻挡夹板固定。若存在关节的不稳定等情况，则需要手术治疗（见图16-1-15，见图16-1-16）。

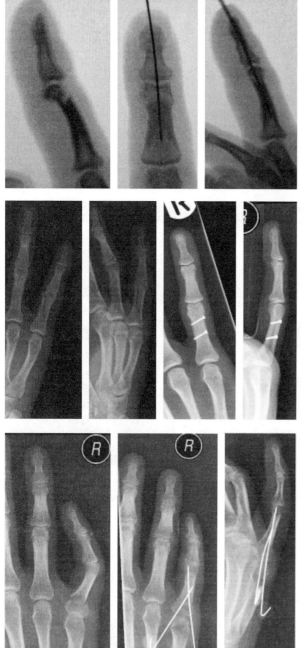

图16-1-11　使用克氏针固定中节指骨骨折（Popova D, Welman T, Vamadeva SV, Pahal GS.Management of hand fractures.Br J Hosp Med (Lond). 2020 Nov 2; 81(11): 1-11.）

图16-1-12　螺钉固定近节指骨骨折（Popova D, Welman T, Vamadeva SV, Pahal GS.Management of hand fractures.Br J Hosp Med (Lond). 2020 Nov 2; 81(11): 1-11.）

图16-1-13　克氏针固定近节指骨骨折（Popova D, Welman T, Vamadeva SV, Pahal GS.Management of hand fractures.Br J Hosp Med (Lond). 2020 Nov 2; 81(11): 1-11.）

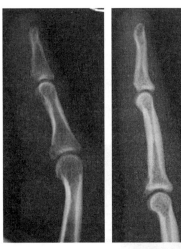
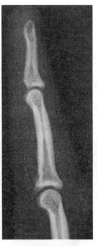
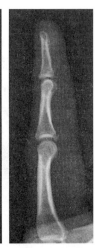

图16-1-14 掌板损伤，累及近节指间关节（Popova D，Welman T，Vamadeva SV, Pahal GS.Management of hand fractures.Br J Hosp Med (Lond). 2020 Nov 2; 81(11): 1-11.）

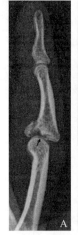
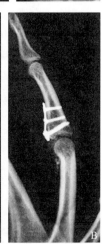

图16-1-15 钢板内固定A. 术前.B. 术后（Andre EJ C, Jeffrey Y.Hand Fractures: Indications, the Tried and True and New InnovationsJ Hand Surg Am. 2016; 41 (6): 712-722.）

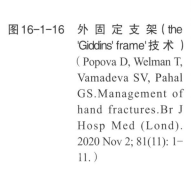
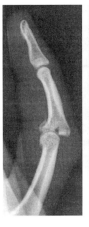
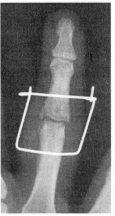
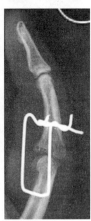

图16-1-16 外固定支架（the 'Giddins' frame'技术）（Popova D, Welman T, Vamadeva SV, Pahal GS.Management of hand fractures.Br J Hosp Med (Lond). 2020 Nov 2; 81(11): 1-11.）

5. 掌骨骨折

掌骨颈骨折很常见，好发于第4，5掌骨（见图16-1-17）。损伤机制是轴向的用拳击打，故又称为"拳击骨折"。拳头的直接冲击会导致掌侧皮质粉碎，以及由于内在肌的牵拉而造成骨折的背侧角度（见图16-1-18，见图16-1-19）。掌骨干和基底部骨折一般都需要手术治疗，而且钢板的稳定性较克氏针强，可以允许早期活动。

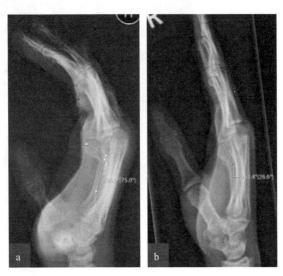

图16-1-17　第5掌骨颈骨折（Popova D, Welman T, Vamadeva SV, Pahal GS.Management of hand fractures.Br J Hosp Med (Lond). 2020 Nov 2; 81(11): 1-11.）

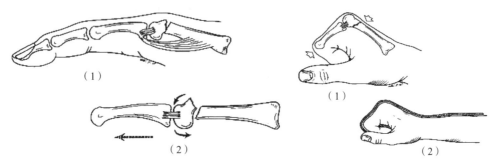

图16-1-18　掌骨颈骨折后收骨间肌的牵拉，掌骨头向掌侧倾斜，骨折向背侧成角，伸直位加重，以及复位方法（《手外科学》，第3版，王澍寰主编）

6. 第一掌指关节

Bennett骨是指第一掌骨尺掌侧的撕脱骨折，同时伴有掌腕关节的半脱位和

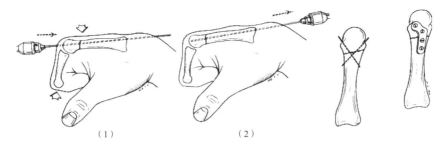

（1）　　　　　　　　　　　（2）

图16-1-19　掌骨颈骨折克氏针内固定（《手外科学》，第3版，王澍寰主编）

脱位。Rolando骨是指第一掌骨基底部Y形或者T形骨折，常常伴有第一掌腕关节脱位（见图16-1-20）。通常都需要手术治疗。

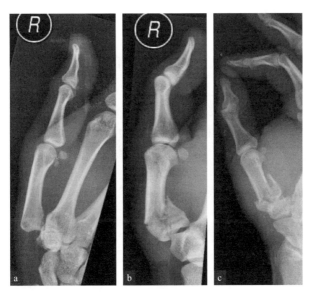

图16-1-20　第一掌骨基底骨折脱位 :（a）Bennett骨折，（b）Rolando骨折，（c）粉碎性骨折。
（Popova D, Welman T, Vamadeva SV, Pahal GS.Management of hand fractures.Br J Hosp Med (Lond). 2020 Nov 2; 81(11): 1-11.）

三、肌腱损伤的修复

手部的肌腱损伤常见于过度使用或者创伤。外周血管神经损伤的同时，需要考虑是否合并有肌腱的损伤。肌腱的损伤将影响手部的功能，因此无论伸屈肌腱在任何区域损伤均应一期修复。由于肌腱愈合机制特点，术后极有可能产生粘连，故在缝合方式和材料方面有其特殊性。伸肌腱具有腱周组织而无腱鞘，术后粘连较轻。屈肌腱特别是从中节指骨中部至掌横纹，即指浅屈肌中节指骨的止点到掌指关节平面的腱鞘起点，亦称"无人区"，此区有屈指深、浅肌腱且被覆腱鞘，肌腱损伤修复术后容易粘连，对于这个部位的肌腱损伤，深浅屈肌均应修复，腱鞘也一并修复。

肌腱修复术近年来取得了很大的发展，比如缝合时需使用强韧的缝合线，通常是4—6股；明智避开环形滑车以避免肌腱受压；确保有张力的缝合防止修复部位出现缝隙；术中进行伸屈试验以确定手术修复的质量；早期部分活动以保证肌腱滑动但不造成修复部位过度负荷；屈肌腱损伤时，在某些情况下，为了获得手指的主动活动范围，可以牺牲临床上无意义的腱弓弦，这时可以切开一部分A3和A4滑车，等等。

1.肌腱损伤处理原则

（1）修复时机

1）一期缝合　无论在何区域断裂，只要情况允许，都应进行一期缝合。应注意以下几个情况：损伤时间、地点、致伤物、污染情况；肌腱损伤平面，估计肌腱断端回缩部位；肌腱断裂数目，是否有合并损伤等。

2）二期缝合　以下情况下可考虑二期修复：肌腱有缺损，直接缝合有困难，合并皮肤缺损，需行皮肤移植或皮瓣覆盖，严重挤压伤，合并骨与关节粉碎骨折，伤口污染严重。

（2）肌腱缝合要求

力求方法简便、可靠、有一定的抗张能力，尽可能减少缝合处的血管狭窄。

（3）局部条件要求

肌腱愈合需要营养，主要来源于血液和滑液。所以，修复的肌腱应位于较完整的滑膜鞘内，或富于血循环的软组织床内，否则不宜修复肌腱。

（4）早期功能锻炼

肌腱缝合后一般需要固定3—4周，期间应在医生指导下主动伸指、被动屈指，待肌腱愈合后，拆除固定进行功能锻炼并辅以理疗。若粘连发生，尚需经过3—6月系统康复治疗，若功能未改善，则需要行肌腱松解手术。

2.肌腱缝合方法

肌腱缝合方法有很多，常用的有Kessler缝合法、改良Kessler缝合法等（图

16-1-21）。近年来多主张采用显微外科缝合法，其目的是尽量减少对肌腱血供的影响，有利于肌腱愈合。

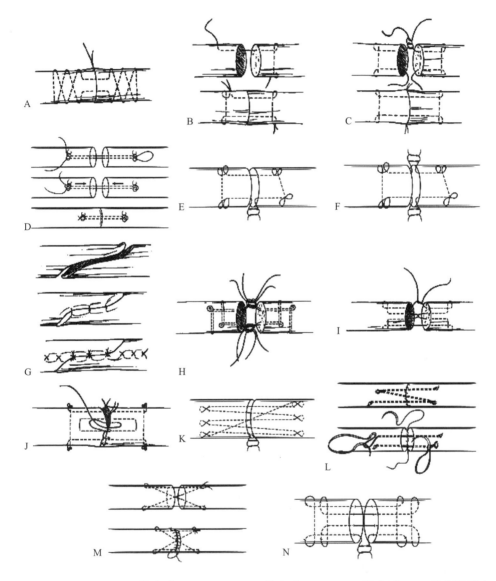

图16-1-21　A. Bunnell缝合法；B，C. Kessler缝合法；D. Tsuge缝合法；E. 单套圈缝合法；F. 双套圈缝合法；G. Bevel技术；H. 双环缝合；I. 锁扣缝合；J. 印第安纳四股缝合；K. 六股单交叉缝合；L. 六股缝合；M. 四股交叉缝合；N. 八股缝合（Strickland JW: Flexor tendon injuries: I. Foundations of treatment. J Am Acad Orthop Surg 1995; 3［1］: 44-54.）

四、神经损伤的修复

手部开放性神经断裂，在具备一定技术和修复的条件下，应尽量在清创时一期修复，否则，清创缝合后应及时转院，待2—3周后，伤口无感染再行修复。若创面污染重或合并皮肤缺损，可在清创时将神经两断端的神经外膜固定于周围组织，防止神经退缩，以利于二期修复（详见周围神经损伤）。

第二节　断肢（指）再植

一、概述

从20世纪初，人类即开始了对肢体再植的动物实验研究。1903年，Höpfner首先进行了狗的肢体断肢再植实验，虽没有取得完全成功，但再植肢体存活达1—9天。随后，Carrel和Guthrie于1906年也完成了狗肢体完全离断再植的动物实验，存活期仍较短。1944年，Hall提出来人类肢体再植的试验计划。1953年，苏联Паичцскцй首先获得动物实验成功，并报道长期随访的再植狗腿功能恢复情况。1960年，Lapchinsky报道了一组狗大腿中段再植的6年随访结果，并首先阐述了冷冻在离断肢体保存中的作用。1960年我国学者屠开元等开始对断肢再植进行动物实验研究，1962年报道了完全断肢再植的动物实验，共11只狗，有5只成功。1963年，上海市第六人民医院陈中伟等为工人王存柏接活了完全离断的右前臂，且功能恢复良好。此被一致认为世界上断肢再植成功的首次报道。1965年又成功开展了断指再植。此后，断肢再植手术迅速发展，国内外广泛开展，我国取得了一系列进展，长期处于国际领先地位。

二、肢体离断的类型

肢体离断一般分为完全性离断和不完全性离断。

1. 完全性离断：离断肢体的远端和近端完全分离，不存在任何组织相连；或离断部分仅存极少量损伤的组织相连，但在清创手术中往往需将这部分组织切除或切断后再行再植手术。

2. 不完全离断：损伤肢体的软组织大部分离断，断面有骨折或关节脱位，残留相关的软组织少于该断面正常时的1/4，或残留皮肤不超过周径的1/8，维持肢体主要血液循环的血管断裂或因损伤造成栓塞，离断水平以远的肢体血液循环丧失或严重缺血，如不恢复断裂血管的解剖连续性，离断肢体将发生坏死。

三、断肢（指）的急救处理与转运

在损伤发生现场，应首先对患者的全身情况进行检查，并应给予相应的处理。其他的包括止血，包扎，固定，离断肢（指）保存，迅速转运。与手外伤急救处理基本相同。

断肢（指）再植具有时限性。一般认为，夏季为6—8 h，冬季为10—12 h。离断肢（指）断面应用清洁敷料包扎以减少污染。若受伤现场离医院较远，必须正确冷存后再转送。具体操作为：将断肢（指）清洁敷料包裹后，置入塑料袋中密封，再放入加盖的容器内，外周放入冰块保护，切忌将离断肢（指）浸泡于任何液体。到达医院后，检查断肢（指），用无菌敷料包裹，放于无菌盘中，置入4℃冰箱内。

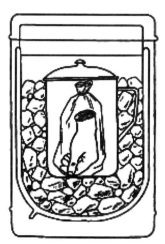

图16-2-1　断肢的保存（《外科学》，第8版，陈孝平，汪建平主编）

有实验研究证实，高压氧对保存离断肢体具有保护作用，目前已有临床应用的研究报道。对于有条件的医院，再植术前用高压氧保存离断的肢体，在再植术前、术中、术后可能有减轻肢体水肿，避免潜在的骨筋膜室综合征及预防伤口感染的作用。

四、断肢（指）再植的适应证

严格来说，断肢（指）再植不存在绝对的适应证或禁忌证。对于一个离断的肢体，是否适宜行再植手术，应进行仔细、全面的评估和判断，包括：年龄，损伤类型，肢体离断水平，离断部分的损伤程度，缺血时间，是否多发的肢体离断，全身情况，合并伤，既往史，再植后肢体功能恢复情况的判断，患者经济情况，特殊要求，是否患有精神疾病，等。

1. 患者的情况　包括全身情况，精神状况，年龄等。

良好的全身情况是再植的必要条件，了解患者是否能够耐受较长时间的断肢再植手术，以避免在术中和术后发生意外。若为复合伤或多发伤，应以抢救生命为主，将断肢（指）置于4℃冰箱内，待生命体征稳定后再植。

某些肢体离断的原因为患者精神疾患所致的自残，对这种情况下是否再试应慎重，国内外都有许多因此类原因导致的失败病例。须与家属充分沟通，以及相关精神科医师合作下，才能实施手术。

目前，对于断肢（指）再植年龄的上下限没有严格界定。老年患者因体质差，经常合并慢性器质性疾病，是否再植应予慎重，全面考虑。

2. 断肢的情况　包括损伤类型及损伤平面，断肢缺血的时间，断肢的创伤情况。

肢体离断的损伤类型及损伤平面与再植手术的成功及术后的功能恢复有密切关系。各种锐器伤造成的整齐的肢体离断再植成功率较高，而撕脱，碾轧，压砸性损伤等造成的不整齐肢体离断再植成功率则较低。随着显微外科技术的不断提高，多平面肢体离断成功过再植的报道越来越多。因此，与损伤类型有关的再植手术的适应证和禁忌证的界限也越来越模糊。

肢体离断后，完全处于缺血状态，缺血持续要一定时间后，即使重建血液循环也不能保证肢体成活，特别是肌肉组织，耐受缺血的能力更差。断肢（指）再植手术应越早越好，分秒必争，一般认为，20—25℃的环境下，最好在6—8小时以内进行再植手术；在4℃左右的环境下，缺血耐受时间可延长到12小时。但这也不是绝对的，有报道离断后30多小时再植成功的病例。所以，离断肢体缺血时间并不是确定耐受缺血时限的唯一因素，离断肢体是否经过冷藏、受伤时的环境、气温、肢体离断的平面及术前有无对离断肢体采取合理的保存措施等因素，与耐受缺血时限均有密切关系。

离断肢体的创伤情况与再植手术的成败及手再植后的功能恢复情况密切相关。如严重的压砸伤、撕脱伤等造成的肢体离断，其软组织损伤的范围广、程度重，离断部分肢体可能存在严重毁损伤，再植的成功率、术后伤肢功能恢复也较差。因此，术前应对上述伤情给予客观、准确的评价和判断。

五、断肢（指）再植的手术原则

断肢（指）再植是创伤各科各种技术操作的综合体现，要求术者必须具备良好的外科基础和娴熟的显微外科技术。一般情况下，断肢（指）清创后先行骨支架的修复和固定，修复肌肉、肌腱，吻合血管，修复神经。断肢（指）重建血液循环后即可闭合伤口。

1. 彻底清创

清创术是各种开放性损伤处理的重要操作步骤，与预防术后伤口感染有着密切的关系，同时可以对离断肢（指）体的组织损伤的进一步评估因此直接关系着断肢（指）再植手术的成败。一般分两组同时清创离断肢（指）体的远近端，仔细寻找、修整、标记血管、神经、肌腱。

2. 骨支架的修复和固定

对于一般开放性骨折的处理原则，同样适用于断肢（指）再植手术。不同的是，为了减少血管神经缝合后张力，可以适当修整和缩短骨骼，尽量减少对骨膜的过多剥离，同时应为接骨创造较好的条件，尽量使两骨断端有较稳定和较大的接触面，利于内固定和有利于愈合。

3. 缝合肌（肉）腱

从理论上讲，离断肢体所有的肌肉肌腱均应一期缝合修复，除非有特殊情况，如损伤严重或缺损较大，需进行移植或利用其他方法来进行重建，或者某些功能重要性相对不大的肌腱，可以不缝合。肌腱修复顺序为先伸肌腱后屈肌腱。

4. 血管的吻合

离断肢体再植后能否存活，关键取决于伤肢的血液循环能否很好地建立。因此，血管吻合的成败，是再植手术的关键。吻合血管应高标准要求，不仅注意动静脉吻合的比例，更应注意吻合的质量。在处理创面过程中，尽量使吻合的血管有一个良好的基床和覆盖，血管吻合处应尽量避开骨折处及皮肤缝合点，避免早期肿胀的压迫，应在无张力下吻合，若有血管缺损应行血管移位或移植（图16-2-2）。吻合血管应尽可能多，动脉、静脉比例以1∶2为宜。一般先吻合静脉，后

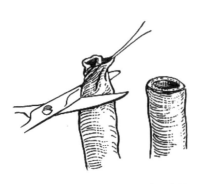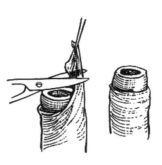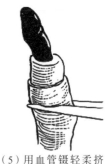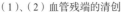

（1）、（2）血管残端的清创　　（3）、（4）剪除血管断端的外膜　　（5）用血管镊轻柔挤出残存于血管端断腔内的血凝块，并检查血管内膜是否光滑

图16-2-2　血管吻合前的处理（《手外科学》，第3版，王澍寰主编）

吻合动脉。

5. 神经的修复

神经组织应一期修复，即使是一些功能不是十分重要的感觉分支，如桡神经和尺神经感觉支，也应该尽可能地给予缝合。一般采用神经外膜缝合即可，若有缺损，应行神经移植。

6. 闭合创面和包扎

断肢（指）再植的创面，要争取做到一期闭合和一期愈合，缝合伤口张力不宜过大，可采用"Z"字成形术，若有皮肤缺损，可采用中厚或全厚皮片移植或局部皮瓣转移覆盖。包扎时应注意，断指上的纱布均交叉重叠包扎，禁止行环形包扎，手指指端外露，以便观察血循环，患手置功能位，石膏托外固定。

六、术后处理

断肢（指）再植手术的成败，固然取决于手术。但是也不能忽视术后护理。

1. 密切观察全身情况

根据患者术后情况，给予相关治疗，如补充血容量、纠正贫血，注意有无毒血症和急性肾衰等。一般低位离断再植术后全身反应较轻。高位再植，特别是缺血时间较长者，可能会因为血容量不足，循环不良，再灌注等原因出现心、肾、脑中毒而持续高热，烦躁不安甚至昏迷，出现脓毒血症，急性肾衰，应及时处理。

2. 一般护理

病房应安静、舒适、空气新鲜，室内最好有保温设备，将室温保持在20—25℃左右，患肢抬高处于或略高于心脏水平。局部有一60 W落地灯照射，照射距离30—40 cm以提高局部温度，使血管扩张，改善末梢血液循环。要求患者卧床7—10天。禁止侧卧，以防肢体受压。禁止吸烟，防止血管痉挛。注意患者术后探讨。

3. 抗生素应用

再植术后局部若发生感染，可以使吻合的血管栓塞、吻合口破裂或发生败血症等。抗菌药物的选择应根据污染的轻重、组织损伤的严重程度等酌情使用。但要避免使用对血管刺激较大的抗生素，同时应注意对肝、肾功能的损害。

4. 抗血管痉挛药物、抗凝药物的应用

抗凝、解痉药物的预防性使用，有助于避免或减少血管痉挛或血栓形成。常用抗血管痉挛药物有罂粟碱，成人剂量为60 mg，每6小时肌肉注射1次，一般5—7天后逐渐减量至术后12—14天，不宜突然停药。目前，前列腺素E1为主要成分的制剂前列地尔注射液，在临床也越来越受到重视。低分子右旋糖酐是临床常用的抗凝药物，500 ml，每日2次，持续5—7天。

5. 定期观察血循环，发现和处理血管危象

再植肢（指）体一般于术后48小时容易发生动脉供血不足或静脉回流障碍，因此应每1—2小时观察一次，与健侧对比做好记录。正常情况下，指甲、指体色泽红润，毛细血管试验良好，指腹末端侧方切开1—2秒有鲜红色血液流出；指体由红润变为苍白，皮温降低，毛细血管回流消失，指腹干瘪，指腹侧方切开不出血，则说明动脉供血中断，系有动脉危象发生，常由血管痉挛或血管吻合口血栓所致；指体由鲜红变为暗红，毛细血管回流加快，皮温逐渐降低，指腹切开即流出暗紫色血液，说明静脉回流受阻，系有静脉危象发生。一旦发生须解除压迫，给予解除痉挛等治疗，必要时手术探查。

6. 康复治疗

断肢（指）再植的目的是要恢复良好的功能。骨折愈合拆除外固定后，应积极进行主动和被动功能锻炼，并辅以物理治疗，促进功能康复。若肌腱粘连应行松解术，需二期修复的，应尽早进行。

第三节 显微外科技术进展

显微外科手术是需要使用显微镜的外科手术的总称，是在手术放大镜和手术显微镜下，应用特殊精细的器械和材料对细微组织进行微小修复与重建的一项外科技术。其特点是组织创伤小，手术质量高，扩大了手术范围，使过去肉眼下无法进行的手术得以实施。

外科的许多领域都需要使用显微镜。在整形和重建手术领域，进行了各种各样的手术操作，包括但不限于再植、皮瓣转移、自体或异体、血运重建、神经缝合和淋巴外科。在肿瘤学领域，多种重建手术不仅需要应用显微外科手术修复缺损，而且还需要恢复功能。显微外科技术的引入，不仅扩展了外科医生的覆盖能力，而且逐渐形成了新的原则和策略。显微外科被认为是重建手术的里程碑之一，目前普遍成功率在95%—97%之间。修复神经间隙，肌腱损失，软组织缺陷，通过这种重建显微手术的能力，使得肿瘤的切除达到满意的切缘，从而获得最佳疗效。

一、显微外科的设备和器材

1. 手术放大镜

手术放大镜为望远镜式，放大倍数2.5—6倍，使用方便、灵活，适用于直径2 mm以上的血管、神经缝合（图16-3-1，图16-3-2）。

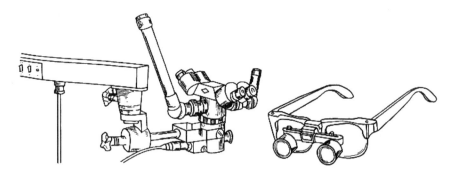

图16-3-1 显微镜及放大镜（《外科学》，第8版，陈孝平，汪建平主编）

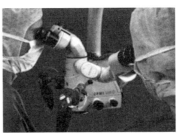
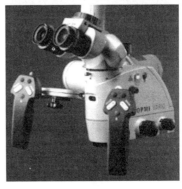
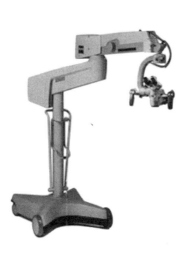

图16-3-2　手术显微镜（《外科学》，第8版，陈孝平，汪建平主编）

（1）放大倍数6—30倍，用手或脚踏控制变倍。

（2）工作距离200—300 mm，根据需要调整。

（3）具有180°对立位的主、副两套双筒目镜，能各自调节屈光度、瞳孔间距，视场直径大、视场合一，影像呈正立体像。

（4）具有同轴照明的冷光源，可调节光度。

（5）悬挂、支撑显微镜的支架，灵活、轻便。

（6）具有连接参观镜、照相机和摄像系统的接口，以便参观和教学。

2. 显微手术器械

包括微血管钳、镊子、剪刀、持针器、血管夹、合拢器、冲洗平针头等（图16-3-3）。显微外科器械的一般要求为：① "尖、细而稳定"，显微外科手术常常要求在1—25 cm^{2}的视场内工作，故所有器械应尖而细长。器械有效工作部分，即前端5 cm左右的长度内，直径应在0.5 cm以下，尖锐宜在0.2—0.3 mm左右。这就要求以优质不锈钢为材料，增加器械刚性，否则镊子尖端易变形、打滑，影响操作。② "轻便、易操纵"，操纵轻巧的器械无须过度应用指力，不易疲劳，有利于长时间手术。器械柄部要求为圆身并刻有滚花纹，这样有利于把持及运用指力进行操作。器械应为弹簧式，操纵后自行恢复原位，但弹力不应过大，否则手指易疲劳。一般手术器械长度以10—13 cm为宜，比较灵便，而脑外科与胸外科深部显微手术器械以20—25 cm长度为宜。③"不反光、去磁性"，显微外科手术往往直射强光照明，器械反光影响视力，容易造成眼部疲劳。缝针易被磁性的器械吸附，影响操作，所以显微外科器械必须用消磁器消除器械磁性。

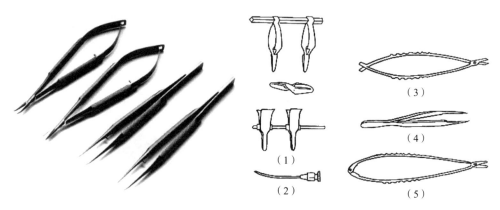

图16-3-3 （1）血管夹及合拢器 （2）冲洗平针头 （3）弹簧式显微剪 （4）血管镊 （5）持针器
（《外科学》，第8版，陈孝平，汪建平主编）

3. 显微缝合针线

显微外科针线是显微外科手术不可缺少的，基本要求是针线细而光滑，针头锐利，针体硬度高，能穿过坚韧组织，经得起持针器挟持而不变形。缝针的截面有圆形、三角形、梯形、V形、针尖V形而后部圆形等，针弧度有1/2，3/8，1/4，5/8等多种（表16-3-1）。

表 16-3-1 常用的显微缝合针线规格

| 型号 | 针 | | 线 | | 用　　　途 |
	直径（μm）	长度（mm）	直径（μm）	拉力（g）	
7-0	200	6	50	50	吻合口径 > 3 mm的动脉、静脉、神经
8-0	150	6	38	50	吻合口径1—3 mm的血管

（续表）

型号	针		线		用　　途
	直径（μm）	长度（mm）	直径（μm）	拉力（g）	
9—0	100	5	25	25	吻合口径1—3 mm的血管
11—0	70	4	18	10	吻合口径 < 1.0 mm的血管、淋巴管

二、显微外科基本手术技术

显微外科基本手术技术包括显微血管、淋巴管吻合技术、神经、肌腱缝合技术。其中，前者要求最高，也最常用。

1. 显微血管吻合技术　常见的方法有端端吻合、端侧吻合、盘侧吻合、盘端吻合和镶嵌吻合5种。以端端吻合最常用，其基本原则和方法如下：

（1）无创技术　禁用锐器置入血管腔和镊子夹持血管壁，以防损伤血管内膜，导致血栓形成。

（2）血管及血管床肝素化　以肝素生理盐水滴注血管床、血管表面，冲洗血管腔，以保持湿润肝素化，避免局部血液凝固。

（3）血管断端清理及血管外膜修剪　镜下仔细检查血管壁损伤情况，彻底切除挫伤血管壁。为避免缝合血管时将期外膜带入管腔，引起血栓形成，用镊子夹住外膜边缘，向断端侧牵拉、切除，外膜自然回缩。剥离外膜的范围以距离断端0.5 cm为宜（图16-3-4）。

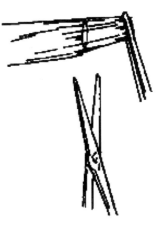

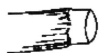

图16-3-4　血管端端修整后，将血管外膜向外牵拉，平血管端端平整剪除外膜后，近端外膜回缩即可吻合（《显微外科基本理论与操作》，顾玉东主编）

（4）缝合血管（见图16-3-5）

1）缝合法：二定点缝合较常见。即在血管0°、180°方位定点各缝合1针，二针线作牵引，根据血管口径大小均匀缝合血管壁2—4针，然后180°翻转血

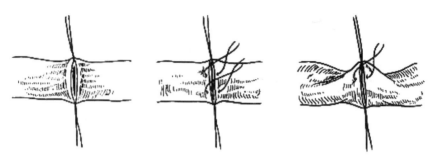

图16-3-5　端端吻合法（《外科学》，第8版，陈孝平，汪建平主编）

管，同样均匀缝合血管后壁。

2）针距、边距：结合血管口径、管壁厚度、管内血流压力而定，一般动脉缝合的边距相当于血管壁厚度的2倍。针距为边距的2倍。静脉血管管壁较薄，边距比例可比动脉稍大。也有人认为针距=1侧的边距×2，该法很实用，易掌握。

3）进针与出针：应尽量与血管壁垂直进针，顺缝针的弧度出针。

4）打结：应使血管轻度外翻，内膜对合良好，打第一个结松紧适度，第二、三个结应紧。

5）漏血检查与处理：缝合完毕放松血管夹，血流迅速通过吻合口，如漏血不多，可用小块湿纱布轻度压迫片刻，如吻合口有喷射状出血，不易控制，应补加缝针。

2. 显微神经缝合　显微神经缝合方法有神经外膜缝合法（图16-3-6）和神经束膜缝合法（见图16-3-7）。

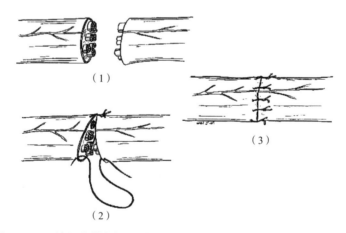

（1）

（2）

（3）

图16-3-6　神经外膜缝合法（《外科学》，第8版，陈孝平，汪建平主编）

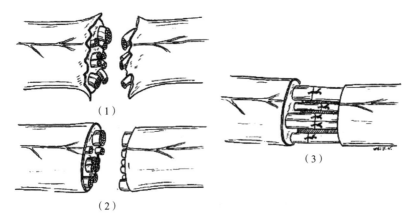

（1）

（2）

（3）

图16-3-7　神经束膜缝合法（《手外科学》，第3版，王澍寰主编）

3. 显微淋巴管缝合法

4. 超显微外科

定义为显微吻合0.8 mm以下的血管。这种技术目前已频繁使用于淋巴水肿，断指再植，拇再造，神经瓣，以及某些特定情况下的软组织重建。它的处理原则与显微外科相同：

（1）合适的工作环境，包括显微镜及放大镜，比如吲哚青绿（ICG）检测显微镜，可以较好得显示淋巴系统，同时可以检测皮瓣的血运，从而预测那些低灌注的部位。

（2）详细的术前评估和计划，比如血管CT造影，彩色双重成像，可以更好地进行皮瓣的设计，给了医生更多的选择。

（3）超显微技术，包括解剖，受体准备，显微吻合和皮瓣植入，以及特殊的手术器械及针线，这些都需要更长的学习曲线。

（4）术后护理，是否需要抗凝，使用哪种药物抗凝，仍存在争议。但在某些情况下，如小血管，静脉移植，血管条件较差，高凝状态等情况下，抗凝是可以考虑的。术后低血压时，适当的使用升压药，如多巴胺。总之术后护理对于超显微外科来说是很重要的（见图16-3-8，见图16-3-9）。

三、显微外科在骨、手外科中的应用范围

1. 断肢（指）再植　是显微外科应用的重要内容之一。

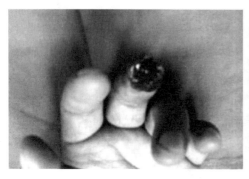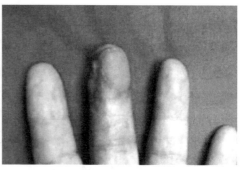

图16-3-8 远端指尖切割伤，动静脉保留足够，无须血管移植。采用超显微技术进行残端重建，术后1年恢复良好。（Hong JP, Song SY, Suh HP.Supermicrosurgery: Principles and applications.J Surg Oncol. 2018; 118(5): 832−839. ）

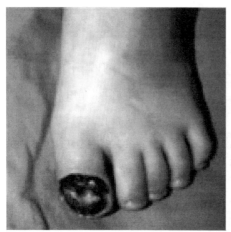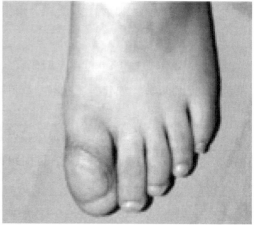

图16-3-9 足趾罕见肿瘤切除术后，采用一个小而薄的骨间后动脉穿支皮瓣重建。术后5年仍存活。（Hong JP, Song SY, Suh HP.Supermicrosurgery: Principles and applications.J Surg Oncol. 2018; 118(5): 832−839. ）

2. 拇、手指再造

自我国杨东岳1966年首次报道吻合血管第二足趾移植再造拇指以来，拇、手指缺损的再造取得较满意结果，不仅恢复了手的外形，同时感觉和运动功能得到极大改善。

3. 皮瓣移植

含有完整动脉、静脉血管系统的皮肤及皮下组织或肌肉及其上皮肤形成皮瓣或肌（皮）瓣。当移植后需吻合血管，才能恢复其血液供应，保存活力，故称为游离移植。主要应用于软组织缺损伴有深部组织（如肌腱、骨关节）外露者，严重瘢痕致关节挛缩畸形需二期修复者，经久不愈的慢性溃疡等。目前可供选择的皮瓣有30余种，肌（皮）瓣20余种。应根据组织缺损部位、面积、性质或某些特殊的治疗需求作适当选择。如常用的肩胛皮瓣、腹部皮瓣、前臂皮瓣、股前外侧皮瓣，胸大肌肌（皮）瓣，背阔肌肌（皮）瓣。

4. 外周神经修复

显微外科技术克服了过去肉眼修复周围神经对合差，易形成神经瘤的缺点，使神经对合更加准确，提高了修复效果。

5. 骨、骨膜、关节移植

采用吻合血管的骨和骨膜移植可修复不愈合和骨缺损，由于有血液供应使传统骨移植的"爬行替代"愈合过程转变成一般骨折自然愈合过程，极大地缩短了骨愈合的时间。目前临床已报道四肢长短骨骨膜及关节移植20余处，为骨关节缺损的治疗提供有效、快速的治疗方法。

参考文献：

1. 陈孝平，汪建平主编.外科学［M］.第8版.北京：人民卫生出版社，2013.

2.（美）马雷（Mcrea, R.）著；王延宙译.骨科临床检查图解［M］.第5版.济南：山东科学技术出版社，2015.10.

3. 王澍寰主编.手外科学［M］.第3版.北京：人民卫生出版社，2011.12.

4. 顾玉东，王澍寰，付德主编.手外科手术学［M］.第2版.上海：复旦大学出版社，2010.6.

5. Klifto CS, Capo JT, Sapienza A, Yang SS, Paksima N. *Flexor Tendon Injuries*. J Am Acad Orthop Surg. 2018 Jan 15; 26(2): e26–e35.

6. Andre EJ C, Jeffrey Y.Hand Fractures: Indications, the Tried and True and New InnovationsJ Hand Surg Am. 2016; 41 (6): 712–722.

7. Popova D, Welman T, Vamadeva SV, Pahal GS.Management of hand fractures.Br J Hosp Med (Lond). 2020 Nov 2; 81(11): 1–11.

8. 顾玉东主编.显微外科基本理论与操作［M］.上海：上海医科大学出版社，2000.2.

9. Hong JP, Song SY, Suh HP.Supermicrosurgery: Principles and applications.J Surg Oncol. 2018; 118(5): 832–839.

第十七章

周围神经损伤

第一节 总 论

周围神经损伤，平时战时均多见。据第二次世界大战战伤的一些统计，四肢神经伤约占外伤总数的10%，火器伤骨折中约有60%合并神经伤。四肢神经伤最多见的为尺神经、正中神经、桡神经、坐骨神经和腓总神经。上肢神经伤较多，约占60%—70%。

一、周围神经的解剖生理与病理

1. 周围神经的解剖生理学

（1）大体解剖 共有31对脊神经，系由感觉、运动及交感神经组成的混合神经。脊神经的前、后根汇合出椎间孔后，即接受交感神经支。由神经根分出的后支供给椎旁肌肉及头、颈、躯干后面的皮肤。只有上3个颈神经的后支大于前支。颈1、2、3、4神经的前支构成颈丛。颈5、6、7、8及胸1的前支构成臂丛。腰1—3神经前支及腰4神经前支的一部分构成腰丛。腰4神经前支的一部分，腰5及骶神经的前支构成骶神经丛。

（2）显微结构 神经细胞由细胞体、树突及轴突构成。神经细胞尽管形式不同，但只有一个轴突，细胞元结构亦相同（见图17-1-1）。感觉、运动或交感神经细胞的神经轴突直径从1 μm—20 μm不等，长度可达900 mm。轴突分为有髓鞘及无髓鞘两种，运动纤维和感觉纤维属有髓鞘神经，较粗大，其轴突包绕层数不同的髓鞘，髓鞘系由雪旺氏细胞所形成，雪旺氏细胞与髓鞘紧密接触，包绕轴突的施万氏细胞形成施万氏细胞鞘，其外面有一层很薄的结缔组织，称为神经内膜。交感纤维属无髓鞘神经，较细小，其神经轴突外面被以很薄的髓质，在有髓鞘神经，施万氏细胞只有一个轴突；在无髓鞘神经，一个施万氏细胞可包有数个轴突。

有髓鞘神经纤维上出现不少间断处，称为郎飞氏结（node of Ranvier），此处髓鞘中断。结间的距离因轴突的大小而不同，有100 μm—1 mm、1—2 mm、2—3 mm几种，初生时，大的神经纤维结间距为230 μm，发育到成人可增长2.5—4倍。神经小枝自结处分出，结间只有一个施万氏细胞。

施万氏细胞鞘在保护轴突及轴突再生方面起重要作用，施万氏细胞形成的髓鞘系以轴突为中心，逐渐旋转而成，

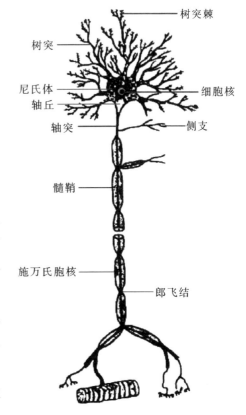

图17-1-1　神经元的结构

电镜下显示的层次为施万氏细胞的反折，其间充以浆液物质。髓鞘中70%—80%为脂类，20—30%为蛋白质，电位的传导是跳跃式的，即跳跃过每一个郎飞氏结。结间为去极化作用。周围神经是混合神经，所测得的传导速度为综合速度，在人体，经皮肤测桡神经的传导速度为58—72米/秒，腓总神经为47—51米/秒，直径22 μ的为120米/秒，直径2 μ的只有0.4—2.3米/秒。

轴突最外层包绕神经内膜，若干轴突组成一个神经束，有束膜（Perineurium）包绕，若干神经束组成神经干，外包的结缔组织膜称为神经外膜（Epineurium）。神经内膜、束膜及外膜均有防神经受伤过度牵拉的作用，尤以后二者为重要。

神经的血液供给丰富，血管进入神经外膜后，多纵行吻合后再分枝，然后达束膜，在内膜也有众多毛细血管网。外膜内有淋巴管。

2. 周围神经损伤的变性与再生

（1）神经的变性——瓦氏变性（Wallerian degeneration）

早在1850年，Waller即发现蛙的舌咽神经和舌下神经损伤后有退行性变，在切断神经12—15天后髓鞘分解，2年后Waller作进一步研究，发现3—4月后神经又长入舌内，认为是神经细胞维持神经纤维的活力。

髓鞘分解不是由近端而及于远端，而是先在施万氏细胞的临界面开始，然后在郎飞氏结附近分解退变，整个髓鞘被吸收。剩下的施万氏细胞管，称为Bungner氏带（Bungner's band）。

1913年Caial仔细研究了轴突的退变与再生，损伤神经近侧段的退行性变到郎飞氏结前（或不超过一个郎飞氏结）即停止。退变的髓鞘分解成为胆固醇酯及三酸甘油酯而被吸收。神经损伤后，相应的神经细胞也有变化。1892年Nissl报道，轴突断后神经细胞出现染色质溶解现象，最近研究证实了这一看法，而且显示整个神经细胞肿胀。

轴突和髓鞘的分解吸收以及施万氏细胞增生等现象，称为瓦氏变性（Wallerian degenration）。这一蜕变过程，在神经断裂后即开始，一般在神经伤后8周左右完成。

（2）神经的再生 一般认为神经细胞损伤后不能再生，而周围神经纤维可以再生。

神经损伤后24小时，在电镜下可见纤维的神经轴芽，而伤后7—10天才开始向远侧生长。有的作者在动物实验中发现，对端吻合术后1周，距吻合口2 mm处可见轴芽。如未修复神经，则在近侧形成神经瘤，远侧段的近端也因施万氏细胞的增生而膨大，称为施万氏细胞瘤。

损伤的神经修复后，再生的轴突进入远侧的鞘膜管内，并以每日1—2 mm的速度向远侧生长，当再生轴突与终末器官相连后即发挥功能。终末器官及运动终板可以再生。

轴突生长的旺盛期一般认为在修复术后4—6周，1—6周内，电镜下可看到再生轴突为神经束膜包被称为神经小束，在光镜下到术后8—12周才能看到。由于再生轴突不能全部长入远侧段，所以感觉和运动功能的恢复达不到伤前水平。

施万氏细胞在神经修复术中起重要作用。损伤远侧段雪旺氏细胞分裂增殖形成索带，对再生轴突起引导作用，并可诱导生长锥的迁移方向。它还能分泌神经生长因子（NGF）、神经元营养因子（NTFS）、促神经轴突生长因子（NPFS）、基膜素（Laminin）和纤维联结素等20多种多肽类活性物质，诱导刺激和调控轴突的再生和髓鞘的形成。

二、周围神经损伤的原因和分类

1. 损伤原因

周围神经损伤的原因可分为：

（1）牵拉损伤　周围神经的张力强度较大，但弹性较小，牵拉后易造成神经内损伤，如臂丛神经损伤。轻者可造成神经传导功能障碍或轴索中断，重者可使支持组织损伤或神经断伤。前者多可自行恢复，后者由于损伤较为广泛，不宜早期修复，二期修复也较为困难。

（2）火器伤　如枪弹伤和弹片伤。不论神经完全或不完全离断，因损伤范围在早期不易决定，应留作二期修复。

（3）切割伤　锐器所致的神经损伤，如刀割伤、电锯伤、玻璃割伤等。只要造成神经功能障碍，应早期手术修复。

（4）压迫性损伤　如骨折脱位等造成的神经受压。压迫原因如能及时解除，症状多可自行恢复。

（5）缺血性损伤　肢体缺血挛缩，神经亦受损。如前臂肌肉缺血性挛缩常伴有正中神经及尺神经的缺血性损伤。

（6）电烧伤及放射性烧伤　电流击伤，损伤组织较深，神经受损范围多较广泛，如不能自行恢复，手术修复也存在难度。深部治疗用的大量放射线可产生周围神经损伤，病变发展缓慢，如周围组织也烧伤，同时也可有瘢痕压迫神经，此类病例应及时做神经松解，争取恢复功能。

（7）化学药物损伤　如在神经附近或神经内注射对神经有损伤性的化学药物，若将一段神经完全破坏，形成瘢痕，须手术切除，做神经修复。

2. 周围神经伤的分类

根据神经结构的损伤情况及创伤病理改变，神经损伤分为三种类型。

（1）神经断裂

神经完全断裂，临床表现为完全损伤，处理上需手术吻合。

（2）神经轴突中断

神经轴突完全断裂，但鞘膜完整，有变性改变，临床表现为神经完全损伤。多因神经受轻度牵拉伤所致，多不需手术处理，再生轴突可长向损伤的远侧段。但临床上常见的牵拉伤往往为神经完全或部分拉断，如产伤或外伤，恢复较差。

（3）神经传导功能障碍

神经轴突和鞘膜完整，显微镜下改变不明显，电反应正常，神经功能传导障碍，有感觉减退，肌肉瘫痪，但营养正常。多因神经受压或挫伤引起，大多可以恢复；但如压迫不解除则不能恢复。如骨折压迫神经，需复位或手术解除神经压迫。

1968年Sunderland根据神经损伤的不同程度将其分为五度。

三、周围神经损伤的检查及诊断

根据外伤史、临床症状和检查，判断神经损伤的部位、性质和程度。

1. 临床检查

（1）伤部检查　检查有无伤口，如有伤口，应检查其范围和深度、软组织损伤情况以及有无感染。查明枪弹伤或弹片伤的径路，有无血管伤、骨折或脱臼等。如伤口已愈合，观察瘢痕情况和有无动脉瘤或动静脉瘘形成等。

（2）肢体姿势　观察肢体有无畸形。桡神经伤有腕下垂；尺神经伤有爪状手，即第4、5指的掌指关节过伸，指间关节屈曲；正中神经伤有猿手；腓总神经伤有足下垂等。如时间过久，因对抗肌肉失去平衡，可发生关节挛缩等改变。

（3）运动功能的检查　根据肌肉瘫痪情况判断神经损伤及其程度，用六级法区分肌力。

0级——无肌肉收缩；

1级——肌肉稍有收缩；

2级——不对抗地心引力方向，能达到关节完全动度；

3级——对抗地心引力方向，能达到关节完全动度，但不能加任何阻力；

4级——对抗地心引力方向并加一定阻力，能达到关节完全动度；

5级——正常。

周围神经损伤引起肌肉软瘫，失去张力，有进行性肌肉萎缩。依神经损伤程度不同，肌力有上述区别，在神经恢复过程中，肌萎缩逐渐消失，如坚持锻炼可有不断进步。

（4）感觉功能的检查　检查痛觉、触觉、温觉、两点区别觉及其改变范围，判断神经损伤程度。一般检查痛觉及触觉即可。注意感觉供给区为单一神经或其他神经供给重叠，可与健侧皮肤比较。实物感与浅触觉为精细感觉，痛觉与深触觉为粗感觉。神经修复后，粗感觉恢复较早较好。

感觉功能障碍亦可用六级法区别其程度：

0级——完全无感觉；

1级——深痛觉存在；

2级——有痛觉及部分触觉；

3级——痛觉和触觉完全；

4级——痛、触觉完全，且有两点区别觉，唯距离较大；

5级——感觉完全正常。

（5）营养改变　神经损伤后，支配区的皮肤发冷、无汗、光滑、萎缩。坐骨神经伤常发生足底压疮、足部冻伤。无汗或少汗区一般符合感觉消失范围。可作出汗试验，常用的方法有1）碘—淀粉试验：在手指掌侧涂2%碘溶液，干后涂抹一层淀粉，然后用灯烤，或饮热水后适当运动使患者出汗，出汗后变为兰色。2）茚三酮（Ninhydrin）指印试验：将患指或趾在干净纸上按一指印（亦可在热饮发汗后再按）。用铅笔画出手指足趾范围，然后投入1%茚三酮溶液中。如有汗液即可在指印处显出点状指纹。用硝酸溶液浸泡固定，可长期保存。因汗中含有多种氨基酸，遇茚三酮后变为紫色。通过多次检查对比，可观察神经恢复情况。

（6）反射　根据肌肉瘫痪情况，腱反射消失或减退。

（7）神经近侧断端有假性神经瘤，常有剧烈疼痛和触痛，触痛放散至该神经支配区。

（8）神经干叩击试验（Tinel征）　当神经损伤后或损伤神经修复后，在损伤平面或神经生长所达到的部位，轻叩神经，即发生该神经分布区放射性麻痛，称Tinel征阳性。

2. 电生理检查

通过肌电图及诱发电位检查，判断神经损伤范围、程度、吻合后恢复情况及预后。

四、周围神经损伤的处理

一般处理原则：① 用修复的方法治疗神经断裂。② 用减压的方法解除骨折端压迫。③ 用松解的方法解除瘢痕粘连绞窄。④ 用锻炼的方法恢复肢体功能。

1. 非手术疗法

对周围神经损伤，不论手术与否，均应采取下述措施，保持肢体循环、关节动度和肌肉张力，预防畸形和外伤。瘫痪的肢体易受外伤、冻伤、烫伤和压伤，应注意保护。非手术疗法的目的是为神经和肢体功能恢复创造条件，伤后和术后均可采用。

（1）解除骨折端的压迫 骨折引起的神经损伤，多为压迫性损伤，首先应采用非手术疗法，将骨折手法复位外固定，以解除骨折端对神经的压迫，观察1—3月后，如神经未恢复再考虑手术探查。

（2）防止瘫痪肌肉过度伸展 选用适当夹板保持肌肉在松弛位置。如桡神经瘫痪可用悬吊弹簧夹板，足下垂用防下垂支架等。

（3）保持关节动度 预防因肌肉失去平衡而发生的畸形，如足下垂可引起马蹄足，尺神经瘫痪引起爪状指。应进行被动活动，锻炼关节全部动度，一日多次。

（4）理疗、按摩及适当电刺激 保持肌肉张力，减轻肌萎缩及纤维化。

（5）锻炼尚存在和恢复中的肌肉，改进肢体功能。

2. 手术治疗

神经损伤后，原则上越早修复越好。锐器伤应争取一期修复，火器伤早期清创时不作一期修复，待伤口愈合后3—4周行二期修复。锐器伤如早期未修复，亦应争取二期修复。二期修复时间以伤口愈合后3—4周为宜。但时间不是绝对的因素，晚期修复也可取得一定的效果，不要轻易放弃对晚期就诊患者的治疗。

（1）神经松解术 如神经瘢痕组织包埋应行神经松解术。如骨折端压迫，应予解除；如为瘢痕组织包埋，应沿神经纵轴切开瘢痕，切除神经周围瘢痕组织，作完神经外松解后，如发现神经病变部位较粗大，触之较硬或有硬结，说明神经内也有瘢痕粘连和压迫，需进一步作神经内松解术。即沿神经切开病变部神经外膜，仔细分离神经束间的瘢痕粘连。术毕将神经放置在健康组织内，加以保护。

（2）神经吻合术

1）显露神经　从神经正常部位游离至断裂部位，注意勿损伤神经分支。

2）切除神经病变部位　先切除近侧段假性神经瘤，直至切面露出正常的神经束，再切除远侧的瘢痕组织，亦切至正常组织，但又不可切除过多，否则因缺损过大，不易缝合。切除前要做好充分估计，做到胸中有数。如长度不够，宁可暂时缝合不够健康的组织，或缝合假性神经瘤，固定关节于屈曲位。4—6周后去除石膏固定，逐渐练习伸直关节，使神经延长，三月后再次手术即可切除不健康的神经组织。

3）克服神经缺损　切除神经病变部位后，可因缺损而致缝合困难。克服办法是游离神经近远两段并屈曲关节，或改变神经位置，如将尺神经由肘后移至肘前，使神经两个断端接近。缝合处必须没有张力。如断端间缺损较大，对端吻合有张力时，应作神经移植术，在断肢再植或骨折不连接时，如神经缺损较大，可考虑缩短骨干，以争取神经对端吻合。

4）缝合材料和方法　缝合材料可用人发或7—8"0"尼龙线。缝合方法有神经外膜缝合法（图17-1-2）和神经束膜缝合法（图17-1-3）。前者只缝合神经外膜，如能准确吻合，多可取得良好效果，但不能保证吻合后神经束的良好对合，

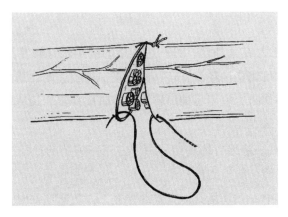

图17-1-2　神经外膜缝合示意图

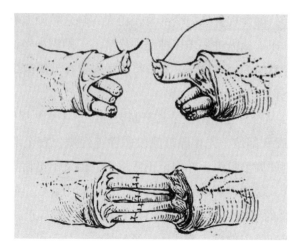

图17-1-3 神经束膜缝合示意图

后者是在显微镜下分离出两断端的神经束，缝合相对应的神经束的束膜，此法可提高神经束两端对合的准确性。但在手术中如何准确鉴别两断端神经束的性质（区别运动和感觉纤维），目前尚无迅速可靠的方法。因此，束膜缝合也存在错对的可能性，且束间游离广泛可损伤束间神经交通支。在神经远侧端有自然分束的部位，宜采用束膜缝合法，对部分神经伤，在分出正常与损伤的神经束后，用束膜缝合法修复损伤的神经束。

（3）神经转移术和移植术

因神经缺损过多，采用屈曲关节、游离神经等方法仍不能克服缺损，对端吻合有明显张力时，应做神经转移术或移植术，但神经移植的效果总不如对端吻合满意。

1）神经转移术 在手外伤，可利用残指的神经转移修复其他神经损伤手指的神经。在上肢，可用桡神经浅支转移修复正中神经远侧的感觉神经或尺神经浅支。在臂丛根性损伤时，可用膈神经转移修复肌皮神经、颈丛运动支转移修复腋神经或肩胛上神经等。

2）神经移植术 首选自体神经移植。常用作移植的神经有腓肠神经、隐神经、前臂内侧皮神经、股外侧皮神经、桡神经浅支及肋间神经等。数条大神经同时损伤时可利用其中一条修复其他重要的神经。在上臂损伤时，如正中、尺、桡及肌皮神经均有较大缺损，不能作对端吻合，可取用尺神经分别移植修复正中、肌皮和桡神经。

神经移植的方法有以下几种，可根据情况选用。

① 单股神经游离移植法　用于移植的神经与修复的神经应粗细相仿，如利用皮神经或废弃指的神经修复指神经，可采用神经外膜缝合法，将移植的神经与需修复神经作外膜吻合。移植神经的长度应稍长于需修复神经缺损的距离，使神经修复后缝合处无张力。

② 电缆式神经游离移植法　如用于移植的神经较细，则须将数股合并以修复缺损的神经。先将移植的神经切成多段，缝合神经外膜，形成一较大神经，再与待修复的神经缝合，此法因神经束对合不够准确，效果不肯定。

③ 神经束间游离移植法　在手术显微镜下操作。操作技术与神经束膜缝合术相同，即先将神经两断端的外膜切除1 cm，分离出相应的神经束，切除神经束断端的瘢痕至正常部分，然后将移植的神经束置于相对应的神经束间作束膜缝合。

④ 神经带蒂移植法　较细的神经移植后，一般不致发生坏死。取用粗大的神经作移植时，往往由于神经的游离段缺血，发生神经中心性坏死，导致束间瘢痕化，影响移植效果。带蒂法移植可避免上述情况发生。如将正中神经及尺神经近段假性神经瘤切除并作对端吻合，再将尺神经近侧神经干切断而尽量保留其血管，6周后将尺神经翻转过来缝合于正中神经远段。

（4）肌肉转移术

在神经伤不能修复时，施行肌肉转移术重建功能。如桡神经伤不能修复时，可转移屈肌属代替伸拇、伸指总及伸腕肌；尺神经不能修复时，可用指浅屈肌转移代替骨间肌和蚓状肌；正中神经鱼际肌支不能修复时，可用环指浅屈肌、尺侧腕伸肌或小指外展肌转移代替拇对掌肌；肌皮神经不能修复时，可用背阔肌的一部分或胸大肌转移代替肱二头肌等等。

（5）术后处理

用石膏固定关节后屈曲位，使吻合的神经不受任何张力。一般术后4—6周去除石膏，逐渐伸直关节，练习关节活动，按摩有关肌肉，促进功能恢复。但伸直关节不能操之过急，以免将吻合处拉断。还应注意保护患肢，防止外伤、烫伤和冻伤。

第二节 常见的周围神经损伤

一、正中神经损伤

1. 损伤原因

火器伤、玻璃割伤、刀伤及机器伤较常见，尤以正中神经的分支手部指神经伤为多见。肱骨下端骨折和前臂骨折，均可合并正中神经伤。缺血性挛缩亦常合并正中神经伤。

2. 临床表现及诊断

（1）腕部正中神经损伤

1）运动 三个鱼际肌即拇对掌肌，拇短展肌及拇短屈肌浅头瘫痪，因此拇指不能对掌，不能向前与手掌平面形成90°，不能用指肚接触其他指尖，大鱼际萎缩、拇指内收形成猿手畸形，拇短屈肌有时为异常的尺神经供给。

2）感觉 手部感觉丧失以正中神经伤影响为最大。伤后拇、食、中指、环指桡侧半掌面及相应指远节背面失去感觉，严重影响手的功能，持物易掉落，无实物感，并易受外伤及烫伤。

3）营养改变 手指皮肤、指甲有显著营养改变，指骨萎缩，指端变小变尖。

（2）肘部正中神经损伤

1）运动 除上述外，尚有旋前圆肌、桡侧腕屈肌、旋前方肌、掌长肌、指浅屈肌、指深屈肌桡侧半及拇长屈肌瘫痪，故拇指食指不能屈曲，握拳时此二指仍伸直，有的中指能屈一部分，食指及中指掌指关节能部分屈曲，但指间关节仍伸直。

2）感觉与营养改变同前

正中神经伤后合并灼性神经痛较常见。

3. 治疗

早期手术缝合，效果一般较好，但手内肌恢复常较差。如神经恢复不佳，可行环指屈指浅肌或小指展肌转移拇对掌成形术，也可行其他肌腱转移术改善屈指屈拇功能。

二、桡神经损伤

1. 损伤原因

桡神经在肱骨中下1/3贴近骨质，此处肱骨骨折时，桡神经易受损伤。骨痂生长过多或桡骨头脱臼也可压迫桡神经，手术不慎也可损伤此神经。

2. 临床表现及诊断

（1）运动　上臂桡神经损伤时，各伸肌属广泛瘫痪，肱三头肌、肱桡肌、桡侧腕长短伸肌、旋后肌、伸指总肌、尺侧腕伸肌及食指、小指固有伸肌均瘫痪。故出现腕下垂，拇指及各手指下垂，不能伸掌指关节，前臂有旋前畸形，不能旋后，拇指内收畸形。

检查肱三头肌及伸腕肌时，均应在反地心引力方向进行。拇指失去外展作用，不能稳定掌指关节，拇指功能严重障碍。因尺侧腕伸肌与桡侧伸腕长短肌瘫痪，腕部向两侧活动困难。前臂背侧肌肉萎缩明显。在前臂背侧桡神经伤多为骨间背神经损伤，感觉及肱三头肌，肘后肌不受影响，桡侧腕长伸肌良好。其他伸肌均瘫痪。

（2）感觉　桡神经损伤后，手背桡侧半、桡侧两个半指、上臂及前臂后部感觉障碍。

3. 治疗

根据伤情采用神经减压、松解或缝合术。必要时用屈肘，肩内收前屈及神经前移等方法克服缺损。如缺损多则作神经移植术。神经吻合后效果较正中神经、尺神经为好。

如不能修复神经，可施行前臂屈肌属肌腱转移伸肌功能重建术，效果较好，肱三头肌瘫痪影响不甚严重，因屈肘肌放松和地心引力可使肘关节伸直。

神经未恢复前可使用悬吊弹簧夹板，以减少伸肌过度牵拉，影响疗效。

三、尺神经损伤

1. 损伤原因

在腕部，尺神经易受到割裂伤。在手指及掌部，尺神经浅支亦易受割裂伤。

尺神经深支为运动支，有时受刺伤或贯穿伤。在肘部，尺神经可受直接外伤或为骨折脱臼合并伤。全身麻醉时如不注意保护，使手臂悬垂于手术台边，可因压迫而引起瘫痪。在颈肋或前斜角肌综合征，以尺神经受损为最多。

2. 临床表现及诊断

（1）运动

在肘上损伤，尺侧腕屈肌和指深屈肌尺侧半瘫痪、萎缩，不能向尺侧屈腕及屈环小指远侧指关节。手指平放时，小指不能爬桌面。手内肌广泛瘫痪，小鱼际、骨间肌及第3、4蚓状肌、拇内收肌及屈拇短肌内侧头均瘫痪。小鱼际及掌骨间有明显凹陷。环指、小指有爪状畸形。肘上损伤爪状畸形较轻；如在指屈深肌神经供给远侧损伤，因指深屈肌失去手内肌的对抗作用，爪状畸形明显，即环小指掌指关节过伸、指间关节屈曲。不能在屈曲掌指关节的同时伸直指间关节。由于桡侧二蚓状肌的对抗作用，食中指无爪状畸形或仅有轻微畸形。各手指不能内收外展。夹纸试验阳性。拇指和食指不能对掌成完好的"O"形，此两指对捏试验显示无力，是由于内收拇肌瘫痪、不能稳定拇指掌指关节所致。小指与拇指对捏障碍。因手内肌瘫痪，手的握力减少约50%，并失去手的灵活性。

（2）感觉

手的尺侧、小指全部、环指尺侧感觉均消失。

3. 治疗

根据损伤情况，作减压、松解或吻合术。为了获得长度，可将尺神经移至肘前。

尺神经吻合后的效果不如桡神经和正中神经。桡神经大部分为运动纤维，正中神经大部分为感觉纤维，而尺神经中感觉与运动纤维大致相等，故缝合时尤须注意准确对位，不可旋转。在尺神经远侧单纯缝合感觉支及运动支，效果良好。如无恢复，可转移食指、小指固有伸肌及中环指屈指浅肌代替骨间肌和蚓状肌，改善手的功能。

四、指神经损伤

1. 损伤原因

在手指或手掌，指神经损伤很常见。大多为锐器伤（如刀、玻璃割伤）及挫伤等所致。

感觉对手的功能很重要，如失去感觉，拿东西易掉，不能作精细工作，易发生烫伤、冻伤和外伤。

2. 临床表现及诊断

根据外伤史及感觉丧失部位，可判断指神经损伤，有时局部可摸到假性神经瘤，有压痛及过电感，Tinel征阳性。手掌部桡侧有5条感觉神经，系正中神经分枝，供给桡侧3个半指，尺侧2条感觉神经供给尺侧1个半指。损伤后相应部位感觉障碍。

3. 治疗

除手指末节外，均可缝合。

显露时注意正确切口，指部在正侧位切口，掌部切口应与掌纹平行。如缺损过大，可考虑用残指神经转移吻合或行神经移植术。

指神经为纯感觉支，吻合后效果一般较好。

五、臂丛损伤

1. 损伤原因

牵拉性损伤最常见。成人臂丛损伤多见于头肩部撞击后使头肩部呈分离趋势，臂丛神经受到牵拉过度损伤。新生儿则多见于产伤，多为不完全损伤。臂丛损伤也见于肩颈部火器伤，玻璃切割伤，锁骨骨折压迫损伤等。

2. 临床表现及诊断

一般分为上臂丛损伤，下臂丛损伤和全臂丛损伤。临床上以胸大肌锁骨部代表颈5、6神经根，背阔肌代表颈7神经根，胸大肌肋骨部代表颈8、胸1神经根，上述肌肉萎缩说明损伤在锁骨以上，功能存在说明损伤在锁骨以下。

（1）运动 上臂丛损伤表现为肩关节不能外展与上举，肘关节不能屈曲，腕关节屈伸功能减弱，前臂旋转功能亦有影响，手指活动尚属正常。下臂丛损伤则手的运动功能发生严重障碍，手指不能屈伸，拇指不能对掌和外展，手内肌全部萎缩，患者常出现Horner征，肩、肘、腕关节活动尚可。全臂丛损伤则表现为上肢迟缓性麻痹，各关节不能自主运动，由于斜方肌受副神经支配，故耸肩运动可存在。

（2）感觉 上臂丛损伤表现为上肢伸面感觉大部分缺失，下臂丛损伤表现为前臂及手部尺侧皮肤感觉缺失，全臂丛损伤除前臂内侧因肋间神经来自第二肋间神经尚存在外，其余上肢感觉全部丧失。

3. 治疗

臂丛损伤的治疗目的在于减少永久性残疾，恢复或改善上肢功能。神经失用、轴突中断或不完全损伤的神经功能有自行恢复可能，而完全神经断裂伤、根性撕脱伤必须行外伤手术修复。修复术式可采用多组神经移位术、选择性神经束支移植术及游离肌肉移植功能重建术等。

六、坐骨神经损伤

坐骨神经为腰髓4、5和骶髓1、2、3神经根组成。

1. 损伤原因

多由股部或臀部火器伤引起，有时髋关节脱臼和骨盆骨折亦可合并坐骨神经损伤。药物注射性损伤亦不少见。

2. 临床表现及诊断

（1）运动　完全断裂时膝以下肌肉全瘫，但腘绳肌一般影响不大，如为部分损伤则表现为腓总神经或胫神经的部分瘫痪。

（2）感觉　膝以下除小腿内侧隐神经供给区外均消失。

（3）营养　有严重营养改变，足底常有溃疡。灼性神经痛发生于坐骨神经伤或胫神经伤的较多。

3. 治疗

缺损往往较大，常需广泛游离神经并屈膝及过伸髋关节才能缝合。术后固定于上述位置6—8周。修复神经对恢复感觉及营养意义很大，可防止溃疡。

参考文献：

［1］Birk RI: The fine structure of motor nerve endings at frog myoneural junction.Ann N Y Acad Sci 135: 8-19, 1966

［2］Kandel ER, Schwartz JH, Jessell TM: The principles of Neural Science, vol Norwalk, CT, Appleton and Lange, 1991.

［3］Grant GA, Goodkin R, Kilov M: Evaluation and Surgical management of peripheral nerve problems.Neurosurgery 44: 825-839, 1999.

［ 4 ］Adelaar R, Foster W, McDowell C: Treatment of cubital tunnel syndrome.J Hand Surg ［AM］ 9: 90−95, 1984.

［ 5 ］FU SY, Gordon T: The cellular and moleculer basis of peripheral nerve regeneration.Mol Neurobiol 14: 67−116, 1997.

［ 6 ］Griffin JW, Kidd G, Trapp BD: Interactions between axons and Schwann cells.Peripheral Neuropathy , 3rd ed.Philadelphia, WB Saunders, 1993, pp 317−33.

［ 7 ］Korsching S: The neurotrophic factor concept: A re-examination.J Neurosci 13: 2739−2748, 1993.

［ 8 ］Gilliatt RW, Ochoa J, Rudge P: The cause of nerve damage in acute compression.Tran AM Neurol Assoc 99: 71−74, 1974.

| 第十八章 |

周围血管损伤

第一节　概　述

生产和交通意外以及各种暴力行为是造成血管损伤的主要原因。在严重创时，及时发现血管损伤并正确修复是挽救生命和保全肢体的关键。处理不当则死亡率和致残率很高。

一、病因与病理分类

血管损伤的致病因素分为：① 直接损伤，包括锐性损伤、如刀伤、刺伤、枪伤、手术及血管腔内操作等医源性损伤等；钝性损伤，如挤压伤、挫伤、外来压迫（止血带、绷带、石膏固定等）；② 间接损伤，包括创伤造成的动脉强烈持续痉挛；过度伸展动作引起的血管撕裂伤；快速活动中突然减速造成的血管震荡伤等。

血管损伤的病理分类：

1. 血管痉挛：如在血管周围（主要动脉）有骨折片、锐性异物或各种物理因素等均可引起血管痉挛，此主要是由于血管壁上交感神经受刺激引起防御性与反射的结果。如痉挛持续数小时以上，则有可能引起血流中断及血栓形成，严重者可出现整个肢体动脉痉挛而招致肢体坏死。

2. 血管挫伤：多由钝性暴力造成血管内膜、中膜断裂，形成血管壁的广泛血肿；断裂的内膜可脱入管腔形成栓塞或继发血栓形成；也易继发动脉瘤（外伤性）及血栓脱落造成远端末梢血管受阻。

3. 血管部分断裂：多由锐性或医源性损伤造成，由于部分断裂的血管不能完全回缩入周围组织，且血管弹性回缩可使破口加大，出血不易停止；创口小伴有血管痉挛的不全性断裂失血量一般较少，而裂口持续开放状者，其出血量则明显多于前者，尤其是大动脉干受损者。

4. 血管完全断裂：为最严重的一种，大血管完全断裂或者撕裂常足以导致失血性休克和死亡，当血管完全断裂后可发生回缩、断端向内卷曲并导致血栓形成，出血可自行停止，但由于血运中断，可造成损伤远端的急性缺血或回流障碍。

5. 假性动脉瘤：当动脉部分断裂形成周围血肿后血肿外层可产生机化的纤维组织，当动脉破口仍与血肿腔相通时，形成假性动脉瘤。假性动脉瘤不具有正常的血管壁结构，随时有破裂可能。

6. 损伤性动静脉瘘：邻近的动静脉如同时受到损伤，由于动静脉间存在压力梯度，可使动脉血流向静脉，形成动静脉瘘。

二、发生率

血管损伤的风险随着四肢损伤严重程度的增加而增加。在一项回顾性调查中，血管损伤的发生率占严重骨折的5%，穿透性四肢损伤的6.6%。在另一项为期五年的回顾性研究中，在动脉损伤患者中，43%的患者存在骨损伤，20%发生了静脉损伤。周围血管伤在战争状态下发生率为1%—3%不等，在两次世界大战中约占1%，现代战斗中血管损伤的总体发生率也有所增加，目前已超过2%。随着武器杀伤力的增强，此类损伤将会逐渐增加。在平时，涉及四肢血管的损伤也不低于2%，甚至有占创伤总数3%的报道。

三、临床表现

1. 出血　动脉损伤最常见的直接后果就是出血。出血量取决于损伤血管的口径和损伤类型，必须注意有些刀枪伤等体表伤口较小的损伤，有时候虽然伤口出血可自行停止，但内部中等血管的出血常不会自行停止。在钝性闭合性血管损伤中往往体表未见出血，可是血液可流入组织间隙如果未及时处理甚至会表现出严重的失血症状。除较小血管外，一般四肢血管的出血量均较大，尤其是距心脏较近的大动脉，一旦破裂可在数分钟内因失血过多而死亡，即便是静脉，也会造成非常严重的后果。

2. 休克　出血是造成休克的根本原因，创伤和终痛可加重休克。开放性损伤的失血量可粗略估计，闭合性损伤出血常较隐医，失血量较难估计，易延误诊断而造成休克。

3. 血肿或搏动性肿块　血管损伤后血液流入组织间隙形成血肿。如果血肿有搏动，则提示与动脉破口相通。外伤性动脉瘤形成后，局部可触及搏动性的块。听诊有收缩期杂音。外伤性动静脉瘘可闻及连续性杂音。

4. 远端肢体缺血　当肢体动脉完全断裂或因动脉内膜损伤而血栓形成时，引起远端肢体的缺血，表现为肢体苍白或青紫、皮温降低、动脉搏动减弱或者消失。

5. 神经损伤　一般四肢大血管都有伴随神经走行，所以无论是刀割钝器伤，还是火器性损伤，在伤及血管的同时，1/3—1/2的病例同时伴有周围神经干损伤。

四、诊断

在主干动、静脉行程中，任何部位的穿通伤、严重骨折以及关节脱位等损伤时，均应怀疑血管损伤的可能。典型的血管损伤诊断不困难。

对有休克表现且生命体征难以维持平稳者，应尽早行手术探查。在一项关于四肢穿透性创伤的大型观察性研究中，动脉损伤的典型体征几乎100%预示着需要手术修复的血管损伤。应将这些患者直接带到手术室，在那里可以通过手术探查损伤。如果需要动脉造影来明确动脉解剖，可以在术中进行。

对于钝性创伤，单凭是否有典型体征不太可靠，误诊很常见。应在复苏、加温和减少任何骨科损伤后重复体格检查。如果在血流动力学稳定的肢体钝性损伤患者中脉搏减弱或其他血管损伤迹象持续存在，则应进行常规血管造影或计算机断层扫描（CT）血管造影以进一步描述损伤的位置和性质。

对生命体征平稳的多发性损伤和闭合性损伤者，应尽快判明：（1）有无血管损伤；（2）损伤部位；（3）损伤程度。应详尽询问伤情，仔细检查神志、血压、四肢脉搏、肢体皮色皮温以及体表伤口等，选用彩色多普勒超声、MRA和DSA等影像学检查以明确诊断。

肢体受伤指数（IEI）或动脉压力指数（API）是个很有参考价值的临床指标，其与踝臂指数（ABI）类似，应在没有典型血管损伤体征的任何患者中进行。评估IEI是受伤肢体在足背/胫后动脉（或桡动脉/尺动脉）水平的最高收缩压与未受伤肢体（最常见的是肱动脉）近端血管收缩压的比值。正常的IEI（即＞0.9）对血管损伤具有很高的阴性预测值，无须立即进行血管成像即可观察或管理患者。IEI异常（即≤0.9）可能表明存在隐匿性血管损伤。对于初始评估期间体温过低或低血压的患者，应在复苏和加温后10至15分钟重复IEI，若持续低于0.9的IEI预示着需要额外血管评估的血管损伤。

五、治疗

血管损伤的处理包括急救和手术治疗两个方面，基本原则如下：

1. 急救　现场急救最简捷的临时止血措施是手指、手掌或拳头压迫出血部位近端动脉干（静脉干则压迫于远端），暂时控制出血，以争取时间采取其他止血措施。上肢出血时指压肱动脉，将其压紧在肱骨干上。下肢出血时压迫股动脉，用拇指、手掌或拳头在腹股沟下方用力把股动脉向后挤压于股骨上。

常用的止血方法有：

（1）压迫包扎，使用于一般四肢出血，用急救包或厚敷料覆盖创口后，外加绷带缠绕，略加压力。肢体血管处加压包扎是比较安全的方式。此种方式较为安全、有效，但对大血管出血力度不够。（2）止血带压迫（最好用气囊式止血带）其适应证主要是四肢动脉干损伤及出血又不能用其他临时止血法控制者。在操作时应注意以下几点：

1）使用气囊止血带　橡皮条（管）止血带目前已基本停用，除非十分紧急而途程又短者方可暂时使用。

2）压力　成年人上肢一般为39.9 kPa，下肢约66.5 kPa。现场急救使用其他类型止血带时，要做到既阻断动脉血流，又不损伤局部组织。

3）缠扎部位　上肢一般为上臂上1/3处，下肢为大腿中下1/3处。在野战条件下，可扎在紧靠伤口上方的健康部位。

4）止血带持续时间　越短越好，一般半小时左右放松一次。但在缺乏抗休克及彻底止血条件下，不能随便放松止血带。

5）包扎方式　止血带不能直接扎在皮肤上，于其下方应有衬垫保护。

6）标签　对使用止血带患者要有明确标记，并注明扎止血带时间。

7）固定肢体　对扎止血带的伤肢宜用夹板固定（以特制的制式为佳），并注意保护。

骨折患者必须保持伤肢固定，以避免骨折端活动加重神经血管损伤。纠正休克，立即建立静脉补液通路，应避免将补液通路建立在伤肢上。尽快输血，未输血前可予乳酸林格溶液和代血浆，扩充血容量。在出血未控制前，不宜将血压升得过高，以免加重出血。

2. 手术治疗

（1）动脉结扎术：适用于① 非主干动脉，如桡动脉、尺动脉等结扎后无不良后果者；② 肢体严重损伤无法保留者；③ 全身情况危重无法行血管重建者。

（2）血管分流术：血管分流术是一种针对肢体血管损伤患者的病态损伤控制方法（与结扎法相比），该技术已经使用了50多年。血管分流管是插入血管并在近端和远端固定的合成管。临时血管分流术被用作控制肱动脉损伤或上肢（部分或完全）重大创伤性截肢的损伤控制方法。血管分流术可以缩短缺血时间并减少筋膜切开术的需要。分流管保持在原位，直到可以通过永久性血管移植物完成血运重建。血管分流器通常用于更大、更近端的动脉和静脉，例如股动脉和腘动脉。与更远端血管的损伤相比，由于组织缺血的负担更大，近端血流的长期中断与发病率增加有关。然而，在休克的情况下，神经肌肉缺血发作的时间可能会缩短。对低血压动物模型的研究表明，神经肌肉缺血可在短短一小时内发生。在这些情况下，分流可以加速再灌注并改善神经和肌肉的恢复。血管分流对于侧支循环被破坏的损伤也可能更为重要，例如当相关的软组织伤口相当大时。分流器可以保持原位长达6小时，但一旦患者足够稳定以进行手术，则应立即进行明确的血管重建。由于其他损伤可能导致出血，全身抗凝通常不用于维持分流管通畅。

（3）血管修复重建方法：① 血管修补，适用于动脉破口不超过其周径1/3，修补后不造成血管狭窄者；② 补片成形，适用于动脉破口较大，直接修补将造成血管狭窄者，需将动脉壁缺损修剪整齐取自体大隐静脉作补片移植；③ 端端吻合，适用于动脉损伤小于2 cm，切除并直接吻合后无张力者；④ 血管移植，适用于动脉缺损较大，端端吻合张力大或不能行端端吻合者，移植物首选自体大隐静脉，口径不匹配且局部无明显感染时，可选用人造血管；⑤ 解剖外动脉旁路，适用于局部损伤、污染严重，无法在原位行动脉重建者。

（4）血管腔内治疗：适用于外周动脉非活动性出血、动静脉瘘及假性动脉瘤等。可采用经皮穿刺动脉栓塞治疗，栓塞材料可选用不锈钢圈和明胶海绵等。较大的动静脉瘘、假性动脉瘤可通过直接堵住瘘口或者植入带膜血管支架治疗。

四肢动脉损伤的治疗：四肢动脉损伤是最常见的血管损伤。主要表现为局部搏动性出血、血肿形成、远端肢体缺血和可能出现的失血性休克等。有活动性出血、逐渐增大的血肿或肢体严重缺血者，应立即于术。手术过程中动脉造影可以明确损伤部位和程度。修复方法有单纯缝合、补片成形、端-端吻合或间置血管移植。移植物首选大隐静脉，如果口径不匹配可用人造血管。局部损伤、污染严重，无法在原位行动脉重建者，可行解剖外动脉旁路术。四肢静脉和动脉常同时损伤，故动脉损伤时一定要探查伴行静脉。如果静脉损伤亦应尽量修复。

（5）再灌注的关键时间：上肢（手臂、前臂）再灌注的关键时间为8至10小时，比通常长达6小时的下肢更长。因此，如果似乎无法在8小时内实现血运重建，外科医生应使用临时血管分流术。但理想情况下，这些临时分流会在6小时内被最终血运重建所取代。美国创伤中心的一项回顾性研究显示，9%的上肢或下肢血管损伤患者接受了临时血管分流术，在另一项研究中，25%的骨科和血管肢体联合损伤患者被分流。

某些手部受伤的再灌注关键时间要短得多。手部的肌肉量远小于手臂/前臂。由于手指没有肌肉组织，延迟血运重建后不会发生再灌注损伤。在治疗缺血性手指或完全手指截肢时，外科医生无须急于再灌注手指。直到再植时，被截肢的手指在冰中冷却。虽然不知道冷缺血的最长时间，但成功的再植发生在截肢后24小时以上。已提出手指热缺血的关键时间为6至12小时，冷缺血的关键时间为12至24小时。手指再植的最长间隔时间为受伤后最多94小时。

（6）抗血小板治疗：术前直肠阿司匹林给药已被提议用于手指血运重建，但没有证据表明术前直肠阿司匹林给药可预防术后血栓形成或坏死。创伤性损伤血运重建后，建议在血运重建后进行6至12周的抗血小板治疗（例如，阿司匹林，每天325毫克，口服），直至内膜在吻合部位愈合。尽管没有关于四肢血管损伤和修复后抗血小板治疗的必要性或有效性的文献，但血管损伤修复后抗血小板治疗的使用是基于这些药物的已知作用机制以及从经历过的患者的类似方案推断年龄相关性血管疾病的血管手术。

全身抗凝在维持血管移植物通畅方面没有被证实的作用，但如果担心残留远端血栓，它可以在术后期间暂时使用。葡聚糖已被用于静脉重建，尽管这种方法的好处尚未得到严格研究证实。

（7）血管修复后的监测：应在术后3、6和12个月对血管重建进行监测，最好使用双功能超声检查，之后每年进行一次。

六、损伤性动静脉瘘

动静脉瘘（arteriovenous fistula，AVF）是指动脉和静脉之间存在的异常通道。动静脉瘘的病因分先天性和后天性两种，损伤性动静脉瘘基本上为后天性动静脉。

1. 病理改变

（1）动静脉瘘对局部血流的影响　动静脉瘘形成后，瘘口近端动脉的血流量增加。增加量决于瘘的大小。瘘近端静脉血流也显著增加，可出现搏动。接口远端动脉血流量和方向取决于变口与近端动脉的阻力比以及侧支动脉与周围血管床的阻力比。瘘口小、瘘口阻力大。以及动脉支循环建立不良时，前者的比例超过后者，血流按正常方向向远端流动。大的慢性动静脉瘘，阻力低以及瘘的侧支循环良好时，后者的比例超过前者，远端动脉血流发生逆流；前者与后者比例相当，则远端动脉血流停滞，这种情况罕见。

（2）局部解剖改变　随着时间的推移，瘘口越来越大。瘘近端动脉迂曲延长，动脉壁平滑萎缩，弹性成分降低，管腔扩张以及粥样斑块形成，而远端动脉萎陷变细。近端静脉同样出现张和扭曲，甚至瘤样扩张，远端浅静脉迂曲扩张。外伤性动静脉瘘中有60%伴有假性动脉瘤形成。

（3）侧支形成　血流速度的加快和压力差是产生侧支的动力学基础。静脉侧支的形成比动侧支数量多。

（4）对远近端循环的影响　动脉血经短路流入静脉，远端组织血供减少。远端动脉搏动减弱、肢体皮色苍白、发紫和水肿，温度比健侧低，甚至有疼痛性溃疡，指端坏疽。而在靠近瘘口的局部、动脉血很快进入深浅静脉。局部皮肤、肌和骨骼温度升高。

（5）动静脉瘘对全身循环的影响　动静脉循环之间的短路使总周围阻力下

降。阻力下降引专中心动脉压降低，中心静脉压升高，灌注周围组织的血流量减少。中心静脉压升高使心腔扩大，心肌纤维在舒张末期延长，心抑量增加。动脉压下降，压力感受器反射使心率加快。循环中儿茶酚胺浓度增加和交感神经兴合使心肌收缩加强。心率加快，全身小动脉收缩，帮助维持中心动脉压，但减少周围血流灌注。这些改变均使心脏排出量和中心动脉压升高。心脏功能良好的患者心脏排出量明显增加，使中心动脉压接近偿前水平。压力感受器反射作用降低，使心率维持在正常范围。如果瘘口大或患者有心肌损害，将出现心力衰竭。

2. 临床表现　大的外伤性动静脉瘘将迅速出现症状，急性期临床表现有损伤局部血肿、震颤和杂音，部分病例伴有远端肢体缺血症状。慢性期的表现有静脉功能不全引起的肢体水肿，局部组织营养障碍，患肢皮肤温度升高，杂音和震颤以及出现心力衰竭等。

3. 诊断　根据病史、临床症状和体征，动静脉瘘大多可获得初步临床诊断，辅助检查有助于确诊

（1）指压瘘口试验　触诊动静脉瘘口部位可以感觉震颤，听诊可闻及杂音。压闭震颤近端的动脉常引起心率下降和脉压增大，称为指压瘘口试验阳性。这一现象是诊断动静脉瘘的可靠依据。

（2）动脉节段性测压　通过应变容积描记仪可测量肢体各节段的收缩压。由于动静脉瘘存在，瘘口远端动脉压力会出现不同程度的下降。还可定量测定肢体动脉血流变化，描记脉动波以协助诊断。

（3）彩色多普勒超声　对损伤性动静脉瘘的诊断价值很高，可取代动脉造影。

（4）CTA 和 CTV、MRI 检查　通过血管影像重建用来显示病变的部位和范围，包括肌和骨骼受累的情况等。

（5）动脉　DSA 造影是判断能否治疗和制定手术治疗方案的决定性方法。

4. 治疗

外伤性动静脉瘘，除极少数瘘口小能自行闭合外，一般均需手术治疗。手术方式根据动静脉瘘形成的原因、部位、大小来决定，原则是关闭瘘口、恢复动静脉正常血流。理想的手术方式是动静脉瘘切除和动静脉重建术，包括经静脉切开瘘口修补术、经动脉切开瘘口修补术、动脉和静脉壁瘘口侧面缝合修补术、动脉对端吻合静脉侧面修补术和血管旁路术等。其他手术方式有瘘口两端动静脉四头

结扎术，适用于非主干动脉、且侧支循环建立良好的动静脉瘘；单纯血管结扎术，对管状型动静脉瘘适用；腔内栓塞治疗，适用于小的动静脉瘘；带人造血管膜的内支架腔内治疗适用于大中动脉的动静脉瘘。

七、动脉瘤

动脉瘤（aneurysm）是由于动脉壁的病变或损伤，形成动脉壁局限性或弥漫性扩张或膨出的病理表现，以膨胀性、搏动性肿块为主要症状。周围动脉瘤（peripheral arterial aneurysm）好发于四肢主干动脉，其中以股动脉和腘动脉较为常见。以年轻人为主，锐性损伤多为刀刺伤，钝性损伤可因挫伤或骨折后所致，大多数为单发。由于起因于损伤，动脉壁破裂后，在软组织内形成搏动性血肿，以后周围被纤维组织包围而形成瘤壁，多呈囊型，为假性动脉瘤。随着介入技术的开展，由穿刺或血管内操作引起的医源性动脉瘤有增多的趋势。

1. 临床表现

最主要的症状是局部搏动性肿块，伴有胀痛，可有震颤和血管杂音。股动脉瘤，在股三角区或大腿内侧有搏动性肿块，一般有明显疼痛，当股神经受压时，出现下肢麻木放射痛。压迫股静脉时出现下肢肿胀，容易并发远端动脉栓塞。腘动脉瘤，在腘窝有搏动性肿块。患肢通常处于被动屈膝体位，极易并发小腿主干动脉栓塞，造成肢体远端缺血坏死。

2. 诊断

周围动脉瘤部位较浅，一般不难发现，根据搏动性肿块所在部位可以做出初步临床诊断。创伤后出现搏动性肿块，提示为假性动脉瘤。多普勒超声检查可以鉴别诊断邻近动脉的实质性肿块。动脉造影（包括DSA）是最常用的诊断方法，可以显示动脉瘤的部位、大小及侧支循环建立情况。

3. 治疗

周围动脉瘤一经确诊，应尽早治疗。一般治疗方法如下：

（1）手术治疗　手术原则是动脉瘤切除，动脉重建。动脉重建包括动脉破口修补，动脉补片移植和动脉端端吻合术等，缺损较大的可行人工血管或自体大隐静脉移植术，以自体大隐静脉移植物为佳。

（2）动脉瘤腔内修复术　采用覆膜型人工血管内支架进行动脉瘤腔内修复

术，创伤小，疗效肯定，但必须严格掌握好适应证。

第二节　上肢血管损伤

上肢由腋动脉灌注，腋动脉是锁骨下动脉的延续。在肱骨头附近，腋动脉发出回旋肱动脉，并延续为肱动脉。肱动脉穿过肱二头肌和肱三头肌之间，伴随着与肱骨相邻的尺神经和正中神经。尺神经偏向绕过外侧髁，而肱动脉和正中神经则通过肘前窝，在那里动脉分为桡动脉、骨间动脉和尺动脉。具有临床意义的则为前臂尺动脉和桡动脉的以上部分，并以肱动脉受累为主。对受伤上肢的详细血管评估始于观察皮肤颜色、温度、毛细血管再充盈和加压后指垫的膨胀情况。完整的脉搏检查将识别任何不对称或没有脉搏。应获取双上肢的血压以进行比较，并计算腕臂指数（即创伤患者的受伤肢体指数［IEI］），IEI < 0.9 被认为是异常的。血管损伤的症状可能很明显，例如可见血管的搏动性出血或迅速扩大的血肿，但远端肢体缺血、震颤或杂音的迹象并不具体。杂音可以指示部分血栓形成的血管（例如：内膜损伤、夹层），或处于牵引、痉挛或受压状态（例如：骨筋膜室综合）的血管。上肢收缩压的差异应引起关注，特别是在没有潜在血管疾病危险因素的年轻人中。在休克或存在关节脱位或成角骨折的情况下，应在复苏和/或减少异常后重复脉搏评估。

除了临床发现外，血管成像有助于诊断。通常首选CT血管造影，因为它比基于导管的动脉造影侵入性更小，并且具有高灵敏度和特异性。它也可以与经常需要的头部、胸部或腹部CT同时进行。如果无法立即获得适当敏感的CT扫描仪，则可以在专用介入检查室或手术室进行基于导管的动脉造影以排除血管损伤。

美国国家创伤数据库的数据显示，涉及上肢的动脉损伤死亡率为2.2%，低于下肢的7.7%。与穿透性损伤相比，钝性损伤的死亡率和并发症发生率（例如截肢概率）更高。死亡率与肢体损伤导致的失血量相关，这对于涉及近端（交界）脉管系统的损伤可能很重要。

一、锁骨下动脉损伤

1.致伤机制

左锁骨下动脉起自主动脉弓，右侧则起自无名动脉，其经胸锁关节下方，至第一肋外侧缘移行至腋动脉。其分支主要有椎动脉、胸廓内动脉和胸肩峰动脉腋动脉。甲状颈干支，在一般情况下，因受胸廓及胸锁关节的保护甲状颈干而不易受损，但一旦受伤均为强烈暴力，或继发于肩锁部损伤之后，因邻近心脏，易因大出血而危及生命，或是后期出现假性动脉瘤。

2.临床表现

锁骨下动脉断裂者出血严重，大多死于现场。少部分一般刺伤或挫伤者，则可因局部血管痉挛致使肢体远端出现缺血性症状及桡动脉搏动减弱或消失。

3.诊断

（1）病史　严重的外伤暴力作用于肩部。

（2）临床表现　患肢缺血症状及桡动脉搏动减弱或消失。

（3）X线片　可提示有锁骨、第一、二肋骨骨折或肩锁关节脱位征象。

（4）动脉造影　可以确诊及决定手术的节段。

4.治疗

保守疗法无效或危及生命安全时应设法及早手术，一般以直接缝合修复为主。如受损节段较长，可将其切除后作端-端吻合，也可取大隐静脉一段或是人造血管吻合之。个别病例情况紧急或具体情况不允许吻合时，也可予以结扎，但结扎前务必先行阻断，以观察侧支循环情况。对伴行的锁骨下静脉损伤，应力求恢复其通畅，以防止引起上肢回流障碍。一般手术治疗效果良好，但伴有臂丛神经损伤者预后较差。

二、腋动脉损伤

1.致伤机制

腋动脉上接锁骨下动脉（在第一肋骨外侧缘），于大圆肌下缘与肱动脉相延续。多因上肢强烈外展，或肩关节脱位撞击腋动脉，或直接暴力损伤所致，包括肱骨近端骨折断端的刺伤，医源性损伤如乳腺癌手术等。由于腋动脉与腋静脉全长伴行，容易同时累及。

2. 临床表现

局部刺伤所致症状，也可因局部血管痉挛致使肢体远端出现缺血性症状及桡动脉搏动减弱或消失。

3. 诊断

一般多无困难，必要时可经股动脉逆行插管造影，或采取静脉造影，以推断腋动脉情况。

4. 治疗

手术治疗为主，小破口以直接缝合修复为主。若是损伤节段较长，也应将其切除后作端-端吻合，也可以取大隐静脉一段或人造血管移植吻合。除伴有神经损伤者外，一般预后较好。从腋动脉分叉到肩胛下动脉没有侧支动脉。因此，对这些区域的任何损伤或结扎都容易引起缺血。对血管阻塞者，必须坚持尽可能地行腋动脉及腋静脉重建术，可使截肢率降至2%以下，而腋动脉结扎的截肢率高达40%左右。因此，对受累的腋动脉应尽全力修复或是血管移植（包括人造血管的应用），切勿任意结扎。

三、肱动脉损伤

1. 致伤机制

肱动脉上接腋动脉（大圆肌下缘），下方止于肘窝下2.5 cm处，再向下则分成尺动脉及桡动脉两支。其损伤发生率高，除枪伤及弹片伤外，肱骨干及肱骨髁上骨折是平时造成其受损的常见原因。在肱骨中段易伴有桡神经及正中神经损伤，在髁上部则主要以正中神经受累为多见，总的伴发率可达60%—70%。

2. 临床表现

临床表现除有血管损伤的基本症状外，肱动脉各段损伤还具有以下特点：

（1）肱动脉下段损伤　临床上最为多见，好发于儿童，尤以肱骨髁上骨折时骨折断端易损伤肱动脉，主要引起前臂及手部肌群的缺血性挛缩，称之为Volkmann缺血挛缩，以致造成残废后果。如果缺血超过三个小时，应进行预防性筋膜切开术。筋膜切开术伤口保持开放，直到四肢肿胀减轻并且有愈合的证据，然后伤口闭合。

（2）肱动脉中段损伤　除多见于肱骨干骨折外，经肱动脉穿入导管及经皮穿刺等也可继发引起血栓形成，以致前臂及手部出现同样后果。在此情况下，正中神经也易出现功能障碍。

（3）肱动脉上段损伤　较肱动脉下段、中段损伤少见，由于肩关节血管网的侧支较丰富，因此如果按照前述的诊断要点，肱动脉损伤的诊断一般多无困难，关键是要求尽早确诊，尤其当肱骨髁上骨折合并血管损伤，或是肱动脉中段有损伤可疑者。一旦肱动脉完全受阻，由于肘关节血管网供血不足而无法避免前臂远端肌群缺血性坏死的危险，所以应该运用各种检查手段，包括手术切开探查等，以杜绝这种永久性残废的严重后遗症发生。

3. 治疗

（1）立刻去除致伤因素　应对有肱骨各段有移位的骨折尤其是肱骨髁上骨折立即复位。可以采取手法复位加克氏针骨牵引术或外固定支架固定术，并对比操作前后桡动脉搏动改变情况。

（2）作好术前准备　因肱动脉损伤后果严重，争取时间是获得最佳疗效的首要条件。在此前提下，临床医师应在采取各种有效措施的同时作好手术探查及治疗的准备工作，以便将损伤的并发症降低到最低限度。

（3）手术应保持血流通畅　由于肱动脉对上肢远端血供有着重要的意义，手术一定要彻底清创，对受损的血管，尤其是内膜或弹力层受累者，应坚决切除之，需要移植大隐静脉或人造血管时应当机立断，并注意血管吻合技术力争完美，以保证血管的通畅。

（4）血管分流术　临时血管分流术是被用作控制肱动脉损伤或上肢（部分或完全）重大创伤性截肢的损伤控制方法。血管分流术可以缩短缺血时间并减少筋膜切开术的需要。分流管保持在原位，直到可以通过永久性血管移植物完成血运重建。

（5）肱骨骨折的处理　由于肱动脉损伤的原因大多为相应节段肱骨骨折所致，因此，为避免二次血管损伤，对骨折局部应同时予以处理。一般情况下，开放复位及内固定是首选的治疗方法。

（6）重视手术后治疗　由于该部位解剖关系较复杂，特别是肘关节的体位及上肢固定方式方法的选择较多，因此，在肱动脉恢复血流后，既应注意对血管通畅情况的观测，更应注意在术后处理上应尽力避免影响血管通畅的各种因素，尤其是肱骨髁上骨折复位后的再次移位将是造成肱动脉再次受损的常见原因。从肱动脉到肱深动脉，没有侧支动脉。因此，对这些区域的任何损伤或结扎也容易引起缺血。

4. 预后

经处理后，肱动脉通畅者预后较好。如肱动脉受阻或结扎，或肢体远端肌肉已出现缺血性改变时，则可引起Volkmann缺血性挛缩而呈现患肢永久性的功能残废。

四、前臂动脉损伤

1. 致伤机制

前臂动脉主要有桡动脉、尺动脉和骨间总动脉，以及再分至手部形成的掌浅弓和掌深弓。掌浅弓和掌深弓所形成的手部动脉网具有较好的代偿作用，其侧支循环有利于前臂某个动脉干损伤后的代偿作用。前臂动脉致伤原因大多为锐性物刺伤所致，除外来致伤物外，骨折的锐刺（缘）也易引起邻近血管干的损伤，动静脉也有可能同时受累而引起动静脉瘘；同时也易引起伴行神经干（尺神经、桡神经及其分支）的损伤。在前臂诸动脉干损伤中桡动脉发生率较高，而且医源性占相当比例，如因桡动脉抽血行血气分析及动脉血压观测引起桡动脉壁损伤后血栓形成所致，也有腕部粘连肿块手术中损伤等。

2. 临床表现

除一般局部损伤症状外，主要表现为手部血供部分受阻症状：包括尺动脉或桡动脉搏动减弱或消失，手指冰冷感，皮肤过敏及麻木等。如损伤波及掌浅动脉弓，手指可出现雷诺征，也可出现小鱼际肌萎缩征。

3. 诊断

根据外伤史及临床表现不难以作出诊断，因其侧支循环代偿功能较好，除10%—15%掌动脉弓吻合不佳者外，治疗后果大多比较好。因此，除非桡尺动脉均有损伤，一般无须行动脉造影（DSA）术。

4. 治疗

（1）在大多数没有后遗症的情况下，可以对前臂的桡动脉或尺动脉（但不是两者）进行结扎。对于桡动脉和尺动脉均受损的病例，需要至少重建一根动脉。

然而，对于患有外周动脉疾病的患者，外科医生应重建两条动脉。在此类患者中，结扎任一动脉可能导致对低温不耐受或受影响上肢的伤口愈合延迟。对前臂动脉干断裂，原则上需行修复及功能重建术。据文献报道与临床多数病例来看，一般情况下仅结扎一根动脉干对手部功能影响不大，但遇有掌动脉弓缺损者则有可能影响手部功能（可以通过 Allen 试验来初步判断）。因此非十分必要，仍应争取修复术为妥。

（2）尺动脉与桡动脉同时断裂　必须予以修复，否则将严重影响手部功能。尺动脉口径较粗，尤其位于骨间总动脉以上部位，端-端吻合多无困难，必要时也可选用头静脉移植。

（3）对骨折及血管应同时处理　在处理血管损伤时，视伤情缓急不同，酌情在修复血管的同时（或前、后）将骨折断端加以复位及内固定，并修复血管床。

（4）防治骨筋膜室综合征　对以挤压为主的致伤机制，前臂软组织多同时受累，以致易出现骨筋膜室综合征，从而加重伤情，尤以屈侧肌群间隔发生率较高。当出现疼痛进行性加剧局部肿胀压痛明显，感觉异常，手指呈屈曲状态，尤其手指被动牵伸痛时，应及早将肌间隔充分切开减压，否则将引起 Volkmann 缺血性挛缩从而丧失手部功能。

5. 预后

相比肱动脉损伤前臂动脉损伤预后较好，但如尺、桡动脉两支同时受阻，也将直接影响手部功能。因此，受损血管的再通是获得良好预后的前提。

五、手部血管损伤

详见手外伤章节。

第三节　下肢血管损伤

下肢血管指股动脉以远部位的血管支，包括股动脉、腘动脉、小腿动脉、足部动脉、足底动脉弓及趾动脉。下肢由股总动脉灌注，股总动脉分支成股浅血管和股深血管（即股深动脉）。股浅动脉在前室内的内收肌和股四头肌之间沿着大腿向前延伸。在股骨远端三分之一处，股浅动脉紧邻股骨，穿过内收管成为腘动脉。在胫骨结节水平分为胫前动脉和胫腓骨干动脉，进一步分为胫后动脉和腓动脉。胫前动脉沿着胫骨后缘伴随着腓深神经。腓动脉在其远端的整个过程中通过腓骨的内侧边缘附近。下肢侧支循环来源于股深动脉。如果年轻患者的侧支发育不良，他们往往会发展为严重的急性缺血并伴有动脉中断。因足部以下动脉有着丰富的侧支循环，损伤后不至出现严重后果，常规处理即可。

一、股动脉损伤

1. 致伤机制

股动脉起自髂外动脉，于腹股沟中点下方开始至下方内收肌裂孔处延至腘动脉。在其行径中，股深动脉主干又分出旋股外侧动脉、旋股内侧动脉和穿动脉。穿通伤战争时较常见，生产工地工伤及车祸也会遇见，平时多因股骨干骨折时锐刺刺伤或其他锐器引起，以股浅动脉多见，也可引起股动脉与股静脉同时受损而引起动静脉瘘。刺伤引起股动脉管壁部分破裂，于后期有可能形成假性动脉瘤或是继发性血栓形成。股动脉受阻后侧支循环主要依靠股深动脉所形成的动脉网。因此，在此段或其上方受损，则所引起的肢体坏死率可高达80%。

2. 临床表现

（1）开放性创伤　无论何段股动脉出血，均可因搏动性出血而立即出现低容量性休克，甚至死亡。

（2）闭合性股动脉裂伤　如管壁断裂或部分断裂则大腿迅速出现进行性肿胀，且有与脉搏一致的搏动可见（后期则消失），同时出现足背动脉搏动消失及其他肢体症状。其失血量大多在1 000—1 500 ml以上，因此也多伴有休克征。

（3）股动脉壁挫伤或内膜撕裂伤　此种类型临床上多见，管壁也可能被刺破而迅速闭合（裂口一般较小，且与血管走行相平行）。除骨折症状外，早期血管受损症状多不明显，但于后期则出现假性动脉瘤。由于受损股动脉多处于痉挛状态，下肢表现缺血症状及足背动脉搏动消失。

（4）股动脉造影术　对损伤判定具有重要意义，但急诊病例易引起意外，一般情况下不宜进行，只有在以下状态才可酌情选用：

1）诊断目的：为明确受损股动脉的部位，且与治疗方法选择具有决定性意义，对假性动脉瘤及动静脉瘘的判定。此时一般多采取从健侧股动脉穿刺插管，经腹主动脉进行造影。

2）治疗目的：以术前定位为目的，确定股动脉受损的确切部位及分支；术中造影明确血管受损与否及其程度。此时多从伤侧股动脉远端逆行插管（可用指压法阻断近侧股动脉）进行造影检查。

3. 诊断

根据患者外伤史、骨折类型及特点、临床表现及足背动脉搏动减弱或消失，一般不难作出诊断。个别困难者可选择采用血管造影术。

4. 治疗

因股动脉损伤受阻后肢体坏死率高，因此要求尽早采取有效治疗措施，积极恢复股动脉的正常血供。

（1）将股动脉再通列为治疗的首要目的　一旦确定或无法除外动脉损伤时，必须在处理骨折或其他损伤的同时，首先要探查股动脉，并在有利于股动脉修复前提下采取综合措施。

（2）充分准备下进行探查术　尤其是高位股动脉损伤，由于口径粗出血量大，在探查前应在人力、血源及手术步骤安排上作好充分准备，原则上应首先控制股动脉上端血供来源，如病情需要，包括髂外动脉应酌情予以阻断，而后再逐层切开，由浅（股动脉上端较浅）及深（下端股动脉深在）进行检查。无张力下修复血管，股动脉走行较为松弛，一般性损伤多可行端-端吻合。如血管壁挫伤或内膜撕裂面积较大需将其切除时，则应以自体静脉移植修复之。

（3）无张力下修复血管　股动脉走行较为松弛，一般性损伤多可行端-端吻合。如血管壁挫伤或内膜撕裂面积较大需将其切除时，则应以自体静脉移植修复之。

（4）妥善处理骨折　因大腿肌肉丰富，对股骨骨折在复位后，必须予以坚强内固定，多选用髓内钉，以防因骨折复位而影响血管吻合口的通畅和正常愈合。

（5）切勿随意结扎股动脉　由于股动脉阻塞后的高截肢率，即便是股动脉全长受阻，也仍以静脉移植重建为主，除非在战争或大型灾害情况下为挽救生命采取的措施（也仍应先选择临时阻断处理）。

（6）对伴行的股静脉损伤　应同时予以修复，其对减轻外周血流阻力及保证动脉通畅具有重要作用。

5. 预后

股动脉再通后一般预后良好，对继发性动静脉瘘及假性动脉瘤如能早期诊断，及时治疗，预后也佳。忽视伴行股静脉的通畅，将因血液回流受外周阻力的增加而影响肢体的正常功能。在治疗中如吻合口狭窄，将影响疗效，对此情况应再次手术矫正之。

二、腘动脉损伤

腘动脉损伤也为临床极为重视的损伤之一，该动脉一旦受阻，肢体截肢率高达80%，因此在处理上必须力争功能重建。

1. 致伤机制

其起自内收肌管下缘，与股（浅）动脉相延续，下行至胫骨平面下5—8 cm处为止，并分为胫前动脉和胫腓动脉干。由于腘动脉的解剖部位与股骨髁上部骨面紧贴在一起，因此在临床上常见的股骨髁上骨折时，由于腘后部腓肠肌收缩造成骨折远侧端向后位移以致引起腘动脉损伤成为众所关注的问题。此外，外伤性膝关节脱位及髁部粉碎型骨折及对腘窝部的钝器伤也临床上常见的另一组原因。对医源性因素亦应提高警惕，尤其是对股骨髁部骨折处理时的误伤临床上也非少见。

2. 临床表现

一般与股动脉损伤的临床症状相似，以小腿以下缺血及足背动脉搏动减弱或消失，肿胀逐渐加剧，并与脉搏搏动同步，则表明系腘动脉损伤缘故。当然腘动脉走行途径的创口有鲜血涌出（或喷出）则更易确诊。此外，也可从动脉瘤及动静脉瘘来判定，也可行动脉造影术。

3. 治疗视损伤情况酌情处理。

（1）诊断明确者　立即进行腘动脉修复重建术，包括经造影后证实的病例均应按急诊处理，争取将肢体缺血时间压缩至最低限度。

（2）可疑动脉损伤者　及早行手术探查，尤其是对骨折需手术治疗者，更应争取时间，在优先处理腘动脉探查及修复的前提下进行骨折复位及内固定术。

（3）消除致伤因素　主要指对因腘动脉走行部位的骨关节损伤，必须力争良好的复位及稳固而有效的内固定，其不仅是对已引起腘动脉损伤治疗上的要求，而且也是预防再次损伤的首要条件。

（4）伴有腘静脉损伤者　应同时予以修复，以防因外周阻力增加而继发骨筋膜室综合征。

（5）重视小腿骨筋膜室综合征的预防及治疗　从某种角度来看，小腿骨筋膜室综合征与腘动脉损伤可互为因果关系，并容易构成恶性循环。

三、小腿动脉损伤

1. 致伤机制

小腿动脉指腘动脉以下分出的胫前动脉和胫腓动脉干两支，胫前动脉下行与足背动脉相接。胫腓动脉干长3.5—4 cm，而后又分为胫后动脉和腓动脉。两支均沿深筋膜（以胫骨上端为多发），其次为外来暴力所致，包括锐性刺伤、小腿挤压伤等。胫骨上端骨折所引起的胫腓动脉干损伤是造成小腿急性缺血性挛缩的好发部位。小腿粉碎型骨折所引起血管损伤范围较广，不仅动脉，且静脉系统也多受累，并易同时出现小腿骨筋膜室综合从而加重血管损伤程度。

2. 临床表现

根据受损血管的数量、部位及伴发伤不同而在临床上出现轻重不一的症状与体征。但以下临床表现具有一定普遍性。

（1）足背动脉搏动减弱或消失　为小腿动脉损伤的好发症状，胫前动脉受阻，足背动脉搏动一般会消失，而胫后动脉和腓动脉干损伤，由于肢体的反射作用也可引起胫前动脉的痉挛而出现足背动脉搏动的减弱或消失。

（2）小腿创伤反应严重　除了锐器直接刺伤血管外，一般能造成小腿动脉干损伤的暴力比较强烈，因此，所引起的骨折及软组织损伤也较明显，创伤性反应也多严重。

（3）易出现小腿骨筋膜室综合征　除暴力因素外，动脉损伤后的痉挛及受阻不仅直接造成肌肉及神经支缺血性改变，而且也加剧了肌间隔内的高压状态。因此，小腿骨筋膜室综合征的发生率明显为高，并且两者可互为因果而形成恶性循环。

（4）其他症状　小腿局部搏动性血肿及鲜血溢（喷）出则属动脉损伤特有的症状与体征。

3. 诊断

主要依据外伤史及临床表现，约80%病例可获确诊。对临床症状明显无法确诊者，可行动脉造影术，危及肢体安全者应行急诊手术探查。

4. 治疗

单纯性小腿动脉损伤在治疗上较易处理，但伴有骨关节损伤及骨筋膜室综合征的复杂性动脉损伤，不仅治疗复杂，而且预后疗效常不理想，因此在处理时应有充分准备，以争取最佳疗效。同时也一定要做好与病患的沟通，在治疗时应注意以下几点：

（1）确定动脉损伤后立即手术　通常小腿动脉损伤较大腿损伤在处理上更为复杂，尤其是延误诊治引起并发症（如发生骨筋膜室综合征）后，则往往本末倒置，主次难分，因此，务必抢在并发症出现之前明确诊断，立即施血管重建术。

（2）可疑动脉损伤　难以确诊者应及早行探查术，在积极准备手术的同时，作好术中动脉造影的准备。一般在手术台上通过股动脉穿刺推注血管造影剂10—20 ml，显示小腿动脉受损情况，并以此作为进一步处理的依据。

（3）复合性　尤其是对于小腿毁损伤应全面考虑，包括截肢。对恶性交通事故或工矿塌方等所引起的小腿损伤往往呈现毁灭性伤情，整个小腿可能被辗呈扁平状。在此情况下，血管损伤已处于次要地位，应根据患者全身情况，肢体有无存活可能来决定伤肢的去留。

（4）处理血管损伤的同时应防治小腿骨筋膜室综合征　两者在发病机制及病理解剖上截然不同，但如果两者并发，则可能互为因果而加剧病情。为此，在处理血管损伤同时，应兼顾及观察骨关节及软组织的处理，包括骨折的复位固定，对高压肌间隔的切开、引流，皮肤及皮下的减张切开等均应全面考虑，力争在发生不可逆转病理改变以前（特别是神经及肌肉组织），以求防患于未然。

（5）晚期血管损伤并发症的处理　一般先行动脉造影，而后依据造影结果对假性动脉瘤或动静脉瘘进行确诊及治疗方案的选择。凡影响肢体远端血供的病变均应将其切除并重建动脉的正常解剖状态与生理功能。当前对假性动脉瘤及动静脉瘘的处理技术均较成熟，包括自体静脉移植和人造血管的应用，可酌情选择相应术式。

5. 预后

视小腿动脉通畅及小腿其他组织的损伤情况其预后差别甚大，胫腓动脉干或有两支动脉受阻者，小腿以远肢体坏死率可达15%—20%以上；三根小腿动脉均受阻时可高达50%。因此，对小腿动脉损伤应像腘动脉损伤一样重视，力争在伤后6小时以内重建动脉血供功能。超过6—8小时，软组织可能将残留不可逆转的病理改变。

四、足部动脉损伤

足部，包括足趾的动脉损伤在临床上十分多见，但由于足底动脉弓的存在，侧支循环良好，因而不致引起供血区的缺血性改变，因此在治疗上酌情处理。当血管完全离断，且易予吻合者，当然以使其接通为好。但如果损伤严重，需较长时间操作者，也不宜强求吻合。总之，由于其对足部功能影响不大，在对局部创伤全面考虑时，选择对患者最为有利的治疗方式。

五、四肢静脉损伤

四肢静脉损伤并不少见，主要是其症状不如动脉明显和严重而在临床上难以诊断，目前的统计材料表明其在血管伤中占30%—40%，在处理上应按动脉损伤同等对待，尤其是主干静脉，其对肢体生理功能的保存具有重要意义。

1. 致伤机制

静脉致伤机制与动脉损伤基本一致，主要为外源性暴力及骨折端刺伤所致。战时当然以火器伤居多，但近年来因各种原因所采用的静脉导管技术引起的医源性静脉损伤日益增多，这也是一个不可忽视的重要原因。

2. 临床表现

根据伤情不同而症状轻重不一，伴有骨关节损伤，甚至动脉同时受累者，则临床所见较为严重，此已在动脉损伤中阐述，现就较为单纯的静脉伤的临床表现介绍如下：

（1）静脉回流障碍

静脉损伤后由于血流受阻而表现为外周阻力增加，以致出现肢体肿胀，皮肤色泽变暗，严重者发绀，并有凹陷性水肿体征等。

（2）动脉血供受累

当静脉损伤受阻到达一定程度后，由于组织内压力升高，不仅加剧了静脉回流障碍，当组织内压力一旦超过动脉压时，则可导致动脉血供受阻。此时如果动脉伴有损伤，则有可能由于动脉血流量下降而使动脉修复术失败，并因此而产生一系列不良后果。

（3）肢体病废

如果受损静脉因血栓形成长期处于高压状态下，其瓣膜的关闭功能也遭破坏，并使回流血液向交通静脉及深静脉大量逆流，以致肢体肿胀加剧，静脉呈曲（怒）张状，皮肤营养障碍，并可出现慢性溃疡，以致患肢病废而失去正常功能。

（4）其他症状

包括局部肿胀、血肿形成等，开放性者则有静脉血涌出，并可出现休克体征。此外，视伴发伤不同而可出现其他相应症状。

3. 诊断

静脉损伤的诊断较动脉损伤难度为大，主要是其临床症状不如动脉损伤时典型，在临床诊断上应注意以下几点：

（1）外伤史

一般与静脉干走行相一致的致伤暴力，或是骨折断端的锐刺等，为其多发因素。

（2）临床特点

主要表现为静脉回流受阻及局部的血肿形成。该血肿形一般无搏动，此可与动脉性血肿相鉴别诊断。

（3）静脉造影

对诊断不清又准备行手术治疗者，可采用自肢体远端穿刺静脉，呈顺行方向造影，其不仅简便易行，且阳性率高达85%以上。

（4）术中探查

因此类伤者大多伴有肢体的其他损伤，最常见的为骨折、软组织挤压伤及动脉损伤等。当这些创伤需要手术治疗时，应在术中同时予以探查，以明确静脉干受损情况。

4. 治疗

（1）对静脉损伤的治疗应遵循以下原则与要求：

1）必须按对待动脉伤的同等重视程度对待静脉损伤。

2）当动脉与静脉两者同时受损时，原则上是处理危及生命影响最大的动脉。但是静脉系统在肢体生理功能上与动脉系统同等重要，如果由于静脉回流受阻为主影响或继发造成动脉受损（阻）时，则应先修复静脉以保证其通畅。

3）对静脉结扎应持慎之又慎态度，人体结构是受制约的，静脉与动脉有着同等重要性，尽管有些静脉有深支或代偿支，可是一旦将其阻断，轻者增加其他静脉的负荷而易出现病变，重则引起肢体病废。因此，除非现场情况或患者病情危急不允许较长时间实施手术，一般不得将静脉随意结扎。

（2）静脉吻合技术：与动脉吻合技术相似，以吻合口无张力、无漏血为原则，缺损段可采用同体、大隐静脉或头静脉移植。

（3）术后处理：因静脉血流缓慢，在损伤处易形成血栓，应酌情采用抗凝措施，包括口服肠溶性阿司匹林、滴注低分子右旋糖酐等，并酌情选用肝素化疗法。此外，在保证血管吻合口安全情况下，鼓动患者作肢体活动。

5. 预后

较动脉损伤预后为好。但术后如有血栓形成时则影响肢体的康复，如其代偿支能充分发挥作用，其受累情况可有所改善。

六、医源性血管损伤

随着医学各种高新科技的发展与广泛应用，其副作用也随之产生。当前用于动脉干或静脉干穿刺的诊治技术每年以成倍的速度递增，因之医源性血管伤也日益增多。此外，其他治疗技术的开展，也有可能对相邻的血管有所波及，因此，临床医师必须认真对待。

1. 穿刺性损伤

（1）好发部位

以股动脉多见主要是由于心血管导管技术及介入治疗技术的广泛应用所引起；其次是临床经常用作血气分析血标本采集的桡动脉；再次则为常用作血管造影的肱动脉、股静脉和锁骨下动脉等，而其他小血管则相对少见。

（2）发生机制

1）穿刺损伤管壁形成裂口　在穿刺时，如果针头太粗，误将血管壁撕裂过多，则表现为出血或局部血肿形成。

2）内膜受损血栓形成　在穿刺时如针头在血管腔内向四周划来划去，则极易伤及血管内膜而引起血栓形成，该血栓亦可游离而阻塞肢体远端，静脉内血栓则可进入肺循环。

3）损伤后继发性病变　指穿刺后经过数月于穿刺血管壁上形成假性动脉瘤者，此虽非多见，但由于血管穿刺频率太高，因此临床上时有报道。此种病变主要特点是膨胀性搏动、并与血管走行相一致。因穿刺同时伤及动脉及伴行静脉引起动静脉瘘者，则十分罕见。

（3）诊断

1）病史　均较明确。

2）临床特点　表现为穿刺后的血管阻塞体征，一般在穿刺后数天至数周内发生。而穿刺部位的出血及搏动性血肿形成，则于术后当时或当日即可发现。继发性改变则需数周、数月不等。

3）血管造影　阳性率较高，但再次穿刺必须小心谨慎，切不可再次造成损伤。

4）B超检查　适用于对假性动脉瘤的检查和诊断。

（4）治疗

视损伤所引起的具体后果而酌情采取相应的治疗措施。

1）出血　立即予以局部压迫，轻者放置沙袋，重者则需行加压包扎，一般持续10—30分钟多可止血。如裂口过大或凝血机制不良者，则加压时间需延长，并酌情输以鲜血以提高凝血机制。对全身情况良好者，也可在密切观察下予以凝血剂。仅个别患者需切开行血管缝合术。此时可在局麻下探查，先用手指压住血管近端（或用无损伤性血管夹夹住），检查局部血管内有无血栓形成（如有应设法取出），用无损伤性缝合线将血管裂口缝合。对局部血肿形成者，基本上与前者处理一致，先将积血清除，再行血管修补术。

2）血栓形成　与前者不同，由于血栓形成时间较长，因此确诊后可在有准备情况下行血栓抽取术。操作时应注意在血流远侧方向将血管夹住，术中确认无血栓游离时方可恢复正常血流。

3）假性动脉瘤　较小的动脉瘤暂行非手术疗法；较明显的血管瘤可在阻断两端血流情况下，酌情采取切开瘤壁缝合血管裂口，或将血管瘤切除后缝合与血管瘤交通的动脉壁，或是在血管瘤外方作贯穿缝合（瘤体较小时）。

2. 刀剪割切伤

临床上也时有发生，除一般血管外，以股动脉、股静脉、腘动脉、锁骨下血管及肘部血管为多见。

（1）发生机制

主因手术中误伤，除个别解剖关系紊乱的病例外，大多因操作时失误所致，尤以年资较低或临床机会较少的高年资医师，易将止血带下的腘动脉误认为是筋（腱）膜将之切断；也有可能在对软组织分离时，因严重粘连而将血管剪破，尤以静脉壁为多见。

（2）诊断

1）外伤史　系在术中发生，外伤情况较明确。

2）临床表现　术中当时或放松止血带时即可发现难以控制的大出血，视失血量多少而可伴有休克症状等不同体征。

3）术中探查　对切口深部的大出血有时难以立即确认系哪根动脉或静脉，可沿着切口方向，由浅及深，从中心向四周进行探查，以确定受累血管干。

4）术中血管造影　一般无此必要，仅个别病例实在探查不出又怕再次大出血发生意外时，方可在保证血容量前提下从血管上端推注造影剂进行造影。

（3）治疗

在术中立即修补，包括一般裂口的缝合及断裂再接术等，一般无需血管移植。

3. 血管误被结扎

（1）好发部位

主要是与骨干伴行的动脉或静脉，临床上以腘动脉、小腿动脉、肱动脉下段及其伴行静脉为多见。

（2）发生机制

除责任心外，主要是对手术局部的解剖不熟悉，尤以年轻医师在急诊情况下，当处理长管骨骨干斜行骨折时，易选用钢丝缠绕，以致在穿越软组织时将伴行的血管也同时扎住。如系静脉早期不易被发现，而动脉由于引起肢体远端脉搏消失而易引起注意。

（3）诊断

如术中及时发现，则不存在此问题。形成此种误伤者多系术中未注意，而术后观察病情时当出现肢体远端血供不佳时方有可能被提出。因此，诊断的关键除血管受阻后的临床表现外，术者对术中操作的记忆将具有重要作用。在病情允许情况下，可行血管造影术，或立即再进手术室拆开缝线进行检查。此既可诊断，也可获得及时治疗。

（4）治疗

1）立即解除结扎 一旦确诊或疑及此种情况时，应按急诊拆开创口缝合诸层，立即解除结扎骨折的钢丝，当确认受扎血管完全松解后，方可再对骨折断端重新固定。

2）抽取血栓 在解除结扎钢丝后，应检查在血管局部有无血栓形成。如有血栓时，应先用血管夹阻断上下血流，之后切开管壁（小口），全长抽出血栓，再将切口缝合。

3）血管重建术 对后期病例，如发现有较长一段血管已栓塞、机化而远端受侧支影响仍通畅，且肢体仍保留大部或部分功能而肢体远端显示有缺血症状者，可考虑将机化的一段切除，以自体静脉移植取代。此种机会较少，一旦中间一段血管阻塞，大多数病例其远端亦随之萎缩，久而久之也呈机化状态。

参考文献：

［1］Banerjee M, Bouillon B, Shafizadeh S, et al. Epidemiology of extremity injuries in multiple trauma patients. Injury 2013; 44: 1015.

［2］Ootes D, Lambers KT, Ring DC. The epidemiology of upper extremity injuries presenting to the emergency department in the United States. Hand 2012; 7: 18.

［3］Sorock GS, Lombardi DA, Courtney TK, et AL. Epidemiology of occupational acute traumatic hand injuries: A literature review. Safety Sci 2001; 38: 241.

［4］Malo C, Bernardin B, Nemeth J, Khwaja K. Prolonged prehospital tourniquet placement associated with severe complications: a case report. CJEM 2015; 17: 443.

［5］Bogdan Y, Helfet DL. Use of Tourniquets in Limb Trauma Surgery. Orthop Clin North Am 2018; 49: 157.

［6］Courtney M.ownsend, R.Daniel Beauchamp, B.Mark Evers，Kenneth L.Mattox，克氏外科学第20版［M］.湖南：湖南科技出版社，2021

［7］陈孝平、汪建平、赵继宗. 外科学第9版［M］.北京：人民卫生出版社，2018.

［8］Drolet BC, Okhah Z, Phillips BZ, et al. Evidence for safe tourniquet use in 500 consecutive upper extremity procedures. Hand (N Y) 2014; 9: 494.

［9］Kragh JF Jr, Walters TJ, Baer DG, et al. Survival with emergency tourniquet use to stop bleeding in major limb trauma. Ann Surg 2009; 249: 1.

［10］El Sayed MJ, Tamim H, Mailhac A, Mann NC. Trends and Predictors of Limb Tourniquet Use by Civilian Emergency Medical Services in the United States. Prehosp Emerg Care 2017; 21: 54.

［11］Lakstein D, Blumenfeld A, Sokolov T, et al. Tourniquets for hemorrhage control on the battlefield: a 4-year accumulated experience. J Trauma 2003; 54: S221.

［12］CoTCCC Recommended Devices & Adjuncts. https://deployedmedicine.com/market/31/content/100

［13］Bulger EM, Snyder D, Schoelles K, et al. An evidence-based prehospital guideline for external hemorrhage control: American College of Surgeons Committee on Trauma. Prehosp Emerg Care 2014; 18: 163.

［14］赵定麟，李增春，严力生. 现代创伤外科学第2版［M］.北京：科学出版社，2013.

［15］Miller EA, Iannuzzi NP, Kennedy SA. Management of the Mangled Upper Extremity: A Critical Analysis Review. JBJS Rev 2018; 6: e11.

［16］Current Therapy in Vascular and Endovascular Surgery, Stanley JC (Ed), Elsevier, 2014. p.672.

［17］Anderson SW, Foster BR, Soto JA. Upper extremity CT angiography in penetrating trauma: use of 64-section multidetector CT. Radiology 2008; 249: 1064.

［18］Miller-Thomas MM, West OC, Cohen AM. Diagnosing traumatic arterial injury in the extremities with CT angiography: pearls and pitfalls. Radiographics 2005; 25 Suppl 1: S133.

［19］Fritz J, Efron DT, Fishman EK. Multidetector CT and three-dimensional CT angiography of upper extremity arterial injury. Emerg Radiol 2015; 22: 269.

［20］Zeelenberg ML, Den Hartog D, Halvachizadeh S, et al. The impact of upper-extremity injuries on polytrauma patients at a level 1 trauma center. J Shoulder Elbow Surg 2022; 31: 914.

［21］Simmons JD, Schmieg RE Jr, Porter JM, et al. Brachial artery injuries in a rural catchment trauma center: are the upper and lower extremity the same? J Trauma 2008; 65: 327.

［22］Georgescu AV, Battiston B. Mangled upper extremity: Our strategy of reconstruction and clinical results. Injury 2021; 52: 3588.

［23］Savetsky IL, Aschen SZ, Salibian AA, et al. A Novel Mangled Upper Extremity Injury Assessment Score. Plast Reconstr Surg Glob Open 2019; 7: e2449.

［24］Tan TW, Joglar FL, Hamburg NM, et al. Limb outcome and mortality in lower and upper extremity arterial injury: a comparison using the National Trauma Data Bank. Vasc

Endovascular Surg 2011; 45: 592.

［25］ Joffe HV, Kucher N, Tapson VF, et al. Upper-extremity deep vein thrombosis: a prospective registry of 592 patients. Circulation 2004; 110: 1605.

［26］ Agarwal S, Loder S, Levi B. Heterotopic Ossification Following Upper Extremity Injury. Hand Clin 2017; 33: 363.

［27］ Gupta R, Rao S, Sieunarine K. An epidemiological view of vascular trauma in Western Australia: a 5-year study. ANZ J Surg 2001; 71: 461.

［28］ Fox CJ, Gillespie DL, O'Donnell SD, et al. Contemporary management of wartime vascular trauma. J Vasc Surg 2005; 41: 638.

［29］ Nance ML.National Trauma Data Bank Annual Report. 2012. http://www.facs.org/trauma/ntdb/pdf/ntdb-annual-report-2012.pdf

［30］ Fox CJ, Gillespie DL, Cox ED, et al. Damage control resuscitation for vascular surgery in a combat support hospital. J Trauma 2008; 65: 1.

［31］ Sisley AC, Rozycki GS, Ballard RB, et al. Rapid detection of traumatic effusion using surgeon-performed ultrasonography. J Trauma 1998; 44: 291.

［32］ White PW, Gillespie DL, Feurstein I, et al. Sixty-four slice multidetector computed tomographic angiography in the evaluation of vascular trauma. J Trauma 2010; 68: 96.

［33］ Eastridge BJ, Owsley J, Sebesta J, et al. Admission physiology criteria after injury on the battlefield predict medical resource utilization and patient mortality. J Trauma 2006; 61: 820.

［34］ Fox CJ, Starnes BW. Vascular surgery on the modern battlefield. Surg Clin North Am 2007; 87: 1193.

［35］ Beekley AC, Watts DM. Combat trauma experience with the United States Army 102nd Forward Surgical Team in Afghanistan. Am J Surg 2004; 187: 652.

［36］ Quan RW, Adams ED, Cox MW, et al. The management of trauma venous injury: civilian and wartime experiences. Perspect Vasc Surg Endovasc Ther 2006; 18: 149.

［37］ Fox, CJ, Mehta, SG, Cox, ED, et al. Effect of recombinant factor VIIa as an adjunctive therapy in damage control for wartime vascular injuries: a case control study. J Trauma 2009; 66: 112.

［38］ Fox CJ, Gillespie DL, Cox ED, et al. The effectiveness of a damage control resuscitation strategy for vascular injury in a combat support hospital: results of a case control study. J Trauma 2008; 64: S99.

［39］ Arthurs ZM, Sohn VY, Starnes BW. Vascular trauma: endovascular management and techniques. Surg Clin North Am 2007; 87: 1179.

［40］ Starnes BW, Arthurs ZM. Endovascular management of vascular trauma. Perspect Vasc Surg Endovasc Ther 2006; 18: 114.

［41］ White R, Krajcer Z, Johnson M, et al. Results of a multicenter trial for the treatment of traumatic vascular injury with a covered stent. J Trauma 2006; 60: 1189.

［42］ Salazar GM, Walker TG. Evaluation and management of acute vascular trauma. Tech Vasc

Interv Radiol 2009; 12: 102.

[43] Kaplan LJ, Kellum JA. Initial pH, base deficit, lactate, anion gap, strong ion difference, and strong ion gap predict outcome from major vascular injury. Crit Care Med 2004; 32: 1120.

[44] Carrick MM, Morrison CA, Pham HQ, et al. Modern management of traumatic subclavian artery injuries: a single institution's experience in the evolution of endovascular repair. Am J Surg 2010; 199: 28.

[45] Adar R, Schramek A, Khodadadi J, et al. Arterial combat injuries of the upper extremity. J Trauma 1980; 20: 297.

[46] Andreev A, Kavrakov T, Karakolev J, Penkov P. Management of acute arterial trauma of the upper extremity. Eur J Vasc Surg 1992; 6: 593.

[47] Bongard F, Dubrow T, Klein S. Vascular injuries in the urban battleground: experience at a metropolitan trauma center. Ann Vasc Surg 1990; 4: 415.

[48] Diamond S, Gaspard D, Katz S. Vascular injuries to the extremities in a suburban trauma center. Am Surg 2003; 69: 848.

[49] Fitridge RA, Raptis S, Miller JH, Faris I. Upper extremity arterial injuries: experience at the Royal Adelaide Hospital, 1969 to 1991. J Vasc Surg 1994; 20: 941.

[50] Graham JM, Feliciano DV, Mattox KL, et al. Management of subclavian vascular injuries. J Trauma 1980; 20: 537.

[51] Graham JM, Mattox KL, Feliciano DV, DeBakey ME. Vascular injuries of the axilla. Ann Surg 1982; 195: 232.

[52] Katras T, Baltazar U, Rush DS, et al. Subclavian arterial injury associated with blunt trauma. Vasc Surg 2001; 35: 43.

[53] Lin PH, Koffron AJ, Guske PJ, et al. Penetrating injuries of the subclavian artery. Am J Surg 2003; 185: 580.

[54] Nanobashvili J, Kopadze T, Tvaladze M, et al. War injuries of major extremity arteries. World J Surg 2003; 27: 134.

[55] Pillai L, Luchette FA, Romano KS, Ricotta JJ. Upper-extremity arterial injury. Am Surg 1997; 63: 224.

[56] Weber MA, Fox CJ, Adams E, et al. Upper extremity arterial combat injury management. Perspect Vasc Surg Endovasc Ther 2006; 18: 141.

[57] Buscaglia LC, Walsh JC, Wilson JD, Matolo NM. Surgical management of subclavian artery injury. Am J Surg 1987; 154: 88.